第**2**版

医用 物理学

倪忠强 刘海兰 谢双媛 徐峥 编著

清华大学出版社
北 京

U0655753

内 容 简 介

医用物理学是高等医学教育中的公共基础课,其目的是使学生系统地掌握和了解物质的基本结构、相互作用和物质最普遍的运动形式及其相互转化规律。本书涉及物理学的基本内容,包括刚体力学、流体力学、振动和波、分子动理论和热力学、电磁波、光学及近代物理基础等。除了系统地介绍物理学的基本概念和基本理论之外,本书特别注重结合生物医学领域的研究成果,将它们融入物理学理论知识的阐述之中,如刚体力学中引入人体力学、电磁学中引入生物电现象和生物磁效应、近代物理中引入量子生物学等。同时,对广泛应用于生物医学领域的仪器和设备,在相关章节中从基本的物理学原理到实际的医学应用做了较为详细的阐述,如超声波的应用、医用光学仪器的成像、核磁共振原理以及放射性影像技术等。

本书在参考了国内外优秀教材和相关资料的基础上,结合实际的教学环境、教学对象和教学要求,力求达到"易学好懂",同时又有益于读者的后续学习和工作。

本书适合作为大学本科临床、口腔、药学等医学类以及生命科学类、生物医学工程类等专业的大学物理课程教材,也可作为相关专业领域的师生和研究人员的参考用书。

图书在版编目(CIP)数据

医用物理学 / 倪忠强等编著. -- 2 版. -- 北京:清华大学出版社,2025.6.
ISBN 978-7-302-69303-1

Ⅰ. R312

中国国家版本馆 CIP 数据核字第 2025XM8782 号

责任编辑:佟丽霞
封面设计:傅瑞学
责任校对:赵丽敏
责任印制:沈　露

出版发行:清华大学出版社
　　　　网　　　址:https://www.tup.com.cn,https://www.wqxuetang.com
　　　　地　　　址:北京清华大学学研大厦 A 座　　邮　　编:100084
　　　　社 总 机:010-83470000　　　　　　　　　邮　　购:010-62786544
　　　　投稿与读者服务:010-62776969,c-service@tup.tsinghua.edu.cn
　　　　质量反馈:010-62772015,zhiliang@tup.tsinghua.edu.cn
印 装 者:三河市人民印务有限公司
经　　销:全国新华书店
开　　本:185mm×260mm　　印　张:20.75　　　　字　　数:505 千字
版　　次:2014 年 10 月第 1 版　2025 年 6 月第 2 版　　印　次:2025 年 6 月第 1 次印刷
定　　价:85.00 元

产品编号:107493-01

前 言

随着数字化信息技术在教学领域的不断深入,对课程教材的建设也提出了新的要求。依托同济大学的国家级教学团队,医用物理学课程的教学改革也一直在不断地探索之中。因此,《医用物理学》教材的出版也是近几年教学改革的一项成果。

医用物理学是一门与医学相结合的物理学分支。它作为医学、药学、卫生学和生物学等专业类学生的基础课程,除了包括物理学的基本概念和原理之外,还要求学生能够掌握物理学在生物医学领域中的应用。本书在编写过程中,参考了大量国内外优秀教材和最新研究成果,结合编者多年教学改革和实践经验,并通过数字化教育技术的支持,力求使其内容能更好地服务于医用物理学课程。

教材特色

1. 物理学是一门研究大自然规律的学科。本书采用彩色印刷,非常贴近多彩的大千世界。精心绘制的彩色图形和拍摄的精美图像不仅使图书美观,重要的是对物理现象的描述更加生动和准确。比如彩色印刷可以真实显示各波段光的颜色,而传统的黑白印刷是完全无法做到的。此外,本书也特别注重版面设计,力求使阅读者感到赏心悦目,产生一种亲切感。

2. 为了凸显医用物理学的交叉学科性,各个章节都融入了一定篇幅的相关生物医学领域的物理应用及研究,如振动与波的章节中,介绍了超声波在医学中的应用及 A、B、D 和 M 超声波的工作原理;在量子物理中介绍了量子生物学的研究方法等。同时,在每个章节的开头也首先引入一个生物医学的应用案例。

3. 以数字化教学平台为支撑,为本书使用者提供多种媒体的教学素材。通过扫描书中的二维码可直接链接到我们提供的物理资源库。如第 1 章开头的应用案例,通过扫描二维码,阅读者可以直接观看到"脊柱受力"的微课程视频。

4. 根据调查,各院校的"医用物理学"教学时数有长有短,本书是按 68 教学时数(不含实验课时)编写的。考虑到长短学时因素,本书在编写中力求做到各章节独立成篇,便于不同院校的教师按实际教学时数安排授课内容。

教学资料

为了便于教学,本书为教师配套提供了电子教案。电子教案中还为教师插入了包括图形、图像、影视、动画和物理课件等。此外,在教案中也为教师提供了左线答题系统的链接。

致谢

　　本书在编写过程中,得到了顾牡老师和王祖源老师的悉心指导和帮助。在配套资源库建设中得到了教研室同事的大力支持。吴天刚老师负责制作了物理数字化模型、录像资料等;赵跃英和刘钟毅两位老师在题库建设方面做了大量的工作,在此表示衷心的感谢。

　　本书的编写还得到了同济大学医学院杨耀琴、陶惠红两位老师和新华医院李惠民老师的帮助,在此也向他们表示衷心的感谢。

　　限于编者的学术水平,书中难免存在不妥之处,希望老师和同学在使用过程中多提宝贵意见,我们将在今后的再版中加以纠正,使之不断地得到完善。

编　者

2025 年 3 月于同济大学

目 录

二维码资源目录

第 **1** 章

力学基础

脊柱受力

人的脊柱由 24 块椎骨构成,椎骨之间被充满液体的关节盘隔开。右图为脊柱的分解图。当人弯腰时,脊柱实际上是机械效率很低的杠杆。人在弯腰捡东西时,即使很轻的物体也会在腰椎的关节盘上产生非常大的力,这个关节盘将最末一块椎骨与骶骨隔开,而骶骨的作用就是支持脊柱。如果关节盘脆弱的话,它可能会裂开或形变,因而会压迫附近神经并引起剧痛。我们采用下图所示的模型来说明这种情况。

将脊柱看作一根带有转轴的直棒,骶骨为转轴位置并假设作用于骶骨的作用力为 F。背部各块肌肉产生的总肌力用 T 表示。弯腰使脊柱水平时,总肌力 T 与水平方向的夹角为 $\alpha = 12°$,作用点距离骶骨约为脊柱长度的 0.7 倍。躯干、头部和前臂的重力 P 的大小约为体重的 65%。如下图所示,重力 P 对转轴的角度为直角,力臂较长,约为脊柱长度 L 的 0.6 倍。而 α 较小,总肌力 T 的力臂 $r_\perp$ 很小,约为

寰椎
颈椎
隆椎
第一胸椎

胸曲
椎间孔

第一腰椎

腰弯

骶骨岬
耳状面
骶骨

脊柱的分解图

$$r_\perp = \sin 12° \times 0.7L = 0.15L$$

设一个体重为 60kg 的人,当他弯腰时,他的脊柱受到的重力约为

$$P = 60\text{kg} \times g \times 65\% = 382\text{N}$$

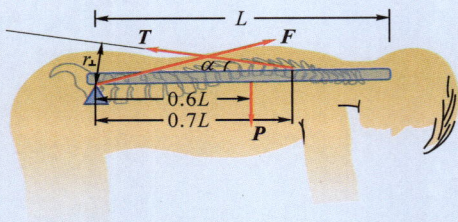

背部弯成水平时脊柱受力图

脊柱水平平衡时,总肌力 T 的大小约为

$$T = \frac{382\text{N} \times 0.6L}{r_\perp} = 1528\text{N}$$

骶骨作用于脊柱的作用力 F 具有与总肌力 T 大小相等、方向相反的水平分量,也为 1528N,其值远远大于重力 P。如果此人正在搬运 20kg 的物体,那么,相当于在脊柱的右端点加上约 200N 的重力,计算可得,骶骨作用于脊柱的作用力 F 将达到 2912N。

由此可见,弯曲的背部会对脊柱产生很大的应力,所得结果非常大,达到体重的 5 倍之多。即便无负荷的情形下,弯曲的背部对脊柱产生的应力也不小,这样一个巨大的作用力会造成椎间盘压缩。人如果长时间处于这种受力状态,可能会导致椎间盘突出,从而压迫脊神经、神经根,或刺激关节面,引起疼痛和肌肉痉挛等症状。因此,人们在搬运物体时,应尽量避免弯腰的姿势,可以采取下蹲的方式,以保持背部垂直。

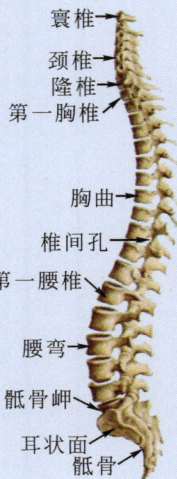

力学研究的是物体的运动规律和影响物体运动的作用力。力学的概念和原理直接或间接地渗透到物理和生物医学的许多领域。如航天器的运动、生物的活动等。将力学定律应用于大量原子和分子的运动,能够解释热的现象,还可以理解流体的运动性质。本章主要研究刚体做定轴转动所遵循的力学规律。首先给出关于**质点力学**的基本概念,在这个基础上

导出**刚体定轴转动定律**,然后讨论力矩对空间的累积作用即**刚体定轴转动的动能定理**,以及力矩对时间的累积作用即**角动量定理**。

1.1 力学的基本概念

1.1.1 质点运动的描述

1. 时间和空间

时间是物质运动及其变化的持续性、顺序性的表现。人类采用地球自转作为时间的计量基准,称为世界时系统。2018 年 11 月召开的第 26 届国际计量大会确定了 s(秒)的定义:未受干扰的铯-133 的原子基态的两个超精细能级间跃迁对应辐射的 9192631770 个周期的持续时间。

空间反映物质运动的广延性,空间中两点的距离为**长度**,人类选择与自身大小相适应的 m(米)作为长度的基本单位。1983 年 10 月召开的第 17 届国际计量大会通过了米的定义:米为光在真空中,在 1/299792458 秒内行进的距离。

2. 质点

要准确描述物体的运动并不是一件容易的事情,影响物体运动的因素有许多,其中物体的质量、大小和形状都是重要因素。但在某些情况下,可以将问题简化而把物体看成一个没有大小和形状但具有质量的点,称为**质点**。质点是**理想模型**。两种情况可以将物体当作质点:一是相互作用着的两个物体,如果它们之间的距离远大于本身的线度(如地球绕太阳的运动),这两个物体可以看作质点;二是物体作**平动**运动,即物体上各点的运动完全相同(如行进中的一辆汽车),可以将该物体看作一个质点。

3. 参考系和坐标系

物体的运动是绝对的,对物体运动的描述是相对的。因此,在描述一个物体运动时,就要选择其他的物体作为标准,然后研究这个物体相对于标准物体是如何运动的,这个标准物体称为**参考系**。参考系的选取是任意的,在不同的参考系中,对物体运动的描述是不同的。

为了从数值上确定物体相对于参考系的位置(坐标),需要在选定的参考系上建立一个固定的**坐标系**。常用的坐标系有直角坐标系、极坐标系和自然坐标系等。

4. 位置矢量和位移

位置矢量(简称位矢)是描述某一时刻运动质点在空间的位置,在国际单位制(SI 制)中,其单位是 m(米)。在直角坐标系(图 1-1)中,位矢是以坐标原点为起点,以运动质点所在位置为终点的有向线段。位矢可表示为

$$r = x\boldsymbol{i} + y\boldsymbol{j} + z\boldsymbol{k} \tag{1-1}$$

位移描述的是在某一时间间隔内运动质点的位置变化,在直角坐标系(图 1-2)中,是由 A 指向 B 的有向线段。位移可表示为

$$\Delta \boldsymbol{r} = \boldsymbol{r}_B - \boldsymbol{r}_A = (x_B - x_A)\boldsymbol{i} + (y_B - y_A)\boldsymbol{j} + (z_B - z_A)\boldsymbol{k} \tag{1-2}$$

质点运动轨迹的长度称为**路程**,路程 Δs 是标量。在图 1-2 中,$\Delta s = \overset{\frown}{AB}$。

5. 速度

速度是描述质点运动快慢和运动方向的物理量，在 SI 制中，其单位是 m·s^{-1}。当质点在 Δt 时间间隔内，完成了位移 $\Delta \boldsymbol{r}$ 时，我们把位移与相应的时间间隔的比值称为质点在这段时间内的**平均速度**，表达式为

$$\bar{\boldsymbol{v}} = \frac{\Delta \boldsymbol{r}}{\Delta t} \tag{1-3}$$

平均速度的方向与位移一致。当时间 Δt 无限地减小而趋近于零时（图 1-3），平均速度即为 t 时刻的**瞬时速度**（简称**速度**），数学表达式为

$$\boldsymbol{v} = \lim_{\Delta t \to 0} \frac{\Delta \boldsymbol{r}}{\Delta t} = \frac{\mathrm{d}\boldsymbol{r}}{\mathrm{d}t} \tag{1-4}$$

速度的方向是运动轨迹上质点所在点的切线，并指向质点前进的方向。

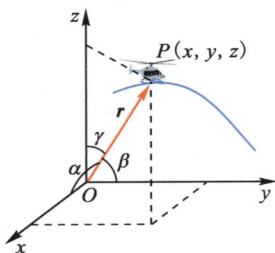

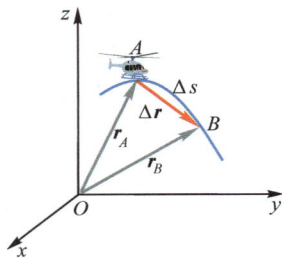

图 1-1　位置矢量　　　　图 1-2　位移和路程　　　　图 1-3　平均速度和速度

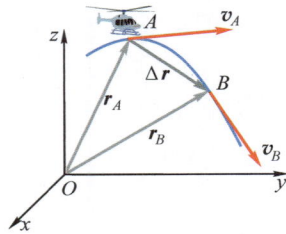

质点通过的路程 Δs，与通过这一路程的时间 Δt 的比值（当 $\Delta t \to 0$ 时）称为**速率** v，即

$$v = \lim_{\Delta t \to 0} \frac{\Delta s}{\Delta t} = \frac{\mathrm{d}s}{\mathrm{d}t} \tag{1-5}$$

速率是标量，是速度的大小或等价于路程的变化率。

6. 加速度

加速度是描述质点速度变化率的物理量，在 SI 制中，其单位是 m·s^{-2}。质点在时间 Δt 内，速度由 $\boldsymbol{v}_1$ 变为 $\boldsymbol{v}_2$，我们定义这段时间内的**平均加速度**为

$$\bar{\boldsymbol{a}} = \frac{\Delta \boldsymbol{v}}{\Delta t} = \frac{\boldsymbol{v}_2 - \boldsymbol{v}_1}{\Delta t} \tag{1-6}$$

平均加速度的方向与速度增量 $\Delta \boldsymbol{v}$ 的方向相同。当 Δt 趋近于零时，平均加速度的极限称为**瞬时加速度**（简称**加速度**），有

$$\boldsymbol{a} = \lim_{\Delta t \to 0} \frac{\Delta \boldsymbol{v}}{\Delta t} = \frac{\mathrm{d}\boldsymbol{v}}{\mathrm{d}t} \tag{1-7}$$

加速度的方向为速度变化的极限方向。通常，将加速度分解为质点沿运动曲线的**切向加速度**和**法向加速度**，即

$$\boldsymbol{a} = \boldsymbol{a}_\mathrm{t} + \boldsymbol{a}_\mathrm{n} = \frac{\mathrm{d}v}{\mathrm{d}t}\boldsymbol{t} + \frac{v^2}{\rho}\boldsymbol{n} \tag{1-8}$$

式中，ρ 是质点所在处曲线的曲率半径，v 是质点所在处的速率。

1.1.2　运动学的两类问题

位移、速度和加速度反映了质点的运动状态,如果已知运动方程,通过对时间求导可得到质点在任意时刻的位矢、速度和加速度,分别为

$$\boldsymbol{r} = \boldsymbol{r}(t), \quad \boldsymbol{v} = \frac{\mathrm{d}\boldsymbol{r}}{\mathrm{d}t}, \quad \boldsymbol{a} = \frac{\mathrm{d}\boldsymbol{v}}{\mathrm{d}t} \tag{1-9}$$

这是运动学的第一类问题。如果已知质点的速度函数或加速度函数以及初始条件,可求得质点的运动方程

$$\left.\begin{array}{l} \mathrm{d}\boldsymbol{v} = \boldsymbol{a}\,\mathrm{d}t, \quad \displaystyle\int_{v_0}^{v} \mathrm{d}\boldsymbol{v} = \int_{t_0}^{t} \boldsymbol{a}\,\mathrm{d}t \\[3mm] \mathrm{d}\boldsymbol{r} = \boldsymbol{v}\,\mathrm{d}t, \quad \displaystyle\int_{r_0}^{r} \mathrm{d}\boldsymbol{r} = \int_{t_0}^{t} \boldsymbol{v}\,\mathrm{d}t \end{array}\right\} \tag{1-10}$$

这是运动学的第二类问题。综上,运动方程是运动学问题的核心。

例题 1-1　已知质点作匀加速直线运动,加速度为 $\boldsymbol{a}$,初始速度为 $\boldsymbol{v}_0$,求质点的运动方程。

解　以质点起点为坐标原点,沿运动方向建立坐标轴 Ox。质点作直线运动,采用标量形式,以正负号表示质点的运动方向。由加速度定义

$$a = \frac{\mathrm{d}v}{\mathrm{d}t}$$

有

$$\int_{v_0}^{v} \mathrm{d}v = \int_{0}^{t} a\,\mathrm{d}t$$

积分后,得任意时刻的速度

$$v = v_0 + at$$

再由速度定义

$$v = \frac{\mathrm{d}x}{\mathrm{d}t} = v_0 + at$$

有

$$\int_{0}^{x} \mathrm{d}x = \int_{0}^{t} (v_0 + at)\,\mathrm{d}t$$

积分后,可得质点的运动方程为

$$x = v_0 t + \frac{1}{2}at^2$$

1.1.3　相对运动

前面我们提到,描述物体运动具有相对性。同一物体在不同参考系中运动的描述之间也存在一定的联系。设两个参考系 S 和 S′,S′相对 S 以速度 $\boldsymbol{u}$ 沿水平方向运动(图1-4)。质点 P 在两参考系对应的坐标系中的位置矢量分别为 $\boldsymbol{r}$ 和 $\boldsymbol{r}'$,S′系在 S 系中的位置矢量为 $\boldsymbol{r}_0$,由矢量关系有

$$\boldsymbol{r} = \boldsymbol{r}_0 + \boldsymbol{r}' \tag{1-11}$$

式(1-11)对时间求导,得到速度关系

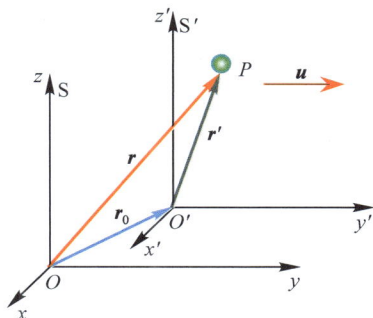

图 1-4　相对运动

$$\boldsymbol{v} = \boldsymbol{v}_0 + \boldsymbol{v}' \tag{1-12}$$

式(1-11)和式(1-12)称为**伽利略变换**。式中，$\boldsymbol{v}$ 为质点 P 相对 S 系的速度，称为**绝对速度**；$\boldsymbol{v}'$ 为质点 P 相对 S′系的速度，称为**相对速度**；$\boldsymbol{v}_0$ 为 S′系相对 S 系的速度，称为**牵连速度**。式(1-12)也可表示为

$$\boldsymbol{v}_{PS} = \boldsymbol{v}_{PS'} + \boldsymbol{v}_{S'S} \tag{1-13}$$

式中，$\boldsymbol{v}_{PS}$ 为质点 P 相对 S 系的速度，$\boldsymbol{v}_{PS'}$ 为质点 P 相对 S′系的速度，$\boldsymbol{v}_{S'S}$ 为 S′系相对 S 系的速度。

1.1.4 牛顿运动定律

1687 年，牛顿将物体运动状态的变化与其所受外力的关系总结为三条运动定律，这三条定律是整个经典力学的基础。

1. 牛顿第一定律

牛顿第一定律表述为：任何物体都将保持静止或匀速直线运动状态，直到其他物体的作用迫使它改变这种状态为止。

牛顿第一定律说明任何物体都具有**惯性**，因此牛顿第一定律又称**惯性定律**。惯性大小取决于物体的**质量**，在 SI 制中，质量的单位为 kg(千克)。

牛顿第一定律还定义了力的概念。仅当物体受到其他物体作用时才会改变其运动状态，使物体运动状态改变的相互作用就是**力**，在 SI 制中，力的单位为 N(牛)。

实际生活中，任何物体总是或多或少地要受到其他物体所作用的力。如静止于地面的物体受到**重力**和地面**支持力**的作用；匀速行驶的汽车受到牵引力和地面对车轮的**摩擦力**以及空气**阻力**的作用等。因此，确定物体是否保持静止或匀速直线运动状态，应考虑该物体所受的总的合力是否为零。

2. 牛顿第二定律

首先我们认识一下**动量**。动量是指运动物体的作用效果，它是与物体质量和速度相关的物理量，可表示为

$$\boldsymbol{p} = m\boldsymbol{v} \tag{1-14}$$

动量是矢量，方向与速度方向一致。在 SI 制中，其单位是 $kg \cdot m \cdot s^{-1}$。

牛顿第二定律表述为：动量为 $\boldsymbol{p}$ 的质点，其动量随时间的变化率等于质点所受到的外力 $\boldsymbol{F}$，可表示为

$$\boldsymbol{F} = \frac{d\boldsymbol{p}}{dt} \tag{1-15}$$

将式(1-14)代入式(1-15)，有

$$\boldsymbol{F} = \frac{d(m\boldsymbol{v})}{dt} = m\frac{d\boldsymbol{v}}{dt} + \boldsymbol{v}\frac{dm}{dt} \tag{1-16}$$

一般情况下，物体的质量不随时间变化，所以牛顿第二定律的常见表达式为

$$\boldsymbol{F} = m\boldsymbol{a} \tag{1-17}$$

牛顿第二定律说明了力是产生加速度的原因，加速度是力的作用效果。所以，力是改变物体运动状态的原因。

3．牛顿第三定律

力是物体的相互作用，因此力是成对出现的。当物体 A 以力 $\boldsymbol{F}_1$ 作用在物体 B 上时，物体 B 也同时以力 $\boldsymbol{F}_2$ 作用在物体 A 上。牛顿第三定律表述了它们之间的关系：$\boldsymbol{F}_1$ 和 $\boldsymbol{F}_2$ 在同一直线上，大小相等，方向相反。其矢量表达式为

$$\boldsymbol{F}_1 = -\boldsymbol{F}_2 \tag{1-18}$$

式(1-18)中的任一个力称为**作用力**，另一个力则称为**反作用力**。作用力和反作用力总是同时存在的，没有因果之分，两者属同一性质的力。

1.1.5　动量定理和动量守恒定律

由牛顿第二定律式(1-15)，可得

$$\boldsymbol{F}\mathrm{d}t = \mathrm{d}\boldsymbol{p} \tag{1-19}$$

我们把 $\boldsymbol{F}\mathrm{d}t$ 称为力 $\boldsymbol{F}$ 在 $\mathrm{d}t$ 内的元冲量，用 $\mathrm{d}\boldsymbol{I}$ 表示。在 $t_0 \to t$ 时间内，作用力 $\boldsymbol{F}$ 对时间的累积称为这段时间内力的**冲量**，表达式为

$$\boldsymbol{I} = \int_{t_0}^{t} \boldsymbol{F}\mathrm{d}t = \int_{v_0}^{v} \mathrm{d}(m\boldsymbol{v}) = m\boldsymbol{v} - m\boldsymbol{v}_0 \tag{1-20}$$

式(1-20)表明，质点在运动过程中所受合外力的冲量等于质点动量的增量。这就是质点的**动量定理**。冲量是**一个过程量**，且是矢量。在 SI 制中，它的单位是 $\mathrm{kg \cdot m \cdot s^{-1}}$。动量是**状态量**，它与某瞬间的质量及速度有关。

当质点所受合外力为零，即 $\boldsymbol{F}=0$ 时，有

$$m\boldsymbol{v} = m\boldsymbol{v}_0 = 常矢量 \tag{1-21}$$

式(1-21)即为**动量守恒定律**。

冲量和动量均为矢量，如果所受合外力不等于零，但在某个方向上外力的分量之和为零，则在该方向上的动量分量守恒。如在直角坐标系中，当 $\boldsymbol{F} \neq 0$，但 $F_x=0$ 时，则有

$$mv_x = 常量 \tag{1-22}$$

如遇碰撞、打击、爆炸等情况时，通常将 $\boldsymbol{F}$ 称为**冲力**。在极短时间内，$\boldsymbol{F}$ 达到最大又急剧下降，此时一般的外力(如重力)可以忽略。

1.1.6　功　机械能和机械能守恒定律

能量是意义最为深远的物理概念。所有物理现象都涉及能量，人类任何活动过程都离不开能量。如现代生活离不开电能，行驶的汽车需要化学能，人类自身活动也需要消耗能量等。所以，能量无所不在，它以各种形式存在，不同形式的能量可以相互转化。人类经过长期的研究和探索，建立了各种形式能量的定量量度，如动能、势能、电能、磁能、核能等，各种形式的能量在相互转化中保持总量不变。下面我们讨论与机械运动相关联的能量——**机械能**。

1．功和功率

上一节我们从牛顿运动定律出发，给出了力对时间的累积效应，引出了冲量的概念，并得出了自然界普遍适用的动量守恒定律。本节我们将研究力对空间的累积效应，引出**功**和能量的概念。

设质点在恒力 $\boldsymbol{F}$ 的作用下沿直线运动，产生的位移为 $\boldsymbol{s}$，若力与位移间的夹角为 θ，则将力 $\boldsymbol{F}$ 在该段位移上对质点所做的功 W 定义为

$$W = Fs\cos\theta \tag{1-23}$$

即力对质点所做的功等于力的大小 F、力作用点位移的大小 s 以及力与位移之间夹角余弦 $\cos\theta$ 的乘积。根据矢量标积的定义，式(1-23)可改写为

$$W = \boldsymbol{F} \cdot \boldsymbol{s} \tag{1-24}$$

式(1-24)表明，恒力作用于质点沿直线运动所做的功，等于力 $\boldsymbol{F}$ 和位移 $\boldsymbol{s}$ 的标积。

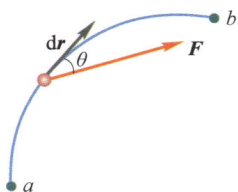

图 1-5　力的功

若质点在变力 $\boldsymbol{F}$ 的作用下沿任意曲线 ab 运动，如图 1-5 所示，设质点在某处受到力 $\boldsymbol{F}$ 的作用，发生了微小的位移 $\mathrm{d}\boldsymbol{r}$，按功的定义，力 $\boldsymbol{F}$ 在该段位移上对质点所做的元功可表示为

$$\mathrm{d}W = \boldsymbol{F} \cdot \mathrm{d}\boldsymbol{r} \tag{1-25}$$

质点在力 $\boldsymbol{F}$ 的作用下沿曲线由 a 运动到 b，力 $\boldsymbol{F}$ 对质点做的功为

$$W = \int_a^b \boldsymbol{F} \cdot \mathrm{d}\boldsymbol{r} = \int_a^b F\cos\theta\, \mathrm{d}r \tag{1-26}$$

功是标量，在 SI 制中，功的单位是 J(焦耳)。

力对物体做功除了和位移相关，还需要时间。做同样大小的功所需时间的多少涉及做功的快慢问题，我们把单位时间内所做功的大小定义为**功率**，即

$$P = \frac{\mathrm{d}W}{\mathrm{d}t} \tag{1-27}$$

在 SI 制中，功率的单位是 W(瓦特，$\mathrm{J} \cdot \mathrm{s}^{-1}$)。

2. 动能定理

设质量为 m 的质点，在外力 $\boldsymbol{F}$ 作用下沿曲线由 a 运动到 b，如图 1-6 所示。设质点的初始速度为 $\boldsymbol{v}_1$，末速度为 $\boldsymbol{v}_2$，由牛顿第二定律，外力 $\boldsymbol{F}$ 对质点做功为

$$\begin{aligned}
W &= \int_a^b \boldsymbol{F} \cdot \mathrm{d}\boldsymbol{r} = \int_a^b F_t \mathrm{d}r = \int_a^b m a_t \mathrm{d}r \\
&= \int_a^b m\, \frac{\mathrm{d}v}{\mathrm{d}t}\mathrm{d}r = \int_{v_1}^{v_2} mv\, \mathrm{d}v \\
&= \frac{1}{2}mv_2^2 - \frac{1}{2}mv_1^2
\end{aligned}$$

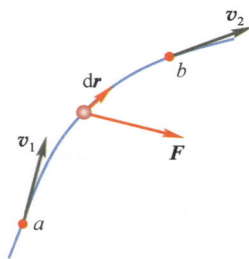

图 1-6　动能定理

外力 $\boldsymbol{F}$ 对质点做功所产生的效果要引起 $\frac{1}{2}mv^2$ 这个状态量的改变。$\frac{1}{2}mv^2$ 是速率的单值函数，具有能量的量纲，我们把它称为运动质点的**动能**，记作 E_k。上式可写为

$$W = E_{k2} - E_{k1} \tag{1-28}$$

式(1-28)表明，**外力对质点所做的功等于质点动能的增量**，这一结论称为**质点的动能定理**。

3. 保守力和非保守力

将互有联系的物体作为一个整体，称为**系统**。系统内各物体之间的相互作用力称为系统的**内力**，其他物体对系统内物体的作用力称为系统的**外力**。系统中，物体之间相互位置发生变化时，系统内力也会对系统做功。

轻弹簧和相连的物块组成的系统如图 1-7 所示，系统内力是**弹性力**，根据**胡克定律**，物块受到的弹性力为

$$F = -kx\boldsymbol{i} \tag{1-29}$$

式中，k 为弹簧的劲度系数。

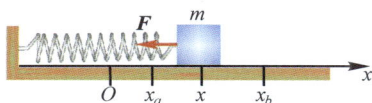

图 1-7　弹性力做功

弹性力使物块从 x_a 运动到 x_b，它对物块做功

$$W = \int_{x_a}^{x_b} \boldsymbol{F} \cdot \mathrm{d}\boldsymbol{r} = \int_{x_a}^{x_b} -kx\boldsymbol{i} \cdot \mathrm{d}x\boldsymbol{i} = \int_{x_a}^{x_b} -kx\,\mathrm{d}x = -\left(\frac{1}{2}kx_b^2 - \frac{1}{2}kx_a^2\right) \tag{1-30}$$

式(1-30)说明，弹性力对物块做的功只与物块始末位置有关，与物块的运动路径无关。

对物体与地球组成的系统，以及两物体组成的引力系统，同样可得到重力和万有引力的功只与始末位置有关，与物体运动路径无关的结论，即重力做功

$$W = \int_a^b -mg\boldsymbol{k} \cdot \mathrm{d}\boldsymbol{r} = -(mgz_b - mgz_a) \tag{1-31}$$

万有引力做功

$$W = \int_a^b -G\frac{m_1 m_2}{r^3}\boldsymbol{r} \cdot \mathrm{d}\boldsymbol{r} = -\left(G\frac{m_1 m_2}{r_a} - G\frac{m_1 m_2}{r_b}\right) \tag{1-32}$$

像上述力所做的功只取决于运动物体的始、末位置，与物体运动路径无关，我们将此类力称为**保守力**。保守力的定义可用下式表示：

$$\oint_L \boldsymbol{F}(r) \cdot \mathrm{d}\boldsymbol{r} = 0 \tag{1-33}$$

即在保守力的作用下，运动物体从初始位置经任意路径回到原处，保守力做功为零。不符合上述特性的力称为**非保守力**。摩擦力是典型的非保守力，碰撞、爆炸等过程也存在非保守力做功。

综上，保守力对物体做功只与物体的始末位置有关，因此可以相应地用状态量——**势能** E_p 来表示保守力做的功，即保守力做的功等于相应势能增量的负值：

$$W = -(E_{p2} - E_{p1}) \tag{1-34}$$

对于弹簧系统，有**弹性势能**，为

$$E_p = \frac{1}{2}kx^2 \tag{1-35}$$

势能的大小取决于零点势能位置的选取。弹簧系统通常以弹簧原长为弹性势能的零点。

对于引力系统，有**重力势能**，为

$$E_p = mgh \tag{1-36}$$

通常以地面为重力势能的零点。**引力势能**为

$$E_p = -G\frac{Mm}{r} \tag{1-37}$$

通常以无穷远处为引力势能的零点。

4. 功能原理

对由若干个质点组成的系统来说，其中每一个质点既受到系统的外力做功，也受到系统

的内力做功。由质点的动能定理可知,系统外力和内力对所有质点的做功之和就等于系统内所有质点的动能的增量,有

$$\sum_{i=1}^{n} W_{\text{外}i} + \sum_{i=1}^{n} W_{\text{内}i} = \sum_{i=1}^{n} E_{ki2} - \sum_{i=1}^{n} E_{ki1} \tag{1-38}$$

式(1-38)称为**系统的动能定理**。其中系统内力所做的功,包括非保守内力做功和保守内力做功,因此式(1-38)又可写成

$$\sum_{i=1}^{n} W_{\text{外}i} + \sum_{i=1}^{n} W_{\text{非保内}i} + \sum_{i=1}^{n} W_{\text{保内}i} = \sum_{i=1}^{n} E_{ki2} - \sum_{i=1}^{n} E_{ki1} \tag{1-39}$$

根据式(1-34),将保守力做功与系统势能的关系代入,得

$$\sum_{i=1}^{n} W_{\text{外}i} + \sum_{i=1}^{n} W_{\text{非保内}i} = \left(\sum_{i=1}^{n} E_{pi2} + \sum_{i=1}^{n} E_{ki2} \right) - \left(\sum_{i=1}^{n} E_{pi1} + \sum_{i=1}^{n} E_{ki1} \right) \tag{1-40}$$

我们将系统的动能和势能之和称为系统的**机械能**。式(1-40)称为**质点系的功能原理**,表述为系统受到的所有外力和非保守内力的功的总和等于系统的机械能的增量。

5. 机械能守恒定律

由质点系的功能原理可知,当整个过程中系统受到的所有外力和非保守内力的功的总和均保持为零时,系统的机械能保持不变,这一表述称为**机械能守恒定律**。在机械能守恒过程中,总的机械能保持不变,系统内的动能和势能可以相互转化。

1.2 刚体的运动

1.2.1 刚体的平动和转动

实际物体具有一定的形状和大小,而且在力的作用下会发生或多或少的形变。在撤去作用力的情况下,能恢复原状态的物体称为**弹性体**,否则称为**塑性体**。如果在力的作用下,产生的形变极其微小,可以被忽略不计,这样的物体称为**刚体**。刚体可以看成是由彼此间距离不变的大量质点组成的有一定形状和大小的物体,它是一个理想模型。如果实际物体在受到力的作用时形变很小,则可以把它近似看成刚体。

刚体的运动可以分为**平动**和**转动**,它们是刚体的两种最简单也是最基本的运动形式。刚体的任何复杂运动都可以看作这两种运动的合成。

1. 刚体的平动

如图 1-8 所示,刚体在运动过程中,组成刚体的所有质点都沿平行路径运动,即连接刚体上任意两点的连线在运动过程中始终保持平行,这种运动称为平动。如活塞的运动、电梯的升降等。刚体在作平动时,组成刚体的各质点(**质元**)的运动规律是完全相同的。因此,可以根据质点的运动规律来描述刚体的平动。

2. 刚体的转动

如果刚体上各个质点都以同一直线为轴作圆周运动,这种运动称为刚体的转动,这条直线称为**转轴**。如果刚体在运动过程中转轴固定不变,则称为刚体的**定轴转动**。例如门窗沿边框的开闭、钟表指针的转动(图 1-9)、离心机的转动等都属于定轴转动。如果刚体在运动

过程中始终有一个点保持不动(这个点可以是刚体上的,也可以不是刚体上的),这种运动称为刚体的**定点转动**。如陀螺的转动(图 1-9)、雷达天线的转动等。本书主要讨论刚体的定轴转动。

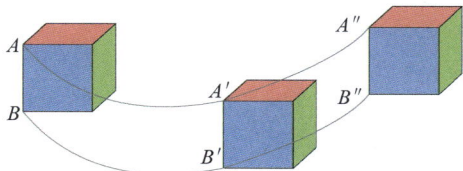

图 1-8　刚体的平动

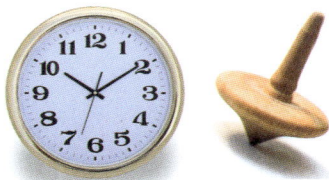

图 1-9　定轴转动和定点转动

指针转动　　陀螺转动

1.2.2　描述刚体定轴转动的物理量

刚体绕固定轴转动时,刚体上所有质元都在各自的平面内绕转轴作半径不同的圆周运动,这些质元的**线量**(速度、加速度等)各不相同。然而,它们的**角速度**、**角加速度**等**角量**却是相同的。因此,我们采用角量来描述刚体的定轴转动较为方便。

如图 1-10 所示,在刚体上任选一点 P,P 点离转轴距离为 r。过 P 点作垂直于转轴的平面,称为**转动平面**。P 点在此平面内作圆周运动。以转动平面与转轴的交点 O 为原点,在转动平面内建立相对于参考系静止的坐标轴 Ox,这样就可以用角量即**角位置**、**角位移**、角速度和角加速度等来描述刚体的定轴转动。

1. 角位置和角位移

P 点对 O 点的位置矢量 r 与 Ox 轴方向的夹角 θ 称为角位置。在刚体的转动过程中,θ 随时间发生变化,是时间的函数,记为 $\theta(t)$。刚体在 Δt 时间内转过的角度 $\Delta\theta$ 称为角位移。在 SI 制中,角位置和角位移的单位是 rad(弧度)。

2. 角速度

我们将角位移对时间的变化率定义为角速度,以 ω 表示。数学表达式为

$$\omega = \lim_{\Delta t \to 0} \frac{\Delta\theta}{\Delta t} = \frac{d\theta}{dt} \tag{1-41}$$

角速度是矢量,其方向由右手螺旋定则确定:使四指沿着刚体转动的方向弯曲,与四指垂直的拇指所指的方向就是角速度的方向,如图 1-11 所示。在 SI 制中,角速度的单位是 $\text{rad}\cdot\text{s}^{-1}$。

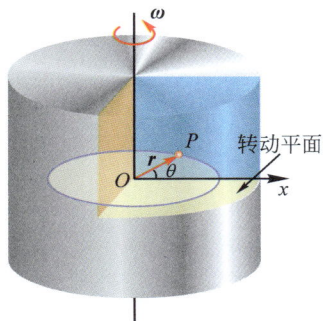

图 1-10　刚体的定轴转动

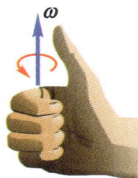

图 1-11　角速度方向

3. 角加速度

角加速度是描述角速度对时间变化率的物理量，以 β 表示。数学表达式为

$$\beta = \lim_{\Delta t \to 0} \frac{\Delta \omega}{\Delta t} = \frac{d\omega}{dt} = \frac{d^2\theta}{dt^2} \tag{1-42}$$

角加速度也是矢量，当 ω 变大时，$\boldsymbol{\beta}$ 与 $\boldsymbol{\omega}$ 同方向，当 ω 变小时，$\boldsymbol{\beta}$ 与 $\boldsymbol{\omega}$ 反方向。在 SI 制中，角加速度单位为 $rad \cdot s^{-2}$。

在刚体定轴转动中，角速度、角加速度的方向只有沿转轴的两个方向，所以可以用标量进行计算，以正负号表示它们的矢量方向。

1.2.3　角量与线量的关系

由图 1-12 可知，质点 P 绕圆心 O 作圆周运动时，其速度与角速度的大小关系为

$$v = \frac{ds}{dt} = \frac{R d\theta}{dt} = R\omega \tag{1-43}$$

速度方向沿 P 点的切线方向。

当 P 点作变速圆周运动时，其加速度 $\boldsymbol{a}$ 可分解为切向加速度 $\boldsymbol{a}_t$ 和法向加速度 $\boldsymbol{a}_n$，它们的大小与角量的关系分别为

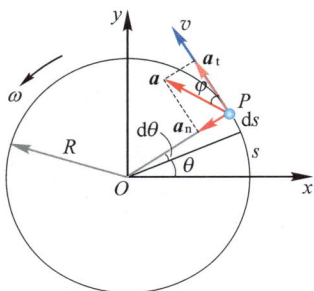

图 1-12　角量与线量的关系

$$a_t = \frac{dv}{dt} = \frac{d(R\omega)}{dt} = R\frac{d\omega}{dt} = R\beta \tag{1-44}$$

$$a_n = \frac{v^2}{R} = \frac{R^2\omega^2}{R} = R\omega^2 \tag{1-45}$$

P 点加速度 $\boldsymbol{a}$ 的大小为

$$a = \sqrt{a_t^2 + a_n^2} = \sqrt{\left(\frac{dv}{dt}\right)^2 + \left(\frac{v^2}{R}\right)^2} = R\sqrt{\beta^2 + \omega^4} \tag{1-46}$$

方向由下式确定：

$$\varphi = \arctan\frac{a_n}{a_t} \tag{1-47}$$

例题 1-2　卷扬机转筒的直径为 $40cm$，在制动的 $1.0s$ 内，转筒的运动方程为

$$\theta = -t^2 + 4t \quad (SI)$$

试求：（1）在制动的 $1.0s$ 末转筒边缘上一点 P 的速度大小。

（2）P 点的切向加速度及法向加速度的大小。

解　由题意可知，转筒在制动过程中的角速度和角加速度的大小分别为

$$\omega = \frac{d\theta}{dt} = -2t + 4 \, rad \cdot s^{-1}$$

$$\beta = \frac{d\omega}{dt} = -2 \, rad \cdot s^{-2}$$

当 $t = 1.0s$ 时，$\omega = 2.0 \, rad \cdot s^{-1}$。所以

（1）转筒边缘上一点 P 的速度大小为

$$v = r\omega = \frac{0.40\mathrm{m}}{2} \times 2.0\mathrm{rad \cdot s^{-1}} = 0.40\mathrm{m \cdot s^{-1}}$$

（2）P 点的切向加速度及法向加速度的大小分别为

$$a_\mathrm{t} = r\beta = \frac{0.40\mathrm{m}}{2} \times (-2\mathrm{rad \cdot s^{-2}}) = -0.40\mathrm{m \cdot s^{-2}}$$

$$a_\mathrm{n} = r\omega^2 = \frac{0.40\mathrm{m}}{2} \times (2.0\mathrm{rad \cdot s^{-1}})^2 = 0.80\mathrm{m \cdot s^{-2}}$$

1.3　刚体定轴转动定律

　　用角量描述刚体的定轴转动时，角位置和角速度是描述定轴转动的状态量，而角加速度则是描述定轴转动的状态改变量。那么，刚体运动状态改变的根本原因是什么？其遵循怎样的动力学规律呢？

1.3.1　力矩

　　在外力作用下，一个具有固定轴的静止刚体（比如门或窗），可能发生转动也可能不发生转动。刚体是否转动以及转动的快慢，不仅与外力的大小有关，而且还与力的作用点位置和方向有关。力的大小、方向和作用点位置这三个因素组成了**力矩**这一物理量，它是改变刚体转动状态的原因。

　　如图 1-13 所示，设刚体所受外力 F 在转动平面内，作用点为 P 点。原点 O 到力的作用线的垂直距离为 d，称为力 F 对转轴的**力臂**。力的大小与力臂的乘积称为力对转轴的力矩，以 M 表示，有

$$M = Fd = Fr\sin\varphi \qquad (1\text{-}48)$$

式中，r 为原点 O 到力 F 作用点 P 的位矢大小，φ 为位矢 r 与力 F 之间的夹角。力矩是矢量，式(1-48)的矢量表达式为

$$\boldsymbol{M} = \boldsymbol{r} \times \boldsymbol{F} \qquad (1\text{-}49)$$

图 1-13　刚体所受的力矩

　　根据矢量的矢积定义，力矩的方向由右手螺旋定则确定：右手的四指由位矢 r 的方向（经小于 $180°$ 的角度）转到力 F 的方向，与四指垂直的拇指的指向就是力矩 M 的方向，即 M 的方向垂直于 r 与 F 组成的平面。力矩的大小则由式(1-48)给出。

　　在定轴转动中，力矩 M 的方向总是沿转轴的方向，计算上可采用标量来处理。当有几个力同时作用在刚体上时，这几个力的合力矩就等于这几个力的力矩的代数和。在 SI 制中，力矩的单位是 N·m。

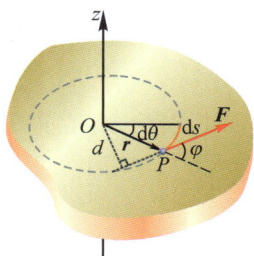

1.3.2　刚体定轴转动定律

　　如图 1-14 所示，在刚体上任取一质元 Δm_i，该质元到转轴的距离为 r_i。质元所受到的合外力在转动平面内的分力为 $\boldsymbol{F}_i$，质元受到刚体内其他所有质元的合内力在转动平面内的

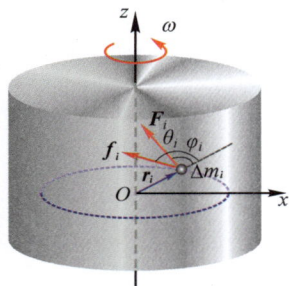

图 1-14　刚体定轴转动定律

分力为 f_i。根据牛顿第二定律，沿运动切向分量的表达式为

$$F_i\sin\varphi_i + f_i\sin\theta_i = \Delta m_i a_i = \Delta m_i r_i \beta$$

式中，φ_i 为 F_i 和 r_i 之间的夹角，θ_i 为 f_i 和 r_i 之间的夹角。由刚体绕定轴转动的特点可知，运动的角量相等，上式中的 β 为刚体的角加速度。将上述方程两边分别乘以 r_i，可得

$$F_i r_i\sin\varphi_i + f_i r_i\sin\theta_i = \Delta m_i r_i^2 \beta$$

式中，$F_i r_i\sin\varphi_i$ 是质元 Δm_i 受到的合外力 F_i 对转轴的力矩，$f_i r_i\sin\theta_i$ 是质元 Δm_i 受到的合内力 f_i 对转轴的力矩。

对于构成刚体的每一质元，均可列出上述方程，将所有方程相加，可得

$$\sum_i F_i r_i\sin\varphi_i + \sum_i f_i r_i\sin\theta_i = \sum_i \Delta m_i r_i^2 \beta \tag{1-50}$$

式中，$\sum_i F_i r_i\sin\varphi_i$ 是作用于刚体所有质元上的外力对转轴力矩的代数和，即刚体所受的合外力矩，用 M 表示；$\sum_i f_i r_i\sin\theta_i$ 是整个刚体所受的内力对转轴力矩的代数和。因内力总是成对出现，且等值反向，所以 $\sum_i f_i r_i\sin\theta_i = 0$。式（1-50）右边的 $\sum_i \Delta m_i r_i^2$ 是由刚体各质元的质量和各质元到转轴的距离所决定的，对于给定的刚体和转轴，它是一个恒量，我们将其定义为刚体对该定轴的**转动惯量**，以 J 表示，即

$$J = \sum_i \Delta m_i r_i^2 \tag{1-51}$$

于是，式（1-50）可写成

$$M = J\beta \tag{1-52}$$

式（1-52）表明，对某定轴而言，刚体所受到的合外力矩等于刚体对该定轴的转动惯量与刚体在此合外力矩作用下所获得的角加速度的乘积。这就是**刚体定轴转动定律**。写成矢量形式为

$$\boldsymbol{M} = J\boldsymbol{\beta} \tag{1-53}$$

刚体定轴转动定律表述了力矩对刚体定轴转动的瞬时作用规律。式中，力矩 $\boldsymbol{M}$、转动惯量 J 和角加速度 $\boldsymbol{\beta}$ 三个物理量都是同一时刻对应于同一个转轴的量。

1.3.3　转动惯量

转动惯量是量度刚体转动惯性大小的物理量。由转动定律可以看出，当刚体所受的合外力矩一定时，转动惯量 J 越大，则其角加速度 β 就越小；反之 J 越小，β 就越大。

对于质量连续分布的刚体，由其质量分布特点，式（1-51）可分别写成

$$J = \int_m r^2\,\mathrm{d}m = \begin{cases} \displaystyle\int_V r^2 \rho\,\mathrm{d}V \\[2mm] \displaystyle\int_S r^2 \sigma\,\mathrm{d}S \\[2mm] \displaystyle\int_l r^2 \lambda\,\mathrm{d}l \end{cases} \tag{1-54}$$

式中，ρ、σ 及 λ 分别是刚体的质量体密度（单位为 $\mathrm{kg\cdot m^{-3}}$）、质量面密度（单位为 $\mathrm{kg\cdot m^{-2}}$）

及质量线密度(单位为 kg·m^{-1})。在 SI 制中,转动惯量的单位是 kg·m^2。

例题 1-3 有一质量为 m,长为 l 的均匀细杆,如图 1-15 所示。试求细杆对下列转轴的转动惯量。

(1) 转轴通过杆的质心并与杆垂直。

(2) 转轴通过杆的一端并与杆垂直。

解 (1) 如图 1-15(a)所示,以杆中心为坐标原点 O,距离原点 x 处,取长为 dx 的质元 dm,其质量为

$$dm = \lambda dx = \frac{m}{l}dx$$

质元对通过杆的质心并与杆垂直的转轴的转动惯量为

$$dJ = x^2 dm = x^2\lambda dx$$

整个杆对转轴的转动惯量为

$$J = \int dJ = \int_{-\frac{l}{2}}^{\frac{l}{2}} x^2\lambda dx = \frac{1}{12}\lambda l^3 = \frac{1}{12}ml^2$$

(2) 如图 1-15(b)所示,以杆的一端为坐标原点,可得整个细杆对通过杆的一端的转动惯量为

$$J = \int_0^l x^2\lambda dx = \frac{1}{3}\lambda l^3 = \frac{1}{3}ml^2$$

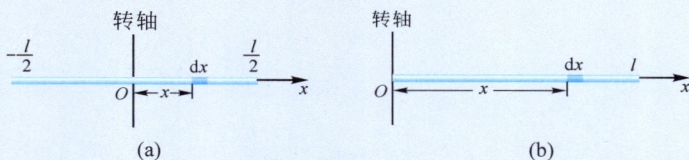

图 1-15 例题 1-3 用图

实际工程中,对规则形状、质量均匀分布的刚体的转动惯量常从手册中直接查出。表 1-1 列出了几种常见刚体对特定转轴的转动惯量。

表 1-1 几种常见刚体对特定转轴的转动惯量

刚体形状	转轴位置		转动惯量 J
圆环 (半径为 R)	垂直于环面,通过环的中心		mR^2
细杆 (杆长为 l)	通过质心,并与杆垂直		$\frac{1}{12}ml^2$

刚 体 形 状	转 轴 位 置		转动惯量 J
圆盘 （半径为 R）	垂直于盘面，通过 圆盘中心		$\frac{1}{2}mR^2$
球体 （半径为 R）	通过球心		$\frac{2}{5}mR^2$
球壳 （半径为 R）	通过球心		$\frac{2}{3}mR^2$

例题 1-4　如图 1-16(a)所示，一质量为 m 的物体与绕在定滑轮上不可伸长的轻绳相连，轻绳与定滑轮之间无相对滑动。定滑轮的质量为 m_0，半径为 r，可视为均质圆盘。试求物体 m 由静止开始下落的过程中绳子的张力、物体的加速度和物体下落的速度与时间的关系。

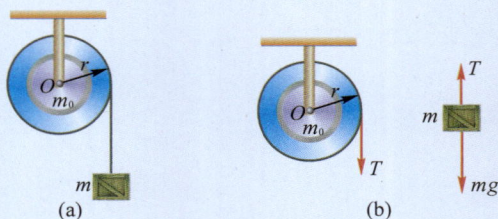

图 1-16　例题 1-4 用图

解　用隔离体法对每一个物体进行受力分析，如图 1-16(b)所示。滑轮沿顺时针方向转动，故力矩方向垂直纸面向里。以此方向为正，根据牛顿第二定律和刚体定轴转动定律列出方程。

对物体 m：　　　　　$mg - T = ma$

对滑轮 m_0：　　　　$Tr = J\beta$

圆盘的转动惯量：　　$J = \frac{1}{2}m_0 r^2$

由于绳与滑轮之间无相对滑动，滑轮边缘上一点的切向加速度与物体的加速度相等，因此有

$$a = r\beta$$

联立上述各式,可得绳子的张力和物体的加速度分别为

$$T = \frac{mm_0}{2m + m_0}g$$

$$a = \frac{2m}{2m + m_c}g$$

可见,加速度为常量,即物体 m 作匀加速直线运动,所以物体下落的速度与时间的关系为

$$v = \frac{2m}{2m + M}gt$$

由此例题的解题过程可知,正确的受力分析是解题的关键。如果系统由刚体和质点共同组成,那么在列方程时,不但要同时应用牛顿运动定律和刚体定轴转动定律,而且还要考虑角量和线量的关系。

1.3.4 质心 质心运动定理

质心是指物质系统中被认为质量集中于此的一个假想点。当刚体作平动时,可以用其质心的运动状态来表征整个刚体的运动状态,或者通常就以刚体的质心作为代表点。

1. 质心坐标

设由 n 个质点组成的质点系如图 1-17 所示,系统的动量应是每一个质点动量的矢量和,即

$$\begin{aligned}
\boldsymbol{p} &= m_1\boldsymbol{v}_1 + m_2\boldsymbol{v}_2 + \cdots + m_n\boldsymbol{v}_n \\
&= m_1\frac{\mathrm{d}\boldsymbol{r}_1}{\mathrm{d}t} + m_2\frac{\mathrm{d}\boldsymbol{r}_2}{\mathrm{d}t} + \cdots + m_n\frac{\mathrm{d}\boldsymbol{r}_n}{\mathrm{d}t} \\
&= \frac{\mathrm{d}}{\mathrm{d}t}(m_1\boldsymbol{r}_1 + m_2\boldsymbol{r}_2 + \cdots + m_n\boldsymbol{r}_n)
\end{aligned}$$

若用 m 表示系统的总质量,即

$$m = m_1 + m_2 + \cdots + m_n = \sum_i m_i$$

则动量 $\boldsymbol{p}$ 可表示为

$$\boldsymbol{p} = m\frac{\mathrm{d}}{\mathrm{d}t}\frac{(m_1\boldsymbol{r}_1 + m_2\boldsymbol{r}_2 + \cdots + m_n\boldsymbol{r}_n)}{m} = m\frac{\mathrm{d}\boldsymbol{r}_C}{\mathrm{d}t} = m\boldsymbol{v}_C \qquad (1\text{-}55)$$

式中,$\boldsymbol{r}_C$ 为

$$\boldsymbol{r}_C = \frac{\sum_i m_i\boldsymbol{r}_i}{m} \qquad (1\text{-}56)$$

图 1-17 质心位置

显然,$\boldsymbol{r}_C$ 是质点系的平均位置,是每个质点的位置按质量加权平均,它代表了系统整体的运动中心。我们称 $\boldsymbol{r}_C$ 为质点系的质心位置矢量,C 点即为质点系的质心。对于质量连续分布的物体,其质心位矢可表示为

$$\boldsymbol{r}_C = \frac{\int \boldsymbol{r}\,\mathrm{d}m}{m} \qquad (1\text{-}57)$$

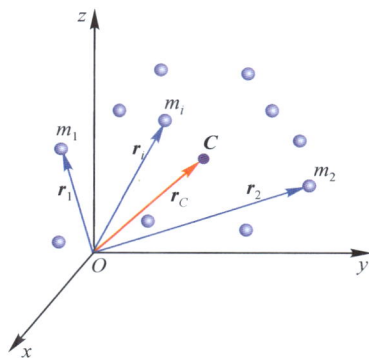

2. 质心运动定理

根据牛顿第二定律，由 $p=mv_C$，可得

$$F=\frac{\mathrm{d}p}{\mathrm{d}t}=m\frac{\mathrm{d}v_C}{\mathrm{d}t}=ma_C \tag{1-58}$$

式(1-58)说明，系统受到的合外力等于系统质量与质心加速度的乘积。这就是**质心运动定理**。若系统所受合外力 $F=0$，则质心将保持匀速直线运动或静止，也就是说系统内力不改变质心的运动状态。

3. 刚体平衡条件

刚体的平衡状态是刚体运动中的特殊状态，是指刚体处在静止状态、匀速直线运动状态或匀角速转动状态。当刚体处于平衡状态时，作用在刚体上的力必须满足一定的条件，称为**刚体平衡条件**。

由质心运动定理可知，刚体平衡时，作用在刚体上的合外力的矢量和为零，有

$$\sum_i F=ma_C=0 \tag{1-59}$$

此外，由刚体转动定律可知，刚体的转动状态不变时，作用在刚体上的外力对于任一转轴 O 的力矩的矢量和为零，即

$$\sum_i M_{Oi}=J\beta=0 \tag{1-60}$$

式(1-59)和式(1-60)就是刚体处于平衡状态时，作用在刚体上的外力和外力矩应该满足的条件。利用这些条件，可以分析处于平衡状态的物体如人体各部位所受的力，从而了解其受力情况。

例题 1-5　如图 1-18(a)所示为前臂平衡时的示意图。二头肌作用于前臂的力可用图 1-18(b)所示的模型来模拟。该模型为由缆索系住的一根带有转轴 O 的直棒。前臂重力 $P=12\mathrm{N}$，可认为作用于距离转轴 O 为 $0.15\mathrm{m}$ 处的 C 点。试分析二头肌施加的张力 T 和肘关节施加的力 F。

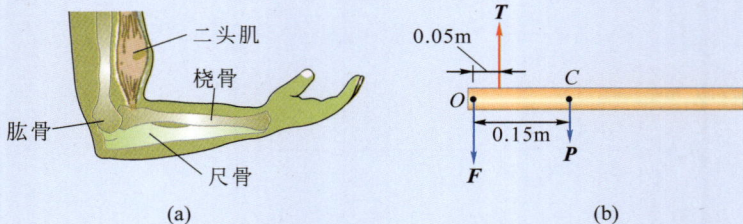

图 1-18　例题 1-5 用图

解　如图 1-18(b)所示，因张力 T 和重力 P 仅为垂直方向的力，所以肘关节施加的力 F 也为垂直方向。平衡时有

$$T-P-F=0$$

此时，相对于转轴 O 的力矩为

$$0.05T-0.15P=0$$

其中，张力 T 到转轴 O 的距离为 0.05m，重力 P 到转轴 O 的距离为 0.15m。由此可得

$$T = \frac{0.15P}{0.05} = \frac{0.15 \times 12}{0.05}\text{N} = 36\text{N}$$

肘关节施加的力 F 为

$$F = T - P = 36\text{N} - 12\text{N} = 24\text{N}$$

1.4　刚体定轴转动的动能定理和机械能守恒定律

1.4.1　刚体的转动动能和势能

设刚体作定轴转动，在距离转轴 r_i 处取一质元 Δm_i。如某一时刻刚体角速度的大小为 ω，则质元在该时刻的线速度大小为 $v_i = r_i \omega$，按动能定义有

$$E_{k_i} = \frac{1}{2}\Delta m_i v_i^2 = \frac{1}{2}\Delta m_i r_i^2 \omega^2$$

刚体的总动能为其所有质元的动能之和，有

$$E_k = \sum_i E_{k_i} = \frac{1}{2}\left(\sum_i \Delta m_i r_i^2\right)\omega^2$$

式中，$\sum_i \Delta m_i r_i^2$ 为刚体对该定轴的转动惯量 J，所以上式可写为

$$E_k = \frac{1}{2}J\omega^2 \tag{1-61}$$

式(1-61)又称为刚体的**转动动能**。

类似分析，刚体重力势能为刚体所有质元的重力势能之和。取任一质元 Δm_i，其相对势能零点的高度为 h_i，则刚体重力势能 E_p 为

$$E_p = \sum_i \Delta m_i g h_i$$

刚体质心 C 相对势能零点的高度 h_C 为

$$h_C = \frac{\sum_i \Delta m_i h_i}{m}$$

式中，m 为刚体总质量。所以刚体的重力势能为

$$E_p = mgh_C \tag{1-62}$$

即刚体的重力势能相当于刚体的质量 m 集中在质心 C 处的质点的重力势能。

1.4.2　刚体定轴转动的动能定理

如图 1-19 所示，设绕定轴 z 转动的刚体上某质元 P 受到一个在转动平面内的外力 $\boldsymbol{F}$，在此外力 $\boldsymbol{F}$ 的作用下刚体转过一元角位移 $\mathrm{d}\theta$。质元 P 经历了相应的元位移 $\mathrm{d}l = r\mathrm{d}\theta$，则外力对质元 P 所做元功为

$$\mathrm{d}W = \boldsymbol{F} \cdot \mathrm{d}\boldsymbol{l} = F\sin\varphi r\mathrm{d}\theta$$

式中，φ 为 r 与 F 之间的夹角。而作用于质元 P 的外力 F 对转轴 z 的力矩为 $M = Fr\sin\varphi$，因此质元 P 在力矩 M 的作用下所做的元功可表示为

$$\mathrm{d}W = M\mathrm{d}\theta \qquad (1\text{-}63)$$

由转动定律 $M = J\beta$，式(1-63)可写为

$$\mathrm{d}W = J\beta\mathrm{d}\theta = J\frac{\mathrm{d}\omega}{\mathrm{d}t}\mathrm{d}\theta = J\omega\mathrm{d}\omega$$

当刚体从 t_1 时刻的 θ_1 变化到 t_2 时刻的 θ_2 时，对应绕定轴转动的角速度由 ω_1 变为 ω_2，则外力矩对刚体做的功为

$$W = \int_{\theta_1}^{\theta_2} M\mathrm{d}\theta = \int_{\omega_1}^{\omega_2} J\omega\mathrm{d}\omega = \frac{1}{2}J\omega_2^2 - \frac{1}{2}J\omega_1^2 \qquad (1\text{-}64)$$

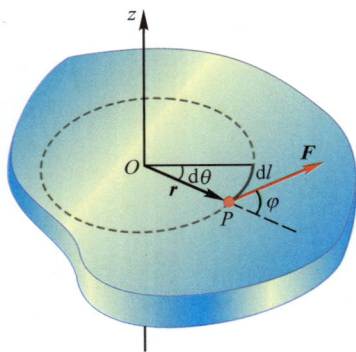

图 1-19　力矩做功

式(1-64)称为**刚体定轴转动的动能定理**。它表明，合外力矩对刚体所做的功等于刚体转动动能的增量，反映了力矩对空间的累积效应。

1.4.3　刚体定轴转动的机械能守恒定律

对某刚体系统，除外力矩 $M_{\text{外}}$ 外，还受到摩擦力矩和重力矩的作用，由式(1-64)有

$$W = \int_{\theta_1}^{\theta_2} (M_{\text{外}} + M_{\text{重}} + M_{\text{非保内}})\mathrm{d}\theta = \frac{1}{2}J\omega_2^2 - \frac{1}{2}J\omega_1^2$$

如果将地球和刚体视为一个系统，由式(1-34)可知，重力矩对刚体做功可用重力势能增量的负值来表示，因此上式可写为

$$W = \int_{\theta_1}^{\theta_2} (M_{\text{外}} + M_{\text{非保内}})\mathrm{d}\theta = \left(\frac{1}{2}J\omega_2^2 + mgh_{C2}\right) - \left(\frac{1}{2}J\omega_1^2 + mgh_{C1}\right) \qquad (1\text{-}65)$$

式(1-65)称为重力场中**刚体定轴转动的功能原理**。如果外力矩和非保守内力矩不做功或做功之和为零，则**刚体机械能守恒**。即

$$\frac{1}{2}J\omega^2 + mgh_C = \text{常量} \qquad (1\text{-}66)$$

例题 1-6　如图 1-20 所示，已知滑块质量为 m，半径为 R 的滑轮转动惯量为 J，弹簧劲度系数为 k，斜面角度为 α。不计摩擦。当弹簧无形变时将滑块由静止释放。求滑块下滑 x 时的加速度。

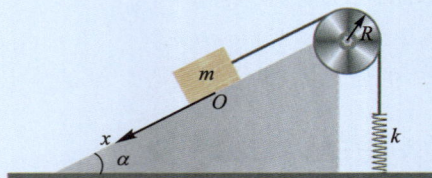

图 1-20　例题 1-6 用图

解　以滑块、滑轮、弹簧、斜面及地球为系统，由题意可知，系统机械能守恒。

设滑块初始位置为重力势能零点,弹簧原长为弹性势能零点,滑块下滑至 x 处时,有

$$\frac{1}{2}mv^2 - mgx\sin\alpha + \frac{1}{2}J\omega^2 + \frac{1}{2}kx^2 = 0$$

滑块受力包括重力和弹性力,而弹性力($F=-kx$)是变力,因此滑块是作非匀加速直线运动。上式对时间求导后,可得(其中速度和角速度关系为 $v=R\omega$)

$$\frac{1}{2}m \cdot 2v\frac{\mathrm{d}v}{\mathrm{d}t} - mg \cdot \frac{\mathrm{d}x}{\mathrm{d}t} \cdot \sin\alpha + \frac{1}{2}\frac{J}{R^2} \cdot 2v\frac{\mathrm{d}v}{\mathrm{d}t} + \frac{1}{2}k \cdot 2x\frac{\mathrm{d}x}{\mathrm{d}t} = 0$$

由加速度定义 $a=\frac{\mathrm{d}v}{\mathrm{d}t}$ 和速度定义 $v=\frac{\mathrm{d}x}{\mathrm{d}t}$,整理上式得到滑块下滑 x 时的加速度为

$$a = \frac{mg\sin\alpha - kx}{m + (J/R^2)}$$

1.5　刚体的角动量定理和角动量守恒定律

刚体定轴转动定律描述了合外力矩对刚体作用的瞬时效应。现在我们进一步讨论外力矩在一段时间内的累积效应对刚体定轴转动的影响。

1.5.1　刚体对定轴的角动量

如图 1-21 所示,设某一瞬时刚体绕轴转动的角速度为 ω。在离轴 r_i 处取质元 Δm_i,该质元在自身转动平面内绕轴作圆周运动。如此时元的线速度为 $\boldsymbol{v}_i$,则质元对转轴的**角动量** $\boldsymbol{L}_i$ 可定义为

$$\boldsymbol{L}_i = \boldsymbol{r}_i \times \boldsymbol{p}_i = \boldsymbol{r}_i \times \Delta m_i \boldsymbol{v}_i = \Delta m_i r_i^2 \boldsymbol{\omega} \qquad (1\text{-}67)$$

角动量是描述物体转动运动状态的一个物理量。式(1-67)表示的是刚体上某一质元的角动量,又称质点的角动量。刚体绕定轴的总角动量 $\boldsymbol{L}$ 应等于刚体上所有质元对该轴角动量的矢量和,即

$$\boldsymbol{L} = \sum_i \boldsymbol{L}_i = \left(\sum_i \Delta m_i r_i^2\right)\boldsymbol{\omega} \qquad (1\text{-}68)$$

式中,$\sum_i \Delta m_i r_i^2$ 为刚体的转动惯量 J。因此,刚体对定轴的角动量可表示为

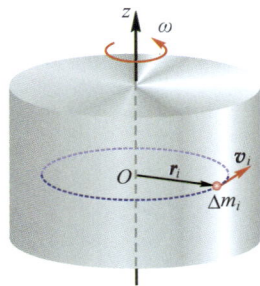

图 1-21　刚体对定轴的角动量

$$\boldsymbol{L} = J\boldsymbol{\omega} \qquad (1\text{-}69)$$

式(1-69)表明,刚体对定轴的角动量 $\boldsymbol{L}$ 等于刚体对该轴的转动惯量 J 与角速度 $\boldsymbol{\omega}$ 的乘积,方向和角速度方向一致。在 SI 制中,角动量的单位是 $\mathrm{kg \cdot m^2 \cdot s^{-1}}$。

1.5.2　刚体的角动量定理

根据刚体角动量的表达式,刚体定轴转动定律可写成

$$M = J\frac{\mathrm{d}\omega}{\mathrm{d}t} = \frac{\mathrm{d}(J\omega)}{\mathrm{d}t} = \frac{\mathrm{d}L}{\mathrm{d}t} \tag{1-70}$$

即刚体所受的合外力矩等于刚体角动量对时间的变化率。将式（1-70）改写为

$$M\mathrm{d}t = \mathrm{d}L \tag{1-71}$$

式中，$M\mathrm{d}t$ 称为合外力矩对刚体的**冲量矩**，它反映了合外力矩对时间的累积效应。在 SI 制中，冲量矩的单位为 N·m·s。

若刚体绕定轴转动过程中，合外力矩的作用时间从 t_1 到 t_2，则

$$\int_{t_1}^{t_2} M\mathrm{d}t = L_2 - L_1 \tag{1-72}$$

式（1-72）表明，在一段时间内作用在刚体上的合外力的冲量矩等于刚体在该段时间内的角动量的增量，这一结论称为**刚体对定轴的角动量定理**。

1.5.3　刚体的角动量守恒定律

如果刚体受到的合外力矩 $M = 0$，由角动量定理有

$$L = J\omega = 常矢量 \tag{1-73}$$

即刚体的角动量保持不变。这一结论称为**刚体对定轴的角动量守恒定律**。

当定轴转动的刚体所受合外力矩 $M = 0$ 时，如果刚体的转动惯量 J 保持不变，刚体将以恒定的角速度 ω 绕定轴作匀速转动。用作轮船、飞机等导航定向的回转仪就是利用这一原理制成的，如图 1-22 所示。

如果刚体的转动惯量 J 是可变的，如图 1-23 所示，两手各握一个哑铃的人站在能绕竖直轴转动的转台上，开始时，他的两臂平举张开，在外力的推动下，他和转台一起获得一定的角速度开始转动。转动过程中，当他收拢双臂时，人和转台的转速将加快。分析表明，整个转动系统没有受到外力矩的作用，系统的角动量守恒，$J\omega$ 保持不变。人在收拢手臂时 J 变小，所以 ω 随之增大。类似的例子有很多，如花样滑冰运动员、芭蕾舞演员以及跳水运动员等所做的许多令人叹为观止的优美旋转动作，都是角动量守恒定律的应用实例。

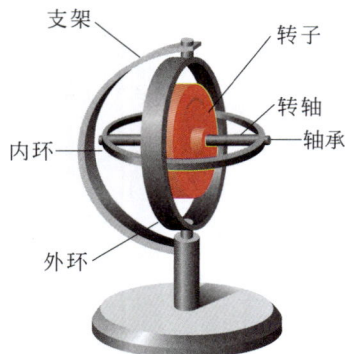

图 1-22　回转仪

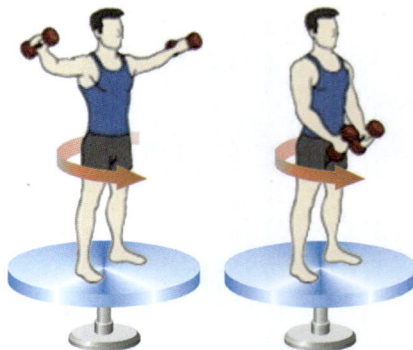

图 1-23　角动量守恒定律演示

例题 1-7　一半径为 R、质量为 m_0 的均匀圆盘可绕垂直轴 Oz 转动，角速度为 ω_0，如图 1-24 所示。设初始时刻质量为 m 的人站在圆盘的中心 O 处，求当此人沿径向走

到圆盘的边缘时，圆盘相对地面的角速度 ω。

　　解　圆盘和人组成的系统对轴 Oz 所受的合外力矩为零，因此系统对轴 Oz 角动量守恒。按题意，初始时刻系统角动量为

$$L_0 = J_盘 \omega_0 = \frac{1}{2} m_0 R^2 \omega_0$$

当此人走到圆盘的边缘时，系统的角动量为

$$L = (J_盘 + J_人)\omega = \left(\frac{1}{2} m_0 R^2 + mR^2\right)\omega$$

因为 $L = L_0$，由上述关系可得

$$\omega = \frac{m_0}{m_0 + 2m}\omega_0$$

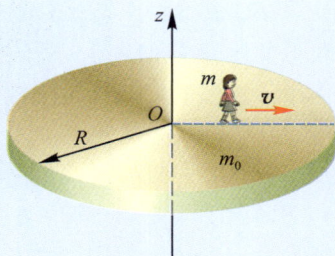

图 1-24　例题 1-7 用图

1.5.4　刚体的进动

　　一个绕自身对称轴高速旋转的陀螺，轴下端与地面的接触点 O 为一定点，如图 1-25(a)所示。当陀螺不转动时，由于作用于质心的重力对 O 点的重力矩不为零，所以陀螺会因此而倾倒。但当它绕自身对称轴高速旋转时，尽管同样受到重力矩作用却不会倾倒，而是在绕自身对称轴旋转的同时，其对称轴还将绕通过固定点 O 的铅直轴 Oz 作回转运动。我们把刚体高速自转的同时，其自身对称轴还将绕竖直轴作回旋运动的现象称为**旋进**或**进动**。

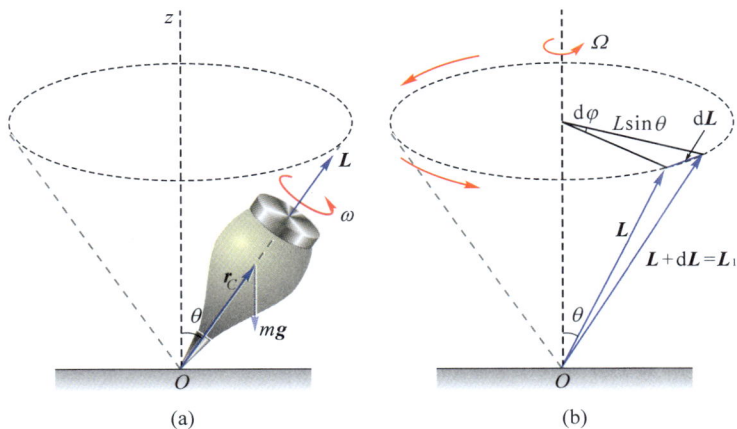

图 1-25　陀螺的旋进

　　现在我们用角动量定理来解释陀螺的旋进现象。设陀螺的质量为 m，对自身轴的转动惯量为 J，若陀螺自旋角速度为 ω，则其绕自身轴的自旋角动量 L 为

$$\boldsymbol{L} = J\boldsymbol{\omega} \tag{1-74}$$

式中，L 的方向沿陀螺自身的对称轴。以陀螺与地面的接触点 O 为参考点，陀螺所受重力矩 M 为

$$\boldsymbol{M} = \boldsymbol{r}_C \times m\boldsymbol{g} \tag{1-75}$$

式中，r_c 为陀螺质心位矢。M 的方向指向纸面向里，与陀螺的自旋角动量 L 垂直。因此，重力矩不能改变 L 的大小，而只能改变其方向，如图 1-25（b）所示。根据角动量定理，当重力矩作用于陀螺 dt 时间后，陀螺自旋角动量 L 的增量为

$$dL = Mdt \tag{1-76}$$

dL 的方向与 M 方向相同，即自旋角动量 L 的方向将水平地转向 $L+dL$ 方向，并不沿竖直方向向下倾斜。于是，自旋角动量 L 在水平面内将连续偏转而形成绕竖直轴的旋进运动，即表现为沿一个圆锥面的转动。由图 1-25（b）可以看出，陀螺自旋轴在 dt 时间内转过的角度即旋进角为

$$d\varphi = \frac{|dL|}{L\sin\theta} \tag{1-77}$$

式中，θ 为陀螺的自身轴与圆锥轴线之间的夹角。相应的旋进角速度 Ω 的大小为

$$\Omega = \frac{d\varphi}{dt} = \frac{M}{L\sin\theta} \tag{1-78}$$

式（1-78）说明，旋进角速度与外力矩 M 成正比，而与自旋角动量 L 成反比，亦即与自旋角速度 ω 成反比。

回转效应有着广泛的应用。例如，炮弹在飞行时，受到的空气阻力对其质心的力矩会使炮弹发生翻转。为了防止这种情况的发生，常在炮膛内壁刻有螺旋线（亦称来复线），使炮弹在射出时绕自己的对称轴高速旋转。这样，在空气阻力矩的作用下炮弹在前进中将绕自身的行进方向旋进而不至于翻转，如图 1-26 所示。

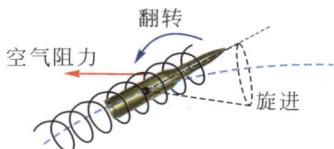

图 1-26　炮弹的旋进

在微观领域，旋进的概念也经常用到。例如，原子中的电子同时参与自旋运动和绕核运动，都具有角动量。当其处在外磁场中，电子在磁力矩的作用下，以外磁场方向为轴线作旋进。正是电子的这种旋进运动，导致了物质的抗磁性。地球本身就是一个很大的回转仪，因为地球有自转，又受到太阳及其他星体的引力，因而地球在运动中要旋进。

1.6　物体的弹性　肌肉和骨的力学性质

前面我们研究了刚体的运动规律。然而，实际上真正的刚体是不存在的。任何一个物体在外力作用下，其形状和大小都会发生变化，即产生一定的**形变**。在物体的弹性限度内，如果撤去外力，物体能恢复原状，这种形变称为**弹性形变**，这样的物体称为弹性体。如果外力过大，物体的形变超出了弹性限度，物体便不能恢复原状，这种形变称为**塑性形变**，这样的物体称为**塑性体**。研究物体在外力作用下所产生的形变，在工程、生物和医学上都具有重要的意义。

1.6.1　应变与应力

1. 线应变与正应力

如图 1-27 所示，设一原长为 l_0、截面面积为 S（图中未标出）的匀质杆，当两端受到拉力 F 作用时，杆伸长了 Δl。将杆的伸长量与原长度的比值称为**线应变**，用 ε 表示，即

$$\varepsilon = \frac{l - l_0}{l_0} = \frac{\Delta l}{l_0} \qquad (1-79)$$

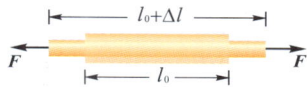

图 1-27 物体的正应力

ε 是一个无量纲的纯数。当物体受到拉力(压力)时,其内部任一横截面处也会产生拉力(压力),且均匀分布在横截面上。将单位横截面上所受的内力称为**正应力**或**张应力**,用 σ 表示,即

$$\sigma = \frac{F}{S} \qquad (1-80)$$

在 SI 制中,正应力的单位是 $N \cdot m^{-2}$ 或 Pa(帕斯卡)。

根据胡克定律,材料在弹性形变范围内,正应力 σ 与线应变 ε 成正比。将正应力与线应变的比值称为**弹性模量**,也称为**杨氏模量**,用 Y 表示,即

$$Y = \frac{\sigma}{\varepsilon} = \frac{Fl_0}{S\Delta l} \qquad (1-81)$$

因 ε 为纯数,所以弹性模量的单位与正应力相同。杨氏模量只与材料的性质有关,而与外力及物体的形状无关。它反映了材料抵抗线性形变的能力,其量值越大,材料越不容易变形。

2. 切应变和切应力

如图 1-28 所示,有一立方形物体,底面固定于台面上。现在其上表面施加一个与表面

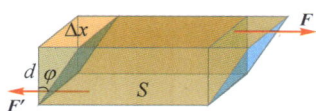

图 1-28 物体的切应力

相切的作用力 $\boldsymbol{F}$,由于物体处于平衡状态,可知在物体的下表面同时出现一个与表面相切,大小相等且方向相反的切向力 $\boldsymbol{F}'$。设上下两表面的垂直距离为 d,两表面的相对位移为 Δx,则受到上述两个大小相等、方向相反的平行力(剪切力)作用所引起剪切形变的程度,可用**切应变**来描述。切应变用 γ 表示,即

$$\gamma = \frac{\Delta x}{d} = \tan\varphi \qquad (1-82)$$

在实际情况中,由于 φ 很小,式(1-82)可近似表示为 $\gamma \approx \varphi$。

发生剪切形变时,物体中任意一个平行于底面的截面 S 将物体分成上下两部分。两部分间具有与外力大小相等的切向内力的作用,使得它们之间也产生相对位移,我们把剪切力 F 与截面 S 之比称为**切应力**,用 τ 表示,即

$$\tau = \frac{F}{S} \qquad (1-83)$$

在 SI 制中,切应力的单位是 $N \cdot m^{-2}$ 或 Pa。

与线应变类似,当物体发生剪切形变时,在一定的弹性限度内,切应力与切应变成正比,我们将切应力与切应变的比值称为**切变模量**,用 G 表示,即

$$G = \frac{\tau}{\gamma} = \frac{Fd}{S\Delta x} \qquad (1-84)$$

实验表明,大多数金属材料的切变模量为其杨氏模量的 $\frac{1}{3} \sim \frac{1}{2}$。

3. 体应变和体应力

如图 1-29 所示,物体各部分在各个方向上受到同等压强时,其体积发生变化而形状不

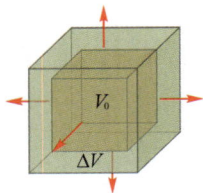

图 1-29 物体的体应力

变,我们把体积变化量 ΔV 与原体积 V_0 之比称为**体应变**,用 θ 表示,即

$$\theta = \frac{\Delta V}{V_0} \qquad (1\text{-}85)$$

当固体放在静止的液体或气体中时,固体将受到流体静压强的作用。静压强总是垂直于固体表面,且在固体内任一平面都有垂直于该平面的压强作用。这种压强也是一种应力,称为**体应力**,可用压强 p 表示。

实验表明,当物体发生体应变时,在一定的弹性限度内,压强 p 与体应变 θ 成正比。我们将压强与体应变的比值称为**体变模量**,用 K 表示,即

$$K = -\frac{p}{\theta} = -\frac{p}{\Delta V}V_0 \qquad (1\text{-}86)$$

式中,负号表示体积缩小时压强是增加的。体变模量的倒数称为**压缩率**,用 k 表示,即

$$k = \frac{1}{K} = -\frac{\Delta V}{V_0 p} \qquad (1\text{-}87)$$

物质的 k 值越大,该物质越容易被压缩。

综上所述,应变是指物体在压力作用下的相对形变,也称为**胁变**。应力则反映了物体发生形变时其内部的受力情况,表示作用在单位面积上的内力,应力也称为**胁强**。表 1-2 给出了一些常见材料的弹性模量。

表 1-2 几种常见材料的弹性模量   单位:GPa

材　　料	杨氏模量 Y	切变模量 G	体变模量 K
钢	200	80	158
玻璃	70	30	36
木材	10	10	—
骨	16(拉伸) 9(压缩)	10	—
血管	0.0002		
水	—		2.2

例题 1-8 股骨是大腿中的主要骨骼,如果成年人股骨的最小截面面积为 $6.0 \times 10^{-4}\ \mathrm{m}^2$,问:(1)受压负荷为多大时,股骨将发生碎裂?该负荷是人体体重 70kg 的多少倍?(2)假设直至股骨碎裂前,应力-应变关系还是线性关系,发生碎裂时的应变量为多少?(股骨的抗压强度为 $\sigma = 17 \times 10^7\ \mathrm{N \cdot m}^{-2}$,骨的杨氏模量为 $Y = 9.0 \times 10^9\ \mathrm{N \cdot m}^{-2}$。)

解 (1)导致骨碎裂的作用力为

$$F = \sigma S = 17 \times 10^7\ \mathrm{N \cdot m}^{-2} \times 6.0 \times 10^{-4}\ \mathrm{m}^2 = 1.0 \times 10^5\ \mathrm{N}$$

该负荷与质量 70kg 的人体所受重力相比,倍数约为

$$\frac{1.0 \times 10^5\ \mathrm{N}}{70\mathrm{kg} \times 9.8\mathrm{m \cdot s}^{-2}} \approx 149$$

（2）发生骨碎裂的应变量为

$$\varepsilon = \frac{\sigma}{Y} = \frac{17 \times 10^7\,\mathrm{N \cdot m^{-2}}}{9 \times 10^9\,\mathrm{N \cdot m^{-2}}} = 0.019$$

所以，在发生股骨碎裂时，由于应力导致骨头的压缩为 1.9%。

1.6.2　肌肉的力学性质

人体内有三种类型的肌肉。第一类为**骨骼肌**，通过腱与骨骼相连。骨骼肌的收缩能力强，但不能持久，其活动能随人的意志运动，也称**随意肌**。第二类为**平滑肌**，构成人体某些脏器的管壁，其活动不受意志支配，故称**不随意肌**。第三类为**心肌**，分布在心脏的房、室壁上，组成心肌层，也属不随意肌。研究最早的是骨骼肌，简称**肌肉**。

骨骼肌是人体内数量最多、分布极广的一种组织，约占成年男性体重的 40%，成年女性体重的 35%。骨骼肌按形状一般可分为长肌、短肌、阔肌和轮匝肌四种。

如图 1-30 所示，骨骼肌的中间部位称为**肌腹**，主要由骨骼肌纤维构成，有收缩性。骨骼肌的两端称为**肌腱**，由致密结缔组织构成，无收缩性。骨骼肌纤维是长圆柱状细胞，表面由肌膜包围，其长度一般为 3～40mm，直径为 10～100μm。许多肌纤维排列成束，构成肌束。肌肉则由许多聚集在一起的肌束构成。

肌肉的物理特性有①收缩性：纤维缩短，对外产生力的作用；②伸展性：受外力作用被拉长；③弹性：受压力作用变形后可复原；④黏滞性：寒冷时黏滞性增加，肌肉收缩受到的阻力增大。

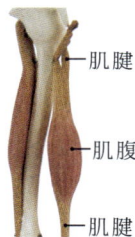

图 1-30　骨骼肌

肌肉力学的主要任务就是要认识肌肉收缩的力学规律。

1. 肌肉收缩机理

肌肉的基本机能是将生物化学能转变为机械能即势能或动能。这种转变是靠骨骼肌所具有的生理特性——收缩性实现的。人体的每一块骨骼肌都受一定的神经支配。当来自中枢神经系统的神经冲动，由分布于肌肉中的运动神经末梢通过运动终板传递给所支配的肌纤维并引起肌纤维兴奋时，肌纤维的机械状态即发生变化。肌纤维在刺激作用下所发生的这种机械状态的变化称为**肌肉收缩**。

人体的任何一种运动，包括最简单的动作在内，都是众肌肉群共同收缩的结果。在肌肉共同活动中，作用相同者称为**协同肌**，作用相反者则称为**拮抗肌**。如肱二头肌和肱肌、肱桡肌都有屈肘的作用，属于协同肌；而肱二头肌和肱三头肌，对肘关节是一屈一伸，故二者属于拮抗肌。屈肘时，既要有屈肌组的协同收缩，又要有伸肌组的舒张相配合，才能完成屈肘动作。协同肌与拮抗肌的收缩，都是在神经系统的调节下进行的，是高度协调的。

2. 肌肉收缩的形式

向心收缩　指肌肉产生足够张力克服抵抗力。向心收缩的时候，肌肉长度缩短，导致关节活动。如股四头肌收缩使膝关节伸直。

等长收缩　指肌肉在不缩短情况下产生张力。等长收缩没有机械活动，但肌肉仍消耗能量。

离心收缩　指肌肉在收缩产生张力的同时会被拉长的收缩。如下蹲时，股四头肌会在收缩的时候被拉长，它可以控制重力对人体的作用，起缓冲的作用。

等张收缩　指肌肉在收缩时，肌纤维长度发生变化，从而产生相应的关节活动。在这种收缩方式中，肌肉的张力不变，且运动的角速度不恒定。

3. 肌肉收缩的力学特征

肌肉收缩时的力学特征的不同表现，主要取决于负荷（阻力和重力）的大小。负荷增大时，从肌肉受到刺激到肌肉开始缩短的时间间隔（即潜伏期）变长。当负荷较大时，肌肉的缩短程度较小。如人体右胸大肌在负荷较大时，肌肉缩短速度变慢。肌肉收缩速度与待收缩量成正比。在某一负荷下，肌肉收缩时，最初缩短速度较快，随着肌肉的缩短，缩短速度逐渐变慢，达到最大缩短值时，缩短速度为零。

4. 肌肉收缩的机械效率

肌肉收缩所产生的能量，一部分用于克服外界阻力，完成对外做功 W，即将肌肉中的生物化学能转变为机械势能或身体运动的动能。另一部分则用于克服肌肉内部所特有的内阻力而对内做功，即将生物化学能转变为热能 Q。因此，肌肉做功时所消耗的总能量 E 为

$$E = W + Q \tag{1-88}$$

肌肉收缩的机械效率 η 为

$$\eta = \frac{W}{E} = \frac{W}{W + Q} \tag{1-89}$$

5. 肌力

肌肉收缩所产生的力通常以肌肉收缩时对外用力所测定的数值表示。人的一条肌纤维所发挥的力量为 $0.01 \sim 0.02\mathrm{N}$，**肌力**为许多肌纤维的收缩力之和。肌肉的最大肌力与横截面成正比，为 $30 \sim 40\mathrm{N \cdot cm^{-2}}$。如果肌肉显著地伸长或缩短，那么最大肌力有可能迅速地下降。可以尝试将你的手腕尽可能地向前弯曲，并试着握紧拳头，你会发现要么握不成拳，要么握得很松。

1.6.3　骨的力学性质

成人全身共有 206 块骨，通过骨连结组成的骨骼系统，约占体重的 20%。按照骨所在部位可将其分为颅骨、躯干骨、四肢骨三部分；按照骨形态则可将其分为长骨、短骨、扁骨和不规则骨四种。骨骼的主要功能是维持体型、支撑软组织和承担全身重量。

1. 骨的成分

骨组织主要是由两种物质加水而组成的复合材料。一种是**骨胶原**，它是骨的主要有机成分，约占骨重量的 40% 及骨体积的 60%。另一种是**骨矿物质**，为无机成分，约占骨重量的 60% 及骨体积的 40%。

两种成分中的任何一种均可以从骨中分离出来，剩余部分仅由骨胶原或骨矿物质组成，其力学性质会发生很大变化。骨矿物质很脆，而骨胶原很软。骨中的无机物像水泥一样，使骨具有坚固性；而有机物就像钢筋一样，使骨具有弹性。因此，骨具有较大的抗张强度和抗压强度。

2．骨的类型

人体中的骨骼因其部位不同,功能也不同,其中最有代表性的是**软骨**和**管状骨**。

软骨在骨骼系统中是不可缺少的,其作用与它所处的位置有关。例如,脊柱的各椎骨之间有软骨垫,它的作用是使脊柱具有柔韧性和弹性,就像弹簧一样。人体在跳跃时,它起到了缓冲作用。同时还可以减缓对大脑的震动,辅助脊柱在一定范围内作各种运动。又如,关节软骨可以提供关节表面的润滑,使关节面能以最小的摩擦和磨损进行相对运动。

管状骨是在生物进化过程中,根据力学需要而形成的。肱骨、股骨和胫骨等都属于管状骨。如图 1-31 所示,当骨骼受到使其轴线发生弯曲的载荷作用时,骨骼将发生弯曲形变。这种载荷可以是垂直轴线的横向作用力,也可以是包括骨骼轴线的平面内的一对大小相等、方向相反的力偶矩的作用。若将骨骼沿轴向分成若干层,当骨骼产生弯曲形变时,在轴线处有一层骨中没有产生应力和应变,称为**中性层**。中性层以下各层均受到拉伸而具有张应力,以上各层均受到压缩而具有压应力。由此可见,中性层所承受的应力最小,这是管状骨生长的力学依据。因此,管状骨中央为空腔,最外层是韧性很好的骨膜,由外向里依次是骨密质、骨松质和骨髓腔,如图 1-32 所示。管状骨的层状结构非常巧妙,它将密度较大和强度较高的骨材料配置在高应力区域,这种结构不但减轻了骨的重量,而且使得骨骼具有较高的受力强度。此外,管状骨的两端比中部肥大,可以增大关节处的接触面积,减少压强。分析表明,骨以其合理的截面和外形而成为一个优良的承力结构。

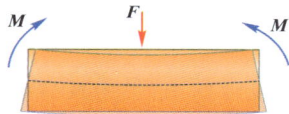

图 1-31　管状骨的弯曲

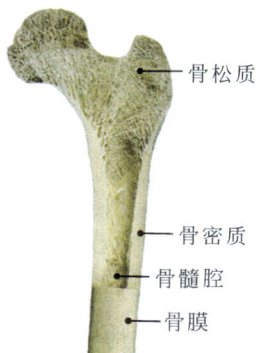

骨松质

骨密质

骨髓腔

骨膜

图 1-32　管状骨

3．骨的受力

骨骼的变形和损伤与其受力的方式有关。人体骨骼受力有四种基本形式,即**拉伸和压缩**、**剪切**、**弯曲**及**扭转**,它们称为**基本载荷**。

拉伸和压缩　从骨的表面或两端沿轴向向外施加的大小相等、方向相反的载荷。例如人体在进行悬垂运动或举重时,其四肢长骨所受到的载荷。股骨的应力与应变呈非线性的关系。成人股骨拉伸时的极限强度是 120MPa。实验表明,骨骼在不同方向受力时会表现出不同的强度,即骨材料具有各向异性的力学特性。

剪切　骨骼受到的与骨骼横截面平行的载荷。人体骨骼所能承受的剪切载荷比拉伸和压缩载荷低得多。成人股骨横向剪切极限强度为 84MPa。

弯曲　骨骼受到使其轴线发生弯曲的载荷。成人股骨受弯曲载荷时的极限强度为

212MPa，比拉伸和压缩时的极限强度大得多，所以骨骼具有较好的抗弯性能。

扭转　当骨骼两端受到与其轴线相垂直的一对力偶作用时，产生**扭转力矩**，骨骼将沿其轴线发生扭转，如图1-33所示。人的四肢长骨是中空的，这种截面对抗扭转来说是合理截面。中空处切应力为零，而边缘切应力较大处相应的截面面积较大，增强了骨骼抵抗扭转的能力。图1-34为胫骨的扭转骨裂的X摄片。其断裂不是与轴成直角而是呈现螺旋状断裂，所以称之为螺型骨裂。

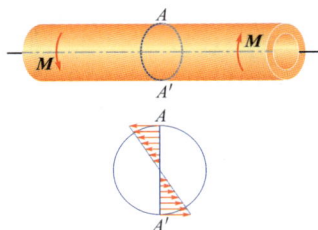

图 1-33　骨骼的扭转

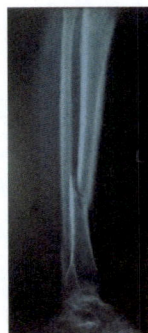

图 1-34　胫骨的螺型骨裂

表1-3列出了人体四肢骨的扭断力矩和相应的扭转角度。人体骨骼抵抗扭转的能力较小，因此过大的扭转很容易造成扭转性骨折。

表 1-3　人体四肢骨的扭断力矩和扭转角

骨（上肢）	扭断力矩/(N·m)	扭转角	骨（下肢）	扭断力矩/(N·m)	扭转角
肱骨	60	5.9°	股骨	140	1.5°
桡骨	20	15.4°	胫骨	100	3.4°
尺骨	20	15.2°	腓骨	12	35.7°

以上列举了骨骼承受载荷的几种基本情况。在实际生活中，骨骼只受一种载荷作用的情况很少，作用在人体骨骼上的载荷往往是几种载荷的复合作用，称为**复合载荷**。

4. 骨的生长与应力刺激

应力对骨的生长、吸收和改变起着重要的调节作用。应力的增加可以引起骨的增生。应力的增加使得骨骼中的基质呈碱性，基质中的碱性物质磷酸盐沉淀下来，使得骨骼中的无机盐成分增加，从而增大了骨骼密度，并使其抗压性能得到增强。反之，如果应力减小，骨骼中的基质呈酸性，它将溶解一部分无机盐，并将其排出体外，这会导致骨骼萎缩，从而引起骨质疏松。

实验表明，患者在卧床休息期间每天可失去0.5kg的钙，而宇航员在失重的情况下每天会失去3g的钙。因此要促进骨的生长，必须有经常性的应力刺激，特别是压应力刺激。体育运动是应力刺激的理想方式，不仅可以刺激肌肉组织，还可以刺激骨组织的再生长。此外，对骨折患者进行应力刺激，在骨折的断端施加应力，可使其发生形变，骨组织在形变的情况下产生骨痂。应力越大，骨痂越丰富，骨的生长速度越快，从而促进骨的愈合和再生，最终成为与受伤前完全相同的骨组织。

1.6.4　骨的杠杆作用

人体中的骨有许多起着杠杆作用,而这些杠杆不可能自动地绕支点转动,必须受到动力的作用。这种动力来自附着在骨上面的肌肉,肌肉牵动骨使其绕关节转动,从而使人体产生各种运动。

骨在肌力的作用下绕关节轴转动,其结构与功能如同机械杠杆,故称之为**骨杠杆**。人体运动的骨杠杆有三种基本形式:一是**平衡杠杆**,如图 1-35(a)所示,头和颈椎的连结以寰枕关节为支点,颈部背侧肌群的起点为力点,头的重心(质心)为阻力点,因此支点位于阻力点和力点之间。二是**省力杠杆**,如图 1-35(b)所示,跖趾关节为支点,体重通过小腿骨施加于踝关节处而成为阻力点,腓肠肌的拉力作用于足跟骨上而成为力点,因此阻力点位于支点与力点之间。这种杠杆由于力臂大于阻力臂,因而省力。三是**速度杠杆**,如图 1-35(c)所示,肘关节为支点,前臂和持物的手为阻力点,肱二头肌的止点桡骨粗隆是力点。力点位于支点和阻力点之间。这种杠杆由于力臂小于阻力臂,因而费力,但阻力点移动的速度和范围显然大于力点,它是以力的消耗来换取较快的运动速度。人体肢体大多为速度杠杆。

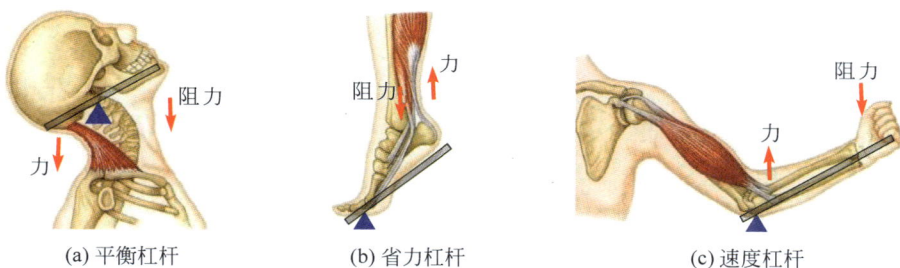

(a) 平衡杠杆　　　　(b) 省力杠杆　　　　(c) 速度杠杆

图 1-35　骨杠杆示意图

例题 1-9　如图 1-36(a)所示,当人单脚站立时,分析脚的受力情况。图中 F_T 为跟腱作用在脚上的力,和垂直方向的夹角为 7°;F_W 为小腿骨(胫骨和腓骨)作用在脚上的力,设它和垂直方向的角度为 θ;F_N 为地面作用在脚上的支撑力,其大小等于人体的重力 W。人脚本身的重力可以忽略不计。

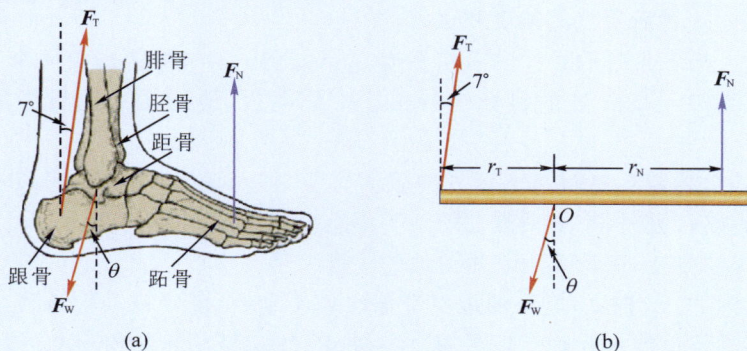

图 1-36　例题 1-9 用图

解　将正常成人脚的受力情况简化为图 1-36(b)的模型。根据力的平衡条件得

$$\sum_i F_{xi}=0,\quad F_T\sin7°-F_W\sin\theta=0$$

$$\sum_i F_{yi}=0,\quad F_T\cos7°+F_N-F_W\cos\theta=0$$

$$\sum_i M_{Oi}=0,\quad F_N\times r_N-F_T\cos7°\times r_T=0$$

其中，$F_N=W$，$r_T=5.6\text{cm}$，$r_N=10\text{cm}$。联立上述三个方程，可解得 $F_T=1.80W$，$F_W=2.8W$，$\theta=4.5°$。

由此例可知，当人单脚站立时，肌腱中的张力 F_T 几乎等于人体重量的 2 倍，而作用于脚上距骨处的力 F_W 约为人体重量的 3 倍。这就是通常跟腱容易撕裂和距骨容易骨折的主要原因。

思考题

1.1　刚体上任一点的切向加速度 a_t 和法向加速度 a_n 分别指向什么方向？

1.2　短跑运动员在赛跑期间,他的质心位置在何处？此时的他是否处于平衡状态？为什么说这种状态有助于运动员的赛跑？

1.3　某机器上飞轮的转动惯量为 J,在制动力矩 $M=-K\omega$ 的作用下,其角速度由 ω_0 减小到 $\omega_0/2$,试计算此过程所需的时间和制动力矩所做的功。若此制动力矩是人施与机器的,那么人和机器飞轮组成的系统的机械能是否守恒？

1.4　试分析跳水运动员从跳台高处跳入水中的过程中遵守什么守恒定律？为什么？

1.5　为什么肥胖者是患骨质疏松症的高发人群？

1.6　人在搬地上的重物时,为避免损伤,应采取怎样的姿势？

习题

1.1　质点由静止开始作直线运动,初始加速度为 a_0,之后加速度均匀增加,每经过 t 秒增加 a_0,求经过 t 秒后质点的速度和位移。

1.2　一个人扔石头时的最大出手速率为 $v_0=25\text{m}\cdot\text{s}^{-1}$,他能击中一个与他的手水平距离 $L=50\text{m}$、高 $h=13\text{m}$ 处的目标吗？ 在这个距离内,他能击中的目标的最大高度是多少？

1.3　静止时,乘客发现雨滴下落方向偏向车头,偏角为 30°；当火车以 $v=35\text{m}\cdot\text{s}^{-1}$ 的速率沿水平直路行驶时,车上乘客发现雨滴下落方向偏向车尾,偏角为 45°。假设雨滴相对于地的速度保持不变,试计算雨滴相对地的速度大小。

1.4　半径为 20cm 的主动轮,通过皮带拖动半径为 40cm 的被动轮转动,皮带与轮之间无相对滑动,主动轮从静止开始作匀角加速转动,在 4s 内被动轮的角速度达到 $8\pi\text{rad}\cdot\text{s}^{-1}$,则主动轮在这段时间内转过了多少圈？

1.5　三个物体 A、B 和 C,每个质量都是 m,B、C 靠在一起,放在光滑水平桌面上,两

者间连有一段长为 0.4m 的细绳,原先放松着。B 的另一侧用一跨过桌边的定滑轮的细绳与 A 相连,如图所示。滑轮和绳子的质量及轮轴上的摩擦不计,绳子不可伸长。问:(1)A、B 启动后,经多长时间 C 也开始运动? (2)C 开始运动时速度的大小是多少?(取 $g=10\mathrm{m\cdot s^{-2}}$)

1.6　物体 A 和物体 B 叠放在水平面上,由跨过定滑轮的轻质细绳相互连接,如图所示。今用大小为 $F=10\mathrm{N}$ 的水平力拉 A。设 A、B 和滑轮质量均为 $m=8.0\mathrm{kg}$,滑轮的半径为 $R=0.050\mathrm{m}$,对轴的转动惯量 $J=\dfrac{1}{2}mR^2$,A 与 B 之间、A 与桌面之间、滑轮与轴之间均无摩擦,绳与滑轮之间无相对滑动,且绳子不可伸长。求:(1)滑轮的角加速度;(2)物体 A 与滑轮之间的绳中的张力;(3)物体 B 与滑轮之间的绳中的张力。

1.7　如图所示,一长为 l、质量为 m 的均匀细棒,可绕光滑轴 O 在竖直面内转动。棒由水平位置从静止下落,转到竖直位置时与原静止于地面上的质量也为 m 的小滑块碰撞,碰撞时间极短。滑块与地面的摩擦因数为 μ,碰撞后滑块移动 S 后停止,棒继续沿原方向转动。求碰撞后棒的质心 C 离地面的最大高度 h。

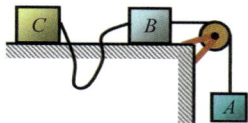
习题 1.5 图

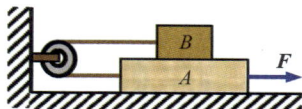
习题 1.6 图

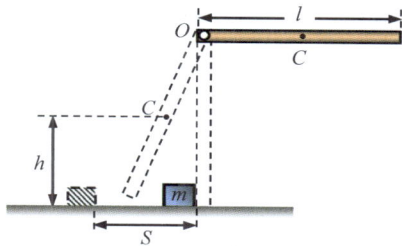
习题 1.7 图

1.8　如图所示,一轻绳绕过一定滑轮,滑轮轴光滑,滑轮的质量为 $\dfrac{1}{4}M$,均匀分布在其边缘上。绳子的 A 端有一质量为 M 的人抓住了绳端,而在绳的另一端 B 系了一质量为 $\dfrac{1}{2}M$ 的重物。设人从静止开始以相对绳匀速向上爬时,绳与滑轮间无相对滑动,求 B 端重物上升的加速度。$\left(\text{已知滑轮对过滑轮中心且垂直于轮面转动的轴的转动惯量为 }\dfrac{1}{4}MR^2\right)$

1.9　如图所示,长为 l、质量为 m 的均匀细杆可绕水平光滑固定轴 O 转动,开始时杆静止在竖直位置。另一质量也为 m 的小球,用长也为 l 的轻绳系于 O 轴上。现将小球在竖直平面内拉开,使轻绳与竖直方向的夹角为 θ,然后使小球自由下摆与杆端发生弹性碰撞,结果使杆的最大偏角为 $\dfrac{\pi}{3}$。求角度 θ。

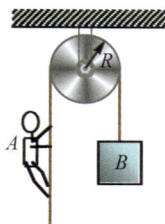
习题 1.8 图

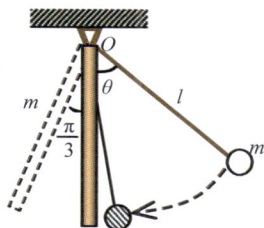
习题 1.9 图

1.10   人的前臂由二头肌支持,肘关节为转轴,可以用如图所画的模型表示。前臂的重量 $P=12N$,可以认为集中于图中所画的点。现此人手中握有一个重为 $W=12N$ 的物体,试求二头肌施加的力 T 和肘关节施加的力 F。如果肌肉收缩 1cm,手中的物体将移动多远?

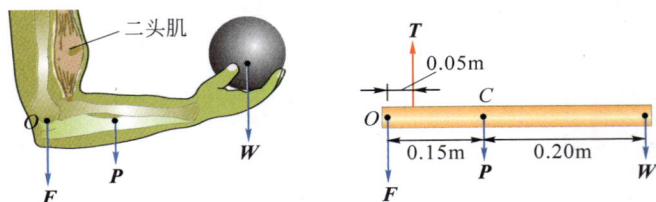

习题 1.10 图

第 2 章

流体力学基础

心脏做功

　　心脏是维持血液循环的一个泵。血液从左心室泵出，经过体循环，带着各部位的代谢废物和二氧化碳流回右心房，然后右心室将血液泵到肺部。肺部排出二氧化碳而吸入氧气，通过肺循环使含氧血液回到左心房，通过左心室再将血液泵到全身各部位。

　　下图所示为心脏做功的物理模型。根据功能原理，左、右两心室做功之和等于血液流经心脏前后的能量变化，即

$$W = p_L \Delta V_L + p_R \Delta V_R = \Delta E_L + \Delta E_R$$

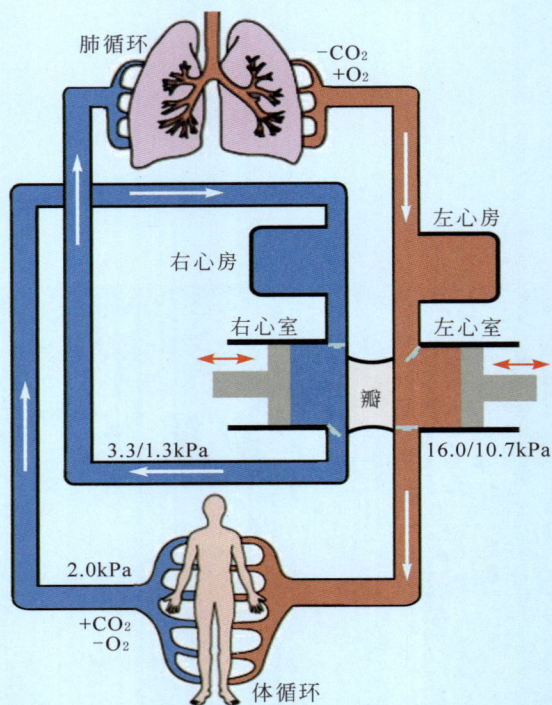

　　血液进入心脏时的流速和血压一般都很小，可以视为零，同时忽略血液进出心脏时的高度变化，则进出左心室单位体积血液的能量变化为

$$\Delta E_L = p_L + \frac{1}{2}\rho v_L^2$$

式中，p_L 是血液离开左心室时的平均压强，即主动脉平均血压；ρ 为血液的密度；v_L 为血液流出左心室时的速度。同样，进出右心室单位体积血液的能量变化为

$$\Delta E_R = p_R + \frac{1}{2}\rho v_R^2$$

式中，p_R 是血液离开右心室的平均压强，即肺动脉平均血压；v_R 为血液流出右心室时的速度。研究表明，主动脉平均血压大约为肺动脉平均血压的 6 倍，进出左右心室的流速近似相等，$v_L \approx v_R$，所以心脏输出单位体积血液所做的功为

$$W = \frac{7}{6}p_L + \rho v_L^2$$

没有固定形状、具有流动性特征的液体和气体统称为**流体**。**流体力学**是研究流体运动规律以及流体与流体之间、流体与相邻固体之间、流体与其他运动形态物体之间相互作用的力学。流体广泛存在于自然界中。在生命体中，血液的循环和呼吸系统都蕴含着流体的运动。因此流体力学在生命科学、环境保护、科学技术及工程中具有重要的应用价值。

2.1　流体运动的描述

2.1.1　描述流体运动的方法

轻轻地对水面吹口气，水面会产生波纹（见图 2-1），这就是流体的流动性表现。正是这种流动性，决定了流体的运动形态相比于其他物体运动更为复杂，描述的方法也有所不同。通常对流体的描述有**拉格朗日法**和**欧拉法**两种方法。

拉格朗日法又称为**质点系法**，其特点是追踪流体质点的运动，即从个别流体质点着手来研究整个流体的运动。这种研究方法，最基本的参数是流体质点的位移。

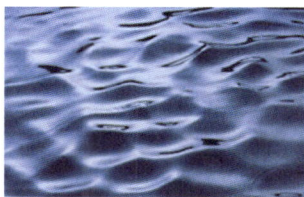

图 2-1　水面波

欧拉法又称为**流场法**，是从分析流体流动空间中的每一个点上的流体质点的运动着手来研究整个流体运动，即研究流体质点在通过某一个空间点时流动参数随时间的变化规律。流体质点的流动是空间点的坐标 (x, y, z) 和时间 t 的函数。可用矢量函数 $v(x, y, z, t)$ 来描述整个流体的速度分布。

在流体运动的实际研究中，对流体每个质点的来龙去脉并不关心，所以常常采用欧拉法来描述流体的运动。同时可以运用场论的概念来研究流体的运动。

2.1.2　速度场　定常流动

根据欧拉法，在流动过程的每一瞬时，流体在所占据的空间每一点都具有一定的流动速度 $v(x, y, z, t)$，这种速度的空间分布称为**速度场**。

当参数 x、y 和 z 不变，改变时间 t，则表示空间某点的速度随时间的变化规律。当时间 t 不变，改变参数 x、y 和 z，则描述了某时刻空间各点的速度分布。

如果速度场不随时间 t 变化，即 $v = v(x, y, z)$，这种流动称为**定常流动**或**稳定流动**。在定常流动中，某一确定位置的流体速度是不随时间改变的，但不同位置的流体速度一般是不同的。

2.1.3　流线　流管

为了形象地描述流体的运动情况，设想流体流动区域中有这样一系列曲线，在每一时刻，线上每一点的切线方向都是该处流体质点的速度方向，这种曲线称为**流线**，如图 2-2 所示。对于定常流动，流线的形状和分布不随时间改变，并且流线和流体质点的运动轨迹重合。

如果在流体内取一个面元，该面元的法向与流经面元的流线平行，过面元周界上各点的流线就在流体内形成一根**流管**，如图 2-3 所示。对于定常流动，流管的形状不随时间而改变，即流线不会相交，流管内外也没有流体的交换。

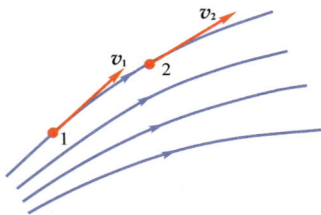

图 2-2　流线

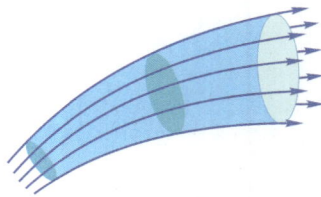

图 2-3　流管

流速场、流线和流管是对流体运动状态的数学描述。

2.2　理想流体　连续性方程

2.2.1　理想流体

实际流体在流动过程中千变万化，十分复杂。在外力的作用下流体可以被压缩，这种性质称为流体的**可压缩性**。气体的压缩性很明显，液体的可压缩性很小。在 10℃ 的温度和 $5 \times 10^7 Pa$ 的压强下，每增加一个大气压，水的体积仅有少于 0.005% 的变化。因此，在研究液体流动时，可以忽略它的可压缩性。气体的压缩性较大，但它的流动性很好，很小的压强差就能使气体从压强大处流向压强小处，所引起的体积和密度的变化都非常小。所以在温度、压强变化不大的情况下，研究气体流动时气体的可压缩性也可忽略。

实际流体在流动过程中内部各部分之间存在着相互阻碍运动的内摩擦力，称为流体的**黏滞性**。黏滞性是流体的一个很重要的性质，但不同流体的黏滞性差异很大。液体中，血液、甘油的黏滞性很强，而水、酒精的黏滞性很弱，气体的黏滞性更弱。实验表明，在小范围流动时，弱黏滞性几乎对流体运动没有影响。

综上所述，在实际分析流体的运动时，我们可以忽略流体的可压缩性和黏滞性，突出流体流动性这个主要因素，从描述流体运动的流动规律出发，将实际流体简化为一个不可压缩、无黏滞性的流体模型，即**理想流体**。

2.2.2　连续性方程

假设理想流体作定常流动。在理想流体中取一细流管，管中任取两个横截面 S_1 和 S_2，设 S_1 处的平均流速为 v_1，S_2 处的平均流速为 v_2，如图 2-4 所示。

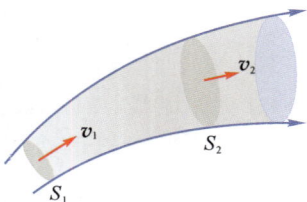

图 2-4　连续性方程推导

理想流体作定常流动时，流管形状不变，且管内流体不可压缩，所以，在任何一个时间间隔 Δt 内，流经 S_1 和 S_2 的流体体积必定相等，有

$$S_1 v_1 \Delta t = S_2 v_2 \Delta t$$

$$S_1 v_1 = S_2 v_2 = 常量 \tag{2-1}$$

式(2-1)表明，理想流体作定常流动时，流管中任一横截面与

该处流速之积是一个常量,这就是理想流体作定常流动的**连续性方程**。由连续性方程可以看出流线在流速场中的分布特点,即流速大处流管狭窄(流线密集),反映了在流速场中,可以用流线的疏密程度来表示该处的流速大小。

式(2-1)中 Sv 表示单位时间内流过某截面的流体体积,称为**流量**,用 Q 表示,即

$$Q = Sv \tag{2-2}$$

所以,式(2-1)又称**体积流量守恒定律**。在 SI 制中,流量 Q 的单位是 $m^3 \cdot s^{-1}$。由于流体视为不可压缩,流体中各处密度相等,式(2-1)又可写成

$$\rho S_1 v_1 = \rho S_2 v_2 \tag{2-3}$$

式(2-3)表示理想流体作定常流动时,在相同的时间内同一流管中各截面处流过的质量相等,称**质量流量守恒定律**。

2.3 伯努利方程

2.3.1 理想流体的伯努利方程

在惯性系中,假设理想流体在重力场中作定常流动。根据功能原理,可以得出流管内某处的流速、压强和高度之间的关系。

如图 2-5 所示,假定理想流体在一个截面积不均匀的流管中作定常流动。取截面 1 和截面 2 之间的一段流体,设流体在 1 处沿着流动方向的压强为 p_1,截面积为 S_1,流速为 v_1,距离参照面高度为 h_1。在 2 处逆着流动方向的压强为 p_2,截面积为 S_2,流速为 v_2,距离参照面高度为 h_2。1 和 2 两截面所受到的作用力分别为 $F_1 = p_1 S_1$,$F_2 = p_2 S_2$。经过很短时间 Δt 后,此段流体在外力 F_1 和 F_2 的作用下,由 1 和 2 位置移到 1′ 和 2′ 位置,1 处的位移为 $v_1 \Delta t$,2 处的位移为 $v_2 \Delta t$。F_1 和 F_2 对此段流体所做总功

图 2-5 伯努利方程推导

悬浮的球

$$W = p_1 S_1 v_1 \Delta t - p_2 S_2 v_2 \Delta t \tag{2-4}$$

式中,$S_1 v_1 \Delta t$ 为 1 和 1′ 之间的流体体积 V_1,$S_2 v_2 \Delta t$ 为 2 和 2′ 之间的流体体积 V_2。对于作定常流动的理想流体,由体积流量守恒定律可知,$V_1 = V_2 = V$。于是,式(2-4)可写为

$$W = p_1 V - p_2 V \tag{2-5}$$

理想流体无内摩擦力,外力对 1 和 2 之间的这段流体做功等于该段流体的机械能的增量,即

$$p_1 V - p_2 V = \left(m_2 g h_2 + \frac{1}{2} m_2 v_2^2 \right) - \left(m_1 g h_1 + \frac{1}{2} m_1 v_1^2 \right)$$

由质量流量守恒定律可知,流过 1 和 1′ 之间的流体质量和流过 2 和 2′ 之间的流体质量相等,即 $m_1 = m_2$。将上式两边各除以体积 V,可得

$$p_1 + \frac{1}{2} \rho v_1^2 + \rho g h_1 = p_2 + \frac{1}{2} \rho v_2^2 + \rho g h_2 \tag{2-6}$$

式中,ρ 是流体的密度。1 和 2 可以是流管内的任意位置,所以,对同一流管的任意截面来

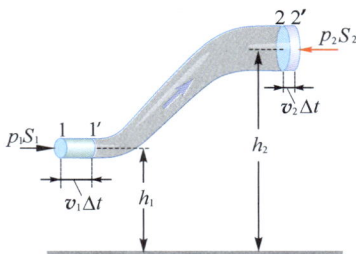

说，有

$$p + \frac{1}{2}\rho v^2 + \rho gh = 常量 \tag{2-7}$$

式(2-7)表明，理想流体在流管中作定常流动时，任意位置的压强与该处单位体积的动能和重力势能之和为一常量，这就是**伯努利方程**。

例题 2-1　均匀地将水注入一容器中，如图 2-6 所示。注入的流量为 $150\text{cm}^3 \cdot \text{s}^{-1}$，容器的底部有个面积为 0.50cm^2 的小孔，使水不断流出。求达到稳定状态时，容器中水的深度。

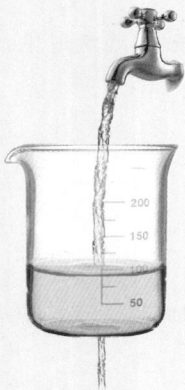

解　在流体中任取一流线，一端在液面上，该处压强是大气压 p_0，与底部小孔流速相比，液面流速很小，在伯努利方程中，此处流速可以忽略。以小孔处为参照面，液面高度为 h。流线另一端取在小孔处，该处压强也是 p_0，高度为零，流速为 v，面积为 S。按伯努利方程式(2-7)，有

$$p_0 + \rho gh = p_0 + \frac{1}{2}\rho v^2 \tag{1}$$

稳定流动时，流量

$$Q = vS \tag{2}$$

图 2-6　例题 2-1 用图

由式(1)和式(2)解得

$$h = \frac{Q^2}{2gS^2} = \frac{(150\text{cm}^3 \cdot \text{s}^{-1})^2}{2 \times 9.8\text{m} \cdot \text{s}^{-1} \times (0.50\text{cm}^2)^2} = 46\text{cm}$$

例题 2-2　水平管中，一段的横截面面积 S_1 为 0.10m^2，另一段的横截面面积 S_2 为 0.050m^2，S_1 段处水的流速 v_1 为 $5.0\text{m} \cdot \text{s}^{-1}$，$S_2$ 段处的压强 p_2 为 $2.0 \times 10^5\text{Pa}$。求：

(1) S_2 段处水的流速 v_2 和 S_1 段处水的压强 p_1。

(2) 通过管子的流量 Q。

解　(1) 由流体的连续性原理 $v_1 S_1 = v_2 S_2$，得

$$v_2 = \frac{v_1 S_1}{S_2} = \frac{5.0\text{m} \cdot \text{s}^{-1} \times 0.10\text{m}^2}{0.050\text{m}^2} = 10\text{m} \cdot \text{s}^{-1}$$

在流体中取一水平的流线，由伯努利方程有

$$p_1 + \frac{1}{2}\rho v_1^2 = p_2 + \frac{1}{2}\rho v_2^2$$

解得

$$p_1 = 2.4 \times 10^5\text{Pa}$$

(2) 由流量公式得

$$Q = v_1 S_1 = 0.50\text{m}^3 \cdot \text{s}^{-1}$$

2.3.2 伯努利方程的应用

在流体力学中,伯努利方程非常重要。在实际的应用中,常会作一些近似处理。

1. 水平管中压强与流速的关系

对于水平管,伯努利方程可简化为

$$p + \frac{1}{2}\rho v^2 = 常量$$

因此,理想流体在水平管中作定常流动时,流速大处压强小,流速小处压强大。由连续性方程可知,流速与截面积成反比。所以,理想流体在不均匀水平管中作定常流动时,管子截面积大处压强大,截面积小处压强小。于是在管子细处所造成的低压可使外界液体或气体被吸入,这个现象称为**空吸作用**。用于上呼吸道疾病治疗的喷雾器、水流抽气机等都是利用这种空吸作用设计的,如图 2-7 所示。

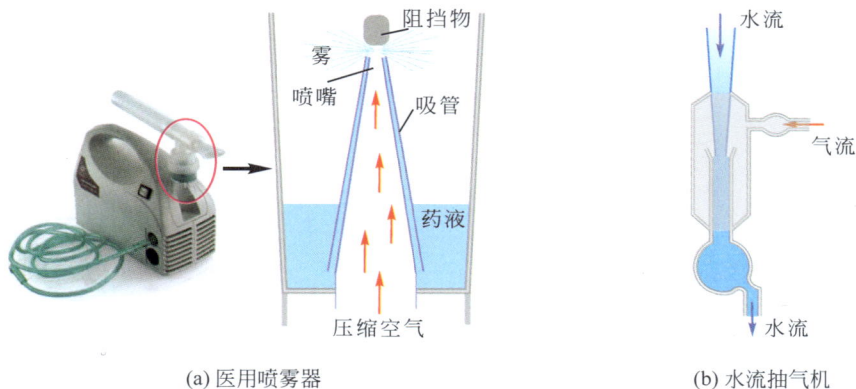

(a) 医用喷雾器   (b) 水流抽气机

图 2-7　空吸作用的应用

如图 2-8 所示为文丘里流量计。对于管中 1 和 2 两截面处,有

$$p_1 + \frac{1}{2}\rho v_1^2 = p_2 + \frac{1}{2}\rho v_2^2$$

$$v_1 S_1 = v_2 S_2$$

联立以上两式可解得截面 1 处的流速为

$$v_1 = S_2 \sqrt{\frac{2(p_1 - p_2)}{\rho(S_1^2 - S_2^2)}} \qquad (2\text{-}8)$$

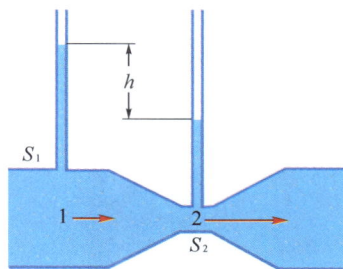

图 2-8　文丘里流量计

因 $p_1 - p_2 = \rho g h$,所以可得管中流量

$$Q = v_1 S_1 = S_1 S_2 \sqrt{\frac{2gh}{S_1^2 - S_2^2}} \qquad (2\text{-}9)$$

将流量计置于待测处,通过两竖管的液面高度差,即可得知该处的流量大小,也可测出该处的流速。用来测量流速的装置还有如图 2-9 所示的皮托管。

2. 两端等压的管中流速与高度的关系

当流管两端处于相等压强，即 $p_1 = p_2$ 时，伯努利方程可写为

$$\rho g h + \frac{1}{2}\rho v^2 = 常量 \qquad (2\text{-}10)$$

所以，理想流体在两端等压的管中作定常流动时，高端处流速小，低端处流速大。例如，水从敞口容器侧面或底部的小孔流出，如图 2-10 所示。将容器中整个流体看成一个流管，a 和 b 两端的压强均为 p_0。由于 $S_a \gg S_b$，容器液面 a 处流速极慢，可视为 $v_a = 0$，由式（2-10）有

$$\rho g h_a = \rho g h_b + \frac{1}{2}\rho v_b^2$$

可得到 b 端的流速

$$v_b = \sqrt{2g(h_a - h_b)} = \sqrt{2g\Delta h}$$

小孔处的流速随容器内液面高度而变。

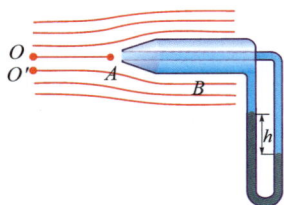

图 2-9　皮托管

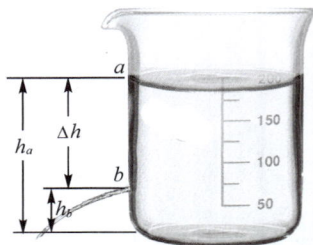

图 2-10　小孔流速

3. 均匀管中压强与高度的关系

对均匀流管，即 $S_1 = S_2$，各处流速 $v_1 = v_2$。此时伯努利方程为

$$p + \rho g h = 常量 \qquad (2\text{-}11)$$

式（2-11）说明，理想流体在均匀管中作定常流动时，高处压强小，低处压强大。所以可通过管的高度差表示压强差。

如图 2-11 所示为水银压强计。设接容器端的压强为 p，则

$$p = p_0 + \rho g \Delta h$$

上式为静止流体中的压强公式，即压强计原理。

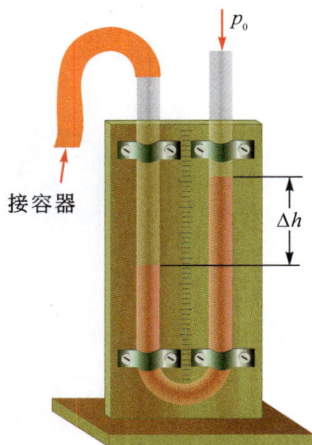

由式（2-11）可知，人体的不同体位对血压的影响很大。图 2-12 所示分别为人体平卧和站立时不同部位的血压情况。当人取平卧位时，心脏的动、静脉血压分别为 13.33kPa 和 0.27kPa，头部和足部的动、静脉血压分别为 12.66kPa 和 0.67kPa。当人站立时，头部的动、静脉血压均减少 5.87kPa 而分别变为 6.79kPa 和 −5.20kPa。足部的动、静脉血压则均增加 11.73kPa 而分别变为 24.39kPa 和 12.40kPa。所以相对于心脏，头部位置高，血压低；足部位置低，血压高。正

接容器

图 2-11　水银压强计

是因为体位对血压的影响,当人突然站起时,因头部血压迅速下降而感到头晕,这种状况对老年人尤其危险。

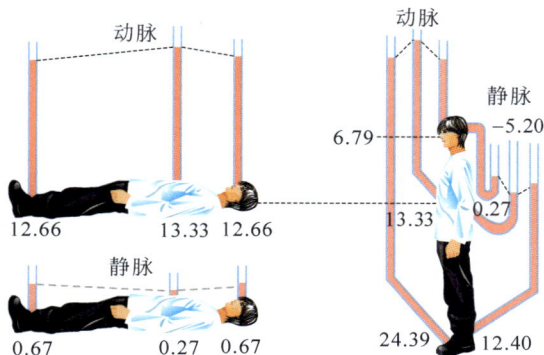

图 2-12　血压与体位的关系

例题 2-3　自来水在 $4.0\times10^5\,Pa$ 的压强作用下经内径为 $2.0\,cm$ 的水管流入用户,管内水的流速为 $4.0\,m\cdot s^{-1}$,被引入 $5.0\,m$ 高处的浴室。浴室小水管内径为 $1.0\,cm$。求浴室小水管中的流速和压强。

解　设室外水管的截面积为 S_1,流速为 v_1。浴室小水管的截面积为 S_2,流速为 v_2。水视为理想流体,则由连续性方程可得小水管中流速为

$$v_2=\frac{S_1}{S_2}v_1=\frac{\pi r_1^2}{\pi r_2^2}v_1=\frac{d_1^2}{d_2^2}v_1=\frac{(2.0\,cm)^2}{(1.0\,cm)^2}\times4.0\,m\cdot s^{-1}=16\,m\cdot s^{-1}$$

由伯努利方程

$$p_1+\frac{1}{2}\rho v_1^2+\rho gh_1=p_2+\frac{1}{2}\rho v_2^2+\rho gh_2$$

可得小水管中的压强为

$$p_2=p_1+\frac{1}{2}\rho(v_1^2-v_2^2)+\rho g(h_1-h_2)$$

$$=4.0\times10^5\,Pa+\frac{1}{2}\times1.0\times10^3\times(4.0^2-16^2)\,Pa+1.0\times10^3\times9.8\times(-5.0)\,Pa$$

$$=2.3\times10^5\,Pa$$

若将水龙头关闭,则小水管中水的压强为

$$p_2=p_1+\rho g(h_1-h_2)$$

$$=4.0\times10^5\,Pa+1.0\times10^3\times9.8\times(-5.0)\,Pa$$

$$=3.5\times10^5\,Pa$$

2.4　黏滞流体的运动

尽管在一定条件下流体可近似为理想流体,但在实际问题中流体的黏滞性却是不可忽略的,尤其是液体,例如石油在输油管中的运动等。即使是黏滞性很小的液体,在长距离输

送中也不可忽略内摩擦所引起的机械能损耗。

2.4.1 牛顿黏滞定律

当黏滞流体作定常流动时，因黏滞性的存在使流体出现分层流动，如图 2-13 所示。各层都以确定的速度向同方向流动，相邻两层间的流速有差异，靠近管壁的一层流体附着壁面不动，流速为零。各流层的速度随着离管壁面的距离而递增，可用速度梯度 $\dfrac{\mathrm{d}v}{\mathrm{d}r}$ 表示各流层速度随距离递增的变化。实验证明，相邻两流层之间的**内摩擦力**（或称**黏滞力**）f 和流层的面积 ΔS 以及该处的速度梯度 $\dfrac{\mathrm{d}v}{\mathrm{d}r}$ 成正比，即

$$f = -\eta \frac{\mathrm{d}v}{\mathrm{d}r} \Delta S \tag{2-12}$$

式(2-12)称为**牛顿黏滞定律**。右侧的负号表示黏滞力的方向与流速方向相反，η 称流体的**黏滞系数**（或称**黏度**），单位是 Pa·s。

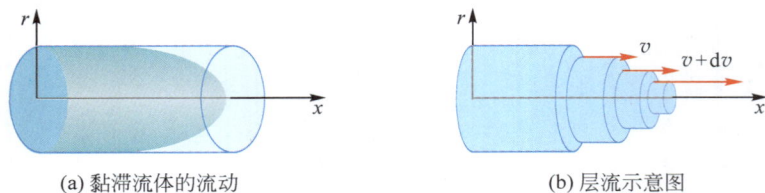

(a) 黏滞流体的流动   (b) 层流示意图

图 2-13　黏滞流体的分层流动

黏度是描述流体黏性的物理量，其值除了与流体本身的性质有关外，还与温度有关。从宏观上看内摩擦力的存在是源于相邻两层流体的流速不同，从微观上看则是源于流体内部分子间的相互作用。表 2-1 给出了一些流体的黏度值。可以看出，液体的黏度 η 随温度升高而减小，而气体的黏度 η 随温度升高而增大。温度的这种不同影响正是由于两者微观机制的不同。

表 2-1　几种流体的黏度

液　　体	温度/℃	黏度/(10^{-3} Pa·s)	气　　体	温度/℃	黏度/(10^{-3} Pa·s)
水	0	1.79	空气	0	1.71
水	20	1.01	空气	20	1.82
水	100	0.28	空气	100	2.17
水银	0	1.68	水蒸气	0	0.9
水银	20	1.55	水蒸气	100	1.27
水银	100	1.00	氧气	20	0.89
酒精	0	1.77	氧气	250	1.3
酒精	20	1.19	二氧化碳	20	1.47
血液	37	2.0～4.0	二氧化碳	300	2.7
血浆	37	1.0～1.4	氢气	20	0.88
血清	37	0.9～1.2	氦气	20	1.96
甘油	20	830	甲烷	20	1.10

2.4.2 层流与湍流 雷诺数

黏滞流体在速度较小的情况下,各流层质元不相混合而只作相对滑动,这种流动称为**层流**,如图 2-14 所示。流体作层流时,流体分层为定常流动。各流层间无质元的交换,流动过程中能量耗损少、无声。当流体的流速增大时,流体各质元会出现不规则的流动,层流被破坏,流动呈现混杂、紊乱的特征,这样的流动称为**湍流**,如图 2-15 所示。流体作湍流时,相邻流层之间有质元的交换,流速大,容器壁处速度梯度大,流动时能量耗损大,有噪声。

层流与湍流

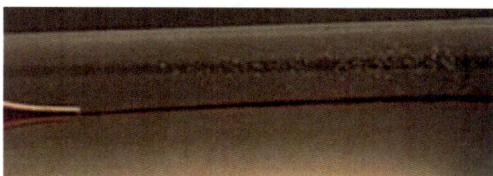

图 2-14 层流

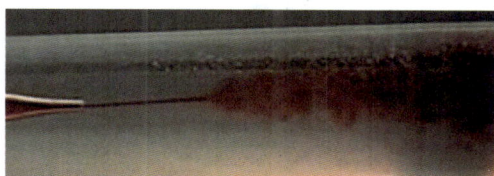

图 2-15 湍流

对于管道中的流体,影响湍流形成的因素除了流速 v 外,还有流体的黏度 η、流体的密度 ρ 以及管道半径 r 等。1883 年雷诺给出了一个判断黏滞流体流动状态的无量纲的量 Re 作为判据:

$$Re = \frac{\rho v r}{\eta} \tag{2-13}$$

Re 称为**雷诺数**。实验表明在管道中:

当 $Re < 1000$ 时,流体的流动状态为层流;

当 $Re > 1500$ 时,流体的流动状态为湍流;

当 $1000 < Re < 1500$ 时,流体的流动状态不稳定,可能是层流也可能是湍流。

另外,管道的光滑度、形状、弯曲程度等也会影响雷诺判据的临界值。

例题 2-4 设主动脉的内半径为 $1.00 \times 10^{-2}\,\mathrm{m}$,血液的流速为 $2.50 \times 10^{-1}\,\mathrm{m \cdot s^{-1}}$,血液的黏度为 $3.00 \times 10^{-3}\,\mathrm{Pa \cdot s}$,密度为 $1.05 \times 10^{3}\,\mathrm{kg \cdot m^{-3}}$。判断血液在主动脉中的流动是层流还是湍流。

解 雷诺数为

$$Re = \frac{\rho v r}{\eta}$$

$$= \frac{(1.05 \times 10^{3}\,\mathrm{kg \cdot m^{-3}})(2.50 \times 10^{-1}\,\mathrm{m \cdot s^{-1}})(1.00 \times 10^{-2}\,\mathrm{m})}{3.00 \times 10^{-3}\,\mathrm{Pa \cdot s}} = 875$$

$Re < 1000$,所以血液在主动脉中的流动状态是层流。

由例题 2-4 可知,血液在动脉血管内的流动属于层流,因此在动脉血管流动的血液不会发出声音。医生常用的血压计就是据此原理而发明的。血压计的基本构造如图 2-16 所示,包括可充气的袖带、用来给袖带充气的囊球以及测量血压的汞柱等。测量时,将可充气袖带环绕于手臂上部,与心脏位置齐平,另在袖带靠近内侧肱动脉处放入听诊器,如图 2-17 所示。对袖带充气使肱动脉中的血液停止流动。然后缓慢放气，当袖带中压力稍低于心脏**收缩压**时，血液通过被压扁而变狭窄的血管时，形成湍流，此时听诊器可听到湍流声。当袖带中的压力继续降低，血管完全恢复其原来的形状时，湍流声消失，这时的压力恰好与心脏**舒张压**一致。

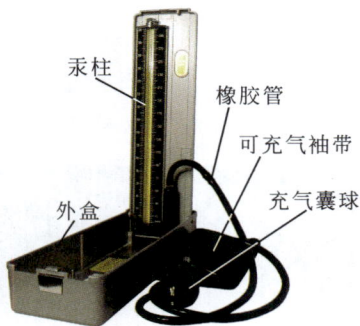

图 2-16　血压计

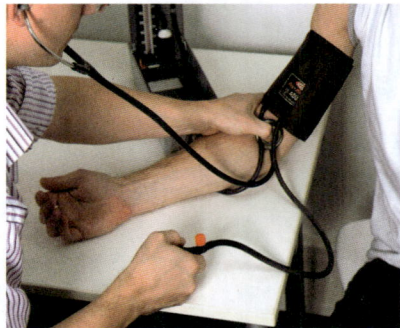

图 2-17　血压测量

2.4.3　泊肃叶定律

如图 2-18 所示为水平圆管。当不可压缩的流体在此管内作层流时，管两端必维持一压强差。设圆管长度为 l，管半径为 R，两端压强分别为 p_1 和 p_2，且 $p_1 > p_2$，流体的黏度为 η。

在圆管内取半径为 r、与圆管共轴的圆柱形流体元（见图 2-18）。该流体元所受合外力为 $(p_1 - p_2)\pi r^2$，根据牛顿黏滞定律，作用在流体元侧面的黏滞力大小为 $\eta \cdot 2\pi r l \dfrac{\mathrm{d}v}{\mathrm{d}r}$。由于流体作定常流动，所以有

$$(p_1 - p_2)\pi r^2 = -\eta \cdot 2\pi r l \frac{\mathrm{d}v}{\mathrm{d}r}$$

等式右边的负号反映了从圆心到管壁速度梯度为负。上式整理后，得

$$\mathrm{d}v = -\frac{p_1 - p_2}{2\eta l} r \,\mathrm{d}r$$

设管壁（$r = R$）处流速为 0，上式积分后，可得圆管中距离中心轴为 r 处的速度为

$$v = \frac{p_1 - p_2}{4\eta l}(R^2 - r^2) \tag{2-14}$$

可见，黏滞流体在粗细均匀水平圆管内作定常流动时，流速沿径向呈抛物面分布，如图 2-19 所示。管中心（$r = 0$）处流速最大，为

$$v_{\max} = \frac{p_1 - p_2}{4\eta l} R^2$$

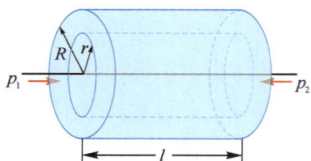

图 2-18　流速分布推导

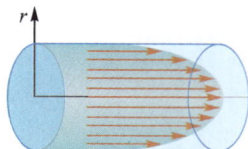

图 2-19　流速呈抛物面分布

为了计算通过圆管的流量,设 $l \gg r$,在圆管横截面内取半径为 r、厚度为 dr 的圆环形面积,如图 2-20 所示。流体通过该圆环的流量为

$$dQ = v\,dS = v \cdot 2\pi r\,dr$$

通过整个圆管的流量

$$Q = \int_0^R \frac{p_1 - p_2}{4\eta l}(R^2 - r^2) \cdot 2\pi r\,dr$$

可得

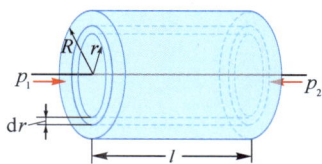

图 2-20 流量推导

$$Q = \frac{\pi R^4}{8\eta l}(p_1 - p_2) \tag{2-15}$$

法国医生泊肃叶在 1840 年研究毛细血管内的血液流动规律时,得到了上述关系。所以式(2-15)也称为**泊肃叶定律**。

泊肃叶定律还可写成如下形式:

$$Q = \frac{\Delta p}{\beta} \tag{2-16}$$

式中,$\beta = \dfrac{8\eta l}{\pi R^4}$。对一定长度和半径的圆管以及黏度一定的流体,$\beta$ 是一个确定的数值。式(2-16)的物理意义为:当黏滞流体流过一个水平均匀细管时,流量 Q 与两端的压强差 Δp 成正比,与 β 成反比。比照电路中的欧姆定律,将 β 称为**流阻**。

当流体连续通过几个流阻,则总流阻等于各流阻之和,即

$$\beta = \beta_1 + \beta_2 + \cdots + \beta_n$$

这种情况相当于电路中的电阻串联。同样,当流体通过的流阻"并联"时,总流阻则为

$$\frac{1}{\beta} = \frac{1}{\beta_1} + \frac{1}{\beta_2} + \cdots + \frac{1}{\beta_n}$$

泊肃叶定律可以用来定性分析人体中血液的流动问题。由于流阻与管半径的四次方成反比,半径的微小变化对流阻有很大影响,因此控制血液流量的有效措施是改变血管的半径。当血压降一定时,血管半径改变 1% 可使血液流量改变 4%。当某器官在功能上对血液流量需求一定时,若血管半径减少 1%,则血压降须增大 4% 才能保证器官血液充盈,所以降低血压降的有效方法是扩张血管。此外,降低血液黏度也是保证一定的血液灌注量、降低血压降的方法。

如果管道粗细不均匀或不是水平管,只要流体作定常流动,就可以沿管长取足够小长度的 dl,dl 两端压强差为 dp,$\dfrac{dp}{dl}$ 即为压强梯度。对长度为 dl 的管道,泊肃叶定律可写为

$$Q = \frac{\pi R^4}{8\eta}\frac{dp}{dl} \tag{2-17}$$

例题 2-5 成年人主动脉血管的半径为 1.3×10^{-2}m,问在一段 2.0×10^{-1}m 距离内的流阻和血压降是多少?设血液的流量为 1.0×10^{-4}m$^3 \cdot$s^{-1},血液的黏度为 3.00×10^{-3}Pa$\cdot$s。

解 流阻为

$$\beta = \frac{8\eta l}{\pi R^4} = \frac{8 \times 3.00 \times 10^{-3}\,\text{Pa} \cdot \text{s} \times 2.0 \times 10^{-1}\,\text{m}}{3.14 \times (1.3 \times 10^{-2}\,\text{m})^4}$$

$$= 5.3 \times 10^4\,\text{Pa} \cdot \text{s} \cdot \text{m}^{-3}$$

血压降为

$$\Delta p = \beta Q = (5.3 \times 10^4\,\text{Pa} \cdot \text{s} \cdot \text{m}^{-3}) \times (1.0 \times 10^{-4}\,\text{m}^3 \cdot \text{s}^{-1}) = 5.3\,\text{Pa} = 0.04\,\text{mmHg}$$

在主动脉中,血压的下降是微不足道的。

2.4.4 黏滞流体的伯努利方程

伯努利方程适用于理想流体的定常流动。对于不可压缩的黏滞流体,当其作定常流动时,必须考虑由黏滞性引起的能量消耗,对理想流体的伯努利方程作如下修正:

$$p_1 + \frac{1}{2}\rho v_1^2 + \rho g h_1 = p_2 + \frac{1}{2}\rho v_2^2 + \rho g h_2 + \Delta E \qquad (2\text{-}18)$$

式中,ΔE 是单位体积的不可压缩黏滞流体由 1 处流动到 2 处时,克服黏滞力做功而消耗的能量。显然,ΔE 的大小与流体的性质、流动状态及管道的条件等多种因素有关。式(2-18)称为**黏滞流体的伯努利方程**。

当流管为均匀水平管时,$v_1 = v_2$,$h_1 = h_2$。式(2-18)可写为

$$p_1 = p_2 + \Delta E \qquad (2\text{-}19)$$

式(2-19)表明,在均匀水平管两端必须维持一定的压强差才能使黏滞流体在管中作匀速流动。如图 2-21 所示,单位体积流体所损失的能量还与管长成正比。

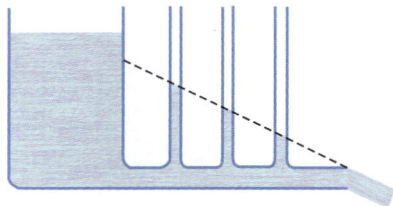

图 2-21 均匀水平管中黏滞流体的压强分布

2.5 物体在流体中的运动

在研究自由落体、单摆、振动等物体的运动时,通常不考虑流体(如空气)对物体的作用力,物体的运动是"在理想情况下的运动"。但在很多实际情况下,流体对物体的作用力不仅不可忽视,而且其作用力对物体的运动状态有明显的影响,如飞行中的飞机、航行中的船只等。

物体在流体中运动受到的主要作用力包括流体的浮力、压力和黏滞阻力等,此外还有流体流动状态对物体运动的影响。

2.5.1　物体在理想流体中的运动

对理想流体而言,物体在流体中作匀速运动时没有黏滞阻力。假设有一个小物体处在不均匀的流场中,如图 2-22 所示。小物体上方 a 处的流速大于其下方 b 处的流速,忽略小物体大小,$h_a \approx h_b$,由伯努利方程,可得

$$p_a + \frac{1}{2}\rho v_a^2 = p_b + \frac{1}{2}\rho v_b^2$$

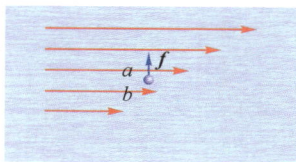

图 2-22　升力

因 $v_a > v_b$,所以 $p_a < p_b$。此小物体在流体中受到一个由流速小处指向流速大处的作用力。这种使物体向流速大的一侧运动的横向力称为**升力**。如图 2-23 所示为机翼获得升力的示意图。这些不对称的流线型物体在均匀流场中运动时,使流场变为不均匀而获得升力。

血液在血管中流动时,靠近血管壁的流速小于血管中心处的流速,因此血液中的红细胞在随着血液一起沿血管轴向流动的同时,沿径向向管中心移动,这种现象称为**红细胞的轴向集中**,如图 2-24 所示。

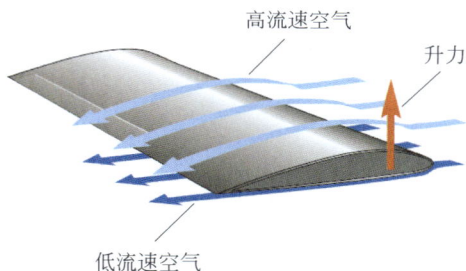

图 2-23　机翼的升力

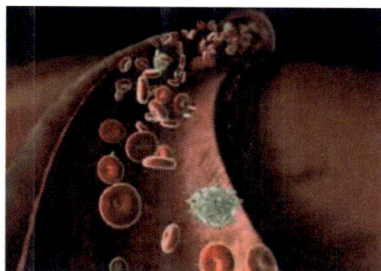

图 2-24　红细胞的轴向集中

2.5.2　物体在黏滞流体中的运动　斯托克斯定律

物体在黏滞流体中运动时,表面将黏附一层流体,这层流体随着物体一起运动,因而与周围流体之间存在黏滞阻力。英国数学和物理学家斯托克斯于 1851 年推导出:球形物体在流体中作匀速运动时所受到的黏滞阻力为

$$f = 6\pi \eta r v \qquad (2\text{-}20)$$

式(2-20)称为**斯托克斯定律**。式中,r 和 v 分别是球的半径和速度。

当小球在静止液体中由于重力作用而下落时,开始加速下落。随着下落的速度增大,黏滞阻力也增大,加速度减小,直至黏滞阻力、浮力及重力达到平衡,小球下落速度达到最大,以后小球即以此速度匀速下落。此时小球的速度称为**终极速度**或**沉降速度**,用 v_s 表示。

如图 2-25 所示,设小球半径为 r,密度为 ρ_1,流体的密度为 $\rho_2(\rho_1 > \rho_2)$。小球所受重力和浮力分别为 $\frac{4}{3}\pi r^3 \rho_1 g$ 和 $\frac{4}{3}\pi r^3 \rho_2 g$。

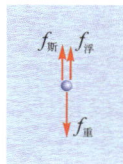

图 2-25　沉降速度

小球以沉降速度下降时所受黏滞阻力为 $6\pi\eta r v_s$。小球平衡时，有

$$6\pi\eta r v_s + \frac{4}{3}\pi r^3 \rho_2 g = \frac{4}{3}\pi r^3 \rho_1 g$$

可得沉降速度为

$$v_s = \frac{2gr^2(\rho_1 - \rho_2)}{9\eta} \tag{2-21}$$

由此可见，小球在黏滞流体中下沉时，沉降速度和小球的大小、小球与流体的密度差以及重力加速度成正比，与流体的黏度成反比。

红细胞的密度大于血浆的密度，因此红细胞可以从血浆中沉淀出来，这种现象称为红细胞的沉降。红细胞在血浆中的沉降速度称为红细胞**沉降率**，医学上简称**血沉**。血沉的快慢与血浆黏度，尤其与红细胞间的聚集力有关系。红细胞间的聚集力大，血沉就快，反之就慢。正常人的血沉每小时 12mm 左右，一般情况下，正常人之间的血沉快慢无明显差异，儿童的血沉稍慢些，成年男性和妊娠妇女血沉稍快些。在患有某些疾病时，血沉也可发生明显变化。凡能引起体内血液中的免疫球蛋白、纤维蛋白原、胆固醇、甘油三酯增高或患有某些疾病时，都可引起血沉的变化。如结核病、风湿性关节炎、恶性肿瘤、急慢性肝炎、肝硬化以及各种感染等，都会使血沉增快。

思考题

2.1 流线是否表示流体质元在运动过程中受力的方向？

2.2 根据连续性方程，作定常流动的理想流体从粗管流入细管时流速将变大，那么使流体质元获得加速度的力从何而来？

2.3 自来水龙头流出的水越往下水流越细，如何解释这种现象？

2.4 圆管中流动状态由层流变为湍流时，为什么总是首先发生在管子的轴线处？

2.5 乘客在火车站候车时，必须站在站台上的安全线之外，请分析其原因。

习题

2.1 水在截面不同的水平管中作定常流动，出口处的截面积为管的最细处的 3 倍。若出口处的流速为 $2\text{m}\cdot\text{s}^{-1}$，问最细处的压强为多少？若在此最细处开一小孔，水会不会流出来？

2.2 在水管的某一点，水的流速为 $2\text{m}\cdot\text{s}^{-1}$，高出大气压的计示压强为 10^4Pa，设水管另一点的高度比第一点降低了 1m，如果第二点处水管的横截面面积是第一点处的 1/2，求第二点处的计示压强。

2.3 一直立圆柱形容器，高 0.2m，直径 0.1m，顶部开启，底部有一面积为 10^{-4}m^2 的小孔，水以每秒 $1.4\times10^{-4}\text{m}^3$ 的流量由水管从顶部流入容器中。问容器内水面可上升的高度？若达到该高度时不再放水，求容器内的水流完需要的时间。

2.4 用皮托管插入流水中测水流速度，设两管中的水柱高度分别为 $5\times10^{-3}\text{m}$ 和 $5.4\times10^{-2}\text{m}$，求水流速度。

2.5 正常人静止时的主动脉横截面面积约为 $3.1cm^2$,通过它的血液的流速是 $31.0cm \cdot s^{-1}$。已知典型的毛细血管横截面面积为 $3.0 \times 10^{-7}cm^2$,流速是 $0.05cm \cdot s^{-1}$。如果通过毛细血管的全部血液都必定通过主动脉,那么共有多少根毛细血管?

2.6 人的某一段血管内半径为 $4.0mm$,此血管的血液流量为 $1.0 \times 10^{-6}m^3 \cdot s^{-1}$,血液的黏度为 $3.0 \times 10^{-3}Pa \cdot s$。求:(1)血液的平均流速;(2)长 $0.1m$ 的一段血管中的压强降;(3)在这段血管中维持这个流动状态所需的功率。

2.7 一个初学使用水下呼吸器的潜水者位于水面以下某处,在抛弃器罐前从器罐吸足了气体,使肺膨胀,然后游向水面。他在上升过程中没有呼气,到达水面时,他受到的外部压强与肺里的压强之差是 $9.3Pa$。问潜水者出发时的深度是多少?他面对什么样的致命危险?

2.8 如图所示,当阀门打开后,水从管口缓慢流出而自由下落,水流随位置的下降而变细,这是为什么?如果阀门处的出水管口直径为 d_0,水流出的速率为 v_0,求在阀门出口以下 h 处水流的直径。

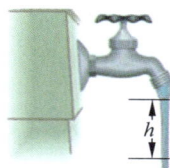

2.9 水在水平圆形管道中流动,管道内半径为 $r = 20mm$,水的流速为 $v = 2.5m \cdot s^{-1}$。已知水的密度 $\rho = 1000kg \cdot s^{-3}$,黏度为 $\eta = 1.0 \times 10^{-3}Pa \cdot s$,判断此时管道内的流动状态。

习题 2.8 图

2.10 某患者冠状动脉狭窄,狭窄段长度 $l = 5cm$,狭窄后血管内半径 $r = 1mm$,血液黏度 $\eta = 3.0 \times 10^{-3}Pa \cdot s$。

(1)计算狭窄段的流阻 $\beta_{狭窄}$ 和正常血管的流阻 $\beta_{正常}$。

(2)若总压差 $\Delta p = 600Pa$,求通过狭窄段的血流量 Q。

2.11 一注射器活塞的面积为 $1.2cm^2$,注射器针头的截面面积为 $1.0mm^2$,当注射器水平放置时,用 $4.9N$ 的力推动活塞,移动 $4.0cm$ 后可将药液全部推出。问药液从注射器中流出所用的时间为多少?

振动与波　声波
超声波

声纹

人的发声是气息推动声带振动所形成的物理现象。

声带位于喉头的中间,是两片左右水平并列的、对称且富有弹性的白色韧带,它位于气管延伸末端,如图所示。声带发声,一部分是自身机能,一部分是依靠声带周边的肌肉群协助进行发声运动。声带在不发出声音的时候是放松并张开的,便于气息顺利通过。发声时,两声带靠拢闭合,气体呼出时,气流不得不通过声带引起其振动,由此发生声音。

每个人说话时的语声都有自己的特点,这是因为各人的发声器官存在着大小、形态及功能上的差异,包括声带、软腭、舌头、牙齿、唇、咽腔、口腔、鼻腔等,这些都影响着声音特征的形成。生活中,人们可以根据声音相互辨别身份。研究表明,声音不仅具有特定性,而且具有相对稳定性。通过声学仪器检测说话人的声波,可以显示其特征频谱图,这就是所谓的声纹技术。

呼吸时,声带分离

声带

发声时,声带靠拢闭合

实验证明,人的声音在成年以后可保持长期相对稳定。无论说话者是故意模仿他人声音和语气,还是耳语轻声讲话,即使模仿得惟妙惟肖,但说话者的声音特征是无法抹掉的。因此,声纹同指纹一样,具有身份识别的作用。声纹鉴定作为辨认犯罪嫌疑人的重要手段,可以为侦查工作提供新的线索和证据。

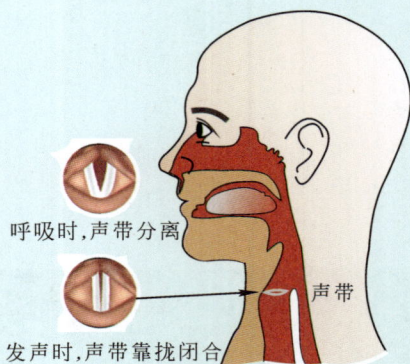

物体在某一平衡位置附近作来回往复的运动称为**振动**。生活中广泛存在这种运动,如钟摆的摆动、活塞的往复运动等。振动的概念还适用于非机械的运动之中,如交变的电压和电流、心脏跳动时人体表面各点电势的周期性变化等。在经典物理学范畴内,振动状态的传播过程称为**波动**,它也是一种常见的物质运动形式。波动通常可分为两大类:一类是机械振动在介质中的传播,称为**机械波**;另一类是变化电场和变化磁场在空间的传播,称为**电磁波**。虽然不同类型的波本质不同,但都具有一些共同特征,即具有一定的传播速度,伴随着能量的传播,都能产生反射、折射和衍射等现象。

本章在讨论振动和波动的理论基础上,还将介绍声波、超声波的一些基本概念及相关医学上的应用。

3.1　简谐运动

简谐运动是最基本、最简单的机械振动。任何复杂的振动都可以通过傅里叶变换的方法分解为简谐运动的合成,因此对简谐运动规律的研究具有实际的意义。

3.1.1　弹簧振子

简谐运动可以用一个弹簧振子来演示,如图 3-1 所示。质量为 m 的物体系于一端固定的轻弹簧的自由端,并置于光滑平面上。在弹簧处于自然长度时,物体所受合外力为零,以此平衡位置为坐标原点 O。如果把物体水平移动后释放,由于弹簧被拉长或被压缩,便有指向平衡位置的**回复力 F** 作用在物体上,使物体返回平衡位置。物体由于惯性将在 O 点两侧作往复运动。

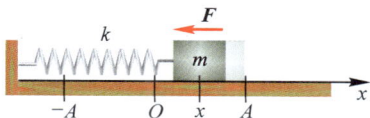

图 3-1　弹簧振子

设物体离开平衡位置的位移为 x,则位移 x 将按余弦函数的规律随时间 t 变化:

$$x = A\cos(\omega t + \varphi) \tag{3-1}$$

满足式(3-1)规律的运动即为简谐运动。

除弹簧振子外,作小幅摆动的单摆运动也是简谐运动。一般来说,如果 x 是任何物理量,只要它的变化规律满足式(3-1),就表示这个物理量在作简谐运动。

3.1.2　描述简谐运动的物理量

根据定义,简谐运动的数学表达式是

$$x = A\cos(\omega t + \varphi)$$

现在,我们来说明表达式中 A、ω 及 φ 三个量的物理意义。

A 称为**振幅**,表示简谐运动的物体离开平衡位置的最大位移,它给出了物体的振动范围: $-A \leqslant x \leqslant A$。

ω 称为**角频率**,也称**圆频率**。振动的特征之一是运动的周期性。将振动往复一次所经历的时间称为**周期**,以 T 表示。即每隔一周期,振动状态完全重复一次,有

$$x = A\cos(\omega t + \varphi) = A\cos[\omega(t + T) + \varphi]$$

由此可以求得周期

$$T = \frac{2\pi}{\omega} \tag{3-2}$$

所以,角频率 $\left(\omega = \dfrac{2\pi}{T}\right)$ 表示物体在 2π 秒时间内往复振动的次数,其单位是 rad·s^{-1}。

单位时间内振动往复或完成全振动的次数称为**频率**,用 ν 表示。它的单位是 Hz(赫兹,s^{-1})。显然,频率 ν、角频率 ω 和周期 T 之间的关系为

$$\nu = \frac{1}{T} = \frac{\omega}{2\pi} \tag{3-3}$$

φ 称为**初相位**,以角度表示。从运动学角度看,φ 具有特殊的物理意义。它反映振动系统在初始时刻($t=0$)的运动状态,其值与初始条件有关。($\omega t + \varphi$)则反映了振动系统在任意时刻 t 的运动状态,称为**相位**。

通常把 A、ω 及 φ 三个量称为描述简谐运动的三个特征量。只要这三个特征量确定了,就可以写出简谐运动的完整表达式。在以后的分析中我们会看到,A 和 φ 由初始条件来确定,而 ω 取决于振动系统自身的动力学性质,所以 ω 又称为系统的**固有频率**。

3.1.3　简谐运动的速度和加速度

由简谐运动的表达式(3-1)可求得任意时刻物体的速度

$$v = \frac{\mathrm{d}x}{\mathrm{d}t} = -\omega A \sin(\omega t + \varphi) = \omega A \cos\left(\omega t + \varphi + \frac{\pi}{2}\right)$$

$$= v_{\mathrm{m}} \cos\left(\omega t + \varphi + \frac{\pi}{2}\right) \tag{3-4}$$

和任意时刻的加速度

$$a = \frac{\mathrm{d}^2 x}{\mathrm{d}t^2} = -\omega^2 A \cos(\omega t + \varphi) = \omega^2 A \cos(\omega t + \varphi + \pi)$$

$$= a_{\mathrm{m}} \cos(\omega t + \varphi + \pi) \tag{3-5}$$

上两式中，$v_{\mathrm{m}} = \omega A$，称为**速度振幅**；$a_{\mathrm{m}} = \omega^2 A$，称为**加速度振幅**。

根据式(3-4)和式(3-5)，物体作简谐运动时，速度和加速度也随时间作周期性变化。如图 3-2 所示为简谐运动的位移、速度、加速度与时间的关系曲线。通常将表示 x-t 关系的曲线称为**振动曲线**。

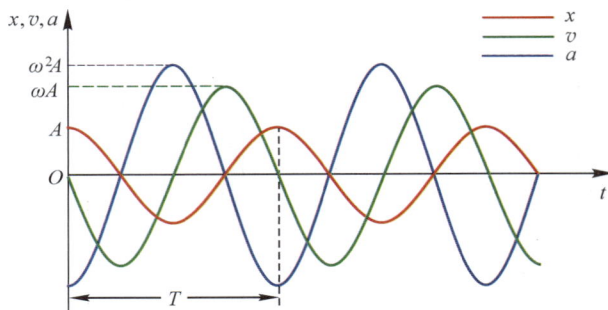

图 3-2　简谐运动的位移、速度、加速度与时间的关系

比较式(3-1)和式(3-5)，可得

$$a = -\omega^2 x \tag{3-6}$$

物体作简谐运动的加速度与其位移成正比且反向。根据牛顿第二定律 $F = ma$，作用在物体上的力为

$$F = -m\omega^2 x \tag{3-7}$$

对弹簧振子系统，m 和 ω 均为常量，所以式(3-7)可写为

$$F = -kx \tag{3-8}$$

式中，$k = m\omega^2$，称为弹簧的**劲度系数**。负号表示物体所受外力与位移方向相反，指向平衡位置。式(3-7)和式(3-8)通常也称为简谐运动的**特征方程**。它们和式(3-1)完全等效，也是判断物体是否作简谐运动的依据。

3.1.4　简谐运动的旋转矢量表示法

在研究简谐运动规律时，可以采用既简单又直观的几何方法进行描述，即**旋转矢量**表示法。

如图 3-3 所示，自 Ox 轴的原点 O 作一矢量 A，该矢量 A 在如图平面内绕 O 点作逆时针方向的匀速转动，其角速度为 ω。设 $t=0$ 时刻，矢量 A 与 x 轴之间的夹角为 φ。经过时间 t，矢量 A 与 x 轴之间的夹角变为 $(\omega t+\varphi)$。此时矢量 A 的末端 P 在 x 轴上的投影点 Q 的坐标可表示为

$$x=A\cos(\omega t+\varphi)$$

它与式（3-1）所表示的简谐运动表达式相同，说明 x 轴上投影点 Q 的运动符合简谐运动的规律。旋转矢量的模 $|A|$ 表示振幅 A，旋转矢量 A 与 x 轴的夹角 $(\omega t+\varphi)$ 表示简谐运动的相位，φ 即为初相位，而旋转矢量绕原点 O 的角速度就是简谐运动的角频率 ω。

利用旋转矢量图，可以很容易地表示简谐运动在任意时刻的运动状态，并且可在图 3-3 中直观地反映振动的初相位和相位。

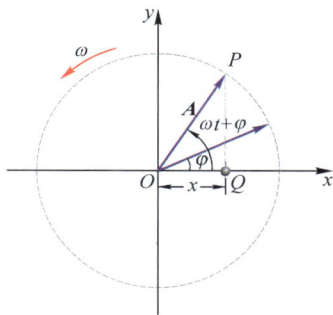

图 3-3　旋转矢量表示法

例题 3-1　一物体沿 x 轴作简谐运动，平衡位置在坐标原点 O。已知振幅为 $A=12\text{cm}$，周期 $T=2.0\text{s}$。初始时，物体的位移为 $x=6.0\text{cm}$，且向 x 轴正方向运动。求：

（1）此简谐运动的表达式。

（2）$t=0.50\text{s}$ 时物体的位移、速度和加速度。

（3）物体从 $x=-6.0\text{cm}$ 处向 x 轴负方向运动，第一次回到平衡位置所需的时间。

解　（1）按定义，简谐运动的表达式为

$$x=A\cos(\omega t+\varphi)$$

已知 $T=2.0\text{s}$，可求得角频率

$$\omega=\frac{2\pi}{T}=\frac{2\pi}{2.0\text{s}}=\pi\text{s}^{-1}$$

初相位 φ 可利用旋转矢量法直接获得。由初始条件，旋转矢量位于第 4 象限，如图 3-4(a)所示。因此有

$$\cos\varphi=-\frac{0.060}{0.12}=-\frac{1}{2}$$

$$\varphi=-\frac{\pi}{3}\quad\text{或}\quad\varphi=\frac{5\pi}{3}$$

得简谐运动的表达式为

$$x=0.12\cos\left(\pi t-\frac{\pi}{3}\right)\quad(\text{m})$$

（2）由简谐运动表达式可知，$t=0.50\text{s}$ 时，物体的位移为

$$x=0.12\cos\left(\pi\times\frac{1}{2}-\frac{\pi}{3}\right)(\text{m})=0.10\text{m}$$

57

物体的速度为

$$v = \frac{\mathrm{d}x}{\mathrm{d}t} = -0.12\pi\sin\left(\pi t - \frac{\pi}{3}\right) \quad (\mathrm{m \cdot s^{-1}})$$

$t = 0.50\mathrm{s}$ 时，$v = -0.19\mathrm{m \cdot s^{-1}}$。

物体的加速度为

$$a = \frac{\mathrm{d}^2 x}{\mathrm{d}t^2} = -0.12\pi^2\cos\left(\pi t - \frac{\pi}{3}\right) \quad (\mathrm{m \cdot s^{-2}})$$

$t = 0.50\mathrm{s}$ 时，$a = -1.0\mathrm{m \cdot s^{-2}}$。

（3）由题意知，"从 $x = -6.0\mathrm{cm}$ 处向 x 轴负方向运动"这一运动状态对应的旋转矢量位置在 P_1 处，如图 3-4(b)所示。其旋转矢量与 Ox 轴的夹角为 $\varphi_1 = \frac{2\pi}{3}$。旋转矢量逆时针转至 P_2 处与 Ox 轴的夹角为 $\varphi_2 = \frac{3\pi}{2}$，即物体"第一次回到平衡位置"。此过程中，旋转矢量转过的角度为

$$\Delta\varphi = \varphi_2 - \varphi_1 = \frac{3\pi}{2} - \frac{2\pi}{3} = \frac{5\pi}{6}$$

由于转动角速度是 ω，所以物体从 P_1 处转到 P_2 处所需的时间为

$$\Delta t = \frac{\Delta\varphi}{\omega} = \frac{\frac{5}{6}\pi}{\pi}\mathrm{s} = 0.83\mathrm{s}$$

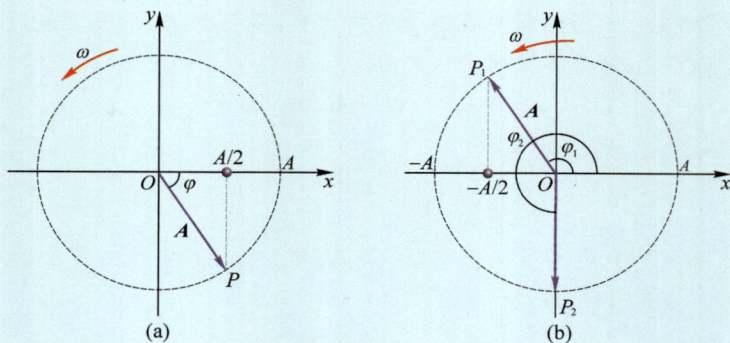

图 3-4　例题 3-1 用图

3.1.5　简谐运动的能量

仍以弹簧振子为例。当物体的位移为 x、速度为 v 时，弹簧振子的弹性势能和动能分别为

$$E_{\mathrm{p}} = \frac{1}{2}kx^2 = \frac{1}{2}kA^2\cos^2(\omega t + \varphi) \tag{3-9}$$

$$E_{\mathrm{k}} = \frac{1}{2}mv^2 = \frac{1}{2}m\omega^2 A^2\sin^2(\omega t + \varphi) \tag{3-10}$$

因 $\omega^2 = \dfrac{k}{m}$，所以式(3-10)可写成

$$E_k = \frac{1}{2}mv^2 = \frac{1}{2}kA^2\sin^2(\omega t + \varphi) \tag{3-11}$$

系统的动能和势能都随时间 t 作周期性变化。物体在平衡位置处时，动能最大，势能为零。在最大位移处时，动能为零，势能最大。而在任意位置处，动能和势能均不为零，但两者能量的总和是一个不随时间而变的恒量，为

$$E = E_k + E_p = \frac{1}{2}kA^2 \tag{3-12}$$

即系统的机械能守恒。

式(3-12)说明弹簧振子的总能量和振幅的平方成正比，系统的振幅反映了振动系统总能量的大小，或者说反映了振动的强度。由于振幅 A 由初始条件决定，所以系统总能量由初始时刻所决定。

例题 3-2 质量为 0.10kg 的物体以 1.0cm 的振幅作振动，最大加速度为 $4.0\text{cm} \cdot \text{s}^{-2}$。求：

(1) 振动的周期。

(2) 振动系统的总能量。

(3) 物体在何处时，系统的动能和势能相等。

(4) 物体的位移等于振幅的一半时，动能与势能之比。

解 (1) 简谐运动时，物体的加速度为

$$a = -\omega^2 A\cos(\omega t + \varphi)$$

有

$$a_m = \omega^2 A, \quad \omega = \sqrt{\frac{a_m}{A}}$$

得

$$T = \frac{2\pi}{\omega} = 2\pi\sqrt{\frac{A}{a_m}} = 2\pi\sqrt{\frac{0.010}{0.040}}\,\text{s} = 3.1\text{s}$$

(2) 系统的总能量为

$$E = \frac{1}{2}m\omega^2 A^2 = \frac{1}{2}ma_m A = \frac{1}{2} \times 0.10\text{kg} \times 4.0\text{cm} \cdot \text{s}^{-2} \times 1.0\text{cm} = 2.0 \times 10^{-5}\text{J}$$

(3) 设物体在位移为 x 时动能和势能相等，则

$$E_p = E_k = \frac{1}{2}kx^2$$

而

$$E_p + E_k = \frac{1}{2}kA^2$$

由此可得

$$x = \pm \frac{\sqrt{2}}{2}A = \pm 7.1 \times 10^{-3}\,\text{m}$$

（4）$x = \frac{1}{2}A$ 时，系统的势能为

$$E_p = \frac{1}{2}kx^2 = \frac{1}{2}k\left(\frac{1}{2}A\right)^2 = \frac{1}{8}kA^2$$

动能为

$$E_k = E - E_p = \frac{1}{2}kA^2 - \frac{1}{8}kA^2 = \frac{3}{8}kA^2$$

动能与势能之比为

$$\frac{E_k}{E_p} = 3$$

3.2　简谐运动的合成

一个质点往往同时参与多个简谐运动。根据运动的叠加原理，合振动一般较为复杂。下面主要分析较为常见的几种合成。

3.2.1　同方向同频率的简谐运动的合成

设两个振动方向相同、频率相等的简谐运动，它们的振幅分别为 A_1 和 A_2，初相位分别为 φ_1 和 φ_2，其表达式分别为

$$x_1 = A_1\cos(\omega t + \varphi_1)$$
$$x_2 = A_2\cos(\omega t + \varphi_2)$$

当一个质点同时参与了 x_1 和 x_2 的运动，则任意时刻该质点的位移为两个简谐运动位移的代数和，即

$$x = x_1 + x_2$$

利用旋转矢量表示法，可直观地得到合振动的结果。

如图 3-5 所示，两个分振动的旋转矢量分别为 $\boldsymbol{A}_1$ 和 $\boldsymbol{A}_2$，$t=0$ 时刻它们与 x 轴的夹角分别为 φ_1 和 φ_2，在 x 轴上的投影分别为 x_1 及 x_2。$\boldsymbol{A}_1$ 和 $\boldsymbol{A}_2$ 的合矢量为 $\boldsymbol{A}$，而 $\boldsymbol{A}$ 在 x 轴上的投影为 $x = x_1 + x_2$。可见，$\boldsymbol{A}$ 表示的是两个分振动的合振动。合成后仍为简谐运动，表达式为

$$x = A\cos(\omega t + \varphi)$$

参照图 3-5，可求得合振动的振幅为

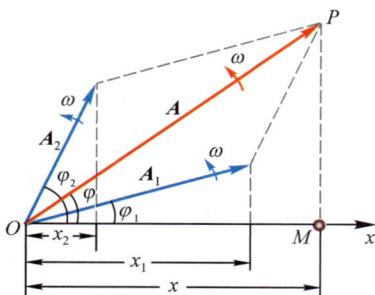

图 3-5　两个同方向同频率的简谐运动的合成

$$A = \sqrt{A_1^2 + A_2^2 + 2A_1A_2\cos(\varphi_2 - \varphi_1)} \tag{3-13}$$

由直角三角形 POM 可求得合振动的初相 φ,即

$$\tan\varphi = \frac{A_1\sin\varphi_1 + A_2\sin\varphi_2}{A_1\cos\varphi_1 + A_2\cos\varphi_2} \tag{3-14}$$

由式(3-13)可知,合振幅不仅取决于两个分振动的振幅,还与两个分振动的相位差有关。如果两个分振动相位相同,即

$$\varphi_2 - \varphi_1 = 2k\pi, \quad k = 0, \pm1, \pm2, \cdots$$

则有

$$A = \sqrt{A_1^2 + A_2^2 + 2A_1A_2} = A_1 + A_2 \tag{3-15}$$

此时两振动合成相互加强,合振幅最大。若 $A_1 = A_2 = A_0$,则 $A = 2A_0$。

如果两个分振动相位相反,即

$$\varphi_2 - \varphi_1 = (2k+1)\pi, \quad k = 0, \pm1, \pm2, \cdots$$

则有

$$A = \sqrt{A_1^2 + A_2^2 - 2A_1A_2} = |A_1 - A_2| \tag{3-16}$$

此时两振动合成相互削弱,合振幅最小。若 $A_1 = A_2$,则 $A = 0$,即两个等幅而反相的简谐运动的合成将使质点处于静止状态。

例题 3-3 求如图 3-6(a)所示的两个简谐运动的合振动表达式。

解 这是同方向同频率的两个简谐运动的合成问题。由图 3-6(a)所示的振动曲线可求得振动的角频率为

$$\omega = \frac{2\pi}{T} = \frac{2\pi}{2} = \pi \text{ s}^{-1}$$

根据图 3-6(a),可以画出 $t=0$ 时刻的两个简谐运动对应的旋转矢量图,如图 3-6(b)所示。显然,两者反相,合振动的振幅为

$$A = |A_1 - A_2| = 0.08\text{m} - 0.04\text{m} = 0.04\text{m}$$

合振动的初相位为

$$\varphi = \frac{3\pi}{2}.$$

从而得到合振动的表达式为

$$x = 0.04\cos\left(\pi t + \frac{3\pi}{2}\right) \quad (\text{m})$$

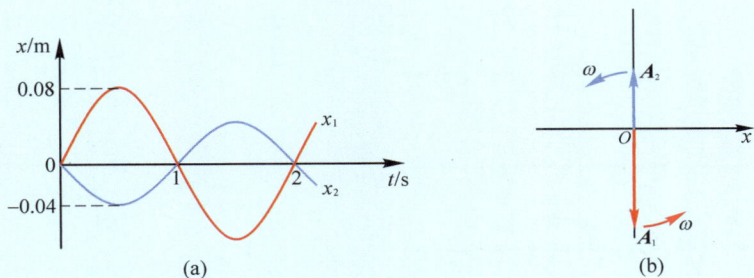

图 3-6 例题 3-3 用图

3.2.2　同方向不同频率的简谐运动的合成　拍

如果两个简谐运动的振动方向相同而频率不同,那么它们的合振动虽然仍与原来的振动方向相同,但不再是简谐运动。

为了简化问题,假设两个简谐运动的振幅相等,初相位均为零,它们的振动表达式可分别写成

$$x_1 = A\cos\omega_1 t = A\cos 2\pi\nu_1 t$$
$$x_2 = A\cos\omega_2 t = A\cos 2\pi\nu_2 t$$

参与上述两个简谐运动的质点位移为

$$x = x_1 + x_2 = 2A\cos 2\pi\frac{\nu_2 - \nu_1}{2}t\cos 2\pi\frac{\nu_2 + \nu_1}{2}t \tag{3-17}$$

显然,合成后的形式不符合简谐运动的定义。但当两个分振动的频率都较大且两频率之差又很小,即 $\nu_2 - \nu_1 \ll \nu_2 + \nu_1$ 时,其合振动可看成振幅随时间缓慢变化的近似简谐运动。这是因为在合振动表达式的两个周期性变化的因子 $\cos 2\pi\frac{\nu_2 - \nu_1}{2}t$ 和 $\cos 2\pi\frac{\nu_2 + \nu_1}{2}t$ 中,前者的变化频率比后者小很多。将 $2A\cos 2\pi\frac{\nu_2 - \nu_1}{2}t$ 的绝对值看成振幅项,那么振幅将随时间作周期性变化,表现出振动的忽强忽弱,这种现象称为**拍**,如图 3-7 所示。合振幅变化的频率称为**拍频**。由振幅

$$\left| 2A\cos 2\pi\frac{\nu_2 - \nu_1}{2}t \right|$$

可得拍频为

$$\nu = \nu_2 - \nu_1 \tag{3-18}$$

即拍频的数值等于两个分振动频率之差。

拍现象也可以用旋转矢量表示法来形象地说明。如图 3-8 所示,由于 A_1 和 A_2 的角速度不同,两个旋转矢量之间的夹角也将随时间改变。它们的合振动振幅也将随时间变化。设 A_2 的角速度比 A_1 大,单位时间内 A_2 比 A_1 多转 $(\nu_2 - \nu_1)$ 圈。当两个分振动矢量同相时,合振幅最大;当两个分振动矢量反相时,合振幅最小。最大和最小的次数都是 $(\nu_2 - \nu_1)$ 次,这就是所谓的拍频。

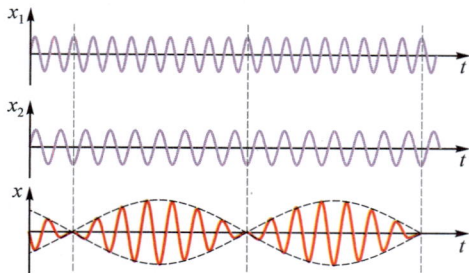

图 3-7　拍的形成图

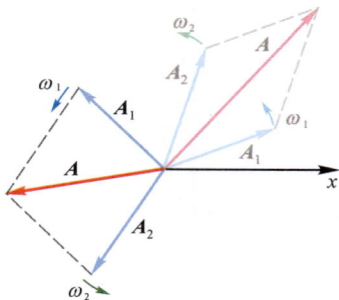

图 3-8　拍的旋转矢量表示

拍现象广泛运用于速度测量、无线电和地面卫星跟踪等技术领域。

3.2.3　相互垂直的简谐运动的合成　李萨如图

首先考虑频率相同的两个简谐运动,它们分别沿 x 轴和 y 轴振动,其振动表达式分别为

$$x = A_1 \cos(\omega t + \varphi_1)$$
$$y = A_2 \cos(\omega t + \varphi_2)$$

任意时刻 t,质点的坐标是 (x, y)。将上述两式看作质点运动轨迹的参数方程,消去参量 t,可得质点的轨迹方程为

$$\frac{x^2}{A_1^2} + \frac{y^2}{A_2^2} - 2\frac{xy}{A_1 A_2}\cos(\varphi_2 - \varphi_1) = \sin^2(\varphi_2 - \varphi_1) \tag{3-19}$$

质点的轨迹是一个椭圆方程。椭圆的具体形状由分振动的振幅及相位差决定。下面分别讨论相位差的几个特殊情况。

(1) $\varphi_2 - \varphi_1 = 0$,两振动同相。此时式(3-19)变为

$$y = \frac{A_2}{A_1} x$$

表明质点轨迹是一条通过坐标原点的直线,其斜率为 $\frac{A_2}{A_1}$,如图 3-9(a)所示。

(2) $\varphi_2 - \varphi_1 = \pi$,两振动反相。此时式(3-19)变为

$$y = -\frac{A_2}{A_1} x$$

质点的轨迹仍是一直线,但斜率为负值,如图 3-9(b)所示。

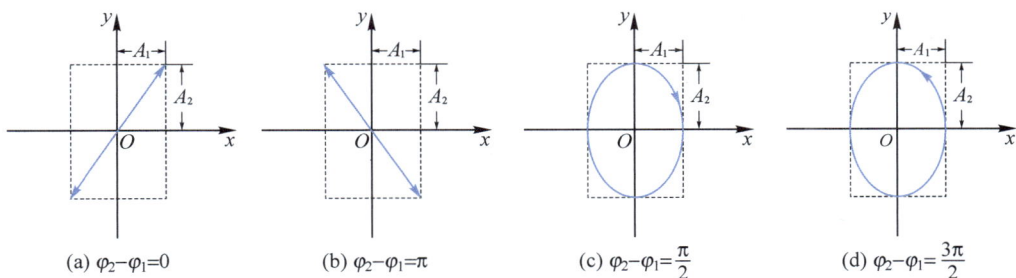

图 3-9　同频率相互垂直简谐运动的合运动轨迹

在上述两种情况下,质点离开平衡位置的位移 r 为

$$r = \sqrt{x^2 + y^2} = \sqrt{A_1^2 + A_2^2}\cos(\omega t + \varphi)$$

可见,合振动仍是简谐运动,频率与分振动相同,而振幅等于 $\sqrt{A_1^2 + A_2^2}$。

(3) $\varphi_2 - \varphi_1 = \pm\dfrac{\pi}{2}$,这时式(3-19)可简化为

$$\frac{x^2}{A_1^2} + \frac{y^2}{A_2^2} = 1$$

质点的轨迹是以坐标轴为主轴的椭圆。如图 3-9(c)所示为 $\varphi_2 - \varphi_1 = \dfrac{\pi}{2}$ 的情况,此时 x 落

后 y 为 $\dfrac{\pi}{2}$，质点按顺时针方向作椭圆运动，运动的周期就等于分振动的周期。而图 3-9(d) 对应的是 $\varphi_2 - \varphi_1 = -\dfrac{\pi}{2}\left(\text{或}\dfrac{3\pi}{2}\right)$ 的情况，即 x 超前 y 为 $\dfrac{\pi}{2}$，质点沿椭圆轨道作逆时针方向运动。

若两个分振动的振幅相等，即 $A_1 = A_2$，质点将作圆周运动。因此圆周运动可分解成两个相互垂直的简谐运动。

（4）$\varphi_2 - \varphi_1$ 等于其他值时，合振动轨迹仍是椭圆，但不是正椭圆，而是斜椭圆。如图 3-10 所示的轨迹是 $\varphi_2 - \varphi_1 = \pm\dfrac{\pi}{4}$ 的情况。

现在考虑两个相互垂直但具有不同频率的简谐运动的合成。一般情况下，由于相位差不是恒定的，合成后的运动轨迹也将不稳定。而当两个分振动的频率之比为简单的整数比时，合成后的运动具有稳定的封闭轨迹。图 3-11 给出了对应不同频率比值及不同相位差时振动质点的合成运动轨迹，这些图形称为**李萨如图形**。

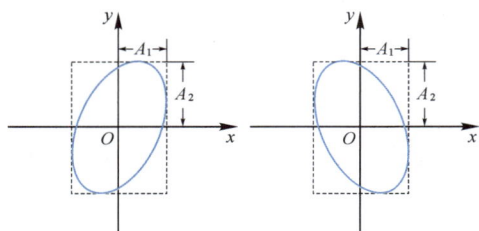

图 3-10 $\varphi_2 - \varphi_1 = \pm\dfrac{\pi}{4}$ 时的合运动轨迹

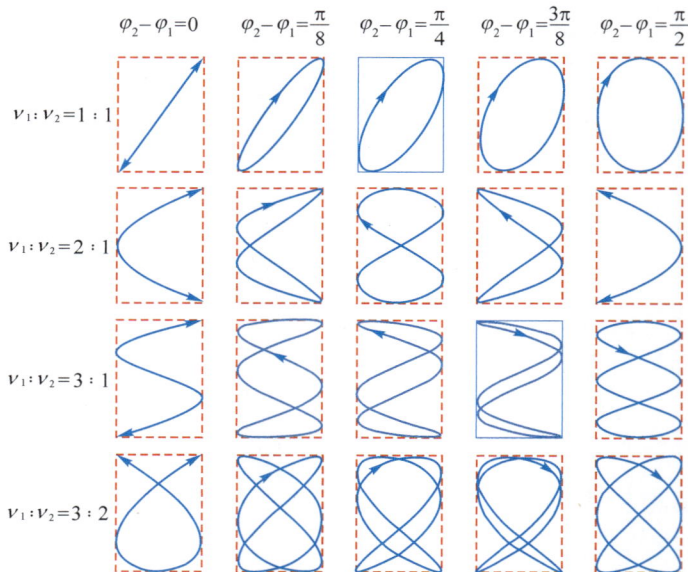

图 3-11 李萨如图形

3.3 阻尼振动 受迫振动 共振

振动系统作为一个孤立系统，在作简谐运动时机械能守恒，物体在恢复力和惯性力的作用下永不停止地以不变的振幅振动下去。但这仅是一种理想情况，实际的振动系统不可避免地要与外界发生作用而交换能量。

3.3.1 阻尼振动

在机械振动系统中,物体会受到空气或其他物体的阻力而逐渐地减小振幅,最后导致振动停止。这种振幅逐渐减小的振动称为**阻尼振动**,如图 3-12 所示。引起振幅减小的原因称为**阻尼**。阻尼越大,振幅衰减越快,如果阻尼足够大,甚至可以使振动一次也不能完成,如图 3-12 中红色曲线所示。生活中为防止振动,往往采取增加阻尼的方法。如用于保护建筑物的避震装置——风阻尼器,如图 3-13 所示。在精密仪表中,为使人们能较快地和较准确地进行读数,也常使仪表指针的偏转系统处于电磁阻尼的临界状态。

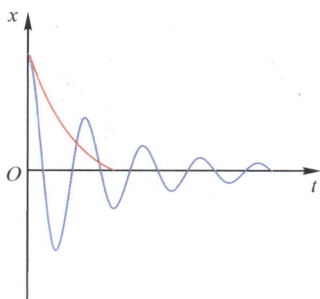

图 3-12　阻尼振动

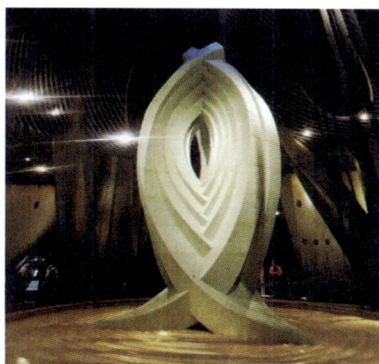

图 3-13　上海中心大厦的风阻尼器

阻尼对振动的另一种影响是使振动频率减小,因此有阻尼时系统的振动频率比无阻尼时的频率要低。阻尼越大,振动的频率也越低。一般情况下,阻尼振动对振幅和频率的影响同时存在。但当阻尼不是很大时,它对频率的影响不是很显著,可以忽略。

3.3.2 受迫振动 共振

在阻尼振动中,阻力的方向总是和振动的方向相反,因此引起振动幅度的衰减。如果对振动系统施加一个称为**策动力**的周期性外力,则系统的振幅不再衰减,这种振动称为**受迫振动**。受迫振动在开始时,情况较为复杂,但经过一段时间后,振动系统很快达到稳定状态,保持一定的振幅,且系统的频率也将趋于策动力的频率。如图 3-14 所示,蓝线是阻尼振动曲线,灰线是策动力曲线,红线则是两者的合成曲线。可见,阻尼振动在策动力作用下,最终趋于稳定,合成后的曲线和策动力吻合。在实际应用中有许多振动属于受迫振动,例如,声波引起耳膜的振动、机器运转时引起基座的振动等。

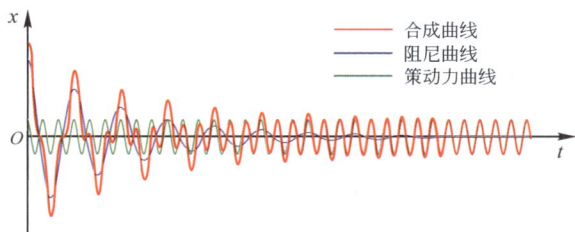

共振小人

图 3-14　受迫振动

理论与实验表明，当策动力频率 ω 与系统的固有频率 ω_0 近似相等时，受迫振动的振幅 A 将达到最大，这种现象称为**共振**。如图 3-15 所示为受迫振动的振幅 A 与策动力频率 ω 的关系曲线。

共振是日常生活中常见的物理现象。例如，各类乐器依据声波的共振获得美妙的音响效果；收音机中的调谐回路是根据电磁共振来选择电台的；利用核磁共振技术进行物质结构研究以及医疗诊断等。但是，共振现象也给人类带来很多麻烦，如 1940 年 7 月 1 日通车的美国塔科马大桥，仅四个多月就在大风中因共振而坍塌，如图 3-16 所示。

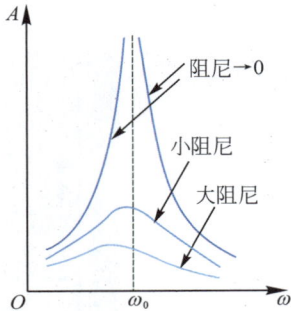

图 3-15　振幅与策动力频率的关系

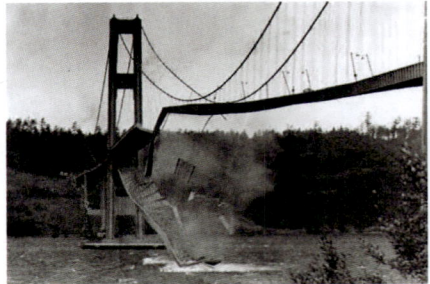

图 3-16　塔科马大桥在风中摇曳而坍塌

3.4　机械波

在弹性介质中，一个质点在平衡位置附近作机械振动，连接在周围的质点也将随之振动，并在弹性介质内向周围蔓延，这种机械振动的传播现象称为**机械波**。

3.4.1　机械波的产生和传播

如图 3-17(a)所示，将一根橡皮绳的一端固定在墙上，用手沿水平方向将它拉紧。当手

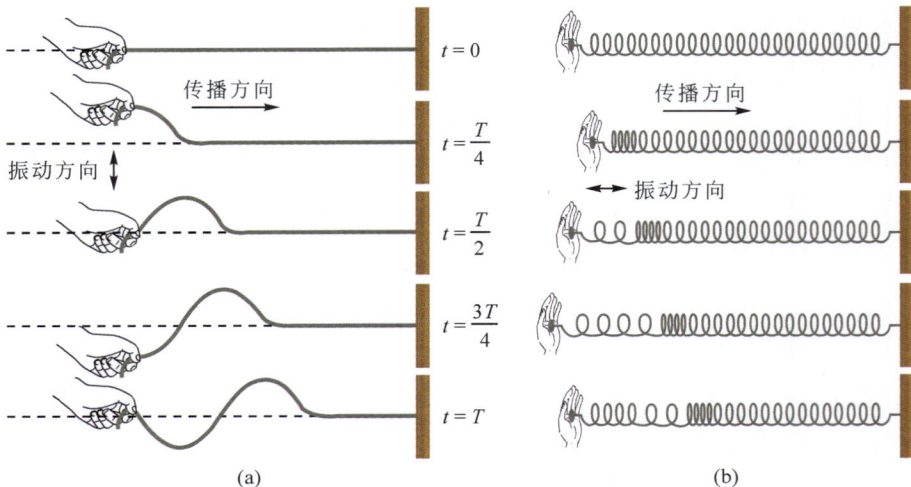

(a)　　　　　(b)

图 3-17　波的产生和传播

上下抖动时,绳子上各部分质点就依次上下振动起来,由此在绳子上产生一列由左向右行进的波。这个简单模型反映了机械波产生和传播的过程,即机械波的产生必须依赖两个条件,一是作机械振动的**波源**,二是能够传播机械振动的**弹性介质**。

按质点振动方向和波的传播方向的关系,机械波可分为**横波**与**纵波**两种基本模式。如果质点振动方向与波的传播方向相互垂直,这种波称为横波,如图 3-17(a)所示。横波的特点是有峰有谷,峰谷相间。如果质点的振动方向与波的传播方向相互平行,这种波称为纵波,如图 3-17(b)所示。纵波的特点是随着振动的传播,在前进方向上介质有疏有密,疏密相间。

3.4.2　波动的描述

波动是指振动状态的传播。波在传播时,介质中的各质点仍在各自的平衡位置振动,并未“随波逐流”。因为振动状态可以用振动的相位来描述,所以波动就是相位的传播。波动形成时,介质中各质点将依次振动,不同位置的两个质点在振动的步调上存在一个“时间差”,即两个质点的振动有相位差。与距离波源较近的点比较,较远点的振动相位要相对滞后。另外,振动传播过程中,质点的振动和介质的形变均以一定的速度向前传播,因而在实际过程中,波动也将伴随着能量的传播。

将波动过程中振动相位相同的点连成一个面,称之为**波面**,如图 3-18 所示。代表波的传播方向的直线称为**波线**。波面和波线总是相互垂直。根据波面的不同几何形状又可将波区分为**球面波**、**平面波**、**柱面波**等。波在各向同性均匀介质中传播时,在各个方向的传播速度均相同,所以点波源所产生的波面是一个不断扩大的球面,称为球面波,如图 3-18(a)所示。而图 3-18(b)所示的是平面波,它由一组相互平行的波面和平行的波线所组成。在某一时刻,最前面的波面称为**波阵面**或**波前**。

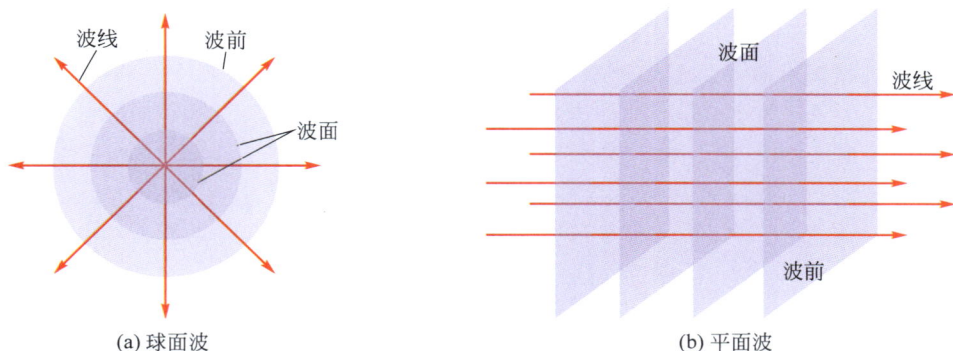

(a)球面波　　　　　　　　　　　　　　　(b)平面波

图 3-18　球面波和平面波

和振动一样,在对机械波作定量描述时,同样有一组重要的物理量。

波长 λ 是指在同一波线上两个相邻的、相位差为 2π 的振动质点之间的距离,如图 3-19 所示。这两个质点的振动步调完全一致,所以波长是一个完整波形的长度。它反映了波动这一运动形式在空间上具备周期性的特征。

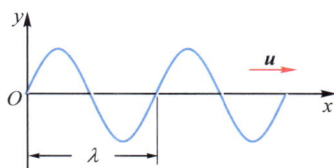

图 3-19　机械波

周期 T 是波前进一个波长的距离所需要的时间。周期的倒数叫作波的**频率**，用 ν 表示，即 $\nu = \dfrac{1}{T}$，表示单位时间内通过波线上某点的完整波的个数。当波源作一次完全振动时，波动就传播一个波长的距离，所以波的周期（或频率）等于波源的振动周期（或频率）。一般情况下，波的周期（或频率）由波源决定，而与介质性质无关。波在不同介质中传播时，周期（或频率）不变。

波速 u 是指振动状态在介质中的传播速度。波在一个周期内前进的距离恰好为一个波长，所以波速 u、波长 λ 和周期 T 的关系为

$$u = \frac{\lambda}{T} \tag{3-20}$$

波速的大小取决于介质的性质。一般来说，介质的弹性模量越大，密度越小，波速就越快，可以证明，它们有如下关系

$$u \propto \sqrt{\frac{\text{弹性模量}}{\text{密度}}}$$

此外，波速的大小还和环境温度有关，见 3.8 节表 3-1。

由式（3-20）可知，因周期（频率）不变，波在不同介质中传播时波长不同。

3.5　平面简谐波

当平面波在介质中传播时，各质点均为同频率、同振幅的简谐运动，这种平面波称为**平面简谐波**。平面简谐波是最简单、最基本的波动，任何复杂的波动都可看作不同频率简谐波的叠加。

3.5.1　平面简谐波的波函数

平面简谐波在传播方向上是一系列相互平行的波面，每个波面上各点的振动状态完全一致。任意取一条波线作为 x 轴，研究沿 x 轴的波动就能反映整个的波动情况。

设平面简谐波沿 x 轴正向传播，波速为 u，振动方向沿纵坐标 y 轴，如图 3-20 所示。如原点 O 处的简谐运动表达式为

$$y_O(t) = A\cos(\omega t + \varphi_0)$$

则振动状态从原点 O 传播到坐标为 x 的任意点 P 处时，P 处的质点将以相同的振幅和频率重复 O 点处质点的振动，

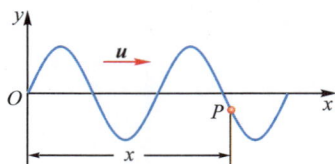

图 3-20　波动表达式推导

但时间要滞后 $\dfrac{x}{u}$。因而 P 点处质点的位移是 O 点处在 $\left(t - \dfrac{x}{u}\right)$ 时刻的位移，即

$$y_P(t) = A\cos\left[\omega\left(t - \frac{x}{u}\right) + \varphi_0\right]$$

P 为任意位置，因此上式可改写为

$$y(x,t) = A\cos\left[\omega\left(t - \frac{x}{u}\right) + \varphi_0\right] \tag{3-21}$$

式(3-21)给出了 x 轴上任意点 x 处的质点位移随时间的变化规律,称为平面简谐波的**波函数**。

如果平面简谐波沿 x 轴负方向传播,P 点处质点的振动在步调上则要超前于 O 点处质点的振动,那么,沿 x 轴负方向传播的波函数应为

$$y(x,t) = A\cos\left[\omega\left(t + \frac{x}{u}\right) + \varphi_0\right] \tag{3-22}$$

若已知 x_0 处的简谐运动表达式,波函数的一般形式可写为

$$y(x,t) = A\cos\left[\omega\left(t \mp \frac{x - x_0}{u}\right) + \varphi_0\right] \tag{3-23}$$

式中,干表示波的传播方向,沿 x 轴正向传播取一,负向传播取十;φ_0 是 x_0 处振动的初相位。

无论是横波还是纵波,皆可用上述波函数表示。对于横波,质点离开平衡位置的位移 y 与波的传播方向 x 轴垂直。而对于纵波,位移 y 是沿 x 轴方向的振动。

3.5.2 波函数的物理意义

从波函数的定义式可明显看出,波函数在时间上和空间上都具有周期性特征,满足

$$\left.\begin{array}{l} y(x, t + T) = y(x,t) \\ y(x + \lambda, t) = y(x,t) \end{array}\right\} \tag{3-24}$$

式(3-24)可作为平面简谐波的周期和波长的定义式。波的周期 T 和波长 λ 分别是表征波动的时间周期性和空间周期性的物理量。

若要知道介质中某点 P 的振动情况,可将该点坐标值 x_P 代入波函数,则 y 仅为时间 t 的函数,可得 P 点处的简谐运动表达式。与坐标原点 O 处比较,该点的振动在相位上落后 $\frac{\omega x_P}{u}$。沿波的传播方向上,各质点的振动相位依次落后,任意两点 x_1 和 x_2 处的振动相位差为

$$\Delta\varphi = \varphi_1 - \varphi_2$$

$$= \left(-\frac{\omega x_1}{u}\right) - \left(-\frac{\omega x_2}{u}\right)$$

$$= \frac{2\pi}{\lambda}(x_2 - x_1) \tag{3-25}$$

纵观全局,观察某一时刻介质中各质点的位移情况,可将时刻 t_0 代入波函数,得到 y 只是 x 的周期函数。如图 3-21 所示为 t_0 时刻的波形图和 $t_0 + \Delta t$ 时刻的波形图。可见波形曲线的"周期"就是波长 λ。

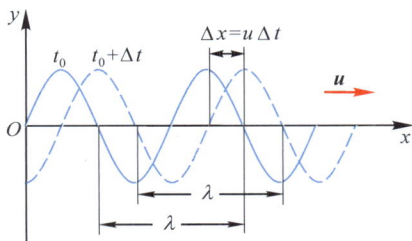

图 3-21　简谐波的波形及波形的传播

例题 3-4　设有一个横波在弦上传播，其波函数为 $y=0.02\cos\pi(5x-200t)$（单位：m），试求其振幅 A、波长 λ、频率 ν、周期 T 和波速 u。

解　将波函数写成标准函数式，有

$$y=0.02\cos\pi(5x-200t)$$
$$=0.02\cos200\pi\left(t-\frac{x}{40}\right)\quad(\text{m})$$

说明此简谐波向 x 正方向传播，将其与式（3-21）比较，可得

$$A=0.02\text{m},\quad u=40\text{m}\cdot\text{s}^{-1},\quad \omega=200\pi\text{ s}^{-1}$$

且有

$$\nu=\frac{\omega}{2\pi}=100\text{Hz},\quad T=\frac{1}{\nu}=0.01\text{s},\quad \lambda=uT=0.4\text{m}$$

3.5.3　波的能量

波动是能量传递的一种方式。波动所到之处，介质中各质点都在各自的平衡位置附近振动，同时介质也会产生形变。可以证明，平面波在弹性介质中传播时，单位体积介质的动能和势能之和，即能量密度 w 为

$$w=\rho A^2\omega^2\sin^2\omega\left(t-\frac{x}{u}\right)\tag{3-26}$$

式中，ρ 为介质的密度。可见，波在空间任一点处的能量密度也是随时间周期变化的。一个周期内的平均值称为**平均能量密度** $\bar{w}$，为

$$\bar{w}=\frac{1}{2}\rho A^2\omega^2\tag{3-27}$$

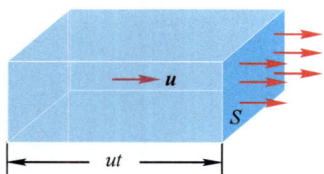

图 3-22　波的能流密度

为了反映波动的能量传播特点，引入**能流密度**的概念。如图 3-22 所示，以矩形柱体表示介质中的一块体积，截面面积 S 垂直于波的传播方向，单位时间通过截面面积 S 的平均能量为 $\bar{w}uS$。那么，单位时间内通过垂直于传播方向的单位面积的平均能量，即能流密度 I 为

$$I=\bar{w}u=\frac{1}{2}\rho uA^2\omega^2\tag{3-28}$$

式（3-28）表明，波的能流密度和振幅的平方、频率的平方及介质密度成正比。能流密度又称为**波的强度**。能流密度的单位是 $\text{W}\cdot\text{m}^{-2}$。

3.6　波的衍射和干涉

3.6.1　惠更斯原理　波的衍射

在波动中，波源的振动是通过介质中的质点依次传播出去的。如果介质是连续分布的，

则其中任何一点的振动都将直接引起邻近各点的振动,因而介质中任何一个质点都可以视作新的波源。惠更斯观察和总结了这一现象,于1690年首先提出：介质中波动传播到达的各点,都可看作发射子波的波源,在其后的任一时刻,这些子波波面的包络就是新的波前。这就是**惠更斯原理**。

惠更斯原理适用于任何形式的波动,无论是机械波还是电磁波,是均匀介质中的波还是非均匀介质中的波,只要知道某一时刻的波前,按惠更斯原理,用作图法就能确定下一时刻的波前,解决了波传播的方向问题。

波的衍射现象在自然界随处可见,它是指波在传播过程中遇到障碍物时,能绕过障碍物继续传播的现象(见图 3-23)。该现象完全可用惠更斯原理进行解释。如图 3-24 所示,平面波到达前方的缝时,缝上各点都可看作发射子波的波源,按惠更斯原理,作这些子波的包络可得到新的波前。此波前不再是平面,靠近边缘处,波前弯曲,波的传播方向因此发生改变而绕过缝的边缘向前传播。

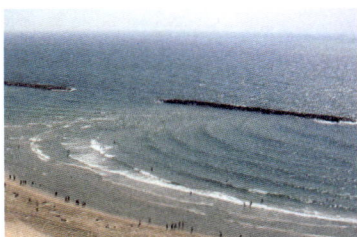

图 3-23　水波衍射

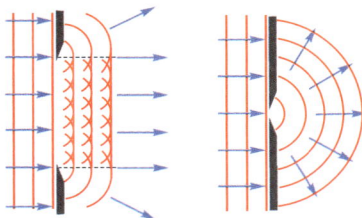

图 3-24　波的衍射

在各向异性介质中,由于沿不同方向的波速不同,子波面将不再是半球面,如光在双折射晶体中传播时出现的椭球面,但同样可以应用惠更斯原理求得波前。

3.6.2　波的干涉

轻拍在水面上的两处,形成两列水面波,如图 3-25 所示。观察发现,两波交叠处,水面有较强烈的起伏,这正是**波的叠加原理**。即在介质中传播的几列波在某处相遇时,该处质点的振动将是各列波所引起的振动的合成。

继续观察上述现象,发现交叠后的两个水面波仍然按各自原来的方向传播,好像没有相遇一样。这个现象称为**波传播的独立性原理**。即当有几列波在同一介质中传播时,无论是否相遇,每列波都将保持自己原有的振动特性(如频率、波长、振动方向等),并按自己原来的传播方向继续前进,不受其他波的影响。

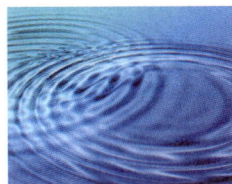

图 3-25　波的叠加

观察发现,当两列(或两列以上)频率相同、振动方向一致、相位差保持恒定的波在同一介质中相遇时,在相遇的区域有些点合振动始终加强,有些点合振动始终减弱,这种现象称为**波的干涉**。上述的三个条件称为波的相干条件,满足相干条件的波称为**相干波**,其波源则称为**相干波源**。

如图 3-26 所示,设有两相干波源 S_1 和 S_2 的振动表达式分别为

$$y_1 = A_1\cos(\omega t + \varphi_1)$$
$$y_2 = A_2\cos(\omega t + \varphi_2)$$

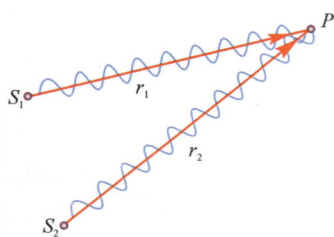

图 3-26　干涉条件推导

式中，ω 为两波源的角频率，A_1 和 A_2 分别为两波源的振幅，φ_2 和 φ_1 分别为两波源的初相位。这两波源发出的波在同一介质中传播，它们的波长均为 λ。设两列相干波分别经过距离 r_1 和 r_2 后在 P 点相遇。它们在 P 点的振动表达式分别为

$$y_1 = A_1\cos\left(\omega t + \varphi_1 - \frac{2\pi r_1}{\lambda}\right)$$

$$y_2 = A_2\cos\left(\omega t + \varphi_2 - \frac{2\pi r_2}{\lambda}\right)$$

由 3.2.1 节可知，上两式在 P 点合成后仍为简谐运动，设其合振动表达式为

$$y_P = y_1 + y_2 = A\cos(\omega t + \varphi)$$

式中，A 为合振动的振幅，φ 为合振动的初相位。由式(3-13)，合振动的振幅 A 为

$$A = \sqrt{A_1^2 + A_2^2 + 2A_1A_2\cos\left(\varphi_2 - \varphi_1 - 2\pi\frac{r_2 - r_1}{\lambda}\right)} \tag{3-29}$$

合振动的初相位由下式确定：

$$\tan\varphi = \frac{A_1\sin\left(\varphi_1 - 2\pi\frac{r_1}{\lambda}\right) + A_2\sin\left(\varphi_2 - 2\pi\frac{r_2}{\lambda}\right)}{A_1\cos\left(\varphi_1 - 2\pi\frac{r_1}{\lambda}\right) + A_2\cos\left(\varphi_2 - 2\pi\frac{r_2}{\lambda}\right)} \tag{3-30}$$

两相干波在 P 点相遇时的相位差为

$$\Delta\varphi = \varphi_2 - \varphi_1 - 2\pi\frac{r_2 - r_1}{\lambda} \tag{3-31}$$

当相位差 $\Delta\varphi$ 满足

$$\Delta\varphi = \varphi_2 - \varphi_1 - 2\pi\frac{r_2 - r_1}{\lambda} = \pm 2k\pi, \quad k = 0,1,2,\cdots \tag{3-32}$$

时，P 点处的合振动加强，合振幅最大，$A = A_1 + A_2$。而当相位差 $\Delta\varphi$ 满足

$$\Delta\varphi = \varphi_2 - \varphi_1 - 2\pi\frac{r_2 - r_1}{\lambda} = \pm(2k+1)\pi, \quad k = 0,1,2,\cdots \tag{3-33}$$

时，P 点处的合振动减弱，合振幅最小，$A = |A_1 - A_2|$。

如果两相干波源的初相位相等($\varphi_1 = \varphi_2$)，上述条件可简化为

$$\delta = r_2 - r_1 = \pm k\lambda, \quad k = 0,1,2,\cdots,\text{加强} \tag{3-34}$$

$$\delta = r_2 - r_1 = \pm(2k+1)\frac{\lambda}{2}, \quad k = 0,1,2,\cdots,\text{相消} \tag{3-35}$$

式中，$\delta = r_2 - r_1$ 表示从波源 S_1 和 S_2 发出的两列相干波到达 P 点时所经过的几何路程差，称为**波程差**。式(3-34)和式(3-35)表明，在两列相干波的叠加区域内，当波程差等于波长的整数倍时，相遇点的合振幅最大；当波程差等于半波长的奇数倍时，相遇点的合振幅最小。除此之外的各相遇点，合振动的数值在最大值($A_1 + A_2$)和最小值$|A_1 - A_2|$之间。

由式(3-28)可知，波的强度与振幅的平方成正比。因此由式(3-29)有

$$I = I_1 + I_2 + 2\sqrt{I_1I_2}\cos\left(\varphi_2 - \varphi_1 - 2\pi\frac{r_2 - r_1}{\lambda}\right) \tag{3-36}$$

如果两相干波的强度均为 I_0,那么,两波干涉加强时,合成后振动的强度 $I = 4I_0$,是单个波源强度的 4 倍。当两波干涉相消时,合成后强度抵消,$I = 0$。

例题 3-5　波速均为 $200\text{m} \cdot \text{s}^{-1}$ 的两列同振幅平面简谐波在同一介质中相向传播,如图 3-27 所示。当这两列波各自传播到 A 和 B 两点时,这两点作同频率($\nu =$ 100Hz)、同方向的振动,且 A 点为波峰时,B 点恰为波谷。设 A 和 B 两点相距 20m,求 AB 连线上因干涉而静止的各点位置。

解　以 A 点为坐标原点 O,A 和 B 两点的连线为 x 轴。由题意可知,A 点和 B 点的振动相位差为 π,故 A 点和 B 点的质元振动表达式分别为

图 3-27　例题 3-5 用图

$$y_A = A\cos 2\pi\nu t$$
$$y_B = A\cos(2\pi\nu t + \pi)$$

来自 A 点左方而通过 A 点的波,传播至 x 轴上任一点 C 的振动表达式为

$$y_A = A\cos 2\pi\left(\nu t - \frac{x}{\lambda}\right)$$

其中 $x = AC$。来自 B 点右方通过 B 点的波(仍以 A 为原点),传播至 x 轴上任一点 C 的振动表达式可写为

$$y_B = A\cos\left[2\pi\left(\nu t + \frac{x-20}{\lambda}\right) + \pi\right]$$

两列相干波因干涉而静止的条件为

$$\Delta\varphi = \left[2\pi\left(\nu t + \frac{x-20}{\lambda}\right) + \pi\right] - \left[2\pi\left(\nu t - \frac{x}{\lambda}\right)\right] = (2k+1)\pi$$

化简后,有

$$x = \frac{k}{2}\lambda + 10$$

由题设 $\nu = 100\text{Hz}$,$u = 200\text{m} \cdot \text{s}^{-1}$,可求得

$$\lambda = \frac{200\text{m} \cdot \text{s}^{-1}}{100\text{s}^{-1}} = 2\text{m}$$

由此求得 AB 连线上因干涉而静止的各点位置为

$$x = (k+10)\text{m}, \quad k = 0, \pm 1, \pm 2, \cdots, \pm 9$$

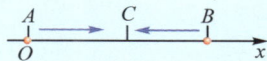

3.7　多普勒效应与超波速现象

3.7.1　多普勒效应

当一列火车鸣笛从远处驶向站台时,站台上的人听到的汽笛声音越来越尖,说明频率变大了,而火车驶离时则会感到汽笛声逐渐低沉,即其频率变小了。这种频率随波源或观测者运动而改变的现象称为**多普勒效应**。

多普勒效应

为简单起见,假设波源与观测者同在一条直线上运动。波源频率为 ν,在介质中的传播速度为 u,波源和观测者相对于介质的运动速度分别为 v_S 和 v_0,且 v_S 和 v_0 都小于波的传播速度 u。下面按波源和观测者相对介质的运动情况进行分析。

(1) 波源相对介质静止,$v_S = 0$。当观测者相对于介质以速度 v_0 向着波源运动时,观测者感到波是以速度 $u + v_0$ 向着他而来,如图 3-28 所示。观测者在单位时间内接收到完整波的个数,即观测者测得的频率 ν' 为

$$\nu' = \frac{u + v_0}{\lambda} = \frac{u + v_0}{u/\nu} = \frac{u + v_0}{u}\nu \tag{3-37}$$

式(3-37)表示,观测者向着波源运动时($v_0 > 0$),测得的波频率 ν' 大于波源频率 ν。若观测者远离波源运动时($v_0 < 0$),由式(3-37)可知,波频率 ν' 则小于波源频率 ν。

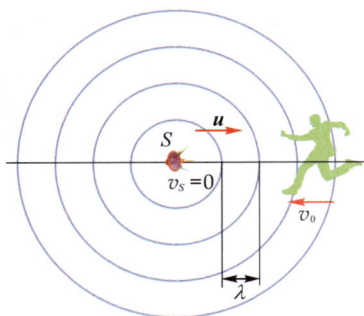

图 3-28 波源静止,观察者运动

(2) 观测者相对介质静止,$v_0 = 0$。波源相对于介质以速度 v_S 向着观测者运动,如图 3-29 所示。波源在 S 点发出一个波,经过一个周期 T 后,发出的波前恰好通过 $\lambda = uT$ 的距离。与此同时,波源也前进了一段距离 $v_S T$,到达如图 3-29 所示的 S' 点,相当于波长被压缩成 λ'。

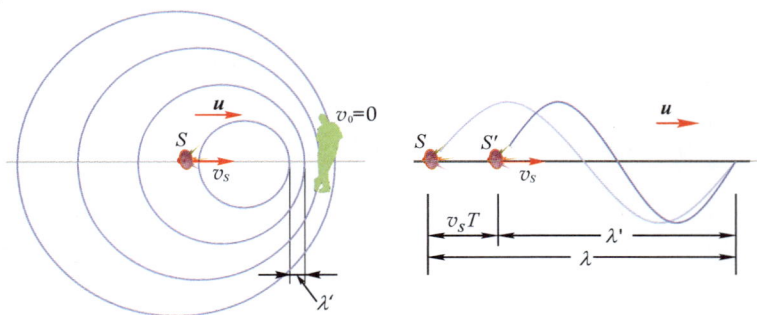

图 3-29 波源运动,观察者静止

通过如图 3-29 所示的描述,可以得出

$$\lambda' = uT - v_S T = (u - v_S)T$$

观测者在单位时间内收到完整波的个数,即观测者获得的频率 ν' 为

$$\nu' = \frac{u}{\lambda'} = \frac{u}{(u - v_S)T} = \frac{u}{u - v_S}\nu \tag{3-38}$$

显然,当波源向着观测者运动时($v_S > 0$),观测者接收到的频率 ν' 大于波源频率 ν。若波源远离观测者运动时($v_S < 0$),观测者接收到的频率 ν' 则小于波源频率 ν。

(3) 波源与观测者都相对于介质运动。综合上述两种情况,将一个公式中的 ν' 代入另一个公式中的 ν,可得到观测者实际接收的频率为

$$\nu' = \frac{u + v_0}{u - v_S}\nu \tag{3-39}$$

式中,波源向着观测者运动时,v_S 为正;波源背离观测者运动时,v_S 为负。观测者向着波源运动时,v_0 为正;观测者背离波源运动时,v_0 为负。

如果波源和观测者的运动不在同一直线上,如图 3-30 所示,可以证明,只需考虑波源与观测者的连线上的速度分量,即可得到观测者接收到的频率

$$\nu' = \frac{u + v_0 \cos\alpha_0}{u - v_S \cos\alpha_S} \nu \tag{3-40}$$

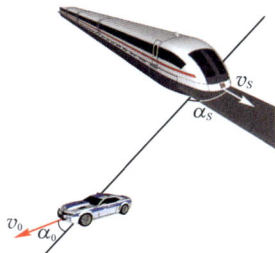

图 3-30　波源和观察者不在同一直线上运动

3.7.2　冲击波

上一节推导多普勒效应的公式时,假定了波源的运动速度 v_S 小于波的传播速度 u。但生活中也往往会发生波源运动速度大于波传播速度的现象,如航行中的船只在海面上留下的艏波(见图 3-31)、超声速飞机从头顶飞过片刻后才听到的飞机声音等,这些现象称为**冲击波**。

在发生冲击波现象时,因为波源的运动速度 v_S 大于波的传播速度 u,在波源之前不可能形成波动,各时刻波源发出波的波前的包络面为一个以波速为顶点的圆锥面,如图 3-32(a)所示。这个锥面称为马赫锥,所以冲击波也称**马赫波**。

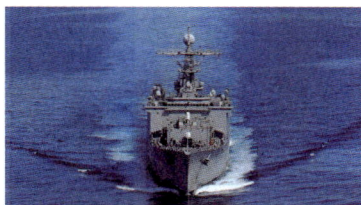

图 3-31　艏波

设马赫锥的半顶角为 θ,由图 3-32(a)所示的几何关系,可得

$$\sin\theta = \frac{ut}{v_S t} = \frac{u}{v_S} = \frac{1}{Ma} \tag{3-41}$$

式中,无量纲参数 Ma 称为**马赫数**。

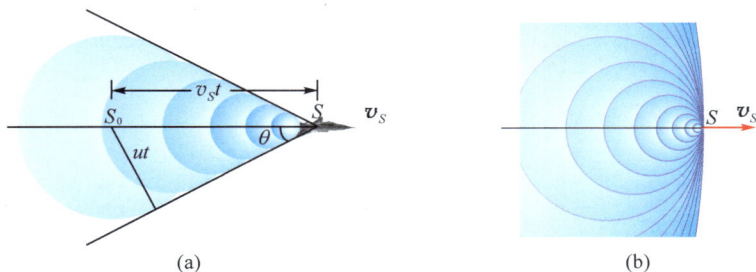

(a)　　　　　　　　　　　　　(b)

图 3-32　马赫波

当波源的运动速度 v_S 正好等于波的传播速度 u 时,马赫锥的半顶角 $\theta = \frac{\pi}{2}$,马赫锥展开为一个平面,如图 3-32(b)所示。此时,波源在所有时刻发出的波将同时到达接收点,冲

穿越音障的飞机

击波的强度达到极大,破坏力非常强。超声速飞机在加速飞行接近声速时,机体所产生的任一振动都将尾随在机体附近,并引起机身的共振,给飞行带来危险。因此,超声速飞机在飞行时都要尽快越过这道声速的屏障——**声障**。

在医学领域,利用冲击波技术进行体外碎石的疗效已毋庸置疑,它能将肾结石或尿结石无创伤地移除。在骨外科中,冲击波对骨不连、假关节、肩周炎、网球肘等疾病也有很好的治疗效果。此外,冲击波治疗术还用于实现脑血栓的血运重建、DNA 及药物的定向转运等。

3.8 声波

3.8.1 声波和声速

能够在听觉器官引起声音感觉的波动称为**声波**。声波是声源振动在弹性介质中产生的纵波。传播声音的介质通常是空气,但也可以是液体和固体。我们能够感觉到的声波频率范围在 20Hz～20kHz。频率高于 20kHz 的声波称为**超声波**,频率低于 20Hz 的声波称为**次声波**。

实际的声源一般包括两个组成部分:振动体和共鸣器。如小提琴的弦是振动体,而琴身箱体能起共鸣作用把声波传到空气中去。人的声带是振动体,鼻腔和口腔等起到共鸣的作用。

作简谐运动的声源所发出的声音称为**纯音**。乐器发出的声波都是由一个基频和若干个谐频合成的复杂波,形成悦耳和谐的声音,称为**乐音**。不同的乐器奏同一首曲子,听起来韵味不一样,原因是它们发出的声波虽然基频一样,但是谐频的成分不相同,其中乐器的共鸣器起到了重要的作用。至于杂乱无章的非周期振动所产生的声音,则属于噪声一类,如闹市的喧嚣等。

声波的传播速度和介质的性质有关,但不受频率的影响。表 3-1 给出了声波在不同介质中的传播速度。一般情况下,声音在固体中的传播速度要比空气中快很多。将耳朵贴在火车路轨上,可以清晰地听到很远处驶来的火车车轮声。这也是早期铁路工人判断远处火车到达时间的简单方法。

表 3-1　声波在几种介质中的传播速度

介 质 名 称	温度/℃	速度/($m \cdot s^{-1}$)
空气	0	331
氢	0	1270
水	20	1400
冰	0	5100
黄铜	20	3500
玻璃	0	5500
花岗岩	0	3950
铝	20	5100

3.8.2 声压和声强

声波是纵波,在弹性介质中传播时会引起各质元之间的相互挤压和拉伸。各质元所在处的压强也将随之变化。介质中有声波传播时的压强与没有声波时的压强之间有一个差值，定义这个差值为**声压**。随着声波传播时的周期性变化，介质中任意一点的声压也随时间作周期性变化。可以证明，声压的表达式为

$$p = \rho u \omega A \cos\left[\omega\left(t - \frac{x}{u}\right) - \frac{\pi}{2}\right] \tag{3-42}$$

式中，ρ 为介质密度，A、ω 和 u 分别为振幅、角频率和波速。令 p_m 为**声压幅值**或**声幅**，有

$$p_m = \rho u \omega A \tag{3-43}$$

声音的强度又称**声强**，由式（3-28）给出。比较式（3-43），可以得到声强 I 与声幅 p_m 的关系：

$$I = \frac{1}{2}\rho u A^2 \omega^2 = \frac{p_m^2}{2\rho u} \tag{3-44}$$

实际应用中，测量声强较测量声压困难，因此往往先测声压，然后根据两者关系得出声强。

由声压的表达式（3-42）可知，随时间作周期性变化的声压 p 与振动速度是同相位的。通常将介质密度 ρ 和声速 u 的乘积定义为**声阻抗**或**声特性阻抗**，用 Z 表示，有

$$Z = \rho u \tag{3-45}$$

声阻抗是说明声波在介质中传播特性的重要物理量，也是医学超声成像的理论依据之一。在 SI 制中，声阻抗 Z 的单位是 $kg \cdot m^{-2} \cdot s^{-1}$ 或 $Pa \cdot s \cdot m^{-1}$。在医学超声中，还有一常用单位是 Rayl（瑞利），换算关系为

$$1\,Rayl = 10\,kg \cdot m^{-2} \cdot s^{-1}$$

人体部分组织的密度、声速和声阻抗见表3-2。

表 3-2　人体部分组织的密度、声速和声阻抗

介 质 名 称	密度/$(10^3 kg \cdot m^{-3})$	声速/$(m \cdot s^{-1})$	声阻抗/$(10^5 Rayl)$
水（37℃）	0.993	1523	1.513
血液	1.055	1570	1.656
大脑	1.083	1540	1.599
小脑	1.030	1470	1.514
脂肪	0.955	1476	1.410
软组织（均值）	1.016	1500	1.524
肌肉（均值）	1.074	1568	1.684
肝脏	1.050	1570	1.648
胎体	1.230	1505	1.540
羊水	1.013	1474	1.493
水晶体	1.136	1650	1.874
空气（22℃）	0.00118	334.8	0.000407
颅骨	1.658	3860	5.571

根据声阻抗 Z 的定义，声强 I 可表示为

$$I = \frac{p_m^2}{2Z} \tag{3-46}$$

声波在传播过程中，如遇两种声阻抗不同的分界面时会发生反射和折射，其反射和折射的强度大小与界面两端的声阻抗差值有关，声阻抗差值越大，反射声波的强度越大。超声诊断就是利用超声波在不同分界面上的传播特性来实现的。超声波因体内不同组织和脏器的

声阻抗不同而在不同界面上形成的反射波称为**回波**。脏器发生形变或有异物时，由于形状、位置和声阻抗的变化，回波的位置和强弱也发生改变，临床上就是依据超声图像进行医学诊断的。

3.8.3 声强级和响度级

人耳对声波反应的因素主要取决于声强和频率。声强决定了声音的响度，而频率则反映了声调的高低。声音必须达到一定的强度才能被人耳所感觉，而这个强度又与声音的频率有关。在某一特定的频率下，能引起人耳听觉的最小声强称为**听阈**。图 3-33 中最下面的红色曲线给出了听阈值按频率变化的关系，称为**听阈曲线**。当声强增大到一定值时，会引起人耳疼痛的感觉，将人耳可容忍的最大声强称为**痛阈**。图 3-33 中最上面的红色曲线反映了不同频率下的痛阈值，称为**痛阈曲线**。被人耳感觉的声强值在痛阈曲线和听阈曲线之间，称为**听觉区域**。从曲线图中看到，正常人耳最敏感的频率在 1000～5000 Hz。随着声强的增加，人耳感到的响度就增加。图中每一条曲线表示同等响度时不同频率声音的强度，称为**等响曲线**。

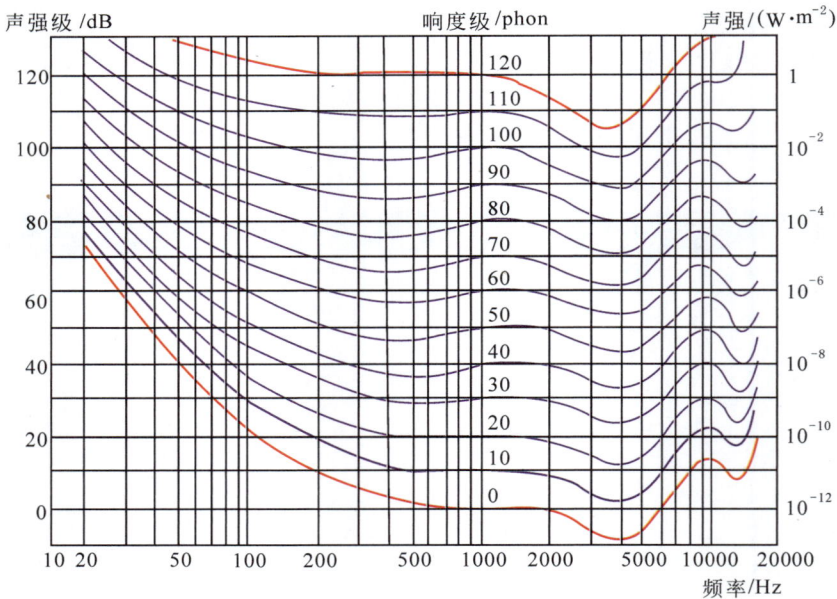

图 3-33 听觉区域、等响曲线、声强级与响度级

在听觉区域中，声强的差别很大。以 1000 Hz 为例，最低的听阈强度是 10^{-12} W·m^{-2}，而痛阈的强度达到 1 W·m^{-2}，两者相差 10^{12} 倍，但人耳的主观感觉上差别并没有那么大。研究表明，强度增加 10 倍，主观响度约增加 1 倍。因此在声学上采用对数标度来表示强度的等级，称为**声强级**，以 L 表示。声强级的单位为 B（贝尔）。设声强为 I，根据定义可得声强级为

$$L = \lg \frac{I}{I_0} \text{(B)} \tag{3-47}$$

式中，$I_0 = 10^{-12}$ W·m^{-2}，是声学中规定的声强基准量。更常用的声强级单位是贝尔的十

分之一,即**分贝**。以 dB 为单位,式(3-47)改写为

$$L = 10\lg \frac{I}{I_0} (\text{dB})$$

(3-48)

例如,1000Hz 的痛阈强度 $I = 1\text{W} \cdot \text{m}^{-2}$,它的声强级为

$$L = 10\lg \frac{1}{10^{-12}} \text{dB} = 120\text{dB}$$

虽然可以用声强级来反映人耳的客观响度等级,但声强级相同而频率不同的声音,响度仍然有很大的差别。为了能够用数字来比较响度,利用等响曲线,将不同的响度用**响度级**表示。响度级的单位是 phon(方)。定义频率为 1000Hz 的纯音响度级和它的声强级具有相同的量值,如图 3-33 所示。痛阈的响度级为 120phon,听阈的响度级为 0phon。无论频率如何,只要它的强度在同一等响曲线上,它的响度级都是一样的。

图 3-33 的曲线是根据大量听觉正常的人统计出来的结果。实际上,不同个体的等响曲线还是有差异的。老年人对高频声音的敏感度比年轻人要差得多。临床上,医生常采用听力计来测定患者对各种频率的听阈值,借以判定他的听力是否正常。

例题 3-6 某工厂车间有 10 台机器,每台机器运转时产生的声强级为 60dB。同时运转 10 台机器,车间的声强级为多少?再测得蚊子嗡鸣的声强级为 0.10dB,那么 10 只蚊子同时嗡鸣时的声强级又是多少?(忽略波源的排布、声波的初相位等因素的影响)

解 已知一台机器的声强级为

$$L = 10\lg \frac{I}{I_0} = 60\text{dB}$$

同时运转 10 台机器的声强级为

$$L = 10\lg \frac{10I}{I_0} = 10\lg10 + 10\lg \frac{I}{I_0} = 70\text{dB}$$

同样,可计算 10 只蚊子同时嗡鸣时的声强级为

$$L = 10\lg \frac{10I}{I_0} = 10\lg10 + 10\lg \frac{I}{I_0}$$

$$= 10 + 0.10 = 10.10\text{dB}$$

可见,当多个声源同时发出声音时,总的声强为各声强之和,但声强级不是它们的声强级之和。此例说明,强信号的声强级相对变化较小,弱信号的声强级相对变化较大。

3.9 超声波和超声诊断

3.9.1 超声波的特点及生物效应

超声波指频率高于 20kHz 的声波。它具有的一些独特性质使其在物理、化学、生物、医学等领域有广泛的应用。

1. 超声波的主要特点

（1）方向性好

超声波的波长比普通声波波长短很多，因此衍射现象不明显，具有很好的方向性。在医学探测时，这一特点使超声波具有很好的定位作用。

（2）强度高

波的强度与频率的平方成正比，所以在相同振幅的条件下，超声波比普通声波具有更大的能量。现代超声技术可获得几百至几千瓦功率的超声波，声压幅值也可达数千大气压强。如用高强度超声波照射生物体内部，能引起细胞变性或组织受损。

（3）穿透性好

生物体内各组织间的声阻抗一般没有数量级的差异，这使得声波在生物体内传播过程中透射能量较大。并且其波长相对于光波较长，不易与介质发生作用造成衰减。因此，超声波可以"无孔不入"地透过人体组织，"直达"深部，如心脏、血管和胃肠等内部器官。

超声波的另一个特点是通过调制波前，容易在介质中形成聚焦。临床上使用超声波诊断和治疗时，操作十分方便。超声肿瘤治疗仪就是利用这一特点，用超声波照射肿瘤，使肿瘤组织发生凝固性坏死。

2. 超声波对人体组织产生的几种生物效应

（1）温热效应

超声波在介质中传播时，一部分能量被介质吸收而转化为热量，导致介质的温度升高，这种现象称为温热效应或温热作用。介质吸收能量的多少除了与超声波强度及照射时间有关外，还取决于介质本身的吸收系数。人体组织对超声波的吸收系数相当高，而热传导性又较差，所以当人体组织温度升高到足够高时，可能会导致组织细胞的损伤，甚至还可能会使人体组织分子结构被改变等。

超声波的温热效应主要用于临床理疗。它可增加血液循环，加速代谢，改善局部组织营养，增强酶活力。一般情况下，超声波的温热效应以骨和结缔组织最为显著，脂肪与血液为最低。在研究癌症的温热疗法中，也常常将超声波作为一种重要的热源。

（2）机械效应

超声波在生物体中传播时，振动和压力会对细胞和组织结构产生直接的效果。如细胞可能会被超声波产生的剪切力所断裂或粉碎，这种损伤不是因为温热效应，而是直接的机械作用。超声手术刀和超声碎石等都应用了这一效应。

超声波的机械效应可软化组织，增强渗透，提高代谢，促进血液循环，刺激神经系统和细胞功能，因此在临床上具有独特的治疗意义。

（3）空化效应

空化效应是指在超声波的作用下，当声压达到一定值时发生空泡的形成、长大和剧烈的崩溃的动力学过程。这些空泡在超声波纵向传播形成的负压区生长，而在正压区迅速闭合，从而在正负压强交替作用下压缩和拉伸。在空泡被压缩至崩溃的一瞬间，会产生巨大的瞬时压力，一般可高达几十兆帕至上百兆帕。

在超声波的生物效应中，空化效应受到特别的重视。因为在临床超声应用的大多数情况下都可能在人体组织中引起不同程度的空化。伴随着空化效应可能会出现局部的温度升高和带电现象，在适当的条件下也会在生物组织中引起化学反应。

（4）触变效应

超声波的作用还会引起生物组织分离状态的改变,如导致血液黏度降低、血浆变稀和血球沉淀等,这些称为触变效应。在超声波强度较低时,触变效应可能是可逆的。但当超声波强度过高时,可使组织产生不可逆的变化。

（5）弥散效应

超声波能促进半透明膜的浸透作用,可使药物更易进入细菌体内。研究表明,将消毒药物与超声波同时使用,可提升细菌对药物的敏感性,加强药物的杀菌作用。药物透入疗法的原理就在于此。

此外,超声波还能引起细胞组织中 pH 值的改变。如 pH 值升高,能缓解炎症所伴有的部分酸中毒,这对治疗急性炎症是非常有利的。超声波还可影响血液的流量,起到抗炎作用,而且使白细胞移动,促进血管生成,加速胶原合成及成熟,促进损伤的修复和愈合过程,从而达到对受损细胞组织停止清算、激活、修复的作用。超声波通过空化效应能够导致高分子聚合物分子链的断裂,从而生成自由基,这些自由基有助于促进聚合反应的进行。相反,超声波产生的机械应力及由空化效应产生的射流能够有效地破坏颗粒间的团聚,成为分散和解聚的一种有效手段。超声波还有加速化学变化的作用,这些作用在生物学和医学上都有很重要的意义。

3.9.2　医学超声诊断

超声波在医学中的应用主要有超声诊断、超声治疗和生物组织力学特性研究三个方面。其中超声诊断发展最快,临床实践也最广泛。

医学超声诊断的工作原理是将超声波发射到人体内,当它在体内遇到各组织界面时会发生反射和折射,并且在人体组织中可能被吸收而衰减。因为人体各组织的形态与结构是不相同的,因此其反射、折射以及吸收超声波的程度也就不同,医生正是通过仪器所反映出的波形、曲线或影像的特征来辨别它们的正常与否。下面介绍几类医疗诊断的超声成像原理。

（1）**A 超**（amplitude mode）：以回波振幅的大小和回波的疏密来显示人体组织的特征。图 3-34 所示为 A 型超声诊断仪的原理示意图。纵坐标表示回波信号的强弱,横坐标表示回波的时间 t（或距离 x）。超声回波以脉冲形式按时间先后在荧光屏上显示出来。

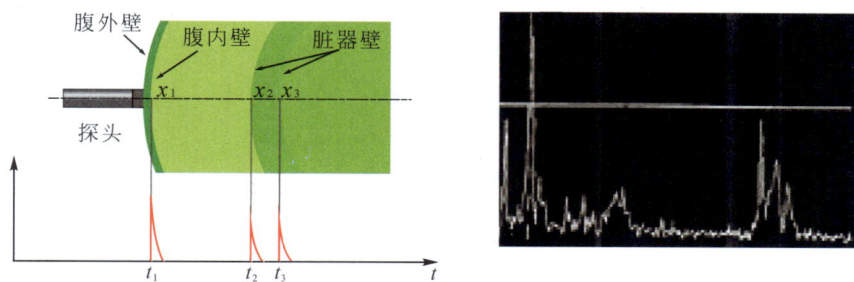

图 3-34　A 型超声诊断仪

A 型超声诊断仪可测量组织界面的距离、脏器的大小,还可鉴别病变组织的声学性质。其检测结果可靠,但因没有图像显示而直观性差。

（2）**B 超**（brightness mode）：以回波亮度的强弱来显示人体内部组织结构的图像。如图 3-35 所示，当探头按次序移动扫描时，屏幕上的点状回波与其同步移动。由于扫描形成与超声波方向一致的切面回波，所形成的图像属于二维图像，具有真实性强、直观性好、容易掌握和诊断方便等优点。

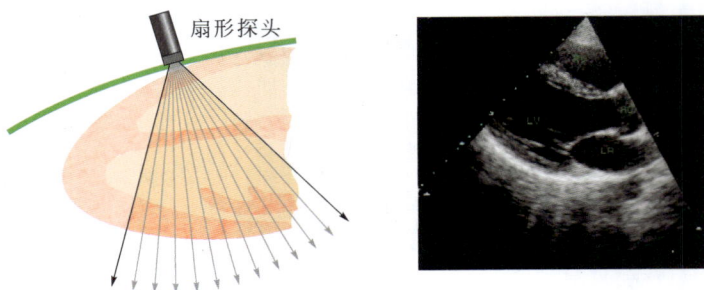

图 3-35　B 型超声诊断仪

B 型超声诊断仪在临床上广泛用于妇产科，肝、胆、肾、消化及心血管等系统疾病的诊断。

（3）**M 超**（motion mode）：用于观察活动界面随时间变化的一种方法。它最适合检查心脏的活动情况，其曲线的动态改变称为超声心动图。它可将心脏各层结构的反射信号以点状回波显示在屏幕上。

如图 3-36 所示，图像垂直方向代表人体深度，水平方向代表时间。由于探头位置固定，当心脏有规律地收缩和舒张时，心脏各层组织和探头间的距离便发生节律改变，因而超声回波的信号也同样发生改变。随着水平方向的缓慢扫描，便把心脏各层组织的反射波显示成运动的曲线。

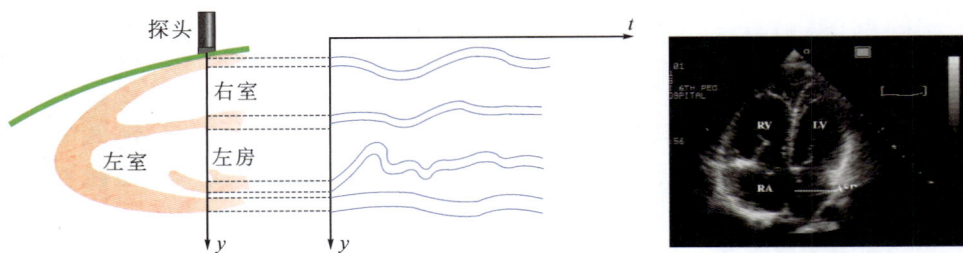

图 3-36　M 型超声诊断仪

临床上，M 型超声诊断仪除用来观察心脏各层结构的位置、活动状态、结构的状况等外，还多用于辅助心脏及大血管疾病的诊断。

（4）**D 超**（Doppler mode）：利用多普勒效应检测血液流动和器官活动的一种超声诊断方法。

D 型超声诊断仪可确定血管是否通畅，管腔是否狭窄、闭塞以及病变部位等。新一代的 D 型超声波还能定量地测定管腔内血液的流量。但血管内流动的血细胞很多，且速度也不相同，所以探头接收到的是各种频率的反射波信号的叠加。真正测得血液流速和流量还需利用频谱分析、运动目标跟踪技术等。

例题 3-7　如图 3-37 所示为 D 型超声诊断仪,又称多普勒超声血流计的原理示意图。设超声波在人体组织中传播的速度为 $1500\text{m} \cdot \text{s}^{-1}$。当频率为 2.8MHz 的超声波与血流方向成 $60°$ 射入血管内时,探测器测得的频移为 $\Delta\nu = 100\text{Hz}$。求血流速度。

解　按题意可知,设超声发生器发出的超声波频率为 ν,流动的血液接收到的频率为 ν'。根据式(3-40)有

$$\nu' = \frac{u - v_0 \cos\alpha_0}{u} \nu$$

经血液反射后的超声波通过探测器接收到的频率 ν'' 为

$$\nu'' = \frac{u}{u + v_0 \cos\alpha_0} \nu' = \frac{u - v_0 \cos\alpha_0}{u + v_0 \cos\alpha_0} \nu$$

因为 $u \gg v_0$,上式可写为

$$\Delta\nu = \nu - \nu'' = \frac{2v_0 \cos\alpha_0}{u} \nu$$

因而,可测得血流速度为

$$v_0 = \frac{u}{2\nu \cos\alpha_0} \Delta\nu = \frac{1500\text{m} \cdot \text{s}^{-1}}{2 \times 2.8\text{MHz} \times \cos 60°} \times 100\text{Hz} = 0.054\text{m} \cdot \text{s}^{-1}$$

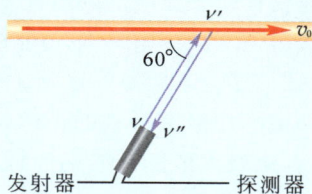

图 3-37　例题 3-7 用图

（5）**彩超**（彩色多普勒超声）：它是利用多普勒技术获得的血流信号经彩色编码后实时地叠加在二维图像上,形成彩色多普勒超声血流图像。彩超既有二维超声结构图像的优点,又提供了血流动力学的丰富信息,其实际应用受到了广泛的重视和欢迎,在临床上被誉为"非创伤性血管造影"。

另外,还有一些新型的超声诊断仪,集 A 型、B 型、M 型及 D 型功能为一体,可双重显示或多重显示各类型的诊断信息,在医学诊断方面,为医生提供了更全面、可靠的保证。

思考题

3.1　弹簧振子铅直悬挂作简谐运动,它的频率将如何变化?

3.2　心脏的搏动是否为简谐运动? 能否用简谐运动描述其搏动曲线?

3.3　从利和弊两方面列举生活中的共振现象以及怎样避免共振的发生。

3.4　同时具有横波和纵波的波源存在吗? 举例说明。

3.5　波的传播伴随着能量的传播,其能量从何而来?

3.6　为什么医生能通过听诊器辨别出心脏杂音?

3.7　在宇宙观测中,发现来自某些星球的光线波长会发生蓝移或红移现象。根据多普勒效应解释其原因。

3.8　声音在固体中的衰减要比在空气中小很多,但关闭门窗却能有效避免屋外噪声,为什么?

3.9　A 超、B 超、D 超和 M 超在医学诊断中各自发挥的主要作用体现在哪里?

习题

3.1 一质量为 10g 的物体在 x 轴方向作简谐振动，振幅为 24cm，周期为 4s。当 $t=0$ 时，该物体位于 $x=24$cm 处。

（1）求当 $t=0.5$s 时物体的位置及作用在物体上力的大小。

（2）若物体从初位置到 $x=-12$cm 处所需的时间最短，求此时物体的速度。

3.2 作简谐振动的小球，速度的最大值为 $v_{max}=3$cm·s^{-1}，振幅为 $A=2$cm。若令速度具有正最大值的某时刻为计时零点，求该小球的运动方程和最大加速度。

3.3 如图所示，定滑轮半径为 R，转动惯量为 J，轻弹簧劲度系数为 k，物体质量为 m，将物体从平衡位置拉下一极小距离后放手，不计一切摩擦和空气阻力，试证明该系统将作简谐振动，并求其振动周期。

3.4 一个臂部肌肉受伤的患者，在恢复期间需要进行一定的锻炼。他选择用弹簧拉伸器进行锻炼，该弹簧拉伸器由 4 条并排的相同的弹簧组成，当拉满时形变量为 0.5m。该患者拉满一下时用了 200J 能量。

（1）当用该弹簧与一个质量为 1.0kg 的物体组成弹簧振子时，其简谐运动的周期为多少？

（2）若组成的弹簧振子振动的振幅为 A，在 $t=0$ 时振子经过平衡位置并向负方向运动，写出它的振动表达式。

3.5 如图所示，一质点作简谐振动，在一个周期内相继通过距离为 12cm 的两点 A、B，历时 2s，并且在 A、B 两点处具有相同的速度；再经过 2s 后，质点又从另一方向通过 B 点。求质点运动的周期和振幅。

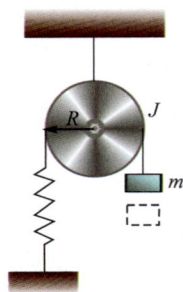

习题 3.3 图

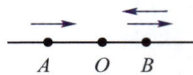

习题 3.5 图

3.6 有两个振动方向相同的简谐振动，其振动表达式分别为

$$x_1=4\cos(2\pi t+\pi)\quad(\text{cm})$$

$$x_2=3\cos\left(2\pi t+\frac{\pi}{2}\right)\quad(\text{cm})$$

（1）求它们的合振动方程；

（2）另有一同方向的简谐振动 $x_3=2\cos(2\pi t+\varphi_3)$(cm)，问当 φ_3 为何值时，x_1+x_3 的振幅为最大值？当 φ_3 为何值时，x_1+x_3 的振幅为最小值？

3.7 在弹性介质中有一沿 x 轴正向传播的平面波,其表达式为

$$y = 0.01\cos\left(4t - \pi x - \frac{\pi}{2}\right)(\text{SI})$$

若在 $x = 5.00\text{m}$ 处有一介质分界面,如图所示,且在分界面处反射时无相位突变,设反射波的强度不变,试写出反射波的表达式。

3.8 一简谐波,振动周期 $T = 0.5\text{s}$,波长 $\lambda = 10\text{m}$,振幅 $A = 0.1\text{m}$。当 $t = 0$ 时,波源振动的位移恰好为正方向的最大值。若坐标原点和波源重合,且波沿 Ox 轴正方向传播,求:

(1) 此波的表达式;

(2) $t_1 = T/4$ 时刻,$x_1 = \lambda/4$ 处质点的位移;

(3) $t_2 = T/2$ 时刻,$x_1 = \lambda/4$ 处质点振动速度。

3.9 一列平面简谐波在介质中以波速 $u = 5\text{m} \cdot \text{s}^{-1}$ 沿 x 轴正向传播,原点 O 处质元的振动曲线如图所示。

(1) 画出 $x = 25\text{m}$ 处质元的振动曲线。

(2) 画出 $t = 3\text{s}$ 时的波形曲线。

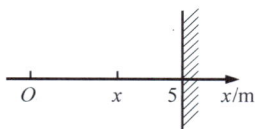

习题 3.7 图

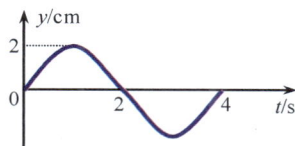

习题 3.9 图

3.10 有一平面波沿 x 轴负方向传播,$t = 1\text{s}$ 时的波形如图所示,波速 $u = 2\text{m} \cdot \text{s}^{-1}$,求该波的波函数。

3.11 如图所示,两相干波源 S_1、S_2,其振动表达式分别为

$$y_{10} = 0.1\cos 2\pi t\,(\text{cm})$$
$$y_{20} = 0.1\cos(2\pi t + \pi)\,(\text{cm})$$

它们在 P 点相遇。已知波速 $u = 20\text{cm} \cdot \text{s}^{-1}$,$PS_1 = 40\text{cm}$,$PS_2 = 50\text{cm}$。(1)写出两列波的波函数;(2)求两列波传播到 P 点的相位差;(3)P 点的振动是加强还是减弱?

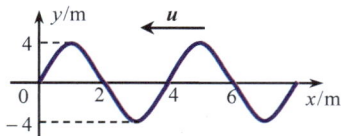

习题 3.10 图

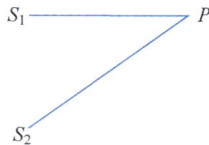

习题 3.11 图

3.12 用多普勒效应来测量心脏壁运动时,以 5MHz 的超声波直射心脏壁(即入射角为 0°),测出接收与发出的波的频率差为 500Hz。已知声波在软组织中的速度为 1500m · s^{-1},求此时心壁的运动速度。

3.13 人耳对 1000Hz 的声波产生听觉的最小声强约为 $1.0 \times 10^{-12}\text{W} \cdot \text{m}^{-2}$。试求空气分子相应的振幅。已知空气的密度 $\rho = 1.21\text{kg} \cdot \text{m}^{-3}$,声音在空气中的传播速度 $u = 344\text{m} \cdot \text{s}^{-1}$。

3.14 有两个扬声器 A 和 B，向各个方向均匀地发射声波，由 A 输出的声功率为 8.0×10^{-4} W，由 B 输出的声功率为 13.5×10^{-4} W，二者在频率为 173Hz 时为同相位振动。设声速为 $346\text{m}\cdot\text{s}^{-1}$。

（1）已知 C 点在 AB 连线上，与 B 相距 3.0m，与 A 相距 4.0m。试确定 C 点的两个信号的相位差。

（2）若扬声器 B 被断开，试求扬声器 A 在 C 点的声强。若扬声器 A 被断开，试求扬声器 B 在 C 点的声强。

（3）若两个扬声器都连通，试求 C 点的声强和声强级。

3.15 一面积为 1.0m^2 的窗户临街而开，街道的噪声在窗口的声强为 60dB。试问通过声波进入窗口的声功率是多少？

86

第**4**章

分子动理论
液体的表面现象

肺泡　表面活性物质

表面活性物质在肺的呼吸过程中起着重要的作用。肺的内部就像一棵树的树杈一样，支气管不断分支，分支越来越细，最细的分支称为细支气管。在其末端是一团膨胀的囊状气室，每个气室又分成许多小气囊，称为肺泡。可以说，呼吸是在肺泡内进行的。

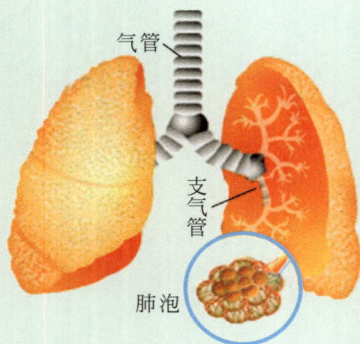

成人一侧肺含有约 3 亿～4 亿个肺泡，各个肺泡大小不一，而且同一气室内的肺泡有些是相通的。在充满空气的肺中，既有肺组织的弹性力，又有肺泡表面液层组成的气、液界面上的表面张力。表面张力是肺泡收缩、排出气体的主要动力。表面张力太大会引起肺泡萎缩，类似气胸。表面张力太小会造成呼气困难，类似肺气肿。

正常情况下，不会发生"肺泡萎缩"和"肺气肿"，因为在肺泡的表面液层中分布着一定量的、由饱和卵磷脂和脂蛋白组成的表面活性物质，该物质可以起到调节表面张力系数的作用。吸气时，肺泡扩张，单位表面积上的表面活性物质的分子数随肺泡膨胀而减小，结果使肺泡的表面张力系数增大，即增大了表面张力，从而限制了肺泡的继续膨胀。呼气时，肺泡体积减小，单位表面积上的表面活性物质的分子数增多，结果减小了肺泡的表面张力系数，即表面张力减小，从而防止了肺泡的过分萎缩。所以，肺泡内表面活性物质具有减少呼吸功和调节表面张力大小的作用，是维持肺泡工作稳定性的重要保证。

物质是由大量微观粒子（分子、原子）组成的，这些微观粒子不停地在作无规则的运动，宏观上表现为**热现象**。通常我们把这种大量粒子的无规则运动称为物质的**热运动**。显然，热运动是比机械运动复杂得多的一种物质运动形式。

分子动理论是从微观模型出发，依据每个粒子所遵循的力学规律，用统计的方法阐明宏观物体的热的性质。分子动理论的研究方法对于认识和研究生命过程具有重要意义。本章主要介绍分子动理论的一些基本理论和研究方法，并着重介绍液体的表面现象。

4.1　分子动理论的基本概念

4.1.1　物质的微观模型

气体很容易被压缩，水和酒精混合后的体积小于两者原有的体积之和。大量的实验表明，组成宏观物质的微观粒子（分子或原子）之间存在着一定的空隙。

1827 年，英国植物学家布朗从显微镜中观察到液体中的花粉在不停地作无规则运动，说明这些运动是液体分子不断碰撞的结果，从而得到一个重要的事实：构成物质的分子处于永不停滞的、杂乱无章的运动之中。这种运动称为**布朗运动**，如图 4-1 所示。实验表明，分子无规则运动的剧烈程度与温度有关,温度越高,分子的运动就越剧烈,所以分子的这种无规则运动又称为分子的热运动。

在一定温度下,气体可凝聚成液体和固体,说明分子间有相互吸引力。液体和固体难以压缩的事实又表明分子间还存在斥力来阻止它们相互靠拢。分子之间的作用力规律如图 4-2 所示。r_0 为两分子间的平衡距离(约为 10^{-10} m),即在此距离下分子间作用力 $F=0$。当 $r<r_0$ 时,$F>0$,分子间表现为斥力,曲线非常陡峭,表示当分子相互靠近时,斥力急剧增大。如液体难以被压缩,就可以认为液体分子之间已经十分靠近。当 $r>r_0$ 时,$F<0$,分子间表现为引力。引力力程为 $10^{-10}\sim10^{-8}$ m 数量级。随着分子间距离的增大,引力逐渐趋近于零。气体分子间的距离在一般情况下较大,因此,气体分子间的引力可以忽略不计。

89

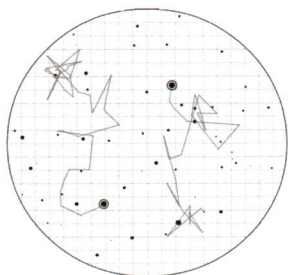

图 4-1　布朗运动

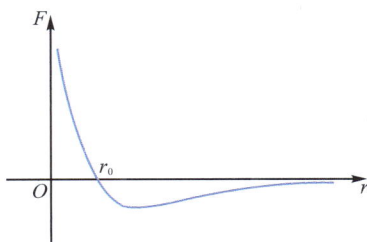

图 4-2　分子力

4.1.2　宏观描述和微观描述

对于热现象的研究,有宏观描述和微观描述两种方法。宏观描述是以宏观物体的整体为对象进行观察和研究;微观描述则是以组成宏观物体的大量微观粒子为对象,研究它们的运动规律和相互之间的作用关系。这两种研究热现象的方法和理论分别为**热力学**和**分子动理论**。在热力学中,表征系统状态和属性的物理量称为**宏观量**,如体积、压强和温度等。宏观量可以直接用仪器测得,而且可以被人的感官所感知。在分子动理论中,描述一个微观粒子运动状态的物理量称为**微观量**,如分子的质量、速度、动量、动能等。微观量不能被人的感官直接感知,一般也不能直接测量。

虽然个别分子的运动是无规则的,但就大量分子的集体表现来看,存在着一定的统计规律。所以宏观量和微观量之间存在着内在的联系。对热现象的研究,不仅可以发现系统各宏观量之间的关系,更重要的是,通过对微观量的统计平均值的计算,可以了解宏观规律的本质。

4.1.3　热力学系统　平衡态

热力学研究的客体是由大量分子或原子组成的宏观物体系统,称为**热力学系统**。一般情况下,热力学系统与外界既有热量的传递,又有质量的传递。按系统与外界的不同接触方式,热力学系统可分为**开放系统**(与外界既有能量传递,也有质量传递的系统)、**孤立系统**(与外界既没有能量传递,也没有质量传递的系统)和**封闭系统**(与外界只有能量传递,没有质量传递的系统)。

平衡态是热力学系统宏观状态的一种最简单而又十分重要的特殊情形,是指在不受外界影响的条件下,系统的所有可观测的宏观性质都不随时间变化的状态。从微观角度来看,处于平衡态的热力学系统,其组成系统的分子仍在不停地、无规则地运动着,但大量分子运动的平均效果不随时间变化,所以通常又把这种平衡叫作**热动平衡**。应该指出,自然界中的任何事物都是相互联系、彼此作用的,完全不受外界影响的事物是不存在的,所以平衡态是一个理想状态。

4.1.4　理想气体的微观模型

对于气体,分子间的平均距离比分子的直径大得多,因此,一般情况下可将气体分子视为质点。气体状态下,分子间的作用力也极为微小,除了在相互碰撞的瞬间,其他时间分子之间的相互作用可以忽略。所以在两次碰撞之间的分子可看为作自由运动的质点。在平衡态下的气体,系统的各宏观量均保持不变,可以认为分子在碰撞时没有能量的损失。因此,分子之间或分子与器壁之间的碰撞可以认为是完全弹性碰撞。

我们将满足上述情况的气体定义为**理想气体**。理想气体的微观模型可以描述为:理想气体是自由地、无规则运动的弹性质点的集合。

对于实际气体,在压力不太大、温度不太低(即对应气体密度很小)的情况下,都可近似看成理想气体。

4.1.5　理想气体的状态方程

处于平衡态时的一定量的气体,其状态可用压强 p、体积 V 和热力学温度 T 三个宏观量来描述,所以这三个宏观量又可称为**状态参量**。实验表明,对于质量为 m、摩尔质量为 M 的理想气体,三个状态参量之间存在如下关系:

$$pV = \frac{m}{M}RT \tag{4-1}$$

式(4-1)称为**理想气体的状态方程**。式中,$R = 8.31 \text{J} \cdot \text{mol}^{-1} \cdot \text{K}^{-1}$,称为**摩尔气体常量**。

在 SI 制中,压强 p 的单位为 Pa,$1\text{Pa} = 1\text{N} \cdot \text{m}^{-2}$。常用压强单位还有 atm(标准大气压)、mmHg(毫米汞柱),其换算关系为

$$1\text{atm} = 1.01325 \times 10^5 \text{Pa} = 760\text{mmHg}$$

体积 V 的单位为 m^3。其他常用单位有 L(升),$1\text{m}^3 = 10^3 \text{L}$。

热力学温度 T 的单位为 K(开尔文),对应于热力学温标。它与摄氏温标 t(℃)的换算关系为

$$T = 273.15 + t$$

例题 4-1　容器内装有氧气 0.10kg,压强为 10atm,温度为 47℃。因为容器漏气,经过若干时间后,压强降到原来的 $\frac{5}{8}$,温度降到 27℃。问:

(1) 容器的体积有多大?

(2) 这个过程中漏去了多少氧气?(假设氧气可以看作理想气体)

解　(1) 根据理想气体状态方程,$pV = \frac{m}{M}RT$,可求得容器的容积 V 为

$$V = \frac{mRT}{Mp} = \frac{0.10\,\text{kg} \times 8.31\,\text{J} \cdot \text{mol}^{-1} \cdot \text{K}^{-1} \times (273+47)\,\text{K}}{32 \times 10^{-3}\,\text{kg} \cdot \text{mol}^{-1} \times 10 \times 1.0 \times 10^5\,\text{Pa}} = 8.3 \times 10^{-3}\,\text{m}^3$$

（2）设漏气若干时间后压强减少到 p'，温度降到 T'。

如果用 m' 表示容器中剩余的氧气的质量，从理想气体状态方程求得

$$m' = \frac{Mp'V}{RT'} = \frac{32 \times 10^{-3}\,\text{kg} \cdot \text{mol}^{-1} \times \frac{5}{8} \times 10 \times 1.0 \times 10^5\,\text{Pa} \times 8.3 \times 10^{-3}\,\text{m}^3}{8.31\,\text{J} \cdot \text{mol}^{-1} \cdot \text{K}^{-1} \times (273+27)\,\text{K}}$$

$$= 6.7 \times 10^{-2}\,\text{kg}$$

所以漏去的氧气质量为

$$\Delta m = m - m' = 0.10\,\text{kg} - 0.067\,\text{kg} = 3.3 \times 10^{-2}\,\text{kg}$$

4.2　理想气体的微观解释

4.2.1　理想气体压强的统计意义

克劳修斯指出："气体对容器壁的压强是大量分子对容器壁碰撞的平均效果。"设有一边长分别为 a、b、c 的长方形容器，体积为 $V = abc$。在该容器中有 N 个同类分子，每个分子的质量是 m_0，如图 4-3 所示。平衡态下容器壁各处所受到的压强相等。为定量分析气体的压强，我们取容器中的某个分子 i 作为研究对象，计算它与 x 轴垂直的 S_1 面碰撞时器壁所受到的力。

假设分子 i 的速度为 $\boldsymbol{v}_i$，速度分量为 v_{ix}、v_{iy}、v_{iz}。由于理想气体分子的碰撞是完全弹性碰撞，分子 i 与器壁 S_1 发生一次碰撞后，施加给器壁 S_1 沿 x 轴方向的冲量为 $2m_0 v_{ix}$。分子 i 在与器壁 S_1 作连续两次碰撞之间，它沿 x 轴方向经过的距离总是 $2a$，两次碰撞所需时间为 $\frac{2a}{v_{ix}}$。因此在单位时间内分子 i 与器壁 S_1 共碰撞 $\frac{v_{ix}}{2a}$ 次。那么，在单位时间内分子 i 对器壁 S_1 的作用力 F_i 为

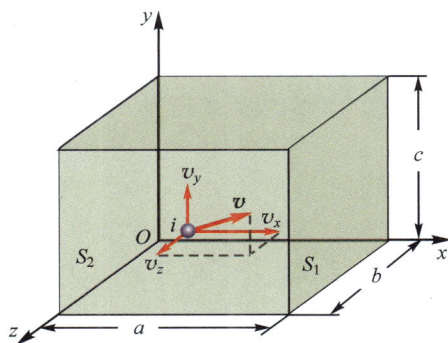

图 4-3　气体压强的推导

$$F_i = 2m_0 v_{ix} \frac{v_{ix}}{2a}$$

容器中有大量的分子对器壁 S_1 作连续不断的碰撞，这样，在任何时间内器壁 S_1 受到的力可以看作是连续的。这个力的大小应等于单位时间内全部分子对器壁 S_1 的作用力，即

$$F = \sum_i F_i = 2m_0 v_{1x} \frac{v_{1x}}{2a} + 2m_0 v_{2x} \frac{v_{2x}}{2a} + \cdots + 2m_0 v_{Nx} \frac{v_{Nx}}{2a}$$

式中，$v_{1x}, v_{2x}, \cdots, v_{Nx}$ 是各个分子速度沿 x 轴方向的分量。而容器中每个分子都在作无规则的热运动，因此我们可以利用统计学方法，对上式右边寻求大量分子速率的统计平均值。按气体压强的定义，由上式可得器壁 S_1 所受的压强为

$$p = \frac{F}{bc} = \frac{m_0}{abc}(v_{1x}^2 + v_{2x}^2 + \cdots + v_{Nx}^2) = \frac{Nm_0}{V}\left(\frac{v_{1x}^2 + v_{2x}^2 + \cdots + v_{Nx}^2}{N}\right)$$

上式括弧内的物理量称为分子沿 x 轴方向速度分量的平方的平均值 $\overline{v_x^2}$，即

$$p = \frac{Nm_0}{V}\overline{v_x^2} \tag{4-2}$$

而 $\overline{v^2} = \overline{v_x^2} + \overline{v_y^2} + \overline{v_z^2}$。平衡态下容器中气体的密度分布是均匀的，因此对大量分子来说，可以假定分子沿各个方向运动的机会是均等的，没有哪个方向气体分子的运动比其他方向更为显著。这一假定从统计意义上来说，就是在任一时刻沿各个方向运动的分子数目相等，分子速度在各个方向的分量的各种平均值也相等。所以对大量分子而言，三个速度分量的平方的平均值应该相等，即

$$\overline{v_x^2} = \overline{v_y^2} = \overline{v_z^2}$$

由此得到

$$\overline{v_x^2} = \overline{v_y^2} = \overline{v_z^2} = \frac{1}{3}\overline{v^2} \tag{4-3}$$

于是，式（4-2）可写为

$$p = \frac{1}{3}nm_0\overline{v^2} \tag{4-4}$$

式中，$n = \frac{N}{V}$ 为单位体积内的气体分子数，称为**分子数密度**。式（4-4）还可以表示为

$$p = \frac{2}{3}n\frac{1}{2}m_0\overline{v^2} = \frac{2}{3}n\bar{\varepsilon}_k \tag{4-5}$$

式（4-5）称为**理想气体的压强公式**。式中，$\bar{\varepsilon}_k$ 称为分子的**平均平动动能**。

由压强公式可见，由于压强 p 是描述气体状态的宏观量，而分子平均平动动能是描述分子运动的微观量的统计平均值，所以压强公式反映了宏观量与微观量统计平均值之间的关系。压强的微观意义是大量气体分子在单位时间内施于器壁单位面积上的平均冲量。离开了大量分子统计平均的概念，压强就失去了意义。

4.2.2　温度的微观解释

对于分子质量为 m_0、分子数为 N 的气体系统，气体的质量 $m = Nm_0$，摩尔质量 $M = N_0m_0$，其中 $N_0 = 6.022 \times 10^{23} \mathrm{mol}^{-1}$，称为**阿伏伽德罗常量**。代入理想气体状态方程，可得

$$p = \frac{N}{V} \cdot \frac{R}{N_0}T = nkT \tag{4-6}$$

式中，$k = \frac{R}{N_0} = 1.38 \times 10^{-23} \mathrm{J \cdot K}^{-1}$，称为**玻耳兹曼常量**。将式（4-6）与式（4-5）比较，可得**理想气体的温度公式**：

$$\bar{\varepsilon}_k = \frac{1}{2}m_0\overline{v^2} = \frac{3}{2}kT \tag{4-7}$$

理想气体的温度公式给出了宏观量温度与微观量的统计平均值 $\bar{\varepsilon}_k$ 的关系,揭示了温度是气体分子平均平动动能大小的量度。温度越高,分子热运动越剧烈。和压强一样,离开了大量分子的统计平均,温度就失去了意义。

利用温度公式,可以计算出某温度下气体分子的**方均根速率** $\sqrt{\overline{v^2}}$,即分子速率平方平均值的平方根

$$\sqrt{\overline{v^2}} = \sqrt{\frac{3kT}{m_0}} = \sqrt{\frac{3RT}{M}} \tag{4-8}$$

方均根速率与气体种类及温度有关。在温度相同时,不同分子(摩尔质量不同)的方均根速率不同。

例题 4-2 一容器内盛有氧气,在标准状态($p = 1.013 \times 10^5 \mathrm{Pa}$, $T = 273.15\mathrm{K}$)下,试求:

(1) $1\mathrm{m}^3$ 内的分子数。

(2) 氧气分子的平均平动动能。

(3) 氧气分子的方均根速率。

解 (1) 根据压强公式可得

$$n = \frac{p}{kT} = \frac{1.013 \times 10^5 \mathrm{Pa}}{1.38 \times 10^{-23} \mathrm{J \cdot K^{-1}} \times 273.15\mathrm{K}} = 2.68 \times 10^{25} \mathrm{m}^{-3}$$

表示标准状态下单位体积内的分子个数,称为**洛施密特常量**。

(2) 根据温度公式可得

$$\bar{\varepsilon}_k = \frac{3}{2}kT = \frac{3}{2} \times 1.38 \times 10^{-23} \mathrm{J \cdot K^{-1}} \times 273.15\mathrm{K} = 5.65 \times 10^{-21} \mathrm{J}$$

(3) 根据式(4-8)可得,氧气分子的方均根速率为

$$\sqrt{\overline{v^2}} = \sqrt{\frac{3RT}{M}} = \sqrt{\frac{3 \times 8.31 \mathrm{J \cdot mol \cdot K^{-1}} \times 273.15\mathrm{K}}{32 \times 10^{-3} \mathrm{kg}}} = 461 \mathrm{m \cdot s^{-1}}$$

可见,在标准状态下氧气分子的方均根速率与声波在空气中传播的速度差不多。

4.3　气体分子的速率分布和能量分布

气体分子在热运动中由于相互碰撞,每个分子的速率都在不断地发生变化。在某一时刻各个分子的速率有大有小,运动的方向也不一致。对某一特定分子来说,它的速率的大小完全是偶然的。然而就大量分子组成的一个整体来说,在平衡状态下,分子的速率分布遵从一定的规律。1859 年麦克斯韦首先用统计方法从理论上导出了气体速率分布的规律,即气体分子的**麦克斯韦速率分布律**。1920 年这一分布律被斯特恩的实验所验证。

4.3.1　麦克斯韦速率分布函数

假设容器中的气体分子处于平衡状态,气体的温度为 T,分子数为 N,分子质量为 m_0。

麦克斯韦导出，在速率区间 $v \sim v+\mathrm{d}v$ 内出现的分子数概率 $\dfrac{\mathrm{d}N}{N}$ 为

$$\frac{\mathrm{d}N}{N} = 4\pi \left(\frac{m_0}{2\pi kT}\right)^{\frac{3}{2}} \cdot \mathrm{e}^{-\frac{m_0 v^2}{2kT}} \cdot v^2 \mathrm{d}v \tag{4-9}$$

显然，$\dfrac{\mathrm{d}N}{N}$ 的大小不仅与 v 有关，还与 $\mathrm{d}v$ 有关。将式(4-9)改写成

$$\frac{\mathrm{d}N}{N} = f(v)\mathrm{d}v \tag{4-10}$$

其中

$$f(v) = 4\pi \left(\frac{m_0}{2\pi kT}\right)^{\frac{3}{2}} \cdot \mathrm{e}^{-\frac{m_0 v^2}{2kT}} \cdot v^2 \tag{4-11}$$

$f(v)$ 定义为**速率分布函数**，式(4-11)则称为**麦克斯韦速率分布函数**。将式(4-10)改写为

$$f(v) = \frac{\mathrm{d}N}{N\mathrm{d}v} \tag{4-12}$$

式(4-12)说明，速率分布函数的物理意义是速率 v 附近单位速率区间内分子出现的概率。它定量地反映了气体分子在一定温度下按速率分布的具体情况。如图 4-4 所示为麦克斯韦速率分布函数的曲线。

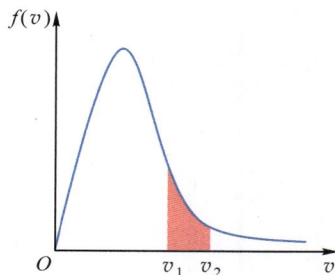

在如图 4-5 所示的分布曲线下，对应于 $v_1 \sim v_2$ 的区域面积在数值上等于在该速率区域范围内的分子数占总分子数的百分比，即

$$\int_{v_1}^{v_2} f(v)\mathrm{d}v = \frac{\Delta N}{N}$$

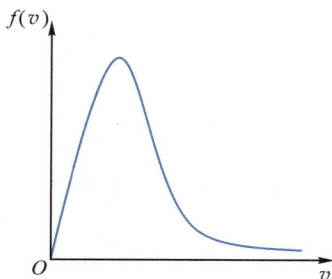

图 4-4　麦克斯韦速率分布函数的曲线

图 4-5　$v_1 \sim v_2$ 区域内分子数的百分率

曲线下的总面积则表示在整个速率区间内的分子数的百分比，有

$$\int_0^{\infty} f(v)\mathrm{d}v = 1 \tag{4-13}$$

式(4-13)是分布函数 $f(v)$ 所必须满足的条件，称为分布函数的**归一化条件**。由图 4-4 可以看到，曲线从原点出发，经过一个极大值后随速率的增加而渐近于零。这表示在某一温度下分子速率可取 $0 \sim \infty$ 的一切数值，但速率很小和速率很大的分子出现的概率很小，而具有中等速率的分子出现的概率较大。速率分布曲线对应极大值的速率称为**最概然速率**，用 v_p 表示。根据极值条件 $\dfrac{\mathrm{d}f(v)}{\mathrm{d}v} = 0$，可以得到

$$v_p = \sqrt{\frac{2kT}{m_0}} = \sqrt{\frac{2RT}{M}} \tag{4-14}$$

最概然速率 v_p 是反映速率分布特征的物理量。但要注意，最概然速率并不是分子运动的最大速率。同一种气体，当温度增加时，最概然速率 v_p 向 v 增大的方向移动，意味着某个速率的概率增加，如图 4-6 所示。

应用麦克斯韦速率分布函数还可以求出分子运动速率的算术平均值，即**平均速率** $\bar{v}$。由统计平均的定义

$$\bar{v} = \frac{\int_N v \, dN}{N} = \frac{\int_v v N f(v) \, dv}{N} = \int_0^\infty v f(v) \, dv$$

得到

$$\bar{v} = \sqrt{\frac{8kT}{\pi m_0}} = \sqrt{\frac{8RT}{\pi M}} \tag{4-15}$$

由三个统计速率 $\sqrt{\overline{v^2}}$、$\bar{v}$ 和 v_p 的表达式可以看到，它们都与 $\sqrt{T}$ 成正比，与 $\sqrt{M}$ 成反比，但大小不同，在同一温度下，三者的数值之比为 $\sqrt{\overline{v^2}} : \bar{v} : v_p = 1.73 : 1.60 : 1.41$，由此可得 $\sqrt{\overline{v^2}} > \bar{v} > v_p$，如图 4-7 所示。

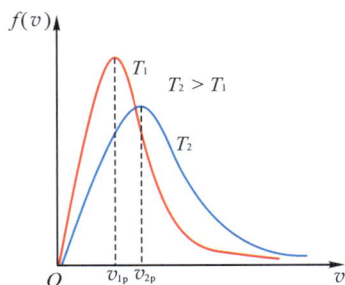

图 4-6　不同温度下的最概然速率

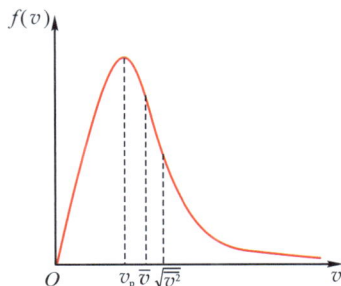

图 4-7　三个统计速率

4.3.2　分子的平均自由程和平均碰撞频率

常温下气体分子的平均速率可达数百米每秒或上千米每秒，但我们如果在教室的前排开启一瓶香水，后排的同学不会马上就能闻到香水味，其原因是扩散速率比运动速率小得多。分子的运动速率固然很大，但它在运动过程中要不断地与其他分子碰撞，路径迂回曲折。因此分子向周围扩散的速率并不大，如图 4-8 所示。

碰撞是气体分子运动的基本特征之一。分子运动过程中不断与其他分子碰撞，单位时间内一个分子与其他分子碰撞的次数称为**碰撞频率**。任意两次连续碰撞之间分子自由通过的距离称为**自由程**。由于气体分子运动的杂乱无章，我们不可能也没有必要去追踪每个分子的自由程或碰撞频率。大量分子无规则运动的结果，使分子的自由程和碰撞频率服从统计分布规律。采用统计平均的方法可以计

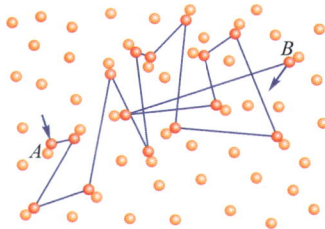

图 4-8　气体分子的碰撞频率和自由程

算它们的统计平均值。

自由程的统计平均值称为**平均自由程**，即每两次连续碰撞间分子自由通过的平均路程，以 $\bar{\lambda}$ 表示。碰撞频率的统计平均值称为**平均碰撞频率**，即每个分子每秒钟与其他分子碰撞的平均次数，以 $\bar{Z}$ 表示。显然有关系

$$\bar{\lambda} = \frac{\bar{v}}{\bar{Z}} \tag{4-16}$$

式中，$\bar{v}$ 为气体分子的平均速率。不难理解，单位体积内的分子数越多或分子的直径越大，都会引起碰撞频率的增加，因而使平均自由程缩短。理论分析证明，分子运动的平均自由程 $\bar{\lambda}$ 与分子直径 d 及气体的分子数密度 n 有如下关系：

$$\bar{\lambda} = \frac{1}{\sqrt{2}\,\pi d^2 n} \tag{4-17}$$

由式(4-16)可得，平均碰撞频率为

$$\bar{Z} = \sqrt{2}\,\pi d^2 \bar{v} n \tag{4-18}$$

因为 $p = nkT$，式(4-17)又可写为

$$\bar{\lambda} = \frac{kT}{\sqrt{2}\,\pi d^2 p} \tag{4-19}$$

式(4-19)表明，当温度恒定时，平均自由程与压强成反比。表 4-1 表示在 0℃下，空气的平均自由程随压强的变化情况。

表 4-1 0℃ 时不同压强下空气的平均自由程 $\bar{\lambda}$

压强/Pa	1.01×10^5	1.33×10^2	1.33	1.33×10^{-2}	1.33×10^{-4}
$\bar{\lambda}$/m	7.0×10^{-8}	5.0×10^{-5}	5.0×10^{-3}	5.0×10^{-1}	5.0×10^{1}

表 4-2 是标准状态下几种气体分子的平均自由程和分子的有效直径。由表可见，分子的有效直径一般约为 3×10^{-10} m。由式(4-6)计算可知标准状态下的分子数密度 $n \approx 3 \times 10^{25}$ m^{-3}，以及由式(4-15)估算可知分子平均速率 $\bar{v} \approx 4 \times 10^2$ m·s^{-1}，可以求出分子平均碰撞频率为 $\bar{Z} \approx 5 \times 10^9$ s^{-1}，即每秒钟碰撞次数达几十亿次，可见碰撞的频繁程度。

表 4-2 标准状态下几种气体分子的平均自由程和分子的有效直径

气 体	H$_2$	N$_2$	O$_2$	CO$_2$
$\bar{\lambda}$/m	1.13×10^{-7}	5.99×10^{-8}	6.47×10^{-8}	3.97×10^{-8}
d/m	2.3×10^{-10}	3.1×10^{-10}	2.9×10^{-10}	3.2×10^{-10}

4.3.3 玻耳兹曼能量分布

麦克斯韦速率分布函数是讨论理想气体处于平衡态时，没有外力场(如重力场、电场、磁场等)作用下的气体分子速率分布规律，它在空间分布是均匀的。如果气体处于重力场中或者带电的分子处于电场中，则分子除了动能以外还有势能，分子的分布就不再是均匀的。此

时单位体积的分子数 n 与分子的势能 E_p 有关,服从**玻耳兹曼能量分布**。即

$$n = n_0 e^{-\frac{E_p}{kT}} \qquad (4\text{-}20)$$

式中,n_0 是在势能为零处的分子数密度。因势能 E_p 与位置有关,在不同的位置,气体的分子数密度不同。例如,重力场中,质量为 m_0 的大气分子在离海平面高度 h 处的势能为 $E_p = m_0 g h$,因此大气分子在重力作用下的分布规律为

$$n = n_0 e^{-\frac{m_0 g h}{kT}} \qquad (4\text{-}21)$$

式中,n_0 为大气分子在海平面的分子数密度。随着海拔增高,分子数密度按指数衰减,如图 4-9 所示。由于 $p = nkT$,大气压强同样也是随海拔的增高而指数衰减。玻耳兹曼能量分布规律不仅适用于气体,也适用于任何物质分子(如悬浮在气体或液体中的乳状粒子)在任何保守力场中的分布,它是一条普遍的统计规律。

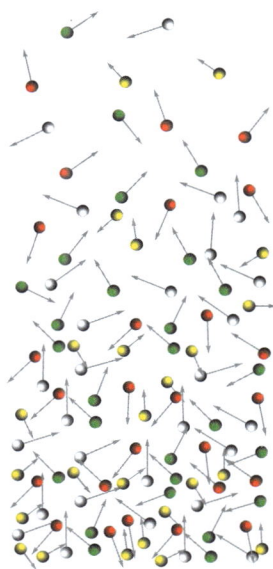

图 4-9 大气分子的分布

4.4 输运过程

前面讨论的都是处于平衡态下的气体,但实际气体往往处于某种非平衡态,如温度不均匀时发生的**热传导**现象、气体密度不均匀时发生的**扩散现象**等。

4.4.1 热传导过程

当气体内部各处温度不同时,热量将从高温处传到低温处,这种现象称为热传导。

设温度沿 z 轴正方向逐渐升高,则沿 z 轴的变化率 $\dfrac{\Delta T}{\Delta z}$ 称为温度梯度,如图 4-10 所示。实验表明,在时间 Δt 内,从高温一侧通过垂直 z 轴的面积 S 向低温一侧传递的热量为

$$Q = -\kappa \left(\frac{\Delta T}{\Delta z} \right) S \Delta t \qquad (4\text{-}22)$$

式中,κ 称为**热导率**,负号表示热量的传递总是沿温度减小的方向进行。式(4-22)称为**傅里叶热传导定律**。实验测得气体的热导率很小,所以在没有对流的情况下,气体是很好的绝热材料。如图 4-11 所示为有空气夹层的水杯,空气夹层具有很好的隔热效果。

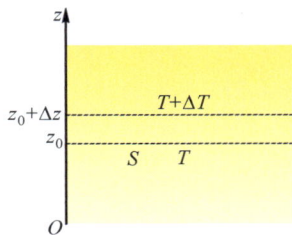

图 4-10 温度梯度

图 4-11 有空气夹层的水杯

从分子运动论的观点来看,高温处的分子平均平动动能大,低温处的分子平均平动动能小。由于热运动,高、低温两处的分子不断交换,结果使一部分平动动能从高温处输运到低温处,形成了宏观上的热量传递。所以热传导的微观机制是分子平动动能的输运。

4.4.2　扩散现象

在气体的内部,当密度不均匀时,气体分子将从密度大的地方向密度小的地方移动,这种现象称为扩散现象。

设气体的密度 ρ 沿 z 轴正方向逐渐减小,密度沿 z 轴的变化率 $\dfrac{\Delta\rho}{\Delta z}$ 称为密度梯度,如图 4-12 所示。实验表明,在时间 Δt 内,从密度高的一侧通过垂直 z 轴的面积 S 扩散到密度低的一侧的气体的质量为

$$m = -D\left(\frac{\Delta\rho}{\Delta z}\right)S\Delta t \tag{4-23}$$

式中,D 称为**扩散系数**,负号表示质量迁移的方向总是沿着密度减小的方向进行。式(4-23)称为**菲克扩散定律**。如图 4-13 所示为某颜料在水中的扩散现象。

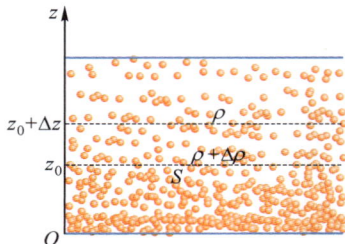

图 4-12　密度梯度

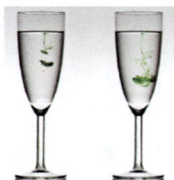

图 4-13　扩散现象

从分子运动论的观点来看,当气体各部分密度不均匀时,在分子热运动的过程中,从密度大处向密度小处扩散,这种移动的结果使得气体的质量由密度大的地方向密度小的地方输运,即扩散现象在微观机制上乃是气体分子在热运动过程中输运质量的过程。

4.4.3　透膜输运

在生物体内,分子和离子的输运过程更多是通过生物薄膜(如细胞膜、毛细血管壁等)进行的。这种分子或离子透过生物膜的输运,称为**渗透**或**透膜输运**。透膜输运是生物体最基本的生理过程。例如,胃黏膜细胞分泌的盐酸透过膜进入胃腔消化食物、营养物质或药物透过肠黏膜而被吸收,再由血液输运并透过毛细血管壁进入组织等,都是物质透过生物膜的输运过程。

生物膜一般都具有**选择渗透性**,即可以让一些物质分子通过而不让另一些物质分子通过。具有这种性质的膜称为**半透膜**。

包裹在细胞外的细胞膜可以使细胞能够保持相对的稳定性。细胞所必需的养分的吸收和代谢物的排出都要通过细胞膜。因此,细胞膜具备选择渗透性的特质,是维持正常生命活动的最基本的一种功能。如果细胞膜丧失了这种功能,细胞就会死亡。

细胞膜除了通过选择性渗透来调节和控制细胞内外的物质交换外,还能接收外界信号

的刺激使细胞作出反应，从而调节细胞的生命活动。细胞膜不单是细胞的物理屏障，也是在细胞生命活动中有复杂功能的重要结构。如图 4-14 所示为细胞膜结构示意图。

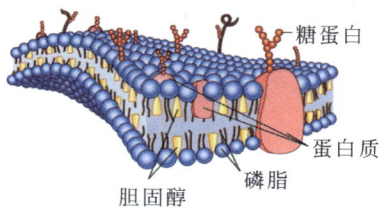

图 4-14 细胞膜结构

4.5 液体的表面现象

4.5.1 液体的表面张力和表面能

液体的性质介于气体和固体之间。从流动性看，它与气体接近；从不易压缩性看，它又与固体接近。在微观结构上，液体分子间的平均距离与分子直径（10^{-10} m）的数量级相同，说明液体内部的分子"紧挨"在一起，但又不像晶体分子那样在很大范围内具有规则的排列，液体分子只存在小范围、极短时间内的有序排列，液体分子不会长时间固定在一个平衡位置上振动，它们能够在整个体积内移动，不断地改变自己的平衡位置。在液体内部，由于分子的无序热运动，各个方向上的物质性质是完全相同的，但在液体表面则表现出一些不同于液体内部的性质。

枝叶上的小水珠、输液管中的液滴（见图 4-15）和肥皂泡等具有自动收缩的倾向，说明在液体和大气交界的液体表面上存在着一种收缩力。这种平行于液体表面使表面收缩的力称为**表面张力**。

设想在液体表面有一条线段 l，如图 4-16 所示。该线段将液体表面分成两个部分。由于界线 l 两侧都能使表面收缩，它们各以大小相等、方向相反的力作用于对方，这种拉力就是表面张力。表面张力的方向与液面相切，垂直于界线 l 并指向施力的液面一侧。实验表明，力的大小与分界线的长度成正比，即作用于 l 上的表面张力大小为

$$F = \alpha l \tag{4-24}$$

式中，比例系数 α 称为液体的**表面张力系数**，表示作用在单位长度界线上的表面张力。在 SI 制中，它的单位是 $N \cdot m^{-1}$。表面张力的大小取决于液体的性质。表 4-3 列出了几种液体与空气接触的表面张力系数。

表面张力

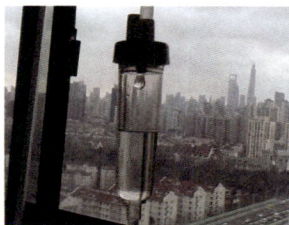

图 4-15 输液管液滴

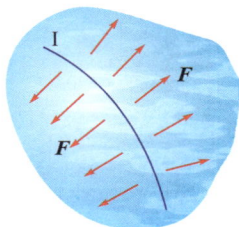

(a)

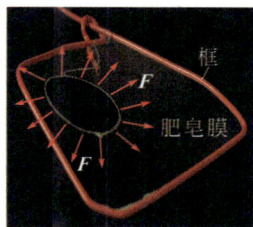

(b)

图 4-16 表面张力

表 4-3　几种液体与空气接触的表面张力系数

液体	温度/℃	$\alpha/(N \cdot m^{-1})$	液体	温度/℃	$\alpha/(N \cdot m^{-1})$
水	0	7.56×10^{-2}	甘油	20	6.34×10^{-2}
水	20	7.28×10^{-2}	水银	15	4.87×10^{-1}
水	100	5.89×10^{-2}	血液	37	5.80×10^{-2}
肥皂液	20	2.50×10^{-2}	血浆	20	5.80×10^{-2}
酒精	20	2.23×10^{-2}	胆汁	20	4.80×10^{-2}
乙醚	20	1.70×10^{-2}	尿（正常人）	20	6.60×10^{-2}
甲醇	20	2.66×10^{-2}	尿（黄疸症患者）	20	5.50×10^{-2}

　　表面张力是分子力的宏观表现,其产生的根本原因需从微观结构进行分析。设以液体某一分子的质心为球心,以分子引力间距 r 为半径画一球面,则落在球面内的分子都对球心的分子有引力,该球面称为**作用球**。不难理解,处在球心处的分子所受周围分子的引力彼此平衡,即合力为零,如图 4-17 中的 A 分子。图中液面下厚度等于分子作用半径 r 的薄层称为**表面层**。

　　现在考虑处于表面层附近(图 4-17 中的 C)和液面上(图 4-17 中的 B)的两个分子所受的力。它们的分子作用范围有一部分在液面之外,因为液面上方气体分子的密度远小于液体密度,所以对于分子 B 和 C 来说,周围分子对它们的引力之合力 $\boldsymbol{F}$ 一定垂直液面并指向液内,且越接近液面的分子受向液内的引力合力就越大。显然,表面层中的分子都有挤进液体内部的倾向,宏观上即表现为液体表面有试图收缩达到最小面积的趋势。分子的这种趋势改变了该层液体的微观结构。这里的分子不像液体内部分子彼此"紧挨"着,大量分子挤进液体内部的趋势使表面层中的分子密度减少,分子之间引力增大,力图相互靠近。这就是表面层收缩的原因。由此可见,液体的表面张力是表面层中大量分子相互吸引的宏观体现。

　　如图 4-18 所示,有一根 U 形金属丝,用一根同样性质的直金属丝 AB 连接在 U 形金属丝的两臂上,AB 可沿两臂平行滑动。现将这样的装置浸入液体之中,然后提起,使两金属丝所围之间充满液体薄膜。由于液面具有收缩的倾向,该液膜就似一张紧绷的弹性膜。若使可滑动金属丝 AB 保持静止,必须对它施加一个外力使之平衡。设 AB 长度为 l,因液膜有两个液面,由式(4-24)可知,作用于直金属丝右边而使其平衡的力的大小为

$$F = 2\alpha l \tag{4-25}$$

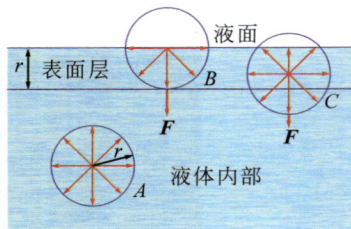

图 4-17　液体分子所受的力

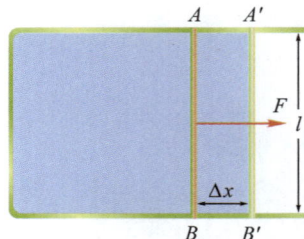

图 4-18　表面张力

　　假设在力 F 的作用下金属丝 AB 向右匀速移动一段距离 Δx,则外力克服表面张力所做的功为

$$W = F \Delta x = 2\alpha l \Delta x = \alpha \Delta S \tag{4-26}$$

式中，ΔS 是金属丝 AB 移动过程中液体两表面增加的总面积。由功能原理可知，外力克服分子引力所做的功全部转化为液体的**表面能**。因此表面能增量为

$$\Delta E = W = \alpha \Delta S \tag{4-27}$$

这样，表面张力又可定义为

$$\alpha = \frac{\Delta E}{\Delta S} \tag{4-28}$$

即表面张力系数 α 在数值上等于增加液体单位表面积所获得的表面能的增量，其单位为 $J \cdot m^{-2}$。

例题 4-3 使一个质量 1.0g 的油滴在水内等温地扩散成半径为 $r = 1.0 \times 10^{-6} m$ 的大量小油滴，则需要做多少功？（已知油与水接触的表面张力系数为 $\alpha = 1.8 \times 10^{-2} N \cdot m^{-1}$，油密度 $\rho = 900 kg \cdot m^{-3}$。）

解 设 n 为小油滴数目，R 和 r 分别为大、小油滴的半径。油滴扩散过程中质量不变，有

$$m = n\rho \cdot \frac{4}{3}\pi r^3 = \rho \cdot \frac{4}{3}\pi R^3$$

由此可得

$$R = rn^{\frac{1}{3}}$$

$$n = \frac{m}{\rho \cdot \frac{4}{3}\pi r^3}$$

面积增量为

$$\Delta S = n \cdot 4\pi r^2 - 4\pi R^2 = n \cdot 4\pi r^2 - 4\pi r^2 n^{\frac{2}{3}} = 4\pi r^2 n^{\frac{2}{3}}(n^{\frac{1}{3}} - 1)$$

由于 $n^{\frac{1}{3}} \gg 1$，所以

$$\Delta S \approx 4\pi r^2 n$$

由此可得，一个大油滴等温地扩散成大量小油滴时所做的功为

$$W = \alpha \Delta S = \alpha \cdot 4\pi r^2 \cdot \frac{m}{\rho \cdot \frac{4}{3}\pi r^3} = \frac{3\alpha m}{\rho r}$$

代入数据，得

$$W = \frac{3 \times 1.8 \times 10^{-2} J \cdot m^{-2} \times 1.0 \times 10^{-3} kg}{900 kg \cdot m^{-3} \times 1.0 \times 10^{-6} m}$$

$$= 6.0 \times 10^{-2} J$$

4.5.2 弯曲液面的附加压强

液体表面层相当于一个拉紧的弹性膜。当液面弯曲时，液面内外有一压强差，称为**附加**

压强，用 p_a 表示。

在凸起液面的顶端取一微小球冠状液块，如图 4-19 所示。设其表面积为 S，曲率中心在 C 点，半径为 R。液面 S 对其曲率中心 C 所张的圆锥角为 2φ。该球冠形液面的水平圆周界所受表面张力的大小为

$$F = \alpha \cdot 2\pi R \sin\varphi$$

方向为沿圆周界的切线方向，与水平方向成 φ 角而指向斜下方。由于对称性，整个圆周界上的水平方向分量 F_x 相互抵消。竖直方向的分量为

$$F_y = F\sin\varphi = \alpha \cdot 2\pi R (\sin\varphi)^2$$

设微小球冠状液块下方液体的附加压强为 p_a，则作用于球冠状液体底部的作用力为 $p_a \cdot \pi (R\sin\varphi)^2$。平衡时，有

$$p_a \cdot \pi (R\sin\varphi)^2 = \alpha \cdot 2\pi R (\sin\varphi)^2$$

可得附加压强的大小为

$$p_a = \frac{2\alpha}{R} \tag{4-29}$$

式（4-29）为凸形液面产生的附加压强公式。对于凹形液面，可以证明此式同样适用，不同的是液体表面内侧的压强要低于外侧的压强。设液体内压强为 p_{in}，液体外压强为 p_{out}。式（4-29）可写为

$$p_a = p_{in} - p_{out} = \pm \frac{2\alpha}{R} \tag{4-30}$$

可见，当液面为凸形时，$p_a > 0$；当液面为凹形时，$p_a < 0$。对于空气中的球形液泡，由于有内外两个表面，可以证明球形液泡的附加压强为

$$p_a = p_i - p_o = \frac{4\alpha}{R} \tag{4-31}$$

式中，p_i 和 p_o 分别是液泡内和液泡外的压强。

如果将空气中的两个肥皂泡用连通器相连，如图 4-20 所示，由于附加压强的大小和半径成反比，所以小泡内压强比大泡内压强大。实验中可观察到，大泡越来越大，小泡越来越小直至最后破灭。

附加压强

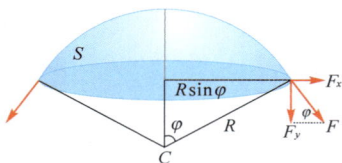

图 4-19　附加压强推导

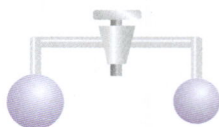

图 4-20　球形液膜附加压强

例题 4-4　有一半径为 R 的肥皂泡，开始时泡外压强是泡内压强的一半，即 $p_o = \frac{1}{2}p_i$。如果泡外压强减小至 $p_o = 0$，那么在表面张力系数 α 和温度不变的情况下，肥皂泡内的压强变为多少？半径为多少？

解　开始时 $p_{\mathrm{o}}=\dfrac{1}{2}p_{\mathrm{i}}$，根据式(4-31)，有关系

$$p_{\mathrm{i}}-p_{\mathrm{o}}=\frac{4\alpha}{R}=\frac{1}{2}p_{\mathrm{i}}$$

当 $p_{\mathrm{o}}=0$ 时，设肥皂泡内的压强为 p_{i}'，半径为 R'，有

$$p_{\mathrm{i}}'=\frac{4\alpha}{R'}$$

将上两式相除，得

$$\frac{p_{\mathrm{i}}'}{p_{\mathrm{i}}}=\frac{R}{2R'}$$

因温度不变，由理想气体状态方程给出 $p_{\mathrm{i}}V_{\mathrm{i}}=p_{\mathrm{i}}'V_{\mathrm{i}}'$，有

$$\frac{p_{\mathrm{i}}'}{p_{\mathrm{i}}}=\frac{V_{\mathrm{i}}}{V_{\mathrm{i}}'}=\frac{\dfrac{4}{3}\pi R^{3}}{\dfrac{4}{3}\pi R'^{3}}=\frac{R^{3}}{R'^{3}}$$

由此可得，最终压强为

$$p_{\mathrm{i}}'=0.35p_{\mathrm{i}}$$

半径为

$$R'=1.41R$$

4.5.3　润湿与不润湿现象

液体和固体接触时，我们发现，液体对固体有**润湿**与**不润湿**现象，如图 4-21 所示。这种润湿与否的差别由液体分子之间(称为**内聚力**)的引力和液体分子与固体分子之间的引力(称为**附着力**)的大小所决定。

如图 4-22 所示，在液体与固体接触处，厚度等于分子引力作用半径的一层液体，称为**附着层**。附着层内的分子与液体内部的分子受力情况不同。附着层内的分子一方面受内聚力作用，另一方面还受到附着力的作用。附着层内任意分子的作用球有一部分位于固体中，如果附着力大于内聚力，那么分子受到的合力垂直于附着层指向固体，如图 4-22(a)所示。这时附着层内的分子势能比液体内部分子的势能低。而系统的势能有减到最小的倾向，所以液

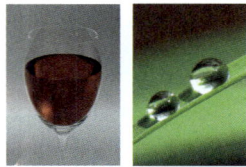

图 4-21　润湿与不润湿现象

体内部的分子要尽量挤入附着层，使附着层具有伸展趋势，从而在液体与固体接触处沿着固体的表面向上延伸成一弯曲的液面，称这种情况为液体润湿固体。如果内聚力大于附着力，附着层内的分子受到的合力指向液体内部，如图 4-22(b)所示。附着层内的分子具有比液体内部分子高的势能。层内的分子要尽量挤入液体内部，因而附着层具有收缩的趋势，从而在液体与固体接触的液面沿固体表面向下收缩成一弯曲液面，称这种情况为液体不润湿固体。

在固体和液体的界面处，固体与液体表面间的夹角 θ 称为**接触角**。其值由附着力和内聚力的大小而定。接触角 θ 为锐角时，液体润湿固体。接触角 θ 为钝角时，液体不润湿固

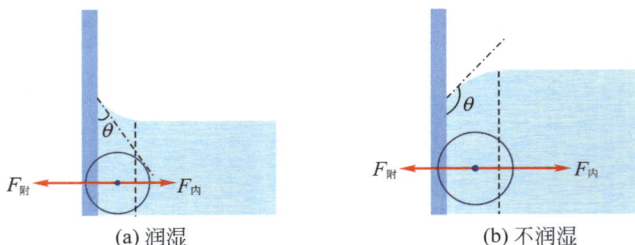

(a) 润湿　　　　　　　　　(b) 不润湿

图 4-22　内聚力和附着力

体。接触角 $\theta=0°$ 时，液体铺展在固体表面，称液体完全润湿固体。如果接触角 $\theta=180°$ 时，则称液体完全不润湿固体。纯水对洁净玻璃，可以近似认为完全润湿。

4.5.4　毛细现象

液体对固体的润湿和不润湿现象，使液体与固体接触处的液面发生弯曲。在弯曲液面下的液体将受到附加压强的作用。对于较大容器，大部分液面是平面，器壁附近小范围内弯曲液面产生的附加压强对整个液体不会产生明显的影响。但对内径（通常 $r\leqslant 1\text{mm}$）很小的**毛细管**，整个液面呈现为有一定曲率半径的弯曲液面。附加压强的作用将使毛细管内液体的高度发生明显的改变。将两端开口的毛细管插入液体中，如图 4-23（a）所示，在液体润湿管壁时管内液面上升，液体不润湿管壁时则管内液面下降，这种现象称为**毛细现象**。

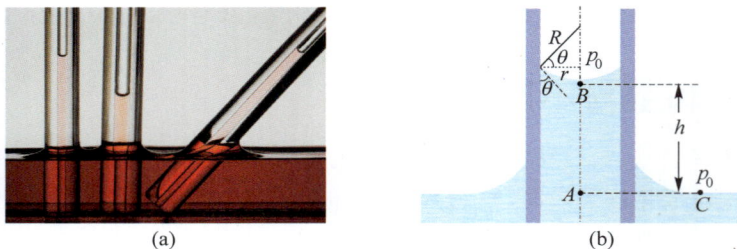

(a)　　　　　　　　　　　(b)

图 4-23　毛细现象

设有半径为 r 的毛细管，将其插入液体中，液体润湿管壁。因毛细管径很小，管内液面可以看作是球面的一部分，如图 4-23（b）所示。设接触角为 θ，液面的曲率半径为 R，则 $r=R\cos\theta$。根据式（4-30），液面内外压强差为

$$p_{\text{a}}=-\frac{2\alpha}{R}=-\frac{2\alpha\cos\theta}{r} \tag{4-32}$$

润湿管壁的液面是凹面，液面内 B 点的压强比液面外大气压强低，由此导致管内外液体压强不平衡，引起管内液面的上升。平衡时管内液面下的 A 点应和同一水平的 C 点具有相同的压强，即

$$p_0-\frac{2\alpha\cos\theta}{r}+\rho gh=p_0$$

式中，p_0 为大气压强，h 为平衡时管内外的液面高度差，ρ 为液体密度。由上式可得

$$h=\frac{2\alpha\cos\theta}{\rho gr} \tag{4-33}$$

式(4-33)表明,毛细管内液面上升的高度与表面张力系数成正比,而与毛细管半径成反比,管径越细,液面升得越高。若为不湿润管壁的液体,毛细管内液面为凸面,液面内的压强比液面外的要高,所以毛细管内的液面将下降至管外液面之下。由式(4-33)可知,液面为凹面时,$\theta < \dfrac{\pi}{2}$,则 $h > 0$,液面上升;液面为凸面时,$\theta > \dfrac{\pi}{2}$,则 $h < 0$,液面下降。

在自然界和日常生活中,毛细现象随处可见。植物茎内的导管就是植物体内极细的毛细管,它能把土壤里的水分吸上来。另外,如砖块吸水、毛巾吸汗、灯芯吸油等,在这些物体中也有许多细小的管道,起着毛细管的作用。农业生产中,农民锄松地面的土壤,目的就是破坏土壤表层的毛细管,以减少水分的蒸发。

例题 4-5 已知小管半径为 5.0×10^{-5} m,大管半径为 2.0×10^{-4} m,如图 4-24 所示。管内盛有表面张力系数为 $\alpha = 7.3 \times 10^{-2}$ N·m^{-1},密度为 $\rho = 1.1 \times 10^3$ kg·m^{-3} 的液体,问大小管两液面之间的高度 h 为多少?(接触角为零。)

解 如图 4-24 所示,平衡时有

$$p_B = \rho g h + p_A$$

根据附加压强关系

$$p_A = p_0 - \frac{2\alpha}{r_A}, \quad p_B = p_0 - \frac{2\alpha}{r_B}$$

得,大小管两液面之间的高度为

$$h = \frac{p_B - p_A}{\rho g} = \frac{\left(p_0 - \dfrac{2\alpha}{r_B}\right) - \left(p_0 - \dfrac{2\alpha}{r_A}\right)}{\rho g} = \frac{2\alpha}{\rho g}\left(\frac{1}{r_A} - \frac{1}{r_B}\right) = 0.22\,\text{m}$$

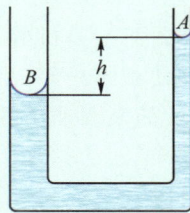

图 4-24　例题 4-5 用图

4.5.5　气体栓塞

液体在细管中流动时,如果管中出现气泡,由于附加压强,液体的流动将受到阻碍。气泡多时可发生管腔堵塞,这种现象称为**气体栓塞**。如图 4-25(a)所示,液柱中有一个气泡,在左右两端压强相等时,气泡两端的半径相等,两端的附加压强也相等,此时液柱不动,即发生堵塞现象。当液柱的左端压强增加一个不大的值时,气泡左边的半径将变大,右边的半径将变小,如图 4-25(b)所示。这样就使左端弯曲的液面所产生附加压强 p_1 要比右边弯曲液面所产生附加压强 p_r 小,两边压强差为

$$\Delta p = p_r - p_1$$

此时,液柱仍不会向右流动。只有当两端压强差 Δp 超过某一阈值 δ 时,气泡才能流动。阈值 δ 的大小与液体和管壁的性质、管腔半径等有关。若管中有 n 个气泡,只有当 $\Delta p > n\delta$ 时,液体才会带着气泡流动,如图 4-25(c)所示。

人体全身布满毛细血管,因此在给患者输液时一定要避免气体进入输液管道。静脉注射时,也严禁空气进入注射器内,以免在微血管中发生气体栓塞现象。另外,颈部静脉血压

气体栓塞

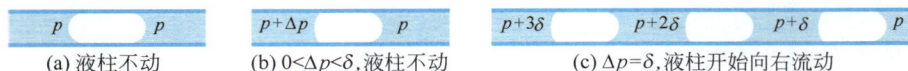

p	p

(a) 液柱不动

$p+\Delta p$	p

(b) $0<\Delta p<\delta$，液柱不动

$p+3\delta$	$p+2\delta$	$p+\delta$	p

(c) $\Delta p=\delta$，液柱开始向右流动

图 4-25　气体栓塞

比大气压低，如有外伤时，外部空气很有可能通过损伤部位进入血液，在救护这类患者时应引起重视。此外，在深水区作业的潜水员、处在高压氧舱中的患者和医护人员从高压环境回到常压环境过程中，一定要有适当的缓冲时间，使高压环境下溶于血液中的过量气体逐渐释放。否则，在常压下这些气体会迅速释放，若微血管中析出的气泡过多就会出现堵塞血管的流动。

4.5.6　表面活性物质与表面吸附现象

当溶液加入某种溶质时，溶液的表面张力系数将会发生变化。实验表明，有些溶质能使液体的表面张力系数减小，有些溶质却能使液体的表面张力系数增大。溶于溶液后能使液体表面张力系数减小的物质称为该种溶液的**表面活性物质**。水的表面活性物质包括肥皂、胆盐、卵磷脂及有机酸、酚、醛、酮等。胆汁是脂肪的表面活性物质，它能降低脂肪的表面张力系数，使脂肪粉碎，易于被人体吸收。溶于溶液后能使液体表面张力系数增大的物质称为该种溶液的**表面非活性物质**。氯化钠、糖类、淀粉等都是水的表面非活性物质。

从分子间的相互作用来看，溶质分子与溶剂分子间的吸引力小于溶剂分子间的吸引力。位于表面层的溶剂分子受到指向液体内部的力要比表面层中溶质分子受到的力大些，结果使表面层中的溶剂分子尽可能地进入液体内部，使表面层中的溶质分子浓度增加。由于分子的扩散现象，对表面层的溶质分子浓度的增加有一定的限制。正是因为表面活性物质在溶液中聚集于表面层，所以只要少量表面活性物质，就可以在很大程度上影响液体的表面性质。如在水中加入少量肥皂液，就能使表面张力系数有明显的减小。

如果在液体中加入表面非活性物质，则这些溶质分子将尽可能地离开表面层，进入液体内部，结果使液体的表面系数增大。

综上所述，表面活性物质可以自动地聚集在液体的表面层以减少液体的表面能，这种物质自动聚集在表面层并伸展成薄膜的现象称为**表面吸附**。固体和液体一样，表面能也有趋于最小的倾向。因为固体的表面积是不能改变的，所以不能通过缩小表面积来降低表面能。但固体可以像液体那样在其表面吸附一层表面活性物质来达到目的。能被固体分子表面吸附的现象称为**固体吸附**。固体表面对被吸附物质的分子引力非常大。实验发现，吸附在玻璃表面的水蒸气分子需要在 $400℃$ 的真空中才能完全去除。单位体积固体的吸附能力与它的表面积成正比，吸附能力随温度的升高而减弱。多孔和粉状物质的表面积大，吸附能力就强。多孔活性炭和粉状白陶土都是很好的吸附剂，医疗上常用来吸附胃肠道中的细菌、色素及其他毒素等。

自然界中，吸附现象十分普遍。动植物都是非常复杂的物理-化学系统，其中包括许多固、液、气的界面。因此，在有机体内进行的理化过程中，许多都和表面吸附有关。

表面活性物质在肺的呼吸过程中起着重要的作用，见章首。

要让空气进入肺泡，必须使肺泡内的压强 p_1 低于大气压强 p_0（约低于 $3\,\text{mmHg}$）。一般情况下，肺泡外胸膜的平均压强 p_2 比肺泡内压强 p_1 要低 $1\,\text{mmHg}$，因此使肺贴向胸壁。正常吸气时，由于膈肌下降和胸腔扩张，可以形成 $9\sim10\,\text{mmHg}$ 的负压，似乎可以使肺泡扩大而进行吸气,但肺泡表面因覆盖了一层表面张力系数为 $0.05\mathrm{N}\cdot\mathrm{m}^{-1}$ 的黏性组织液,若将肺泡看作球形状,平均半径为 $R=0.50\times10^{-4}\mathrm{m}$,根据式(4-30)可得肺泡表面产生的附加压强为

$$p_a = \frac{2\alpha}{R} = \frac{2\times0.05\mathrm{N}\cdot\mathrm{m}^{-1}}{0.05\times10^{-4}\mathrm{m}} = 2\times10^5\mathrm{N}\cdot\mathrm{m}^{-2} \approx 15\mathrm{mmHg}$$

可见,膈肌下降和胸腔扩张所形成的负压不足以克服附加压强以达到正常吸气。这是由于肺泡内壁分泌出一种磷脂类的表面活性物质,该表面活性物质可以使表面张力系数降低到原来的 $\frac{1}{7}\sim\frac{1}{15}$,这样就可以使肺泡在胸腔的负压下进行吸气。

　　胎儿在母体内时,肺泡被黏液所覆盖,附加压强使肺泡完全闭合。临产时,胎儿肺泡内将分泌表面活性物质以降低黏液的表面张力。但新生儿仍需以大声啼哭的强烈动作进行第一次呼吸来克服肺泡内的表面张力,以获得新生。

思考题

　　4.1　试解释物质为什么能被压缩,但又不能无限压缩。

　　4.2　温度是微观概念还是宏观概念?

　　4.3　最概然速率的物理意义是什么? 有人认为最概然速率就是速率分布中的最大速率,对吗?

　　4.4　液体的表面张力系数是如何定义的? 液体的表面张力系数与哪些因素有关?

习题

　　4.1　湖面下 50m 深处,温度为 4℃,有一体积为 $10\mathrm{cm}^3$ 的气泡,若湖面的温度为 17℃,求此气泡升到湖面时的体积。

　　4.2　一瓶氦气和一瓶氧气温度相同。若氦气分子的平均平动动能为 $6.21\times10^{-21}\mathrm{J}$。试求:

　　(1) 氧气分子的平均平动动能和方均根速率;

　　(2) 氧气的温度。

　　4.3　许多星球的温度达到 $10^8\mathrm{K}$。在这个温度下原子已经不存在了,而氢核(质子)是存在的。若把氢核视为理想气体,求:

　　(1) 氢核的方均根速率是多少?

　　(2) 氢核的平均平动动能是多少?

　　4.4　由 N 个分子组成的气体,其分子速率分布如图所示。

　　(1) 写出 a 的值。

　　(2) 试求速率在 $1.5\sim2.0v_0$ 之间的分子数目。

　　(3) 试求分子的平均速率。

　　4.5　一显像管内的空气压强 p 约为 $1.0\times10^{-5}\mathrm{mmHg}$,设管内空气分子的有效直径 $d=3.0\times10^{-10}\mathrm{m}$,试求 27℃时显像

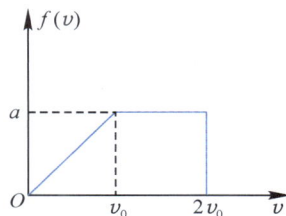

习题 4.4 图

管中单位体积的空气分子的数目、平均自由程和平均碰撞频率。（空气的摩尔质量为 $28.9 \times 10^{-3} \mathrm{kg \cdot mol^{-1}}$）

4.6 一容器内储有氧气，当温度为 27℃ 时，测得其压强 $p = 1.00 \times 10^5 \mathrm{Pa}$，试求：

（1）$1 \mathrm{mm^3}$ 中有多少氧气分子？（2）分子平均平动动能；（3）分子平均碰撞频率；（4）分子平均自由程。

已知氧气的摩尔质量 $M = 32 \times 10^{-3} \mathrm{kg \cdot mol^{-1}}$，氧分子的质量 $m = 5.3 \times 10^{-26} \mathrm{kg}$，并设氧分子的有效直径 $d = 3.56 \times 10^{-10} \mathrm{m}$。

4.7 在呼吸过程中，某个肺泡的内半径为 $50 \mu \mathrm{m}$，由于表面活性物质的作用使该肺泡的表面张力系数降为 $10 \times 10^{-3} \mathrm{N \cdot m^{-2}}$。求肺泡的附加压强。若水面下 10cm 处有一同样大小的气泡，该气泡的内压强又为多少？（水的表面张力系数为 $73 \times 10^{-3} \mathrm{N \cdot m^{-2}}$。）

4.8 已知肥皂泡在 20℃ 时的表面张力系数为 $25 \times 10^{-3} \mathrm{N \cdot m^{-2}}$。求：

（1）吹成半径为 5cm 的肥皂泡需要做的功。

（2）肥皂泡破裂过程中向外释放的能量。

4.9 血液的密度是 $1.059 \times 10^3 \mathrm{kg \cdot m^{-3}}$，表面张力系数是 $5.8 \times 10^{-2} \mathrm{N \cdot m^{-1}}$。设血液在血管内的接触角为零。求血液在内半径为 $3.0 \mu \mathrm{m}$ 的竖直毛细血管内上升的高度。

4.10 将一个半径为 R、表面张力系数为 α 的球形液珠分散成 8 个半径相同的小液滴，需做多少功？

4.11 一只 6 条腿的昆虫站在 20℃ 的水面上，它的每一条腿都使水面产生一个半径为 $r = 10^{-3} \mathrm{m}$ 的凹坑，角度为 $\alpha = 30°$，如图所示。求：

（1）水面作用在昆虫的每条腿上的作用力。

（2）昆虫的质量。

4.12 在内半径 $r = 0.30 \mathrm{mm}$ 的毛细管中注入 20℃ 的水，水在管下端形成向外凸的球面，如图所示。球面的半径 $R = 3.0 \mathrm{mm}$。如管中水的上表面的曲率半径等于管的内径，求管中水柱的高度。

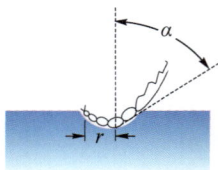

习题 4.11 图

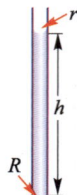

习题 4.12 图

第 5 章

热力学基础

熵与生物进化

熵增加原理告诉我们，自然界的一切过程都朝着熵增加的方向进行，包括动物和植物。但我们仔细观察周围，会发现很多的事例熵却是减少的，亦即有序度增加。例如，植物叶子的生长用简单的 CO_2 和 H_2O 分子制造复杂的葡萄糖分子。葡萄糖分子相比制造它的那些随机运动的 CO_2 和 H_2O 而言是高度有序的物质。那么，植物叶子是如何产生这种熵的减少，从而看起来似乎违反熵增加原理的现象呢？

观察表明，植物叶子在生长的过程中并不是孤立的，而是得到了外界的帮助。太阳是其中最重要的参与者。太阳的表面温度约为 6000K，它不断地向周围辐射能量。植物叶子吸收太阳的能量中，大约 2% 的能量被转换为化学能，其余约 98% 被重新辐射到平均温度为 298K 的环境空间中去，如图所示。因此，大部分太阳能量从 6000K 的高温处流向 298K 的低温处，热量在这个流动过程中，熵值有很大的增加。而植物叶子的熵减少只占其中的非常小的部分，太阳、植物、环境等参与者的总熵仍是增加的。

由此可见，生物的生长和进化离不开太阳辐射能量。太阳既是地球生命能量的提供者，也是地球秩序的组织者。

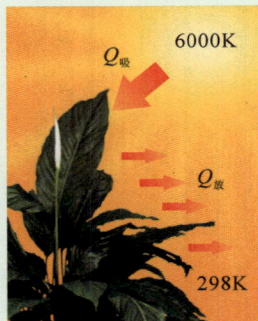

热力学研究热、功和能量之间的相互关系，特别是能量转换为功的问题。由大量实验事实总结出来的**热力学第一定律**和**热力学第二定律**是热力学的基础。前者是研究热功转换的条件，后者是研究热功转换的关系。与分子动理论不同，热力学的研究不涉及物质的微观结构和过程，而是从宏观参量的变化来推断和理解实验结果，因此它对诸如复杂系统（如生命系统）的研究特别有效。

本章主要介绍热力学中的一些基本概念，并在此基础上介绍热力学第一定律及其应用、热力学第二定律和熵增加原理，并引入生命熵等概念。

5.1 热力学的基本概念

5.1.1 准静态过程

热力学系统处在平衡态时，如果不受外界影响，系统的状态参量将保持不变。但是，当系统受到外界某种扰动（做功或传递热量）时，平衡将被破坏，状态参量也将发生变化。这种热力学系统的状态随时间变化的过程称为**热力学过程**。按过程所经历的中间状态的性质，热力学过程又可分为**准静态过程**和**非静态过程**。

所谓准静态过程，是指从初态到末态的每一个中间状态都可以近似地视为平衡态的过程。由于每一平衡态的参量 p、V、T 可用 p-V 图上一点表示，所以准静态过程可用 p-V 图上一条曲线表示，如图 5-1 所示。如果过程进行的中间态不能视为平衡态，则这个过程就称为非静态过程。非静态过程无法在 p-V 图上表示出来。

　　热力学过程的发生,意味着平衡态的破坏,所以实际过程都是非静态过程。系统处于非平衡态时,由于热运动和碰撞,系统又将逐步过渡到另一新的平衡态。由非平衡态过渡到平衡态的时间称为弛豫时间。如果过程进行得很缓慢,即过程进行的时间远大于弛豫时间,这就意味着随着过程的进行,尽管状态不断地发生变化,但系统很快地就过渡到新的平衡态,这种过程就可视为准静态过程。可以说,准静态过程是无限缓慢过程的极限,它是一个理想过程。

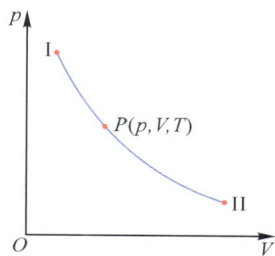

图 5-1　理想气体的 p-V 曲线

5.1.2　功

　　如图 5-2(a)所示,设有一汽缸,活塞的面积为 S,膨胀过程中压力不断发生变化,假设某一时刻压强为 p。当活塞移动微小距离 dx 时,则系统对外界所做的元功为

$$dW = Fdx = pSdx = pdV \tag{5-1}$$

该元功的大小可以用 p-V 图中阴影部分的小矩形面积来表示,如图 5-2(b)所示。当状态由体积 V_1 经准静态过程膨胀到 V_2 时,系统对外所做的总功为

$$W = \int_{V_1}^{V_2} p\,dV \tag{5-2}$$

显然,功 W 可以用 p-V 曲线下的面积大小来表示。如果始、末状态相同,系统从状态 I 沿着另一过程 IbII 到达状态 II,曲线下的面积不同,所以对外做功的大小也不同,可见,功是一个过程量。

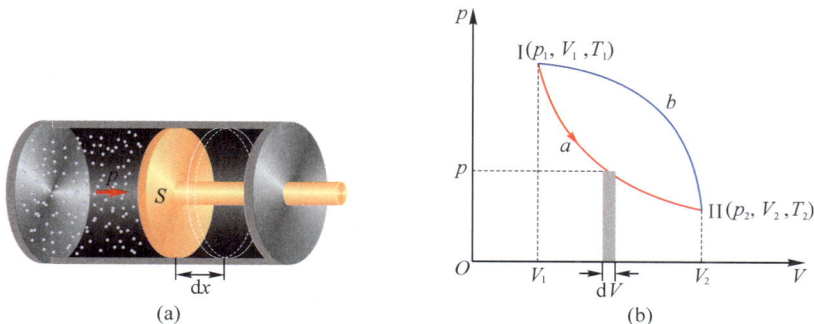

(a)　　　　　(b)

图 5-2　气体推动活塞做功

5.1.3　热量

　　热量是物体之间的温度不同而引起的从一个物体向另一个物体传递的能量。高温物体可以通过分子碰撞把热量传递给低温物体,直至两者的温度相等。物体在获得热量后,其状态就会发生变化,例如,温度升高、压强增大、体积膨胀等。

　　物体通过传热方式所交换的热量 Q 的大小可表示为

$$Q = mc(T_2 - T_1) \tag{5-3}$$

式中，m 为系统的质量，T_1、T_2 分别为系统的始、末温度，c 为**质量热容**。对于固体、液体来说，物质的质量热容一般可看作常量，而气体的质量热容与系统经历的过程有关。在 SI 制中，质量热容的单位为 $J \cdot kg^{-1} \cdot K^{-1}$。

热量是能量的一种，在 SI 制中，热量的单位为 J。在生物医学中常用的单位还有 cal，$1cal \approx 4.18J$。

在热力学系统中，做功和传递热量是系统与外界交换能量的两种方式，它们均会引起系统状态的变化，如图 5-3 所示，所以两者之间具有一定的关系。但是两者的本质是不同的，"做功"是通过物体作宏观运动来完成能量的传递过程，它所起的作用是物体有规则定向运动转换为系统内分子无规则的热运动。而"传递热量"则是通过分子之间相互碰撞来完成能量的传递过程，它所起的作用是系统内分子无规则热运动之间的交换。

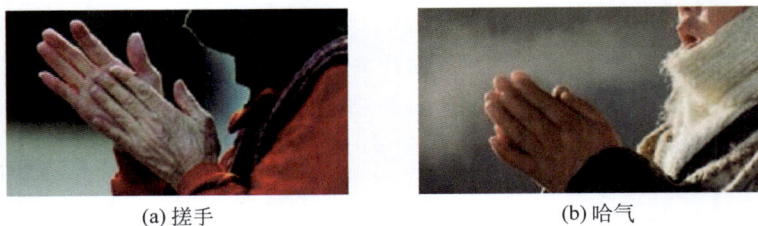

(a) 搓手　　　　　　　　　　(b) 哈气

图 5-3　做功和传递热量

5.1.4　内能

系统的**内能**是系统内各种能量的总和。理想气体的内能是热力学系统中所有分子热运动（包括平动、转动和振动）的动能之和，其值为

$$E = \frac{m}{M} \frac{i}{2} RT \tag{5-4}$$

式中，m 为系统的质量，M 为分子的摩尔质量，T 为系统的热力学温度，i 为理想气体分子的**自由度**。单原子分子的自由度是 3，双原子分子的自由度是 5，多原子分子的自由度是 6。大量实验表明，系统从一个状态变化到另一个状态时，尽管经过的过程不同，所做的功和传递的热量不同，但内能的变化是相同的。内能的变化只取决于系统的始、末状态的温度，它是一个**状态量**。

5.2　热力学第一定律

5.2.1　热力学第一定律的数学描述

做功和传递热量是改变系统内能的两种方式。外界对系统做功和外界对系统传递热量均会使系统的内能增加。能量的传递和转换服从能量守恒定律，即

$$Q = \Delta E + W \tag{5-5}$$

这就是热力学第一定律的表达式。它表示系统吸收的热量 Q 一部分用来改变系统的内能 ΔE，另一部分用于系统对外做功 W。对于状态的微小变化过程，热力学第一定律可写作

$$dQ = dE + dW \tag{5-6}$$

在热力学第一定律建立以前,有人企图设计一种永动机,使系统不断地经历状态变化而仍回到初始状态($\Delta E = 0$),同时,在这过程中,无须外界提供任何能量却能不断地对外做功,这种永动机叫作**第一类永动机**。所有这种企图,经无数次的尝试,都失败了。热力学第一定律指出,做功必须由能量转换而来。很显然,第一类永动机是不可能制成的。

饮水鸟

5.2.2 热力学第一定律的应用

热力学第一定律确定了系统在状态变化过程中,被传递的热量、功和内能之间的相互关系,这是自然界的普遍规律。下面我们讨论在理想气体的几种准静态过程中热力学第一定律的应用。

1. 等体过程 气体的摩尔定体热容

系统体积保持不变的过程称为**等体过程**。其特征是 V 为恒量,即 $dV=0$。理想气体的等体过程曲线如图 5-4 所示。等体过程系统做功为 $dW=0$,根据热力学第一定律,得

$$dQ_V = dE \tag{5-7}$$

即等体过程中,外界传给气体的热量,全部用来增加气体的内能。式中,Q_V 表示等体过程中系统吸收的热量。

式(5-3)中的 mc 称为物质的**热容**,同一种物质在不同的热力学过程中,有不同的热容。最常用的是等体过程和等压过程中的两种热容。

图 5-4 等体过程曲线

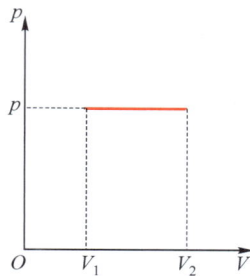

定义 C_V 为体积不变,温度改变 1K 时,1mol 气体所吸收或放出的热量,称为气体的**摩尔定体热容**。由理想气体的内能公式和式(5-7)可得

$$C_V = \frac{i}{2}R \tag{5-8}$$

式(5-8)表明,理想气体的摩尔定体热容与分子的自由度有关,而与气体的温度无关。对于质量为 m、摩尔质量为 M 的理想气体,其内能的变化为

$$\Delta E = \frac{m}{M}C_V(T_2 - T_1) \tag{5-9}$$

式中,$\frac{m}{M}$ 为气体的摩尔数,T_1、T_2 分别为气体的始、末温度。等体过程吸收的热量等于系统内能的增量,即

$$Q_V = \frac{m}{M}C_V(T_2 - T_1) \tag{5-10}$$

2. 等压过程 气体的摩尔定压热容

系统压强保持不变的过程称为**等压过程**。其特征是 p 为恒量,即 $dp=0$。理想气体的等压过程曲线如图 5-5 所示。

根据功的计算公式,当体积从 V_1 膨胀为 V_2 时,等压过程中系统对外所做的功为

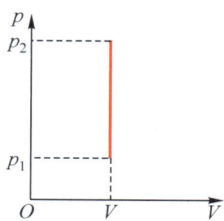

图 5-5 等压过程曲线

$$W = \int_{V_1}^{V_2} p\, \mathrm{d}V = p(V_2 - V_1) \tag{5-11}$$

设摩尔数为 $\dfrac{m}{M}$ 的理想气体，由理想气体的状态方程，式(5-11)可写为

$$W = \frac{m}{M}R(T_2 - T_1) = \frac{m}{M}R\Delta T \tag{5-12}$$

理想气体内能的增量取决于始、末温度的增量，与过程无关。所以等压过程内能的增量仍为

$$\Delta E = \frac{m}{M}C_V(T_2 - T_1) = \frac{m}{M}\frac{i}{2}R(T_2 - T_1) = \frac{m}{M}\frac{i}{2}R\Delta T$$

根据热力学第一定律，等压过程系统与外界交换的热量 Q_p 为

$$Q_p = \Delta E + W = \frac{m}{M}\frac{i}{2}R\Delta T + \frac{m}{M}R\Delta T = \frac{m}{M}\left(\frac{i}{2}+1\right)R\Delta T \tag{5-13}$$

将式(5-13)中的 $\left(\dfrac{i}{2}+1\right)R$ 定义为气体的**摩尔定压热容**，即压强不变，温度改变 1K 时，1mol 气体所吸收或放出的热量，以 C_p 表示。比较摩尔定体热容 C_V，可得到关系

$$C_p = C_V + R \tag{5-14}$$

式(5-14)称为**迈耶公式**。表明在等压过程中，温度升高 1K 时，1mol 的理想气体吸收的热量要比等体过程多吸取 8.31J。摩尔定压热容与摩尔定体热容的比值，以 γ 表示，即

$$\gamma = \frac{C_p}{C_V} \tag{5-15}$$

称为**摩尔热容比**。对于单原子分子气体，$\gamma = 1.67$；对于双原子分子气体，$\gamma = 1.40$；对于多原子分子气体，$\gamma = 1.33$。

3. 等温过程

系统温度保持不变的过程称为**等温过程**，其特征是 T 为恒量，即 $\mathrm{d}T = 0$。理想气体的等温过程曲线如图 5-6 所示，称为等温线（$pV=$ 常量）。

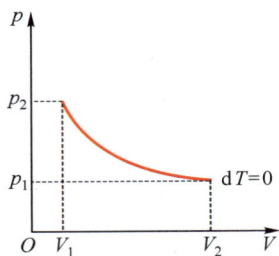

图 5-6　等温线

由于理想气体的内能仅是温度的函数，因而在等温过程中内能保持不变，即

$$\Delta E = 0$$

设系统由状态 (V_1, p_2) 等温膨胀到状态 (V_2, p_1)，系统对外所做的功为

$$W = \int_{V_1}^{V_2} p\, \mathrm{d}V = \int_{V_1}^{V_2} \frac{m}{M}RT\,\frac{\mathrm{d}V}{V} = \frac{m}{M}RT\ln\frac{V_2}{V_1} = \frac{m}{M}RT\ln\frac{p_1}{p_2} \tag{5-16}$$

根据热力学第一定律，等温过程吸收的热量 Q_T 全部转化为对外做功，即

$$Q_T = W = \frac{m}{M}RT\ln\frac{V_2}{V_1} = \frac{m}{M}RT\ln\frac{p_1}{p_2} \tag{5-17}$$

4. 绝热过程

绝热过程是指系统状态在发生变化的过程中与外界没有热量交换的过程。绝热过程的特征是系统状态在任意微小过程中 $\mathrm{d}Q = 0$。由热力学第一定律可得

$$W = -\Delta E$$

由此可见,绝热过程中系统对外所做的功全部是以内能的减少为代价的。即

$$W = -\Delta E = -\frac{m}{M} C_V (T_2 - T_1) \tag{5-18}$$

对于无限小绝热过程,由于 $\mathrm{d}W = -\mathrm{d}E$,有

$$p\,\mathrm{d}V = -\frac{m}{M} C_V \mathrm{d}T \tag{5-19}$$

再由理想气体的状态方程:

$$pV = \frac{m}{M} RT$$

上式的微分形式为

$$p\,\mathrm{d}V + V\mathrm{d}p = \frac{m}{M} R\,\mathrm{d}T \tag{5-20}$$

联立式(5-19)和式(5-20),消去 $\mathrm{d}T$,得

$$(C_V + R)\,p\,\mathrm{d}V = -C_V V\mathrm{d}p$$

由迈耶公式 $C_V + R = C_p$ 和摩尔热容比 $\gamma = \dfrac{C_p}{C_V}$,有

$$\frac{\mathrm{d}p}{p} + \gamma \frac{\mathrm{d}V}{V} = 0$$

两边积分得

$$pV^\gamma = 恒量 \tag{5-21}$$

联立理想气体的状态方程,分别消去 p 或 V,可得

$$V^{\gamma-1} T = 恒量 \tag{5-22}$$

$$p^{\gamma-1} T^{-\gamma} = 恒量 \tag{5-23}$$

式(5-21)、式(5-22)和式(5-23)均称为理想气体的**绝热方程**。

根据式(5-21)可以绘出如图 5-7 所示的红色曲线,称为**绝热线**。绝热线与图中蓝色等温线相交于 A 点。A 点处等温线($pV =$ 常量)的斜率为

$$\frac{\mathrm{d}p}{\mathrm{d}V} = -\frac{p}{V}$$

绝热线($pV^\gamma =$ 恒量)的斜率为

$$\frac{\mathrm{d}p}{\mathrm{d}V} = -\gamma \frac{p}{V}$$

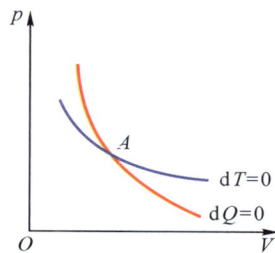

图 5-7 绝热线和等温线

因为 $\gamma > 1$,所以在 $p\text{-}V$ 图上的同一点,绝热线比等温线要陡峭。这是由于等温膨胀时,压强降低仅使体积增加,系统内能不变;而绝热膨胀时需要消耗内能做功,压强降低不仅仅使体积增加,还因为内能的减少而导致温度下降。

例题 5-1 今有 0.016kg 的氧气,初始为标准状态,分别经历下列各过程并吸收热量 300J,若过程

(1) 为等温过程,求终态体积;

（2）为等体过程，求终态压强；

（3）为等压过程，求内能的变化。

解 由氧气的摩尔质量，0.016kg 氧气的摩尔数为 0.5mol。标准状态下，体积为 $V_1 = 11.2 \times 10^{-3}$ m³，温度为 $T_1 = 273$K，压强为 $p_1 = 1.01 \times 10^5$Pa。

（1）过程为等温过程时，根据等温过程吸收的热量 $Q = \dfrac{m}{M}RT_1 \ln \dfrac{V_2}{V_1}$，得

$$\ln \frac{V_2}{V_1} = \frac{MQ}{mRT_1} = \frac{32 \times 10^{-3} \text{kg} \cdot \text{mol}^{-1} \times 300\text{J}}{0.016\text{kg} \times 8.31\text{J} \cdot \text{mol}^{-1} \cdot \text{K}^{-1} \times 273\text{K}} = 0.26$$

所以，终态体积为

$$V_2 = V_1 e^{0.26} = 1.5 \times 10^{-2} \text{ m}^3$$

（2）根据等体过程吸收的热量 $Q = \dfrac{m}{M}C_V(T_2 - T_1)$ 和等体过程的理想气体状态方程 $\dfrac{p_1}{T_1} = \dfrac{p_2}{T_2}$，得

$$p_2 = \frac{p_1}{T_1}\left(\frac{MQ}{mC_V} + T_1\right)$$

$$= \frac{1.01 \times 10^5 \text{Pa}}{273\text{K}}\left(\frac{32 \times 10^{-3} \text{kg} \cdot \text{mol}^{-1} \times 300\text{J}}{0.016\text{kg} \times \frac{5}{2} \times 8.31\text{J} \cdot \text{mol}^{-1} \cdot \text{K}^{-1}} + 273\text{K}\right) = 1.1 \times 10^5 \text{Pa}$$

（3）根据等压过程吸收的热量 $Q = \dfrac{m}{M}C_p(T_2 - T_1)$ 和内能公式 $\Delta E = \dfrac{m}{M}C_V(T_2 - T_1)$，得

$$\Delta E = \frac{C_V}{C_p}Q = \frac{Q}{\gamma} = \frac{300\text{J}}{1.4} = 2.1 \times 10^2 \text{J}$$

例题 5-2 一定量单原子分子理想气体，从状态 A 出发经过等压过程膨胀到状态 B，又经过绝热过程膨胀到状态 C，如图 5-8 所示。试求全过程中该气体对外所做的功、内能的增量以及吸收的热量。

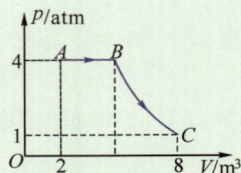
图 5-8 例题 5-2 用图

解 BC 为绝热过程，根据绝热方程，有

$$p_B V_B^{\gamma} = p_C V_C^{\gamma}$$

得

$$V_B = 3.5\text{m}^3$$

由图 5-8 可以看出，$p_A V_A = p_C V_C$，从状态方程 $pV = \dfrac{m}{M}RT$ 可知

$$T_A = T_C$$

因此，全过程 $A \to B \to C$ 中，$\Delta E = 0$。

$B{\rightarrow}C$ 过程是绝热过程,有

$$Q_{BC}=0$$

$A{\rightarrow}B$ 过程是等压过程,有

$$Q_{AB}=\frac{m}{M}C_p(T_B-T_A)=\frac{5}{2}(p_BV_B-p_AV_A)=14.9\times10^5\,\mathrm{J}$$

故全过程 $A{\rightarrow}B{\rightarrow}C$ 吸收的热量为

$$Q=Q_{BC}+Q_{AB}=14.9\times10^5\,\mathrm{J}$$

根据热力学第一定律,可得全过程 $A{\rightarrow}B{\rightarrow}C$ 所做之功为

$$W=Q-\Delta E=14.9\times10^5\,\mathrm{J}$$

5.2.3 生命系统的能量交换和代谢

绿色植物从太阳吸取光能完成光合作用、动物从食物中吸取化学能以维持生命、……所有的生命系统都需要能量来维持,这些又都必须受到热力学定律的约束。

生物体属于开放系统,它与外界之间不仅有能量的交换(传热、做功),而且还有物质交换(摄取食物、排出废料)。假定在时间 Δt 内,人体活动时对外所做的功为 ΔW。设环境温度恒定,人体在此环境中放出的热量为 ΔQ。根据热力学第一定律,人体内能 ΔE 的变化为

$$\Delta E=\Delta Q-\Delta W$$

将上式除以 Δt,可以得到各种变化速率的关系:

$$\frac{\Delta E}{\Delta t}=\frac{\Delta Q}{\Delta t}-\frac{\Delta W}{\Delta t} \tag{5-24}$$

内能变化的速率可以通过观察一个人把食物转换为能量和废物时利用氧的速率来测量。例如,食物在分解代谢过程中需要耗氧。以葡萄糖为例,完全氧化 180g 的葡萄糖需要134.4L 的氧,产生的热量为 686kcal。即每升氧产生的热量是 686kcal/134.4=5.1kcal,每克葡萄糖产生的热量为 686kcal/180=3.81kcal。表 5-1 列出了部分食物的能量典型值。所有物质的耗氧量相差百分之几,因此可以取平均值。如果一个人以 $100\mathrm{L\cdot h^{-1}}$ 的速率耗氧,由内能的变化率可得

$$100\mathrm{L\cdot h^{-1}}\times4.83\mathrm{kcal\cdot L^{-1}}=483\mathrm{kcal\cdot h^{-1}}$$

表 5-1 典型食物中单位质量的平均能量和消耗一升氧释放的能量

食 物	单位质量的平均能量/$(\mathrm{kcal\cdot g^{-1}})$	消耗一升氧释放的能量/$(\mathrm{kcal\cdot L^{-1}})$
糖	4.1	5.05
蛋白质	4.2	4.46
脂肪	9.3	4.74
乙醇	7.1	4.86
平均值	—	4.83

无论是睡眠还是活动,人体都在不停地消耗内能。对 20 岁的男性来说,静卧但醒着时大约消耗的能量为 $1.2\mathrm{W\cdot kg^{-1}}$,如体重为 70kg,相当于每天消耗大约 1736kcal 的能量。一个静

卧的人所消耗的能量，大部分直接转换为热量，其余的用来在体内做功，然后转化为热。

在生物体内，食物不是直接被利用，而是转换为像三磷酸腺苷（ATP）这种物质可以被各种组织利用。在这个转换中，大约 55% 的内能以热的形式损失，其余的 45% 用来在体内器官中做内部的功使骨骼肌收缩而对外做功。表 5-2 给出了一个 20 岁男性在各种活动中消耗的内能。

表 5-2　20 岁男性在各种活动中消耗的内能

活　动	消耗内能的近似值/(W·kg^{-1})	活　动	消耗内能的近似值/(W·kg^{-1})
睡眠	1.1	铲雪	9.2
醒着静卧	1.2	游泳	11.0
笔直地静坐	1.5	伐木	11.0
站立	2.6	滑雪	15.0
散步	4.3	跑步	18.0
骑自行车	7.6		

如一个 65kg 的人骑自行车，根据表 5-2 的数据，可计算出他所消耗内能的速率为

$$\frac{\Delta E}{\Delta t} = 7.6\,\text{W} \cdot \text{kg}^{-1} \times 65\text{kg} = 494\,\text{W}$$

假设此人骑了 4 个小时，则消耗的内能为

$$\Delta E = 494\text{W} \times 4\text{h} \approx 7.1 \times 10^6 \text{J} = \frac{7.1 \times 10^6}{4.18}\text{cal} = 1.7 \times 10^6 \text{cal}$$

如果上述消耗的能量来自体内脂肪，查表 5-1 中数据，可计算此期间用去的脂肪为

$$\frac{1.7 \times 10^6 \text{cal}}{9.3 \times 10^3 \text{cal} \cdot \text{g}^{-1}} = 180\text{g}$$

5.3　循环过程

5.3.1　循环过程及其效率

热力学理论最初是在研究热机工作过程的基础上提出来的。**热机**是利用热量来做功的机器，如蒸汽机、内燃机、汽轮机等。热机中被用来吸收热量并对外做功的物质称为**工作物质**。各种热机都是重复着某些热力学过程而不断地吸热和做功，这种重复变化的过程称为

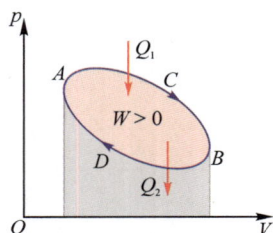

图 5-9　循环过程

循环过程，或简称**循环**。在 p-V 图上，工作物质的循环过程用一个闭合的曲线来表示，如图 5-9 所示。图中描述的是热机的循环曲线，它们沿顺时针方向进行，称为**正循环**。其中曲线 ACB 表示吸热过程，曲线下的面积为工作物质在膨胀过程中对外所做的正功；曲线 BDA 表示放热过程，曲线下的面积为工作物质在压缩过程中对外所做的负功。闭合曲线所包围的面积就是工作物质在一次循环中所做的净功。

由于内能是状态函数,所以工作物质经历一个循环回到初始状态时,其内能没有改变。这是循环过程的重要特征。

如图 5-10 所示为蒸汽机的工作原理图。工作物质从高温热源处(锅炉)吸收热量 Q_1,通过涡轮机对外做功 W,再在低温热源处(冷凝器)放出热量 Q_2,经水泵回到原状态。完成一次循环,内能增量 $\Delta E=0$,根据热力学第一定律,有

$$W=Q_1-Q_2 \tag{5-25}$$

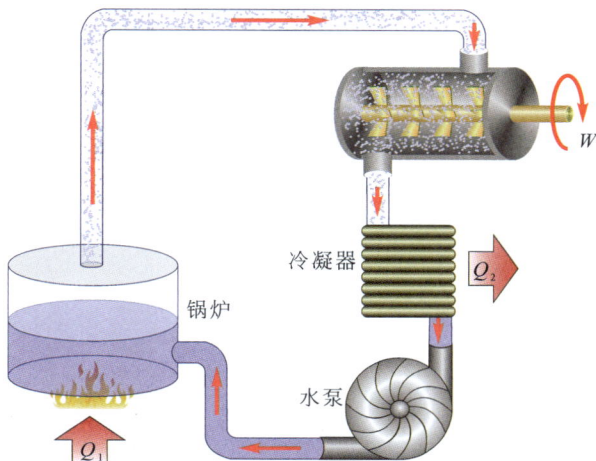

图 5-10 蒸汽机

可见,热机在每一次循环中,从高温热源处吸收的热量 Q_1 只有一部分实现对外做功,另一部分 Q_2 要传递给低温热源。这说明热量转变为功是不完全的。我们把热机对外所做的净功 W 与它所吸收的热量 Q_1 之比值定义为**热机效率**,即

$$\eta=\frac{W}{Q_1}=\frac{Q_1-Q_2}{Q_1}=1-\frac{Q_2}{Q_1} \tag{5-26}$$

如果循环是逆时针反向进行,如图 5-11 所示,则称为**逆循环**。此时,净功 W 为负,表示外界对工作物质做功,同时从低温热源吸收热量 Q_2,向高温热源放出热量 Q_1。根据热力学第一定律,有

$$Q_2+W=Q_1 \tag{5-27}$$

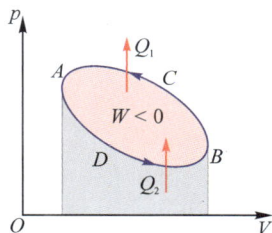

图 5-11 逆循环过程

经过多次循环后,低温热源的温度越来越低,这就是制冷机的原理。制冷机的效能称为**制冷系数**,它的定义为

$$\varepsilon=\frac{Q_2}{W}=\frac{Q_2}{Q_1-Q_2} \tag{5-28}$$

例题 5-3 某理想气体的循环过程如图 5-12 所示。其中 ab 为等温过程,bc 为等体过程,ca 为绝热过程。已知 a 点的状态参量为 T_1、V_1,b、c 点的体积为 V_2,摩尔热容比为 γ。试求:

(1)c 点的温度;

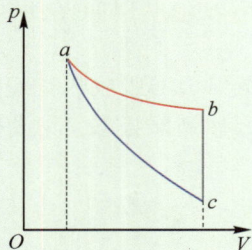

图 5-12　例题 5-3 用图

（2）该循环的效率。

解　（1）由于 ca 是绝热过程，根据绝热方程有

$$T_a V_a^{\gamma-1} = T_c V_c^{\gamma-1}$$

得

$$T_c = T_a \left(\frac{V_a}{V_c}\right)^{\gamma-1} = T_1 \left(\frac{V_1}{V_2}\right)^{\gamma-1}$$

（2）ab 过程为等温吸热过程，吸收的热量为

$$Q_1 = W = \frac{m}{M} R T_1 \ln \frac{V_2}{V_1}$$

bc 过程为等体放热过程，放出的热量为

$$Q_2 = \frac{m}{M} C_V (T_b - T_c) = \frac{m}{M} C_V T_1 \left[1 - \left(\frac{V_1}{V_2}\right)^{\gamma-1}\right]$$

ca 为绝热过程，$Q = 0$。所以循环效率为

$$\eta = 1 - \frac{Q_2}{Q_1} = 1 - \frac{C_V T_1 \left[1 - \left(\frac{V_1}{V_2}\right)^{\gamma-1}\right]}{R T_1 \ln \frac{V_2}{V_1}} = 1 - \frac{1 - \left(\frac{V_1}{V_2}\right)^{\gamma-1}}{(\gamma-1) \ln \frac{V_2}{V_1}}$$

5.3.2　卡诺循环

在 18 世纪末到 19 世纪初，热机的工作效率非常低，只有 4% 左右。为了提高效率，许多物理学家和工程师开始从理论上研究热机的效率。1824 年法国青年工程师卡诺在对热机的最大可能效率问题进行理论研究时提出了一种理想循环——**卡诺循环**。卡诺的这个理论为热力学第二定律的确立起了奠基性的作用。

卡诺循环是在两个温度恒定的热源（一个高温热源，一个低温热源）之间工作的循环过程。在整个循环中，工作物质只与高温热源或低温热源交换能量。

考虑卡诺循环由准静态过程组成，因此在工作物质与温度为 T_1 的高温热源接触的过程中，基本上没有温度差，亦即工作物质与高温热源接触而吸热的过程是一个温度为 T_1 的等温膨胀过程。同样，和低温热源接触而放热的过程是一个温度为 T_2 的等温压缩过程。因为工作物质只与两个热源交换能量，所以，当工作物质脱离两热源时所进行的过程必然是绝热的平衡过程。因此，卡诺循环是由两个等温过程和两个绝热过程组成的。

图 5-13 所示为理想气体卡诺循环的 p-V 图。曲线 AB 和 CD 表示温度为 T_1 和 T_2 的两条等温线，曲线 BC 和 DA 是两条绝热线。以状态 A 为初始状态，沿闭合曲线 $ABCDA$ 作循环。在完成一个循环后，气体的内能不变，但气体与外界通过传递热量和做功而有能量交换。在 ABC 的膨胀过程中，气体对外所做的功 W_1 是曲线 ABC 下的面积，在 CDA 的压缩过程

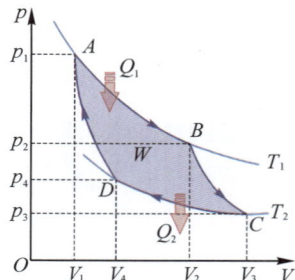

图 5-13　卡诺循环

中，外界对气体所做的功 W_2 是曲线 CDA 下的面积。因为 $W_1 > W_2$，所以气体对外所做的净功 $(W = W_1 - W_2)$ 就是闭合曲线 $ABCDA$ 所包围的面积。气体在等温膨胀过程 AB 中，从高温热源吸取的热量 Q_1 为

$$Q_1 = \frac{m}{M} R T_1 \ln \frac{V_2}{V_1}$$

气体在等温压缩过程 CD 中向低温热源释放的热量 Q_2 为

$$Q_2 = \frac{m}{M} R T_2 \ln \frac{V_3}{V_4}$$

利用绝热方程，有

$$T_1 V_2^{\gamma-1} = T_2 V_3^{\gamma-1}, \quad T_1 V_1^{\gamma-1} = T_2 V_4^{\gamma-1}$$

于是

$$\left(\frac{V_2}{V_1}\right)^{\gamma-1} = \left(\frac{V_3}{V_4}\right)^{\gamma-1}, \quad \frac{V_2}{V_1} = \frac{V_3}{V_4}$$

所以

$$Q_2 = \frac{m}{M} R T_2 \ln \frac{V_3}{V_4} = \frac{m}{M} R T_2 \ln \frac{V_2}{V_1}$$

取 Q_1 与 Q_2 的比值，得

$$\frac{Q_1}{T_1} = \frac{Q_2}{T_2}$$

由此可得，卡诺热机的效率为

$$\eta = 1 - \frac{Q_2}{Q_1} = 1 - \frac{T_2}{T_1}$$

因此，理想气体准静态过程的卡诺循环效率只与两个热源的温度有关，即

$$\eta_{卡诺} = 1 - \frac{T_2}{T_1} \tag{5-29}$$

式(5-29)说明，高温热源的温度越高或低温热源的温度越低，卡诺循环的效率就越大。但热机的效率不可能达到 100%，那么最大效率到底能达到多少？正是对这个问题的研究促成了热力学第二定律的建立。

如果图 5-13 所示的卡诺循环为逆循环，可以证明，其制冷系数同样取决于两个热源的温度，即

$$\varepsilon_{卡诺} = \frac{T_2}{T_1 - T_2} \tag{5-30}$$

5.4　热力学第二定律

自然界发生的各种过程都严格遵守热力学第一定律。但是许多并不违反热力学第一定律的过程却不会自动的发生。如两个不同温度的物体互相接触，热量总是由高温传向低温，直至两者温度平衡，但从来不会发生热量自动地从低温流向高温的情况。虽然这种情况并不违反热力学第一定律。此外，自由膨胀了的气体不会自动收缩回去；一滴墨水均匀地扩散到一杯清水中不可能自动地再凝成一滴墨水；飞轮制动，机械功变成了热，不可能把热收

集起来使飞轮重新转动，……生活中还有很多类似的例子。可见，一切与热现象有关的自然过程都具有一定的方向性。热力学第二定律解决的正是过程进行的方向问题。

5.4.1　热力学第二定律的描述

1850 年德国物理学家克劳修斯指出：不可能把热量从低温物体传给高温物体而不产生其他影响。这就是热力学第二定律的**克劳修斯表述**。

克劳修斯表述指明热量传递的方向和限度，即热量可以自动地由高温物体传到低温物体，直至两物体温度相等，而不能自动地由低温物体传到高温物体。

1851 年英国物理学家开尔文提出了热力学第二定律的**开尔文表述**：不可能从单一热源吸取热量使之完全变成有用功而不产生其他影响。

开尔文表述说明通过摩擦做功可以全部变成热，但热量不能通过一个过程全部转变为对外做功。

从单一热源吸热，完全变成有用功的机器称为**第二类永动机**。热力学第二定律的开尔文表述又可表达为：第二类永动机是不可能制成的。

初看起来，热力学第二定律的克劳修斯表述和开尔文表述并无关系。其实，二者是等价的，如果开尔文表述成立，可以推出克劳修斯表述也成立；反之，如果克劳修斯表述成立，则可推出开尔文表述也必然成立。它们实质上是同一个定律，只是叙述的方法不同而已。

热力学第一定律说明在任何过程中能量必须守恒，热力学第二定律却说明并非所有能量守恒过程均能实现。热力学第二定律是反映自然界过程进行的方向和条件的一个规律，它指出自然界中出现的过程是有方向性的，某些方向的过程可以实现，而另一些方向的过程则不能实现。它和热力学第一定律相辅相成，缺一不可。

5.4.2　热力学第二定律的统计意义

热力学第二定律指出热功转换和热量传递的不可逆性，它是以客观的观察和实验总结出来的基本规律。现在从微观上来理解这条定律的统计意义。

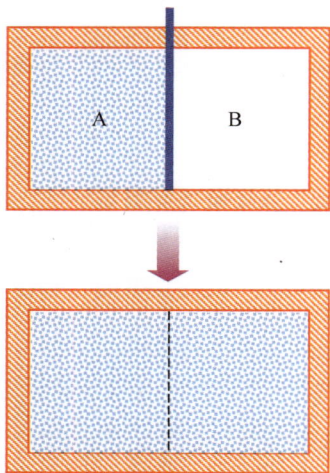

在热力学系统中，由于存在大量粒子的无规则热运动，任一时刻各粒子处于何种运动状态都有一定的偶然性，而且又都随时间无规则地变化。系统中各粒子运动状态的每一种分布，都代表系统的一个微观状态。

以气体的自由膨胀为例。假设有一容器，用隔板把它分成容积相等的 A、B 两室，如图 5-14 所示。A 室有气体，B 室是真空。现在讨论打开隔板后，气体自由膨胀后分子位置的分布。

如果 A 室只有一个分子，起初它只能在 A 室内运动。隔板抽开后，由于热运动，它可以从 A 室运动到 B 室，也可能退回到 A 室，所以在 A、B 两室中出现的概率均为 $\frac{1}{2}$。

图 5-14　气体的自由膨胀

如果 A 室内有 a、b、c、d 四个分子，当隔板抽掉后，由于分子无规则运动,在任一时刻每个分子处在 A 室或 B 室的机会均等,它们的分布如表 5-3 所示。表中微观状态是指 A 与 B 两室中出现某种分子的可能状态。宏观状态是指不区分哪个分子在哪里,仅指出有几个分子在 A 室或 B 室的可能状态。

表 5-3 四个分子的位置分布

微观状态		宏观状态		一个宏观状态对应的微观状态数
A 室	B 室	A 室	B 室	
a、b、c、d	0	4	0	1
a、b、c	d			
b、c、d	a	3	1	4
c、d、a	b			
d、a、b	c			
a、b	c、d			
a、c	b、d			
a、d	b、c	2	2	6
b、c	a、d			
b、d	a、c			
c、d	a、b			
a	b、c、d			
b	c、d、a	1	3	4
c	d、a、b			
d	a、b、c			
0	a、b、c、d	0	4	1

由此可见,四个分子所处的位置分布情况有 16 种,也就是共有 16 个微观状态。不同宏观状态所对应的微观状态数不同,四个分子同时处在 A 室或 B 室的宏观状态所对应的只有一个微观状态,即出现这种分布的概率最小,为 $\frac{1}{16}=\frac{1}{2^4}$。而 A 室与 B 室各有两个分子均匀分布的宏观状态所对应的微观状态数最多,即出现这种分布的概率最大,为 $\frac{6}{16}$。

当分子数为 N 时,可以证明,它们在 A、B 两室中的分布方式共有 2^N 种。A 室中有 n 个分子的宏观状态包含 $\frac{N!}{n!(N-n)!}$ 个微观状态。如果开始时刻 A 室有 N 个分子,隔板打开后,可以推论 N 个分子同时处于 A 室或 B 室的宏观状态所对应的微观状态数只有总微观状态数的 $\frac{1}{2^N}$。由于一般系统所包含的分子数目很多,如 1mol 气体的分子数有 $N=6.023\times 10^{23}$ 个,所以 N 个分子同时退回到 A 室的概率几乎为零。而分子处于均匀分布的宏观状态所对应的微观状态数目最多,也就是说出现这种情况的概率最大。所以自由膨胀过程实质上是由包含微观状态数目少的宏观状态向包含微观状态数目多的宏观状态进行。而相反的过程,在外界不发生任何影响的条件下,是不大可能实现的。这就是气体自由膨胀过程不可逆性的微观本质。

同样可以从微观的角度说明功转换热的本质。功转换为热是宏观物体由有规则的定向运动转换为分子无规则运动的过程。反之,热转换为功是分子无规则运动转换为宏观物体有规则运动的过程。由于气体分子从有规则运动向无规则运动转换的概率远比相反过程大,所以热功转换是一个不可逆过程。

上述不可逆性的统计分析说明,一个不受外界影响的孤立系统,内部发生的过程总是由包含微观状态数目少的宏观状态向包含微观状态数目多的宏观状态进行,由概率小的状态向概率大的状态进行,由有序状态向无序状态进行,这就是热力学第二定律的统计意义。

5.4.3 卡诺定理

根据热力学第二定律,可逆热机的效率总是小于100%。实际热机如汽轮机、发电机等因存在摩擦或湍流,它们是不可逆的,所以实际应用的热机效率非常低。为解决这些问题,提出了关于热机效率的重要定理——**卡诺定理**。这个定理为提高热机效率指明了途径。

（1）在相同的高温热源与相同的低温热源之间工作的一切可逆热机,无论用何种工作物质,它们的效率都等于卡诺热机的效率,即

$$\eta_{可逆机} = 1 - \frac{T_2}{T_1} \tag{5-31}$$

（2）在相同的高温热源与相同的低温热源之间工作的不可逆热机,其效率都不可能大于工作在同样热源之间的可逆热机的效率,即

$$\eta_{不可逆机} \leqslant \eta_{可逆机} \tag{5-32}$$

5.5 熵 熵增加原理

5.5.1 熵的引入

热力学第二定律指出,热力学系统中一切与热现象有关的实际宏观过程都是不可逆的。这种不可逆性反映了初、末两个状态的差异性。为定量地描述热力学第二定律,克劳修斯在1854年引入了一个新的物理量,1865年将其正式命名为**熵**,并以符号 S 表示。

根据卡诺定理,在相同的高温热源与相同的低温热源之间工作的不可逆热机,其效率都不可能大于工作在同样热源之间的可逆热机的效率,即

$$\eta_{不可逆机} = 1 + \frac{Q_2}{Q_1} \leqslant \eta_{可逆机} = 1 - \frac{T_2}{T_1}$$

由上式可得到关系

$$\frac{Q_1}{T_1} + \frac{Q_2}{T_2} \leqslant 0 \tag{5-33}$$

式中,Q_1 为工作物质从高温热源 T_1 处吸收的热量（$Q_1 > 0$）；Q_2 为工作物质从低温热源 T_2 处吸收的热量（$Q_2 < 0$）。所以式（5-33）可写为

$$\sum_1^2 \frac{Q_i}{T_i} \leqslant 0 \tag{5-34}$$

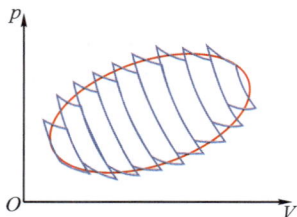

图 5-15 克劳修斯不等式推导

考虑任意的循环过程,如图 5-15 所示。可将循环过程看

成由一系列微小卡诺循环组成的。任意两个相邻的微小卡诺循环的绝热线是重合的,但方向相反,因此所有微小卡诺循环的总效果就相当于锯齿形曲线所表示的循环过程。如微小卡诺循环的数目趋于无穷,则锯齿曲线将无限接近原循环过程的曲线。对于任意微小卡诺循环,有

$$\sum_{i}^{i+1} \frac{Q_i}{T_i} \leqslant 0$$

对所有的微小卡诺循环求和,可得

$$\sum_{i=1}^{n} \frac{Q_i}{T_i} \leqslant 0 \tag{5-35}$$

当 $n \to \infty$ 时,式(5-35)可写为

$$\oint \frac{\mathrm{d}Q}{T} \leqslant 0 \tag{5-36}$$

式(5-36)称为**克劳修斯不等式**。式中的等号对应于可逆循环过程。

设有一可逆循环过程,如图 5-16 所示。A 和 B 将曲线分为两段,一段从 A 经过 1 到达 B,另一段从 B 经过 2 回到 A,从而完成一次循环。根据式(5-36),有

$$\oint \frac{\mathrm{d}Q}{T} = \int_{A1B} \frac{\mathrm{d}Q}{T} + \int_{B2A} \frac{\mathrm{d}Q}{T} \leqslant 0$$

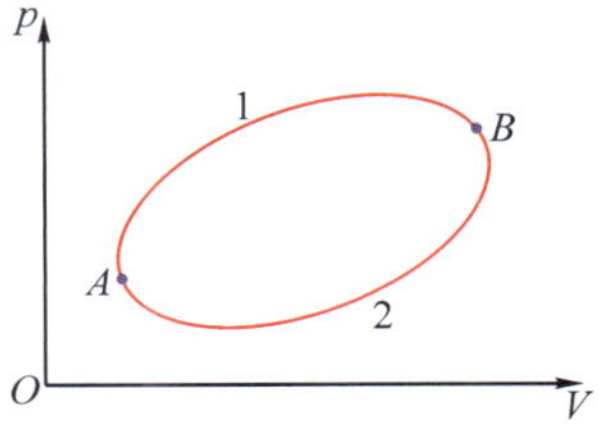

因循环为可逆过程,上式取等号,有

$$\oint \frac{\mathrm{d}Q}{T} = \int_{A1B} \frac{\mathrm{d}Q}{T} + \int_{B2A} \frac{\mathrm{d}Q}{T} = \int_{A1B} \frac{\mathrm{d}Q}{T} - \int_{A2B} \frac{\mathrm{d}Q}{T} = 0$$

于是得到

$$\int_{A1B} \frac{\mathrm{d}Q}{T} = \int_{A2B} \frac{\mathrm{d}Q}{T} \tag{5-37}$$

图 5-16 可逆循环过程

式(5-37)说明,$\int_{A \to B} \frac{\mathrm{d}Q}{T}$ 只与系统的初、末状态有关,与所经历的过程没有关系,克劳修斯将其定义为熵,称为克劳修斯熵。当系统由状态 A 经历一可逆过程到达 B 时,熵的增量可表示为

$$\Delta S = S_B - S_A = \int_A^B \frac{\mathrm{d}Q}{T} \tag{5-38}$$

这就是熵的定义式。在 SI 制中,熵的单位为 $\mathrm{J \cdot K^{-1}}$。式(5-38)中的 S_A 和 S_B 分别为 A 和 B 状态的熵值。对于无限小可逆过程,有

$$\mathrm{d}S = \frac{\mathrm{d}Q}{T} \tag{5-39}$$

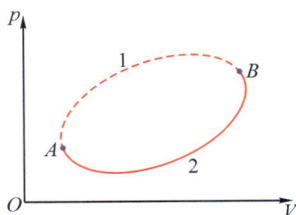

综上所述,熵是一个与过程无关的状态量。如图 5-17 所示,状态 A 经历某过程到达状态 B,如果过程经历的是不可逆过程(如虚线 $A1B$),那么在 A 和 B 状态之间总能找到一个可逆过程(如实线 $A2B$),因此,无论经历的过程是否可逆,熵变都可以表示为

图 5-17 熵变与过程无关

$$\Delta S = S_B - S_A = \int_{A2B} \frac{\mathrm{d}Q}{T} \tag{5-40}$$

5.5.2　熵增加原理

如果循环过程为图 5-17 所示的曲线，因虚线 $A1B$ 为不可逆过程，实线 $B2A$ 为可逆过程，根据式（5-36），则有

$$\oint \frac{dQ}{T} = \int_{A1B} \frac{dQ_{不可逆}}{T} + \int_{B2A} \frac{dQ_{可逆}}{T}$$

$$= \int_{A1B} \frac{dQ_{不可逆}}{T} - \int_{A2B} \frac{dQ_{可逆}}{T} < 0$$

所以

$$\int_{A2B} \frac{dQ_{可逆}}{T} > \int_{A1B} \frac{dQ_{不可逆}}{T} \tag{5-41}$$

由于

$$S_B - S_A = \int_{A2B} \frac{dQ_{可逆}}{T}$$

由此可得，在不可逆过程中，由状态 A 变化到状态 B 的熵变可表示为

$$S_B - S_A > \int_{A1B} \frac{dQ_{不可逆}}{T} \tag{5-42}$$

对于任一微小的不可逆过程，则有

$$dS > \frac{dQ_{不可逆}}{T} \tag{5-43}$$

因此，任意热力学过程中，熵变可表示为

$$dS \geqslant \frac{dQ}{T} \tag{5-44}$$

这就是热力学第二定律的数学表达式。式中可逆过程取等号，不可逆过程取不等号。

若系统是一个孤立系统，因其与外界没有热量的交换，即 $dQ=0$，因此有

$$dS \geqslant 0 \tag{5-45}$$

式（5-45）表明，在一个孤立系统中，如果内部发生的是可逆过程时，其熵值不变；如果是不可逆过程，熵值增加。这就是**熵增加原理**。

熵增加原理说明了在孤立系统中，不可逆过程总是沿着熵增加的方向进行。自然界一切与热现象有关的宏观实际过程都是不可逆的，过程进行的方向总是沿着熵增加的方向，过程进行的限度总是熵增加到极大值。利用熵的变化可以判断自发过程进行的方向和限度。

5.5.3　熵和热力学概率

热力学第二定律的统计意义表明，孤立系统的自发过程总是朝着概率大的宏观状态进行。由此推论，熵必然和微观状态的概率分布有着某种联系。1877 年玻耳兹曼采用统计方法建立了**玻耳兹曼熵**的关系式，即

$$S = k \ln w \tag{5-46}$$

式中，k 是玻耳兹曼常量，S 是系统的熵，w 是系统微观状态的概率，又称**热力学概率**。

玻耳兹曼熵公式解释了熵的统计意义。某一宏观状态所对应的微观状态数目越多，即

热力学概率 w 越大,则系统内分子热运动的无序性越大,系统的熵就越大。因此,熵是系统微观粒子的无序性的量度。以气体的自由膨胀为例,参见表 5-3。当气体分子处于 A 室或 B 室时,其宏观状态所对应的微观状态数目最少(热力学概率最小),是分子运动相对有序的状态,对应的玻耳兹曼熵值也最小。气体开始膨胀后,微观状态数目逐渐增加,分子运动的无序性也同时增大,熵也增加。所以熵的增加意味着系统无序度的增加。当气体分子均匀分布于整个容器时,系统达到平衡状态,热力学概率最大,熵的增加也达到极限,系统处于最无序状态。

和内能一样,具有重要意义的不是某一平衡态的熵值,而是始、末两个状态的熵的增量,即熵变 ΔS。由于熵变仅由始、末状态决定,根据玻耳兹曼熵公式,有

$$\Delta S = S_2 - S_1 = k \ln w_2 - k \ln w_1 = k \ln \frac{w_2}{w_1} \qquad (5\text{-}47)$$

孤立系统内的一切实际过程,末状态包含的微观状态数目比初始状态多,即 $w_2 > w_1$。所以,$\Delta S > 0$。如果孤立系统经历的是可逆过程,则意味着过程中任意两个状态间的热力学概率相同,即 $\Delta S = 0$。由此得出结论:孤立系统中发生的任何过程,其熵永不减少。即

$$\Delta S \geqslant 0 \qquad (5\text{-}48)$$

"熵"的概念自提出以来一直是人们谈论的话题。有人视其如一神秘的幽灵,有人视其出现似一道新思想的闪光,为这混沌的世界展现了一幅值得深思的哲学图景。今天人们已经深刻地认识到"熵"这一自然科学理论的无限深邃,认为"熵"是一种新的发展观念,它已在诸如信息论、控制论、宇宙科学乃至生命科学等现代科学技术领域中得到广泛的应用。后人为纪念玻耳兹曼对热学的贡献,把式(5-46)刻在了他的墓碑上,如图 5-18 所示。

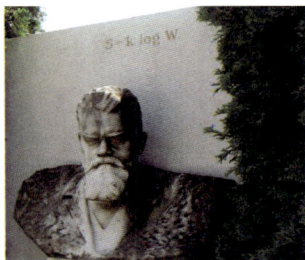

图 5-18　玻耳兹曼的墓碑

5.6　熵与生命

热力学第二定律指出自发过程总是朝熵增加的方向进行,即朝无序的方向进行。而达尔文的进化论指出进化的方向由简单到复杂,由低级到高级——朝有序的方向发展,这两者之间的"矛盾"促使许多著名学者开始研究生物进化的本质和生命的奥秘。

事实上,生命系统是一个开放系统,其熵变可以分为两部分,即**熵产生**与**熵交换**。熵产生是由系统中不可逆过程引起的,其值总为正;熵交换则是系统与环境之间由于物质和能量的交换而产生的,可为正值、负值或零。两者之和决定了系统的总熵变。

1944 年,诺贝尔物理学奖得主薛定谔在其所发表的专著《生命是什么?》中指出:"一个生命有机体在不断地增加它的熵——你或者说在增加正熵——并趋于接近最大熵值的危险状态,那就是死亡。要摆脱死亡,就是说要活着,唯一的办法是从环境中不断地吸取负熵,有机体是依赖负熵为生的。"这就是生命的热力学基础。

个体的生命过程存在发育、分化和成长的阶段。生物系统也是由简单到复杂、由低级向高级进化的。生物机体内部总是维持着高度的结构有序,体内的各种生化反应都定时、定位和定量的发生,并受到严格控制。

　　1967 年，以普里高津（见图 5-19）为首的布鲁塞尔学派建立的耗散结构理论对揭开生命科学之谜具有重大的意义。人活着，就是能够生长、发育、繁殖和进行新陈代谢，不能处于热力学平衡态。活的生物体是与周围环境不断进行物质和能量交换的开放系统。根据普里高津理论，开放系统的总熵变 dS 为

$$dS = dS_e + dS_i \qquad (5\text{-}49)$$

式中，dS_e 为系统内部的熵变，即熵产生。受熵增加原理的限制，其值总是正的。dS_i 为系统与外界交换物质和能量引起的熵变，即熵变化。它不受熵增加原理的限制，其值可正可负。将式（5-49）对时间求导，可得总熵变化率 $\dfrac{dS}{dt}$ 为

$$\frac{dS}{dt} = \frac{dS_e}{dt} + \frac{dS_i}{dt} \qquad (5\text{-}50)$$

式中，$\dfrac{dS_e}{dt}$ 为系统内部的不可逆过程所引起的熵变化率；$\dfrac{dS_i}{dt}$ 为系统与外界交换物质和能量引起的熵变化率，又称**熵流**。

　　当系统从外界获得的负熵流大于系统内部的熵产生，即

$$\frac{dS_e}{dt} < -\frac{dS_i}{dt} \qquad (5\text{-}51)$$

时，就有

$$\frac{dS}{dt} < 0 \qquad (5\text{-}52)$$

　　上述结果从理论上解释了一个开放系统能够从较无序的高熵状态趋向较有序的低熵状态。如图 5-20 所示，生物体从外界吸收营养，排出废物，就是吸收高度有序的低熵大分子物质（如蛋白质、淀粉等）而排出无序高熵的小分子物质（如二氧化碳、尿、汗等），从而使生物体处于协调有序的状态，达到维持生命的目的。所以，非平衡态是有序之源，是生命的保证。随着时间的推移，一旦生物体失去了从外界获取负熵、获取秩序的能力而成为孤立系统，那么按照熵增加原理，它最终将达到熵值最大的平衡态，即混乱度最大、最无序的状态。按照达尔文的进化论，这就是生命的终结。

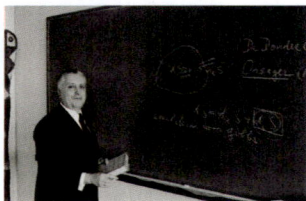

图 5-19　普里高津

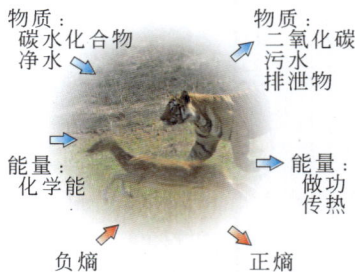

物质：
碳水化合物
净水

物质：
二氧化碳
污水
排泄物

能量：
化学能

能量：
做功
传热

负熵　　　　　正熵

图 5-20　熵流

　　由此可见，当系统的总熵变小于零时，生命处在生长、发育的阶段，向着更加高级有序的结构迈进；当总熵变为零时，生命体将维持在一个稳定、成熟的状态；而当总熵变大于零时，生命将与疾病和衰老为伴。疾病可以看作是生命体短期和局部的熵增加，从而引起正常生理功能的失调和无序。治疗则是通过各种外部力量（药物、手术、饮食、保健等）干预机体，

促进其吸收低熵,排出高熵。

思考题

5.1 当理想气体从一个平衡态过渡到另一个平衡态时,为什么从分子动理论不能得到有用的物理结论?

5.2 静坐一整天的人需要消耗多少内能? 比较骑车人,对大多数人来说,减少体重更为实际的方法是限制进食还是运动锻炼?

5.3 根据制冷机原理,简述电冰箱的循环过程。

5.4 试说明热传导不可逆性的微观本质。

5.5 熵增加原理有何重要意义? 举例说明。

5.6 负熵是生命赖以生存的热力学基础,试举例说明为了提高生命质量,人类应如何改善自己的生存环境?

5.7 热力学第二定律指出宇宙的无序程度总是保持不变或者增加。(1)这与植物和动物发展成高度有序系统这一事实怎样一致起来? (2)进化论的理论指出:有序程度较高的复杂生物是从比较简单的物种发展来的,怎样把热力学第二定律和进化论一致起来?

习题

5.1 1mol 刚性双原子分子的理想气体,开始时处于 $p_1=1.01\times10^5\,\text{Pa}$、$V_1=10^{-3}\,\text{m}^3$ 的状态,然后经图示直线过程 I 变到 $p_2=4.04\times10^5\,\text{Pa}$、$V_2=2\times10^{-3}\,\text{m}^3$ 的状态。后又经过方程为 $pV^{\frac{1}{2}}=C$(常量)的过程 II 变到压强 $p_3=p_1=1.01\times10^5\,\text{Pa}$ 的状态。求:

(1) 在过程 I 中气体吸收的热量;

(2) 整个过程气体吸收的热量。

5.2 1mol 的理想气体,完成了由两个等体过程和两个等压过程构成的循环过程(如图),已知状态 1 的温度为 T_1,状态 3 的温度为 T_3,且状态 2 和状态 4 在同一等温线上。试求气体在这一循环过程中做的功。

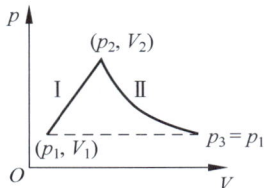

习题 5.1 图

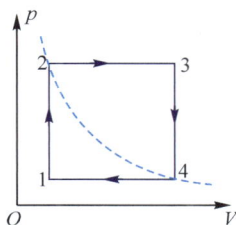

习题 5.2 图

5.3 1mol 双原子分子理想气体作如图所示的可逆循环过程,其中 1—2 为直线,2—3 为绝热线,3—1 为等温线。已知 $T_2=2T_1$,$V_3=8V_1$,试求:

(1) 各过程的功,内能增量和传递的热量;(用 T_1 和已知常量表示。)

（2）此循环的效率 η。

5.4 比热容比 $\gamma = 1.40$ 的理想气体进行如图所示的 $abca$ 循环，状态 a 的温度为 300K。

（1）求状态 b、c 的温度；

（2）计算各过程中气体所吸收的热量、气体所做的功和气体内能的增量；

（3）求循环效率。

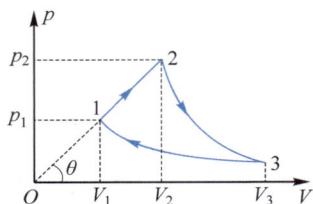

习题 5.3 图

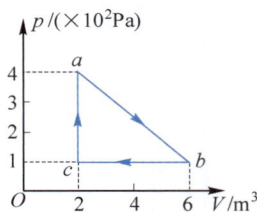

习题 5.4 图

5.5 某种单原子分子的理想气体作卡诺循环，已知循环效率 $\eta = 20\%$，试问：气体在绝热膨胀时，气体体积增大到原来的几倍？

5.6 一台冰箱工作时，其冷冻室中的温度为 $-10℃$，室温为 $15℃$。若按理想卡诺制冷循环计算，则此制冷机每消耗 100J 的功，可以从冷冻室中吸收多少热量？

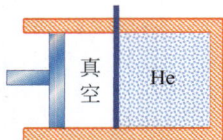

习题 5.7 图

5.7 如图所示，器壁与活塞均绝热的容器中间被一隔板等分为两部分，其中右边贮有 1mol 处于标准状态的氦气（可视为理想气体），左边为真空。现先把隔板拉开，待气体平衡后，再缓慢向右推动活塞，把气体压缩到原来的体积。求氦气的温度改变量。

5.8 温度为 25℃、压强为 1atm 的 1mol 刚性双原子分子理想气体，经等温过程体积膨胀至原来的 3 倍。

（1）计算这个过程中气体对外所做的功；

（2）假若气体经绝热过程体积膨胀为原来的 3 倍，那么气体对外做的功又是多少？

第 6 章

静电场
生物电现象

电泳

带电粒子在外电场作用下，向着与其电性相反的电极移动的现象，称为电泳。医学上，利用电泳技术可以把在人体血液或其他生物物质中找到的蛋白质混合物加以分离并进行分析和诊断。

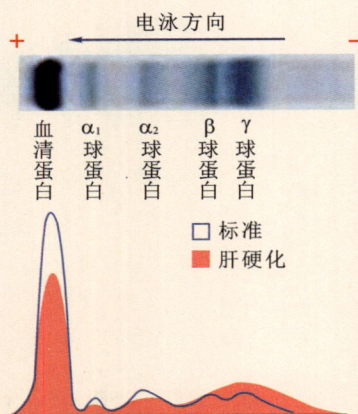

电场中分子的漂移速度和它们的质量有关。当溶液处在电场中时，蛋白质分子所带的净电荷只是电子电荷的几倍，但它的质量却是几千个原子质量单位。因此蛋白质的加速度很小，和钠离子、氯离子等相比，它们的漂移要慢得多。

在医疗诊断所采用的最普通的电泳技术中，把一窄条湿滤纸的一端放入蛋白质溶液内。在这条窄滤纸的两端加上电压，各种大小不同的蛋白质分子在电场的作用下，以不同的速率沿着纸条迁移。经过一定时间后，不同的蛋白质移到窄条滤纸不同的位置，将测量的结果与标准电泳图谱作比较，可以确定被诊断对象是否存在异常或病变。

如上图所示为正常人血清蛋白电泳图谱。临床显示，急慢性肾炎、肾病综合征、肾功能衰竭时，血清蛋白降低，α_1、α_2 和 β 球蛋白升高；慢性活动性肝炎、肝硬化时，血清蛋白降低，β、γ 球蛋白升高；等等。

在破案侦查工作中，利用电泳技术检测的结果，对确定案件性质、提供侦察线索和犯罪证据等常常起着十分重要的作用。通常是用作案现场留下的污迹与嫌疑分子的血型相核对的方法，但在遇到一个以上的嫌疑分子是同样的血型时，这种方法就失灵了。然而利用电泳技术可以从人的体液和其他组织的样品中分离出代表一个人的独特基因组成的一系列谱带，从而能比较准确地鉴别嫌疑人。

电磁学是物理学的一个重要分支，是研究电磁现象及其运动规律的一门学科。本章的内容属于电磁学中**静电学**的范围，即主要讨论相对于观察者静止的**电荷**所激发**电场**的性质和规律——静电场的**高斯定理**和**环路定理**。在此基础上，对生物电现象进行了论述，并简单探究生物电的物理基础及心、脑电图的基本原理。

6.1 电场 电场强度

6.1.1 电荷

任何物质都由分子、原子组成。原子由原子核和电子构成。而原子核和电子是物质世界中存在的两种性质不同的带电系统。原子核带**正电荷**，核外电子带**负电荷**，两种电荷在数量上相等，原子呈电中性。通过摩擦、感应等方法可以使一方物体获得电子而带负电，另一方物体失去电子而带正电,如图 6-1 所示。

无论带电过程情况如何,电荷不能创生,也不会消失,这就是**电荷守恒定律**。

一个电子的电荷量为 $e = 1.6 \times 10^{-19}$C,C 是 SI 制中的电量单位,称为**库仑**。物体带电是失去或获得电子的结果,因此物体所带的电荷量 q 必然是电子电荷量 e 的整数倍,这种物体所带电荷量的不连续性称为电荷的量子化。一般带电体所带电荷量远大于一个电子的电荷量,所以宏观带电体所带的电荷量可视作连续变化。

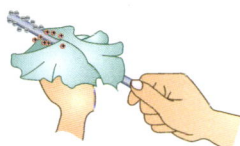

图 6-1 摩擦生电

摩擦起电

6.1.2 库仑定律

实验指出,电荷之间存在相互作用力,同种性质的电荷相互排斥,不同性质的电荷相互吸引。1785 年法国物理学家库仑通过实验得出了两个点电荷之间的相互作用规律,后人称之为**库仑定律**。其表述为:真空中两个静止点电荷之间的相互作用力 $\boldsymbol{F}$ 的大小与两个点电荷所带的电荷量 q_1 和 q_2 的乘积成正比,与它们之间距离 r 的平方成反比,作用力 $\boldsymbol{F}$ 的方向沿它们的连线方向,即

$$\boldsymbol{F} = k \frac{q_1 q_2}{r^2} \boldsymbol{e}_r \tag{6-1}$$

式中,$\boldsymbol{e}_r$ 表示位矢 $\boldsymbol{r}$ 方向的单位矢量,沿施力电荷到受力电荷的方向,如图 6-2 所示。作用力 $\boldsymbol{F}$ 称**静电力**或**库仑力**。k 是比例常量,其值取决于式中各物理量,在 SI 制中

$$k = \frac{1}{4\pi\varepsilon_0} = 9.0 \times 10^9 \text{N} \cdot \text{m}^2 \cdot \text{C}^{-2}$$

图 6-2 点电荷之间的静电力

式中,ε_0 称为**真空介电常量**,或**真空电导率**,其值为

$$\varepsilon_0 = 8.85 \times 10^{-12} \text{C}^2 \cdot \text{N}^{-1} \cdot \text{m}^{-2}$$

实验表明,若空间存在两个以上的点电荷,作用在任一点电荷上的静电力等于各点电荷单独存在时作用于该电荷的静电力之矢量和,这称为**静电力叠加原理**。

6.1.3 电场和电场强度

库仑定律给出了电荷之间的作用力关系,但没有指出它们之间的作用力是通过怎样的途径实现的。理论和实验表明,电荷周围空间存在着电场。电场的基本性质之一是对处于其中的电荷有力的作用,称为**电场力**。电荷之间的相互作用力就是通过电场进行传递的。

电场由电荷激发。相对于观察者静止的电荷在周围空间激发的电场称为**静电场**。电场是客观存在的物质,其物质性表现在它对处于其中的电荷有力的作用,同时还具有能量、动量。

实验发现,试验电荷 q_0 在电场的不同位置所受到的电场力大小和方向均不同。但如果在同一位置引入不同的试验电荷 $q_0, q_1, \cdots, q_n$,根据库仑定律,其所受电场力 $\boldsymbol{F}_0, \boldsymbol{F}_1, \cdots, \boldsymbol{F}_n$ 与各自的试验电荷之比值为

$$\frac{\boldsymbol{F}_0}{q_0} = \frac{\boldsymbol{F}_1}{q_1} = \cdots = \frac{\boldsymbol{F}_n}{q_n} = \frac{q}{4\pi\varepsilon_0 r^2} \boldsymbol{e}_r \tag{6-2}$$

式(6-2)是一个与试验电荷无关、仅取决于场源电荷 q 和空间位置 r 的常矢量。它反映了电场本身的性质，将此定义为电场强度，以 E 表示，即

$$E = \frac{F}{q_0} \qquad (6\text{-}3)$$

电场强度定义的物理意义可表述为：电场中某一点的电场强度 E 的大小在数值上等于单位正试验电荷 q_0 在该点所受的电场力的大小，方向为正试验电荷 q_0 在该点的受力方向。式(6-3)也反映了电场强度 E 的空间分布情形。

在 SI 制中，电场强度 E 的单位是 $N \cdot C^{-1}$ 或 $V \cdot m^{-1}$。

6.1.4　电场强度的计算

1. 点电荷电场中的电场强度

如图 6-3 所示，设真空中场源电荷为一点电荷 q，在距离场源电荷为 r 的 P 点处放置试验电荷 q_0，根据库仑定律，q_0 所受到的电场力为

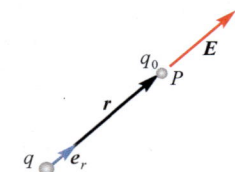

图 6-3　点电荷电场强度

$$F = \frac{qq_0}{4\pi\varepsilon_0 r^2}\boldsymbol{e}_r$$

式中，$\boldsymbol{e}_r$ 是从场源电荷 q 指向 P 点的单位矢量。由电场强度的定义式(6-3)可得 P 点的电场强度 E 为

$$E = \frac{F}{q_0} = \frac{q}{4\pi\varepsilon_0 r^2}\boldsymbol{e}_r \qquad (6\text{-}4)$$

若场源电荷为正，$q > 0$，电场强度 E 与 $\boldsymbol{e}_r$ 同向，如图 6-3 所示；若 $q < 0$，则 E 与 $\boldsymbol{e}_r$ 反向。由式(6-4)可知，静止点电荷的电场分布具有球对称性。

2. 点电荷系电场中的电场强度

设电场是由若干个点电荷 $q_1, q_2, \cdots, q_n$ 共同激发的。电场中的 P 点位置到各个点电荷的距离分别为 $r_1, r_2, \cdots, r_n$，根据式(6-4)，各个点电荷激发的电场在 P 点的电场强度分别为

$$E_1 = \frac{q_1}{4\pi\varepsilon_0 r_1^2}\boldsymbol{e}_{r1}, \quad E_2 = \frac{q_2}{4\pi\varepsilon_0 r_2^2}\boldsymbol{e}_{r2}, \quad \cdots, \quad E_n = \frac{q_n}{4\pi\varepsilon_0 r_n^2}\boldsymbol{e}_{rn}$$

式中，$\boldsymbol{e}_{r1}, \boldsymbol{e}_{r2}, \cdots, \boldsymbol{e}_{rn}$ 分别是 P 点相对于场源电荷 $q_1, q_2, \cdots, q_n$ 的矢径方向上的单位矢量。按矢量叠加，P 点的电场强度 E 等于各个点电荷在该点激发的电场强度 $E_1, E_2, \cdots, E_n$ 的矢量和，即

$$E = E_1 + E_2 + \cdots + E_n = \sum_i E_i = \sum_i \frac{q_i}{4\pi\varepsilon_0 r_i^2}\boldsymbol{e}_{ni} \qquad (6\text{-}5)$$

式(6-5)为电场强度叠加原理。

例题 6-1　如图 6-4 所示为一对相距很近、距离为 l 的等量异号点电荷 $+q$ 和 $-q$ 组成的点电荷系统。求两个点电荷连线的中垂线上某点 P 的电场强度。

解　在该点电荷系统中，若所求场点距离 r 比等量异号点电荷间的连线 l 大很多，

即 $r \gg l$，则称该点电荷系统为**电偶极子**。反映电偶极子性质的物理量称为**电偶极矩**，简称**电矩**，用 p_e 表示，定义为 $p_e = ql$，l 的方向由负电荷指向正电荷。

由图 6-4 可知，正、负电荷在 P 点产生的电场强度 E_+、E_- 分别为

$$E_+ = \frac{q}{4\pi\varepsilon_0 r_+^3} r_+, \quad E_- = -\frac{q}{4\pi\varepsilon_0 r_-^3} r_-$$

因为 $r \gg l$，所以 $r_+ = r_- = \sqrt{r^2 + \left(\frac{l}{2}\right)^2} \approx r$，则总电场强度为

$$E = E_+ + E_- = \frac{q}{4\pi\varepsilon_0 r^3}(r_+ - r_-) = -\frac{ql}{4\pi\varepsilon_0 r^3} = -\frac{p_e}{4\pi\varepsilon_0 r^3}$$

图 6-4　例题 6-1 用图

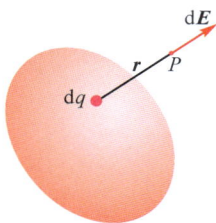

可见，电偶极子在中垂线上的电场强度与电偶极矩成正比，方向与电偶极矩的方向相反。

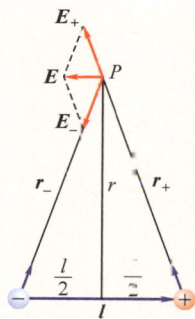

3. 连续分布电荷电场中的场强

图 6-5　连续带电体

如场源为电荷连续分布的带电体，可将带电体分割成许多微小的电荷元 dq，如图 6-5 所示。将 dq 视为点电荷，根据式（6-1）可得 dq 在给定点 P 所产生的电场强度为

$$d\boldsymbol{E} = \frac{dq}{4\pi\varepsilon_0 r^2} \boldsymbol{e}_r$$

根据电场强度叠加原理，带电体在 P 点处产生的电场强度为

$$\boldsymbol{E} = \int d\boldsymbol{E} = \int_q \frac{dq}{4\pi\varepsilon_0 r^2} \boldsymbol{e}_r = \int_V \frac{\rho dV}{4\pi\varepsilon_0 r^2} \boldsymbol{e}_r \tag{6-6}$$

式中，ρ 为带电体所带电荷量的体密度，即单位体积所带的电荷量；dV 为体积元。

6.2　高斯定理

6.2.1　电场线

为了形象地描述电场分布，可以在电场中画一族曲线，如图 6-6 所示。曲线上任意点的切线方向就是该点的电场强度方向，同时以通过垂直于电场强度的单位面积的曲线条数多少表示该处的电场强度的强弱，这些曲线称为**电场线**。

如图 6-7 所示画出了几种常见的电场线。由此可得到有关静电场线的一些基本特性。

（1）电场线起始于正电荷，终止于负电荷。孤立正电荷的电场线从正电荷出发伸向无限远处；孤立负电荷的电场线从无限远处汇聚于负电荷。电场线在没有电荷的地方不会中断。

（2）电场线不会形成闭合线。任意两条电场线也不会相交，因为电场中每一点电场强度 E 只能有一个方向。

（3）电场线密集处，电场强度较大；电场线稀疏处，电场强度较小。

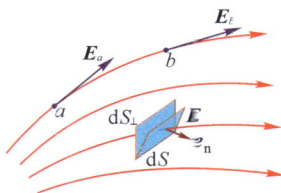

图 6-6　电场线

135

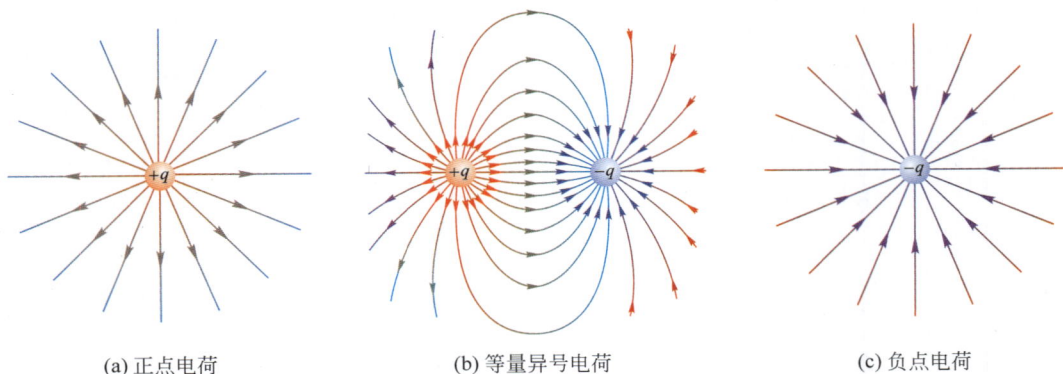

(a) 正点电荷　　(b) 等量异号电荷　　(c) 负点电荷

图 6-7　几种典型电场线分布

6.2.2　电通量

通过电场中某一个面的电场线条数称为通过这个面的电场强度通量，简称**电通量**，以 Φ_e 表示。

在均匀电场中，有一个与电场强度 E 垂直的、面积为 S 的平面，如图 6-8(a)所示。通过该平面的电通量为

$$\Phi_e = ES \tag{6-7}$$

如果平面与电场强度 E 不垂直，即平面的法线 e_n 与电场强度 E 不平行，如图 6-8(b)所示，那么，通过此平面的电通量为

$$\Phi_e = ES\cos\theta = E \cdot S \tag{6-8}$$

式中，θ 为平面法线 e_n 与电场强度 E 之间的夹角；S 称为**面积矢量**，其方向沿平面法向。

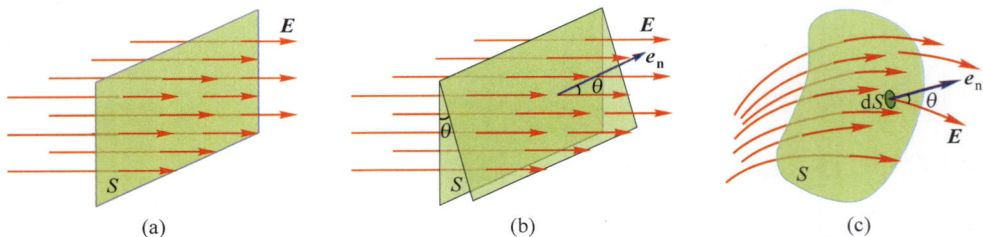

(a)　　(b)　　(c)

图 6-8　电场强度通量

若在非均匀电场中，对任意曲面的电通量的计算，可以将曲面分成无限多个面积元 dS，如图 6-8(c)所示。面积元 dS 可视为平面，且也认为通过该平面的电场强度 E 是均匀的。设面积元 dS 的法线 e_n 与该处电场强度 E 的夹角为 θ，则通过面积元 dS 的电通量为

$$d\Phi_e = E\cos\theta dS = E \cdot dS \tag{6-9}$$

式中，$dS = dSe_n$，称为**面积元矢量**。穿过整个曲面的电通量是所有面积元电通量的总和，即

$$\Phi_e = \int d\Phi_e = \int_S E \cdot dS \tag{6-10}$$

对于闭合曲面，电通量可表示为

$$\Phi_e = \oint_S E \cdot dS \tag{6-11}$$

136

闭合曲面的法线 e_n 有向内、向外之分，通常规定闭合曲面的外法线矢量为正。由此可得，当 $\theta < 90°$ 时，电场线从闭合面穿出，电通量为正；当 $\theta > 90°$ 时，电场线穿进闭合面，电通量为负。

6.2.3 高斯定理及其应用

由式(6-11)可知，如闭合曲面 S 内没有电荷，因电场线起始于正电荷，终止于负电荷，穿入闭合面的电场线必然穿出闭合面，即电场线通过闭合曲面 S 的电通量为零，如图 6-9(a)所示。但如果闭合曲面内有电荷时，穿入或穿出闭合面的电通量一定和闭合面内的电荷量有关。

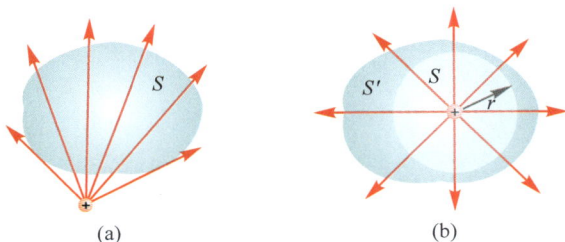

图 6-9 高斯定理推导

假设闭合曲面是半径为 r 的球面 S，见图 6-9(b)中的浅色球面。若圆心处有一电量为 q 的正点电荷，那么，点电荷在球面 S 上任一点的电场强度 E 的大小均为 $\dfrac{q}{4\pi\varepsilon_0 r^2}$，方向沿径向 r 的方向，根据式(6-11)，通过球面的电通量为

$$\Phi_e = \oint_S \boldsymbol{E} \cdot \mathrm{d}\boldsymbol{S} = \oint_S \frac{q}{4\pi\varepsilon_0 r^3} \boldsymbol{r} \cdot \mathrm{d}\boldsymbol{S} = \frac{q}{4\pi\varepsilon_0 r^2} \cdot 4\pi r^2 = \frac{q}{\varepsilon_0}$$

此结果与球面半径 r 无关，只与它所包围的电荷的电荷量有关。这意味着对以点电荷 q 为中心的任意球面来说，通过它们的电通量都一样，均为 $\dfrac{q}{\varepsilon_0}$。

如果以任意闭合曲面 S' 包围点电荷 q，如图 6-9(b)所示。因曲面 S' 和 S 包围的是同一个点电荷 q，而曲面 S' 和 S 之间没有其他电荷，由于电场线不会中断，穿过球面 S 和穿过封闭曲面 S' 的电场线条数一定相等。由此得出结论，对包围点电荷 q 的任何闭合曲面，其电通量的大小也为 $\dfrac{q}{\varepsilon_0}$。

对于由若干个点电荷 $q_1, q_2, \cdots, q_n$ 组成的电荷系来说，电场中任意一点的电场强度 E 由电场强度叠加原理得

$$\boldsymbol{E} = \boldsymbol{E}_1 + \boldsymbol{E}_2 + \cdots + \boldsymbol{E}_n$$

式中，$\boldsymbol{E}_1, \boldsymbol{E}_2, \cdots, \boldsymbol{E}_n$ 为各点电荷激发的电场强度。设电场中有任意闭合曲面 S，则通过该闭合曲面 S 的电通量为

$$\Phi_e = \oint_S \boldsymbol{E} \cdot \mathrm{d}\boldsymbol{S} = \oint_S \boldsymbol{E}_1 \cdot \mathrm{d}\boldsymbol{S} + \oint_S \boldsymbol{E}_2 \cdot \mathrm{d}\boldsymbol{S} + \cdots + \oint_S \boldsymbol{E}_n \cdot \mathrm{d}\boldsymbol{S}$$

$$= \Phi_{e1} + \Phi_{e2} + \cdots + \Phi_{en} \tag{6-12}$$

式中，$\Phi_{e1}, \Phi_{e2}, \cdots, \Phi_{en}$ 为单个点电荷的电场通过封闭曲面 S 的电通量。由上述讨论可知，

当 q_i 在封闭曲面内时，$\Phi_{ei} = \dfrac{q_i}{\varepsilon_0}$；当 q_i 在封闭曲面外时，$\Phi_{ei} = 0$。所以式（6-12）可以写成

$$\Phi_e = \oint_S \boldsymbol{E} \cdot \mathrm{d}\boldsymbol{S} = \frac{1}{\varepsilon_0} \sum_{S内} q_i \tag{6-13}$$

式（6-13）可表述为：在真空中的静电场内，通过任意闭合面的电通量等于包围在闭合面内的所有电荷量代数和的 $\dfrac{1}{\varepsilon_0}$ 倍。这就是**真空中静电场的高斯定理**。定理中的闭合面称为**高斯面**。

为了正确地理解高斯定理，有必要指出以下几点：

（1）只有闭合面内的电荷对其电通量 Φ_e 有贡献，而闭合面之外的电荷对其无贡献。但定理中的电场强度 $\boldsymbol{E}$ 是闭合面内、外所有电荷共同产生的结果。

（2）若闭合面内电荷总量为正，电通量 $\Phi_e > 0$，说明有电场线自内向外穿出；若闭合面内电荷总量为负，电通量 $\Phi_e < 0$，说明有电场线自外穿入闭合面。高斯定理揭示了静电场是**有源场**这一普遍性质。

138

例题 6-2　设有一个半径为 R、均匀带电为 q 的薄球壳，求球壳内、外电场强度的分布。

解　利用高斯定理可以对有些具有对称性分布的电场进行方便求解。此例题为应用实例之一。

如图 6-10(a) 所示，在带电球壳外任取一点 P，P 点到球心 O 的距离为 $r(r > R)$。过 P 点作半径为 r 的球面 S 作为高斯面，按高斯定理，有

$$\Phi_e = \oint_S \boldsymbol{E} \cdot \mathrm{d}\boldsymbol{S} = \oint_S E \cos\theta \, \mathrm{d}S = \frac{1}{\varepsilon_0} \sum_{S内} q_i = \frac{q}{\varepsilon_0}$$

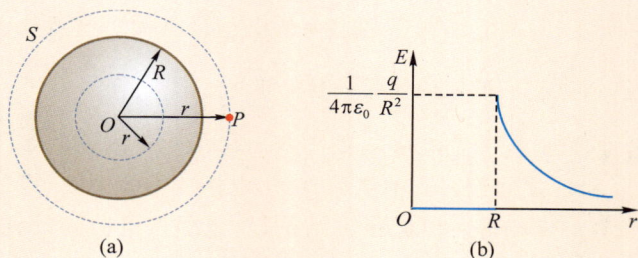

图 6-10　例题 6-2 用图

由对称性分析可知，均匀分布在球面上的电荷所激发的电场强度分布具有球对称性。空间各点电场强度 $\boldsymbol{E}$ 的方向都沿矢径方向，即 $\theta = 0°$。在同一球面上各点电场强度的大小相等，上式中的 E 可以提到积分号之外。即

$$E \oint_S \mathrm{d}S = E \cdot 4\pi r^2 = \frac{q}{\varepsilon_0}$$

由此可得，带电球壳外的 P 点处的电场强度大小为

$$E = \frac{1}{4\pi\varepsilon_0} \frac{q}{r^2}$$

方向沿半径向外。

同样,在球壳内取半径 $r(r<R)$ 作球面,如图 6-10(a)所示。因球面内没有电荷,$\sum q_i = 0$。根据高斯定理可求得球壳内电场强度 $E=0$。

根据计算结果,可绘制带电球壳内、外电场强度的分布曲线,如图 6-10(b)所示。

例题 6-3 一无限大均匀带电平面,其电荷面密度为 σ。求该带电平面在空间激发的电场强度分布。

解 由对称性分析可知,无限大均匀带电平面两侧的电场强度大小相等,方向与平面垂直。取底面积为 S 的圆柱形高斯面,如图 6-11 所示。通过高斯面的电通量为

$$\Phi_e = \oint_S \boldsymbol{E} \cdot d\boldsymbol{S} = \int_{侧面} E\cos\theta dS + \int_{两底面} E\cos\theta dS$$

显然,通过侧面的电通量为零,通过两个底面的电通量都为 ES。按高斯定理,得

图 6-11 例题 6-3 用图

$$\Phi_e = \oint_S \boldsymbol{E} \cdot d\boldsymbol{S} = 2ES = \frac{\sigma S}{\varepsilon_0}$$

因此,无限大带电平面两侧的电场强度大小为

$$E = \frac{\sigma}{2\varepsilon_0}$$

由此可见,无限大带电平面两侧的电场强度是与距离无关的常量,为均匀场。

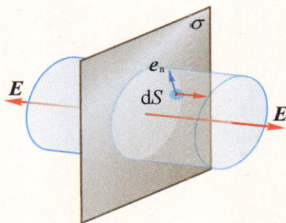

139

6.3 静电场的环路定理 电势

电场对电荷有力的作用,这是电场物质性的一种表现。为此引入了电场强度 $\boldsymbol{E}$ 这一物理量。下面我们从功能观点来进一步研究电场的物质性,同时引入电场的另一个重要物理量——电势 U。

6.3.1 电场力的功 静电场的环路定理

如图 6-12 所示,在场源电荷 $q(q>0)$ 激发的电场中,将试验电荷 q_0 由 a 点沿任意路径移到 b 点。设试验电荷 q_0 在路径某点处的位矢为 $\boldsymbol{r}$,该处的电场强度为 $\boldsymbol{E}$,在电场力的作用下,试验电荷 q_0 移动了 $d\boldsymbol{l}$,则电场力做功为

$$dW = \boldsymbol{F} \cdot d\boldsymbol{l} = q_0 \boldsymbol{E} \cdot d\boldsymbol{l} = q_0 E\cos\theta dl$$

式中,θ 为 $\boldsymbol{E}$ 与 $d\boldsymbol{l}$ 之间的夹角。由图 6-12 可知,$\cos\theta dl = dr$,上式可写为

$$dW = q_0 E dr$$

于是,将试验电荷 q_0 自 a 点移到 b 点的过程中,电场力对其所做的功为

$$W = \int dW = \int_{r_a}^{r_b} q_0 E dr$$

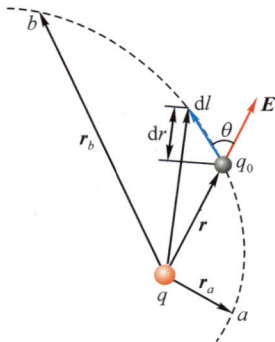

图 6-12　电场力做功

$$= \int_{r_a}^{r_b} q_0 \cdot \frac{q}{4\pi\varepsilon_0 r^2} \mathrm{d}r = \frac{q_0 q}{4\pi\varepsilon_0}\left(\frac{1}{r_a} - \frac{1}{r_b}\right) \qquad (6\text{-}14)$$

式中，r_a 和 r_b 分别是试验电荷 q_0 的起点 a 和终点 b 的位置。说明静电场力所做的功取决于运动电荷的始末位置，与路径无关。这是静电场力的一个重要特性，与在重力场中移动一个物体时重力做功与路径无关的特性一样。所以静电场力是保守力，静电场是保守力场。

如果电场是由点电荷系 $q_1, q_2, \cdots, q_n$ 激发，当试验电荷 q_0 在该电场中从 a 点沿任意路径移到 b 点时，电场力所做的功为各点电荷的电场力对试验电荷 q_0 所做功的代数和，为

$$W = \int \mathrm{d}W = W_1 + W_2 + \cdots + W_n = \frac{q_0}{4\pi\varepsilon_0}\sum_i q_i\left(\frac{1}{r_{ia}} - \frac{1}{r_{ib}}\right)$$

$$(6\text{-}15)$$

当试验电荷 q_0 在电场中沿任意闭合路径绕行一周，静电场力做功等于零。可用数学表达式表示为

$$q_0\oint_l \boldsymbol{E} \cdot \mathrm{d}\boldsymbol{l} = 0$$

因为 $q_0 \neq 0$，所以

$$\oint_l \boldsymbol{E} \cdot \mathrm{d}\boldsymbol{l} = 0 \qquad (6\text{-}16)$$

式(6-16)说明，静电场中电场强度 $\boldsymbol{E}$ 沿任意闭合路径积分为零。这一结论称为**静电场环路定理**，它是描述静电场性质的又一条重要定理。静电场高斯定理指出静电场是**有源场**；环路定理指出静电场是**保守场**或有势场。

6.3.2　电势能

力学中，重力是保守力，为此引入了重力势能。静电场力也是保守力，类似地，在静电场中也引入电势能的概念。根据保守力做功原理，静电场力做功等于**电势能**的减少。设试验电荷 q_0 在电场力作用下从 a 点移到 b 点，静电场力做功可以表示为

$$W_{ab} = q_0\int_a^b \boldsymbol{E} \cdot \mathrm{d}\boldsymbol{l} = E_{pa} - E_{pb} = -(E_{pb} - E_{pa}) \qquad (6\text{-}17)$$

式中，E_{pa}、E_{pb} 分别表示试验电荷在起点 a 和终点 b 的电势能。上式说明电荷在电场中两点的电势能之差可由电荷从起点移到终点时电场力所做的功来量度。

势能的大小取决于系统中的相对位置，是一个相对量。为了确定电场中某点的电势能，必须首先确定电场中电势能的零点。对有限大带电体，一般是选取无限远处的电势能为零。令 b 为无限远，即 $E_{p\infty} = 0$，则试验电荷 q_0 在 a 点处的电势能可表示为

$$E_{pa} = W_{a\infty} = q_0\int_a^\infty \boldsymbol{E} \cdot \mathrm{d}\boldsymbol{l} \qquad (6\text{-}18)$$

式(6-18)说明，试验电荷 q_0 在电场中某点 a 的电势能 E_{pa} 在数值上等于将 q_0 从 a 点移到无限远处电场力所做的功。在 SI 制中，电势能的单位为 J。

6.3.3　电势　电势差

由式(6-18)可知,试验电荷 q_0 在电场中某点 a 的电势能 E_{pa} 不仅与该点的电场强度有关,还与试验电荷 q_0 的电荷量成正比。但比值 $\dfrac{E_{pa}}{q_0}$ 是一个与试验电荷 q_0 无关、只与该点电场强度有关的量。说明可以用这个比值来描述电场本身的性质,将其定义为电场中某点 a 的**电势** U_a,即

$$U_a = \frac{E_{pa}}{q_0} = \int_a^\infty \boldsymbol{E} \cdot \mathrm{d}\boldsymbol{l} \qquad (6\text{-}19)$$

式(6-19)说明,电场中某点 a 的电势 U_a,在数值上等于把单位正试验电荷从 a 点移到无限远处时静电场力所做的功。

电势是标量。在 SI 制中,电势的单位是 V(伏特)。

和电势能一样,电势的大小也是相对的。要确定某点的电势,必须先选定一个电势零点才有意义。实际应用中,真正有意义的是两点之间的**电势差**或称为**电压**。将式(6-17)两边除以 q_0,可得静电场中任意两点 a 和 b 之间的电势差 U_{ab} 为

$$U_{ab} = U_a - U_b = \int_a^b \boldsymbol{E} \cdot \mathrm{d}\boldsymbol{l} \qquad (6\text{-}20)$$

可见,静电场中 a 和 b 之间的电势差,等于将单位正试验电荷从 a 点沿任意路径移到 b 点时,静电场力所做的功。显然,电势差与电势零点选取无关。根据式(6-20),电场力的功还可用电势差表示为

$$W_{ab} = q_0(U_a - U_b) \qquad (6\text{-}21)$$

6.3.4　电势的计算

1.　点电荷电场中的电势

在点电荷 q 激发的电场中,若取无限远处为电势零点,根据式(6-19),距离场源电荷 q 为 r 的电势为

$$U = \int_r^\infty \boldsymbol{E} \cdot \mathrm{d}\boldsymbol{l} = \int_r^\infty \frac{q}{4\pi\varepsilon_0 r^2}\mathrm{d}r = \frac{q}{4\pi\varepsilon_0}\left(\frac{1}{r} - \frac{1}{\infty}\right) = \frac{q}{4\pi\varepsilon_0 r} \qquad (6\text{-}22)$$

显然,当 $q>0$ 时,电场中各点电势为正,且离场源电荷越远,电势越低;当 $q<0$ 时,电场中各点电势为负,且离场源电荷越远,电势越高,无限远处电势达到最高,为零。

2.　点电荷系电场中的电势

电势是标量。因此在点电荷系所激发的电场中,某点的电势等于各个点电荷单独存在时在该点处的电势的代数和。即

$$U = U_1 + U_2 + \cdots + U_n = \sum_i U_i = \sum_i \frac{q_i}{4\pi\varepsilon_0 r_i} \qquad (6\text{-}23)$$

式(6-23)称为**电势叠加原理**。

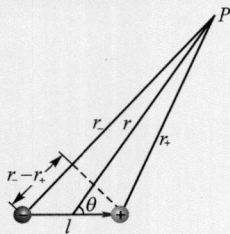

图 6-13　例题 6-4 用图

例题 6-4　计算电偶极子电场中的电势分布。设无限远处电势为零，电偶极矩为 $\boldsymbol{p}_e = q\boldsymbol{l}$。

解　如图 6-13 所示，设任意点 P 到电偶极子轴线中心的距离为 r，且与 $\boldsymbol{l}$ 的夹角为 θ。$-q$ 和 $+q$ 到 P 点的距离分别为 r_- 和 r_+。根据式(6-22)，$-q$ 和 $+q$ 在 P 点处的电势分别为

$$U_- = -\frac{q}{4\pi\varepsilon_0 r_-}, \quad U_+ = \frac{q}{4\pi\varepsilon_0 r_+}$$

由电势叠加原理可得，P 点处的总电势为

$$U = \frac{q}{4\pi\varepsilon_0 r_+} - \frac{q}{4\pi\varepsilon_0 r_-} = \frac{q(r_- - r_+)}{4\pi\varepsilon_0 r_+ r_-}$$

因电偶极子 $l \ll r$，由图 6-13 中的几何关系有

$$r_- - r_+ \approx l\cos\theta, \quad r_+ r_- \approx r^2$$

所以，电偶极子电场中任意点处的电势可以表示为

$$U = \frac{ql\cos\theta}{4\pi\varepsilon_0 r^2} = \frac{p_e\cos\theta}{4\pi\varepsilon_0 r^2} \tag{6-24}$$

式(6-24)表明，电偶极子电场中任意点的电势与电矩 p_e 的大小成正比，与该点到电偶极子中心的距离平方成反比，还与该点所处方位角 θ 有关。对应 $\theta = 90°$ 或 $270°$ 的电偶极子中垂线上，各点电势均为零。

3．连续分布电荷电场中的电势

若带电体上电荷为连续分布，可将其分成无限多个电荷元，每个电荷元在电场中某点的电势为

$$dU = \frac{dq}{4\pi\varepsilon_0 r}$$

根据电势叠加原理，该点的总电势为

$$U = \int dU = \int_q \frac{dq}{4\pi\varepsilon_0 r} \tag{6-25}$$

例题 6-5　如图 6-14 所示为两相互平行且具有等量异号电荷的平面。如两平面间距 d 非常小，称这样的带电系统为**电偶层**。设无限远处电势为零，电荷面密度为 σ，计算电偶层电场中的电势分布。

解　如图 6-14 所示，在电偶层表面取面积元 dS，将此处上下等量异号的电荷元看作为一对电偶极子，其电偶极矩大小为

$$p_e = dq \cdot d = \sigma dS \cdot d$$

$\boldsymbol{p}_e$ 的方向由下层指向上层。

令 $p_{es} = \sigma d$，表示单位面积电偶层的电偶极矩的大小。根据例题 6-4 的结论，此电偶极子在距离为 r 的 P 点处电势为

$$dU = \frac{p_{eS}\cos\theta\,dS}{4\pi\varepsilon_0 r^2}$$

式中，θ 为 r 与电偶极矩方向的夹角。由图 6-14 所示的几何关系可知，$\cos\theta\,dS = dS'$。
再根据立体角定义得，$d\Omega = \dfrac{dS'}{r^2} = \dfrac{\cos\theta\,dS}{r^2}$。

所以，电偶极子在 P 点处的电势可以写为

$$dU = \frac{p_{eS}}{4\pi\varepsilon_0}d\Omega$$

由此可得整个电偶层在 P 点处的总电势为

$$U = \int dU = \frac{p_{eS}}{4\pi\varepsilon_0}\int_\Omega d\Omega = \frac{p_{eS}\Omega}{4\pi\varepsilon_0} \qquad (6\text{-}26)$$

式中，Ω 为整个电偶层表面积对 P 点所张的
立体角。可见，在 p_{eS} 不变的情况下，电偶
层在其电场空间任意点的电势与电偶层表
面对该点所张的立体角有关，而与电偶层形状没有关系。

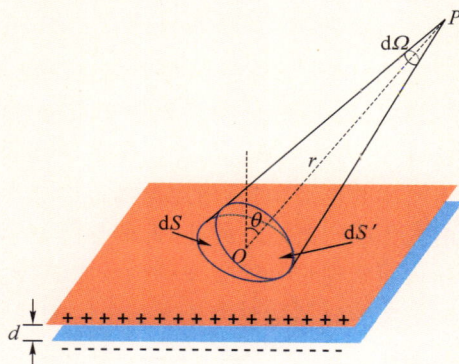

图 6-14 例题 6-5 用图

从上述结论可以推知，具有同样电荷分布的闭合曲面的电偶层，在其周围远处所形成的
电势为零。例如，没有外界刺激的情况下，心肌细胞是一个膜内为负电荷、膜外为正电荷的
闭合电偶层，如图 6-15 所示。可以证明，无论闭合曲面的形状如何，整个曲面可分为 AMB
和 ANB 两部分，这两个部分电偶层的电偶极矩的
方向相反，根据式（6-26），P 点的电势为这两部分
电偶层在该处的电势叠加，即

$$U = \frac{p_{eS}\Omega}{4\pi\varepsilon_0} - \frac{p_{eS}\Omega}{4\pi\varepsilon_0} = 0 \qquad (6\text{-}27)$$

显然，闭合膜内部空间各点电势为

$$U = \int dU = \frac{-p_{eS}}{4\pi\varepsilon_0}\int d\Omega = \frac{-p_{eS}}{4\pi\varepsilon_0}(4\pi) = -\frac{p_{eS}}{\varepsilon_0}$$

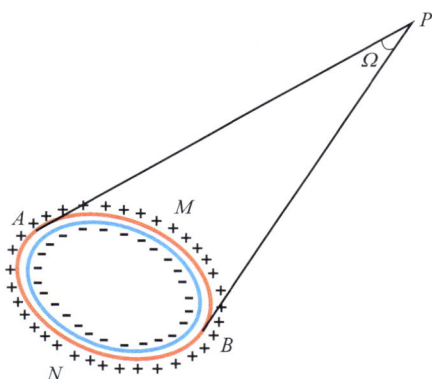

图 6-15 闭合电偶层的电势

若闭合曲面电偶层不均匀，或其同一面的不同部分
带有异号电荷，则闭合电偶层外部空间的电势通常
不为零。

6.4 静电场中的导体

金属是最常见的一种**导体**。从物质的电结构来看，金属导体具有带负电的自由电子和
带正电的晶体点阵。在导体不带电也不受外电场的作用时，两种电荷在导体内均匀分布，都
没有宏观移动，或者说电荷并没有作定向运动，只有微观的热运动存在。在导体内部的任意
一个体积元内，自由电子的负电荷与晶格的正电荷量值相等，整个导体或其中任一部分都呈
电中性。

6.4.1 导体的静电平衡条件

金属导体的特征是其内部存在着大量可以自由移动的电子。将金属导体放在外电场中,如图 6-16(a)所示。它内部的自由电子将在电场力的作用下作定向运动,从而使导体中的电荷重新分布,导体一侧将形成自由电子堆积而带负电,另一侧因失去自由电子而带正电,如图 6-16(b)所示。导体两侧正负电荷的积累将影响外电场的分布,同时在导体内部建立电场,称为**内建电场**。导体内部的电场强度是外电场 E_0 与内建电场 E' 的矢量叠加。随着导体两侧的电荷积累,内建电场逐渐加强,直至导体内部处处 E_0 和 E' 的矢量和为零。这时自由电子的定向运动停止,此时导体达到了**静电平衡**。在外电场作用下,引起导体中电荷重新分布而呈现带电的现象称为**静电感应**。因静电感应而在导体两侧表面上出现的电荷称为**感应电荷**。导体达到静电平衡的时间极短,几乎在瞬间完成。

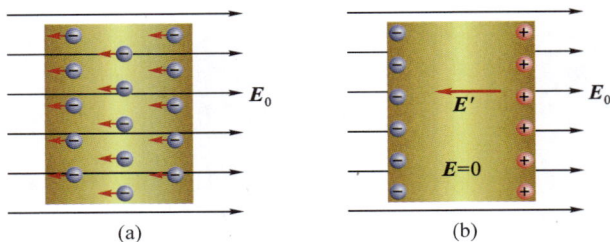

图 6-16 导体的静电平衡

导体在静电平衡状态下:①导体内部电场强度处处为零。否则,导体内的自由电子将在电场力的作用下继续作定向运动。②导体表面附近电场强度的方向与导体表面垂直。否则,电场强度在沿导体表面的分量将使自由电子沿表面作定向运动。

由①和②可知,静电平衡时,导体内部以及导体表面任意两点之间的电势差为零,即当导体处于静电平衡时,导体上的电势处处相等,导体为**等势体**,其表面为**等势面**。

6.4.2 静电平衡时导体上的电荷分布

可以用真空中的高斯定理讨论处于静电平衡的带电导体中电荷的分布情况,如图 6-17 所示。由于静电平衡时导体内部电场强度处处为零,在导体内部取任意高斯面 S,其电通量必为零,可得高斯面内必然没有净电荷。所以带电导体在静电平衡时,电荷只分布在导体的外表面上。

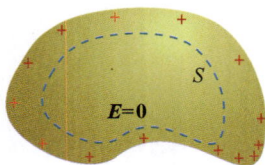

图 6-17 静电平衡时电荷分布在导体表面

同样地,还可以用高斯定理讨论导体表面的电荷面密度与表面附近的电场强度的关系。如图 6-18 所示,在导体外侧紧贴表面附近取一点 P,E 为该处的电场强度。在 P 点处的导体表面上取一充分小的面积元 ΔS,其上电荷面密度为 σ,作一底面积为 ΔS 的扁平圆柱形高斯面,其轴与导体表面垂直,上底面在导体外侧通过 P 点,下底面在导体内侧,因导体内部电场强度为零,导体外表面的电场强度垂直于导体表面,所以通过下底面和侧面的 E 通量均为零。由高斯定理有

$$\oint \boldsymbol{E} \cdot \mathrm{d}\boldsymbol{S} = E\Delta S = \frac{\sigma \Delta S}{\varepsilon_0}$$

由此得

$$E = \frac{\sigma}{\varepsilon_0} \qquad (6\text{-}28)$$

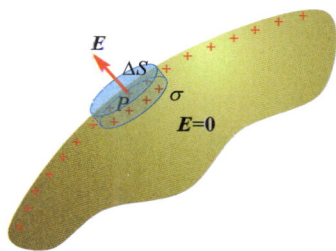

图 6-13 电荷面密度与电场强度关系推导

式(6-28)表明,静电平衡时,导体表面某处的电场强度与该处的电荷面密度成正比。

一般地说,导体表面各部分的电荷分布是不均匀的,即表面各部分的电荷面密度并不相同,而与相应各部分的表面曲率有关。实验和理论都可证明,如果带电导体不受外电场的影响,那么在导体表面曲率越大处,电荷面密度也越大。对于孤立带电导体球,由于球面上各部分的曲率相同,所以球面上电荷的分布是均匀的,电荷面密度在球面上处处相同。

对于形状不规则的孤立带电导体,表面上曲率越大处,电荷面密度越大,如图 6-19 所示。因此单位面积上发出(或聚集)的电场线数目也越多,附近的电场也越强。由此可知,在带电导体的尖端附近存在着特别强的电场,导致周围空气中残留的离子在电场力作用下会发生激烈的运动,与尖端上电荷同种的离子,将急速地被排斥而离开尖端,形成"电风";与尖端上电荷异种的离子,因相吸而趋向尖端,并与尖端的电荷中和,而使尖端上的电荷逐渐漏失。急速运动的离子与中性原子碰撞时,还可使原子受激而发光。这些现象称为**尖端放电现象**。自然界中常见的闪电就是尖端放电现象,如图 6-20 所示。尖端放电在医学中也有很多应用,如电刀手术是一种利用尖端放电来切割组织的技术,它可以利用尖端放电技术精确控制能量传递,从而使手术过程更加安全。另外,在治疗皮肤疾病时,尖端放电可以通过产生特定频率的电流来刺激皮肤细胞,促进血液循环,加速组织修复和再生。

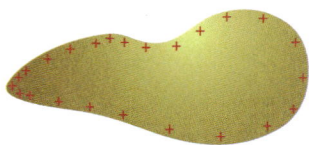

图 6-19 孤立导体表面的电荷分布

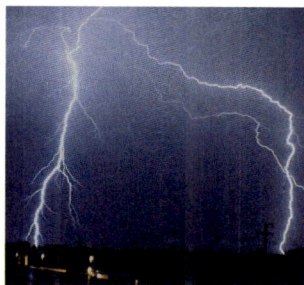

图 6-20 闪电

6.4.3 空腔导体及静电屏蔽

前面讨论的静电平衡时导体的电荷分布情况是以实心导体为例来进行的,其电荷只能分布在导体的表面上。下面我们讨论空腔导体在静电平衡时的电荷分布情况。

1. 空腔导体,腔内无带电体

仍然根据高斯定理来分析,如图 6-21 所示。在空腔内取一包围内表面的高斯面 S,由于高斯面上的电场强度处处为零,可知 S 面内电荷的代数和为零,说明在内表面上净电荷为零。假设空腔内表面的不同部位有等量异种的电荷分布,则在空腔内会有从正电荷指向负电荷的电场线,电场强度沿此电场线的积分不等于零,即空腔内表面间存在电势差,违背了导体在静电平衡时是一个等势体的结论。由此说明,空腔导体内没有其他带电体时,在静电平衡下,电荷只能分布在导体的外表面上,内表面无电荷。

2. 空腔导体,腔内有带电体

如图 6-22 所示,设空腔内有一点电荷 $-q$,空腔导体本身不带电。当处于静电平衡时,在导体内取一包围内表面的高斯面 S,由于在高斯面 S 上的电场强度处处为零,由高斯定理可知,空腔内表面所带的电荷与空腔内电荷的代数和为零,则空腔内表面所带的感应电荷必为 $+q$。根据电荷守恒定律,由于整个空腔导体不带电,所以在空腔外表面上也会出现感应电荷,电荷量必为 $-q$。

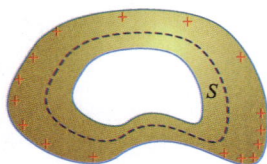

图 6-21　空腔导体在静电平衡
下的电荷分布

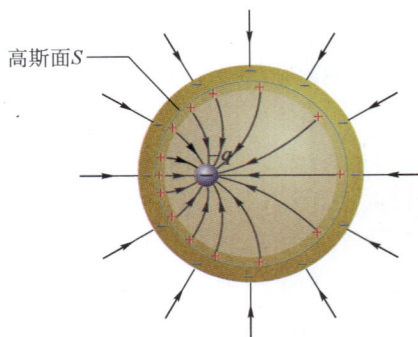

图 6-22　空腔内有电荷的导体在静电
平衡下的电荷分布

3. 静电屏蔽

根据空腔导体在静电平衡时的带电特性,腔内的电场强度和导体内部一样,处处为零。腔内各点的电势均相等,而且与导体电势相等。因此,如果把空腔导体放在电场中时,电场线将垂直地终止于导体的外表面上,而不能穿过导体进入腔内,空腔导体起到了屏蔽外电场的作用。但是,如果将空腔导体外壳接地,如图 6-23 所示,由于此时空腔导体的电势与大地的电势相同,导体外表面的感应电荷将被大地的电荷中和,因此腔内带电体不会对导体外产生影响。综上所述,空腔导体(无论是否接地)的内部空间不受腔外电荷和电场的影响;接地的空腔导体,腔外空间不受腔内电荷和电场的影响,这种现象统称为**静电屏蔽**。

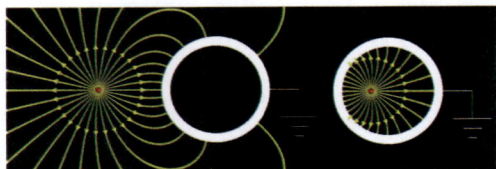

图 6-23　静电屏蔽

静电屏蔽有着广泛的应用。在电子设备中,可以防止外部电场对内部电路的干扰,从而保护设备和数据的可靠性。在通信工程中,可以用于防止外部电场对信号的干扰。在医疗设备中,可以有效地减少静电干扰,确保设备的可靠性和安全性。手术中,医生可以使用静电屏蔽来防止手术刀或其他手术工具与患者身体的接触,从而避免感染和其他并发症。

例题 6-6 有一外半径为 R_1、内半径为 R_2 的金属球壳,在球壳中放一半径为 R_3 的金属球,球壳和球均带有电荷量为 q 的正电荷,如图 6-24 所示。求:(1)两球电荷分布;(2)球心的电势;(3)球壳电势。(无穷远处为电势零点)

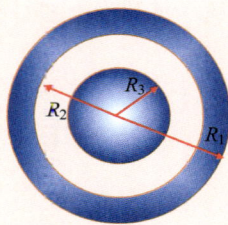

解 (1)由静电平衡条件可知,对实心导体,电荷分布在导体表面;对空腔内有带电体的空腔导体,电荷分布在内外表面。由此可得:内球表面电荷量为 q;球壳内表面电荷量为 $-q$。由电荷守恒定律可知,球壳外表面电荷量为 $2q$。

图 6-24 例题 6-6 用图

(2)按电荷分布,由高斯定理求得电场强度分布为

$$E_0 = 0, \quad r < r_3 \quad (导体内)$$

$$E_1 = \frac{q}{4\pi\varepsilon_0 r^2}, \quad r_3 < r < r_2$$

$$E_2 = 0, \quad r_2 < r < r_1 \quad (导体内)$$

$$E_3 = \frac{2q}{4\pi\varepsilon_0 r^2}, \quad r > r_1$$

球心处电势为

$$U_0 = \int_0^\infty \boldsymbol{E} \cdot d\boldsymbol{r} = \int_0^{R_3} \boldsymbol{E}_0 \cdot d\boldsymbol{r} + \int_{R_3}^{R_2} \boldsymbol{E}_1 \cdot d\boldsymbol{r} + \int_{R_2}^{R_1} \boldsymbol{E}_2 \cdot d\boldsymbol{r} + \int_{R_1}^\infty \boldsymbol{E}_3 \cdot d\boldsymbol{r}$$

将各分布区域的电场强度代入,求得

$$U_0 = \frac{q}{4\pi\varepsilon_0}\left(\frac{1}{R_3} - \frac{1}{R_2} + \frac{2}{R_1}\right)$$

(3)静电平衡时导体为等势体,所以球壳电势为

$$U_1 = \int_1^\infty \boldsymbol{E} \cdot d\boldsymbol{r} = \int_{R_1}^\infty \boldsymbol{E}_3 \cdot d\boldsymbol{r} = \int_{R_1}^\infty \frac{2q}{4\pi\varepsilon_0 r^2} dr = \frac{q}{2\pi\varepsilon_0 R_1}$$

6.5 静电场中的电介质

6.5.1 电介质

电介质是一种导电性能很差的物质,所以又称为**绝缘体**。在电介质分子中,带负电的电子和带正电的原子核紧密地束缚在一起,每个电介质分子都表现为中性。但分子中的正、负电荷并不集中于一点,而是分散于分子所占的体积之中。按分子正、负电荷中心的分布,可将电介质分子分为两大类。一类电介质如 He、N_2、H_2、CH_4 等,负电荷对称分布在正电荷周围,分子的正负电荷中心重合,因此,分子的电偶极矩为零。这类分子称为**无极分子**,如图 6-25(a)所示。另一类电介质如 H_2O、SO_2、H_2S 等,每个分子的正、负电荷中心不重合,

本身具有固定的电偶极矩，这种电介质分子称为**有极分子**，如图 6-25（b）所示。虽然有极分子具有电偶极矩，但由于热运动，大量分子电矩的取向杂乱无章，因此有极分子电介质总的电偶极矩矢量和为零，整体对外仍不显电性。

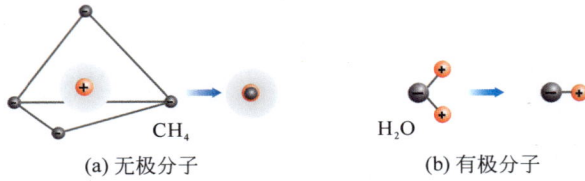

(a) 无极分子   (b) 有极分子

图 6-25　电介质的电结构

6.5.2　电介质的极化　极化强度

如果将电介质置于外电场之中，对无极分子电介质而言，在电场力的作用下分子的正、负电荷将作微观相对位移而将其"中心"拉开，从而使中性的无极分子电介质对外呈现电性。这种现象称为**位移极化**，如图 6-26（a）所示。对有极分子电介质而言，电介质中的每个有极分子在电场力矩的作用下，其电矩 p_e 转向电场强度的方向，从而使混乱排列的电偶极矩方向趋于一致，整体呈电性，这种现象称为**取向极化**，如图 6-26（b）所示。

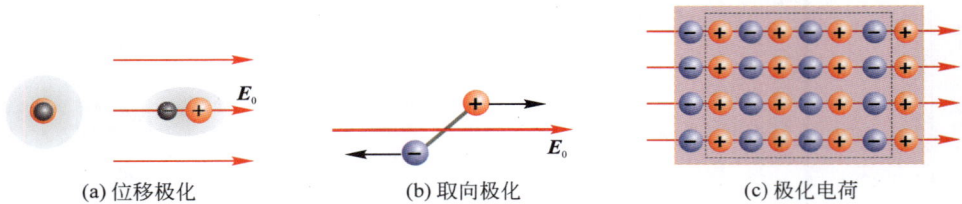

(a) 位移极化   (b) 取向极化   (c) 极化电荷

图 6-26　电介质的极化

无论何种电介质，在外电场中各分子电偶极矩的排列均沿电场强度的方向，相邻的电偶极子的正负电荷互相靠近，因而对均匀介质来说，其内部各处仍然呈电中性。但是在和外电场垂直的两个介质表面上，将分别出现正电荷和负电荷，称为**极化电荷**，如图 6-26（c）所示。这种在外电场作用下介质中出现极化电荷的现象统称为电介质的**极化**。

从极化机制来看，电介质极化程度取决于内部全部分子电偶极矩的矢量和 $\sum\limits_{i} p_{ei}$。为此，引入**电极化强度 P** 来描述电介质的极化程度，其定义为

$$P = \frac{\sum\limits_{i} p_{ei}}{\Delta V} \tag{6-29}$$

式中，ΔV 为电介质中任意体积元。式（6-29）表示单位体积内分子电偶极矩的矢量和。在 SI 制中，电极化强度的单位为 $C \cdot m^{-2}$。

实验指出，对于各向同性的电介质，某点的电极化强度 P 的大小与该点的电场强度 E 的大小成正比，方向和 E 一致，即

$$P = \chi_e \varepsilon_0 E \tag{6-30}$$

式中，χ_e 称为**电极化率**。在各向同性的均匀电介质中，χ_e 是常量。

6.5.3　电介质中的电场

电介质在外电场 $\boldsymbol{E}_0$ 作用下产生极化电荷,极化电荷又将激发电场 $\boldsymbol{E}'$,从而影响整个电场的分布。因此,在电介质中的电场应为外电场 $\boldsymbol{E}_0$ 和极化电荷激发的电场 $\boldsymbol{E}'$ 的矢量和,即

$$\boldsymbol{E} = \boldsymbol{E}_0 + \boldsymbol{E}' \tag{6-31}$$

可见,电介质的极化改变了空间的场强。不难判定,极化电荷激发的电场 $\boldsymbol{E}'$ 与外电场 $\boldsymbol{E}_0$ 反向,使原来的电场有所削弱。

如图 6-27 所示,在两块带有等量异号电荷的无限大平行平板之间充满某种电介质。设平行板电荷激发的电场强度为 $\boldsymbol{E}_0$,方向垂直平行板向右。电介质极化电荷激发的电场为 $\boldsymbol{E}'$,方向和 $\boldsymbol{E}_0$ 相反。根据式(6-31),电介质中的电场强度大小为

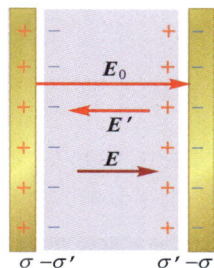

图 6-27　电介质中的电场

$$E = E_0 - E' \tag{6-32}$$

设极化电荷面密度分别为 $+\sigma'$ 和 $-\sigma'$。将介质两边的正负极化电荷视为一系列均匀平行排列的电偶极子,根据电极化强度定义有

$$P = \frac{\sum_i p_{ei}}{\Delta V} = \frac{\sigma' S d}{S d} = \sigma' \tag{6-33}$$

式中,S 为板面积,d 为板间距。参考例题 6-3,极化电荷在板间激发的电场强度大小为

$$E' = \frac{\sigma'}{\varepsilon_0} \tag{6-34}$$

将式(6-33)代入式(6-34),并根据式(6-30),式(6-34)可写为

$$E' = \frac{P}{\varepsilon_0} = \frac{\chi_e \varepsilon_0 E}{\varepsilon_0} = \chi_e E \tag{6-35}$$

将式(6-35)代入式(6-32),可得

$$E = \frac{1}{1 + \chi_e} E_0 \tag{6-36}$$

令 $\varepsilon_r = 1 + \chi_e$,代入式(6-36)并以矢量表示,即

$$\boldsymbol{E} = \frac{\boldsymbol{E}_0}{\varepsilon_r} \tag{6-37}$$

ε_r 称为电介质的**相对介电常量**,它的大小取决于电介质本身的性质。式(6-37)说明,场源电荷在各向同性均匀电介质中的电场强度是其在真空中电场强度的 $\frac{1}{\varepsilon_r}$ 倍。这个结论虽然是由图 6-27 所示的情况推导而来,但它具有普遍意义。如在例题 6-2 中,将带电薄球壳置于相对介电常量为 ε_r 的电介质之中,那么,由式(6-37)可得介质中的电场强度为

$$E = \frac{E_0}{\varepsilon_r} = \frac{q}{4\pi\varepsilon_0 \varepsilon_r r^2} = \frac{q}{4\pi\varepsilon r^2}$$

式中,$\varepsilon = \varepsilon_r \varepsilon_0$,$\varepsilon$ 称为电介质的**绝对介电常量**,简称**介电常量**。

在相对介电常量为 ε_r 的电介质中,我们引入一个辅助物理量 $\boldsymbol{D}$,称为**电位移矢量**。它和电场强度 $\boldsymbol{E}$ 之间的关系为

149

$$D = \varepsilon_r \varepsilon_0 E \tag{6-38}$$

用 D 来处理有介质存在时的电场，可使问题变得易于解决。

6.6　生物电现象

6.6.1　生物电的发现

如果有人说，你的身体带电，你或许会很惊讶吧？其实，电在生物体内普遍存在。早在公元前 300 多年，亚里士多德就观察到电鳐（图 6-28）在捕食时先对对手施加震击，使之麻痹。古罗马人也曾利用黑电鳐的震击治疗痛风、头痛。但对这些现象发生的原因，人们一直不清楚，直到 18 世纪人们开始认识到电之后，才逐步认识到这是动物的放电现象，并将其与莱顿瓶的放电做了比较。

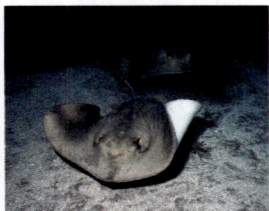

图 6-28　电鳐

除了鱼类外，其他生物是否也存在电现象？1780 年生物学家伽伐尼在一次解剖青蛙的实验中偶然发现，蛙腿外露的神经被金属刀尖碰到时，蛙腿发生了抽搐。经过一系列研究，最终证实了生物电的存在。

实验揭示，生物电现象是自然界普遍存在的一种电现象。所有生物都有生物电活动，它是基本的生命活动之一。生物体一旦停止了新陈代谢，生物电现象和生命活动也就终结了。与生命体的正常生理活动相伴的是正常的生物电分布，当生物体发生病变时，生物体的电现象也发生相应的病理性改变，这也是医学进行诊断和治疗的依据。

6.6.2　生物电产生的原因

大量研究表明，生物电来源于细胞的功能。细胞由细胞膜、细胞核和细胞质组成，如图 6-29 所示。细胞膜的结构很复杂，它一方面把细胞与外界环境分开，同时膜上又存在一些通道，允许细胞与周围环境交换某些物质。实验测得在细胞内、外存在多种离子，膜内主要是钾离子 K^+ 及一些大的负离子基团 A^-（A^- 不能透过细胞膜），膜外主要是钠离子 Na^+ 和氯离子 Cl^-，如图 6-30 所示。

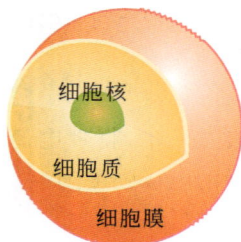

图 6-29　细胞模型

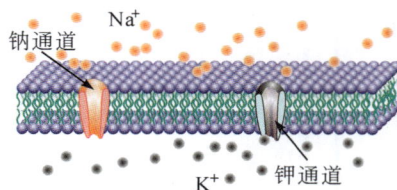

图 6-30　生物膜

在不受外界刺激时，细胞的状态称为**静息状态**。在静息状态下，实验测得细胞膜外部带正电、内部带负电，细胞膜的内侧电势为 $-90\sim70\text{mV}$。该电势又称为**静息电势**。

当细胞受到外界刺激时,它将做出主动反应,称为细胞的**兴奋**。生理学上将那些兴奋较强的组织,如神经、肌肉和腺体等统称为**可兴奋组织**。这些细胞所做出的主动反应表现在当外界刺激强度达到一定阈值时,细胞膜对离子的通透性会发生突然的变化。例如,静息时主要允许 K^+ 通透。当细胞受到刺激时,将导致 Na^+ 少量内流,使电势发生改变。细胞内的电势可从负电势突然变为正电势($20\sim30mV$),在不到 $1ms$ 的时间内,很快又恢复到原来的静息电势。这种变化的电势称为**动作电势**。

生物细胞不仅在外界刺激下能产生动作电势,而且有传导兴奋的功能。如图 6-31 所示,当某神经细胞受到刺激后,感觉器官就会产生兴奋。大脑根据兴奋传来的信息发出指令,然后将大脑的指令传给相应的感觉器官,从而产生相应的动作。

如图 6-31(a)所示,神经纤维未受刺激时,细胞膜电荷分布为内负外正。当神经纤维某处出现刺激时,这个部位的膜内外出现暂时性的电势变化,由内负外正变为内正外负,如图 6-31(b)所示。此时邻近未兴奋部位仍为内负外正,在兴奋部位与非兴奋部位之间因电势差的存在而发生电荷的移动,这样就形成了局部电流。这种局部电流同时又刺激相邻部位,如此进行下去就可以将兴奋向前推进,如图 6-31(c)所示。

事实上,不仅神经冲动时能传导电子,在人体内进行的几乎每个生理过程都与生物电有关,如心脏跳动、肌肉收缩、大脑思维等。生命系统正是靠生物电的传导来实现各种兴奋对各器官的生理调节作用,使生命活动正常进行。

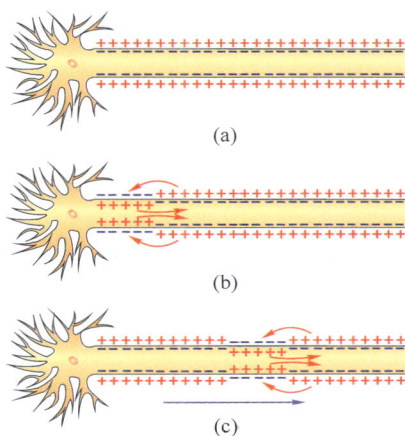

图 6-31 神经兴奋的电传导

6.6.3 心电图和脑电图

生物电通常都很微弱,比如人的心脏跳动时,会产生 $1\sim2mV$ 的电势;眼睛开闭时会产生 $5\sim6mV$ 的电势;读书或思考问题时,大脑会产生 $0.2\sim1mV$ 的电势。这些微弱的电压或电流只有用精密的仪器才能测量到。直到 20 世纪初,荷兰生理学家威廉·艾因索维在前人研究的基础上完善了用来测量生物电的电流计,研制出了第一台实用的心电图仪。随着科学技术的发展,现在有了越来越精确地测量生物电的仪器。生物电测量在医学上的广泛应用大大促进了疾病的临床诊断,如用心电仪测量心电图,用脑电仪测量脑电图,它们在诊治疾病过程中起到了很重要的作用。

心电图

心脏的跳动是由心壁肌肉有规律收缩产生的,而这种有规律的收缩又是生物电在心肌纤维传播的结果。心肌纤维是由大量细长的心肌细胞组成的。和其他细胞一样,当处于静息状态时,在细胞膜内外两侧均匀聚集等量的异号离子,形成一均匀闭合的曲面电偶层,如图 6-32(a)所示。由式(6-27)可知,膜外空间各点电势为零。当心肌细胞受到某种刺激时,因为细胞膜对离子通透性的改变,使膜的局部电性改变符号,即产生动作电势。于是细胞整体电荷分布不再均匀,形成一个电偶,如图 6-32(b)所示。随着电荷移动到如图 6-32(c)所示的状态时,细胞电荷的分布又变为均匀情况,对外呈零电势。这个过程很快。当恢复到初始的静息状态时,整个细胞回到原状态,等待下一次的刺激。

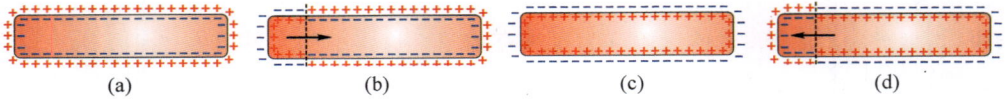

图6-32　心肌细胞导电模型

综上所述，心肌细胞从受到刺激到恢复原状的过程中，形成了一个变化的电偶极矩，在周围产生电场，并引起空间电势的变化。对于大量心肌细胞组成的心肌，可将其等效为一个电偶极子。在某一时刻的电偶极矩就是所有心肌细胞在该时刻的电偶极矩的矢量和，称为**瞬时心电向量**。

瞬时心电向量是一个随时间作周期变化的矢量。以矢量线的箭尾为电偶中心，连接所有时刻心电向量的箭头轨迹，称为**空间心电向量环**。它在某一平面的投影称为**平面心电向量环**，如图6-33所示。任一瞬间，空间两点的电势差是确定可测的，其测量值随时间周期变化。因此，可以根据人体表面两点间的电压描绘出一条曲线，这个曲线就称为**心电图**（electrocardiogram，ECG）。

心电图广泛用于心脏疾病的诊断。例如，心电图中可能存在着心肌传导阻滞的异常信号。若正常的窦房结信号没有传递到心室中，那么，来自房室结的冲动将以每分钟30～50次的频率控制心跳，其值比正常人心跳频率每分钟70～80次低得多。

如图6-34所示为记录心电图所用的标准四肢引线以及从这些引线记录到的正常图形。P峰和触发心脏循环的起始电脉冲相对应。对正常人从P到Q的时间间隔为0.12～0.20s，它相当于脉动在心房中的扩散。QRS的时间持续0.06～0.10s，它相当于脉动在心室中的扩散。T峰与每一次脉动之后心脏回到未受刺激的正常状态的恢复过程同时发生。

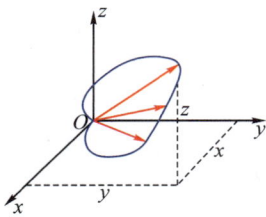

图6-33　心电向量

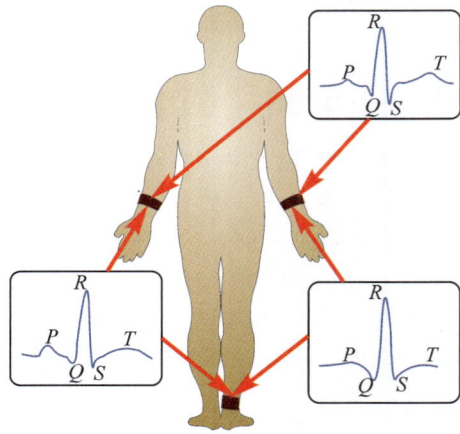

图6-34　心电图

如图6-35所示为脑电图的测量。以耳朵的电极为参考电势，在头皮上的不同部位安装探测电极，将细胞微弱的生物电信号引出并经放大器放大，在记录纸上就可记录下脑部传出的电信号波形，称为**脑电图**（electroencephalogram，EEG）。图中检测的是一个人在不同意识状态下的脑电图波形。当脑组织发生病理或功能改变时，脑电波曲线也会发生相应的改变，从而为临床诊断治疗大脑及神经系统疾病——如畸形中枢神经系统感染、颅内肿瘤与慢性病变、脑血管疾病、脑损伤及癫痫等提供依据。

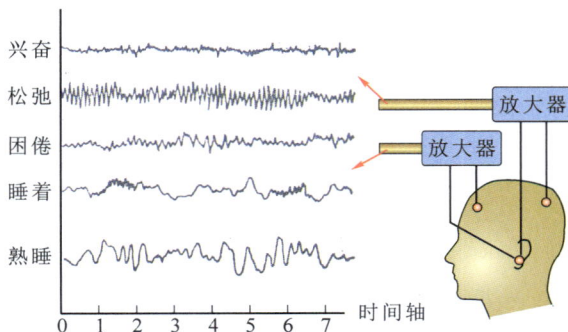

图 6-35 脑电图

随着计算机科学的发展,现在对大多数心电图和脑电图可以通过计算机进行解读和分析,还可以直接从显示器中动态地显示和监视心、脑电图。

思考题

6.1 电偶极子分别在均匀电场中和在非均匀电场中受到的作用力的情况是如何的?

6.2 如果任意闭合面上的电场强度处处为零,则可否认定闭合面内一定没有净电荷?

6.3 有一带正电的尘埃,在一正点电荷激发的电场中沿着电场线方向移动,在移动过程中,它的动能和电势能是怎样变化的?

6.4 为什么从导体出发或终止于导体上的电场线都垂直于导体外表面?

6.5 球形空腔导体内的电场为零,对于方形空腔也对吗?能否用相同的方法来论证?

6.6 何谓尖端放电现象?将一个带电物体移近一个导体壳,带电体单独在导体空腔内激发的电场是否等于零?静电屏蔽效应是怎样体现的?

6.7 生物电传输的根本原因是什么?

习题

6.1 正方形的两对角处,各置点电荷 Q 和点电荷 q,如图所示。若某一 Q 所受合力为零,则 Q 与 q 应满足怎样的关系?

6.2 如图所示,一球壳体的内外半径分别为 a 和 b,壳体中均匀分布着电荷,电荷体密度为 ρ。求离球心 r 处的电场强度。

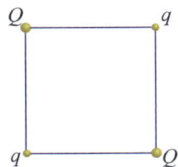

习题 6.1 图

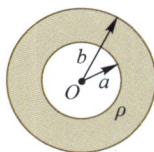

习题 6.2 图

6.3 一有缺口的细圆环均匀带电,电荷线密度为 λ,圆环半径为 R,缺口长度为 Δl,且 $\Delta l \ll R$。圆环中心放置一点电荷 q。求此点电荷所受的电场力。

6.4 两个均匀带电的同轴圆柱面,其半径分别为 R_1 和 $R_2(R_1 < R_2)$,圆柱面上每单位长度带的电荷量分别为 λ_1 和 λ_2。(1)求电场强度的分布;(2)当 $\lambda_2 = -\lambda_1$ 时,再求场强的分布。

6.5 实验表明,在靠近地面处有相当强的电场,电场强度 E 垂直于地面向下,大小约为 $100 N \cdot C^{-1}$;在离地面 15km 高的地方,E 也是垂直于地面向下的,大小约为 $25 N \cdot C^{-1}$。试计算从地面到此高度大气中电荷的平均体密度。

6.6 两个均匀带电的无限长同轴圆柱面,其半径分别为 R_1 和 $R_2(R_1 < R_2)$,内圆柱面上每单位长度带有 λ 的负电荷,外圆柱面上带有等量的正电荷。试求:(1)离轴线 r 处的电势;(2)两圆柱面间的电势差。

6.7 如图所示,两个均匀带电的半球面,半径分别为 R_1 和 R_2,电荷面密度分别为 σ_1 和 σ_2;两个半球面的底面和球心均重合,设无穷远处为电势零点,求球心处的电势。

6.8 如图所示,真空中一导体球 A 原来不带电。现将一点电荷 q 移到距导体球 A 的中心距离为 r 处,此时,导体球的电势是多少?

6.9 真空中一带电的导体球 A,半径为 R。现将一点电荷 q 移到距导体球 A 的中心距离为 r 处,测得此时导体球的电势为零。求此导体球所带的电荷量。

6.10 如图所示,设有一电荷面密度为 $\sigma_0(\sigma_0 > 0)$ 的均匀带电大平面,在它附近平行地放置一块原来不带电,有一定厚度的金属板,不计边缘效应,(1)求此金属板两面的电荷分布;(2)把金属板接地,金属板两面的电荷又将如何分布?

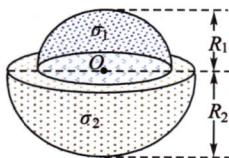

习题 6.7 图

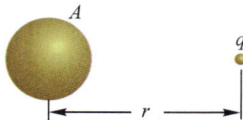

习题 6.8 图

习题 6.10 图

第 7 章

恒定磁场
生物磁效应

磁热籽

磁感应热疗是利用不同材料的磁性介质（毫米级铁磁热籽），采用穿刺或手术植入等方法导入肿瘤部位，在交变外磁场的作用下，激发磁介质的磁滞或涡流而生热，并通过优化靶区介质的适形分布实现精确的肿瘤靶向加热，达到治疗肿瘤的目的。

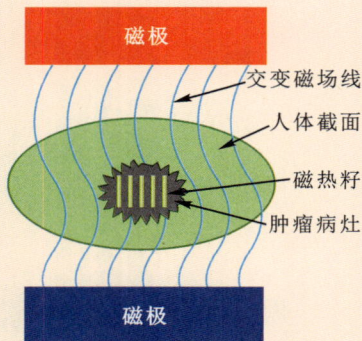

左图所示为磁感应局部加热治疗肿瘤的示意图。利用铁磁热籽加温技术治疗肿瘤，不需要导线连接便可以从外部磁场获得能量而实现内加热。治疗采用的中低频交变磁场的频率范围为 20～500kHz，人体组织在该磁场中基本不产生热而金属材料则升温迅速，因而避免了周围正常组织的加热，提高了加热的特异性。

除了金属磁热籽，使用的磁介质还有微纳米磁性颗粒和纳米超顺磁流体等。

通过注射将纳米磁性颗粒导入目标组织，可以显著提高其升温速率及加热范围。而且，由于所加载的人工合成纳米颗粒在尺寸上可以做到与生物组织的单元相当，可使治疗在一种更精确的程度（如细胞、亚细胞尺度）上进行，所以纳米热疗技术扩展了传统热疗外科的治疗极限。此外，还可以引入具有特定功能影像效应的纳米颗粒，使得热疗过程更容易通过 B 超、CT 等观测出来。

前面我们已经讨论了静止电荷周围产生的静电场的性质及其规律。当电荷运动时，在它的周围不仅存在电场，而且还存在磁场。电场和磁场都是物质的一种特殊形态。在生命体中也存在微弱的磁场，如由生物电流和生物磁性材料等产生的磁场。因此，磁学在生命科学、科学技术及工程中都具有重要的应用。

本章我们将讨论恒定电流所产生的磁场，即恒定磁场。首先介绍磁性的起源，并引入描述磁场的重要物理量——磁感应强度，然后着重讨论恒定磁场的基本定律——毕奥-萨伐尔定律，以及反映磁场基本性质的定理——磁场的高斯定理和安培环路定理，运动电荷和电流在磁场中受到的洛伦兹力和安培力，最后介绍生物磁场和生物磁效应。

7.1　恒定磁场　磁感应强度

7.1.1　磁性的起源

人类发现磁现象远比发现电现象要早得多。据历史记载，早在公元前约 600 年，我国春秋战国时期的《管子·地教》和《吕氏春秋·精通》等著作中就有了关于磁石能吸引铁的记载。到了 11 世纪初，我国已将指南针用于航海事业。

虽然人们早已发现磁现象和电现象，但在很长时期内，磁学和电学各自独立地发展着。直到 1820 年，奥斯特发现，小磁针能在通电导线周围受到磁力作用而发生偏转，如图 7-1 所示。随后法国物理学家安培发现放在磁铁附近的载流导线以及载流导线之间或载流线圈之间也会受到磁力的作用而发生运动。这些实验事实都表明磁现象与运动电荷之间有着密切的联系。1822 年安培提出了著名的**分子电流假说**，认为一切磁现象都源于电荷的运动。物质磁性的本质是在磁性物质分子中都有回路电流，称为**分子电流**。如图 7-2 所示，分子电流相当于一个基元磁铁，而物质的磁性则取决于内部分子电流对外界磁效应的总和。

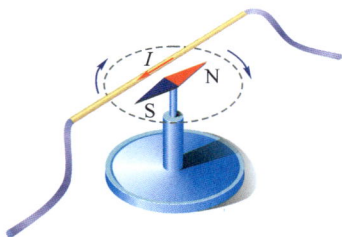

图 7-1　电流的磁效应　　　　　图 7-2　分子电流

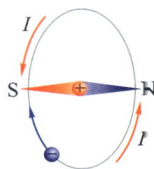

近代理论表明，原子核外电子绕核的运动和电子自旋等运动构成了等效的分子电流。分子电流的假设简单说明了自然界中不存在**磁单极**的原因。

7.1.2　磁场　磁感应强度

在运动电荷（或电流）周围存在着**磁场**，类似于静止电荷周围存在电场。运动电荷之间的相互作用是通过磁场来传递的。磁场是存在于运动电荷周围空间除电场之外的另一种特殊形态的物质。磁场对位于其中的运动电荷有力的作用，称为**磁场力**。从本质上讲，运动电荷之间、电流之间、运动电荷（或电流）与磁铁之间的相互作用，都可以看成是它们中的任意一个所产生的磁场对另一个施加作用力的结果。

类似于在电场中定义的电场强度 E，我们引入**磁感应强度 B** 来定量描述磁场的强弱和方向。用磁场对以速度 v 运动的正试验电荷 q_0 的作用力来描述磁场。设试验电荷所激发的磁场足够弱，它的引入不至于影响原有磁场的分布。实验表明：

（1）当正试验电荷 q_0 以某一速度 v 沿磁场方向（或其反方向）运动时，电荷不受磁场力的作用，即 $F = 0$，如图 7-3（a）所示。

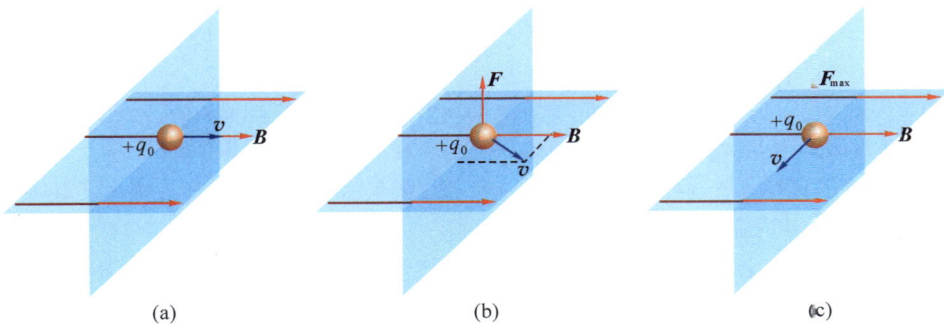

(a)　　　　　　　(b)　　　　　　　(c)

图 7-3　运动正试验电荷在磁场中的受力

（2）当正试验电荷 q_0 以某一速度 v 沿不同于磁场方向运动时，它所受到的磁场力 F 的大小与 q_0 和 v 的大小成正比，其方向总是垂直于 v 与磁场方向所组成的平面，如图 7-3（b）所示。

（3）当正试验电荷 q_0 以某一速度 $\boldsymbol{v}$ 沿垂直于磁场方向运动时，它所受磁场力 $\boldsymbol{F}$ 的值为最大，即 $F = F_{max}$，如图 7-3(c) 所示。且 F_{max} 正比于 q_0 和 v 的乘积，但比值 $\dfrac{F_{max}}{q_0 v}$ 与 q_0 和 v 的大小无关。

由此可见，比值 $\dfrac{F_{max}}{q_0 v}$ 反映了磁场的强弱。因此定义磁场中某点 P 的磁感应强度 $\boldsymbol{B}$ 的大小为

$$B = \frac{F_{max}}{q_0 v} \tag{7-1}$$

磁感应强度 $\boldsymbol{B}$ 的方向为小磁针在该点 P 处时 N 极的指向。或者用矢积 $\boldsymbol{F}_{max} \times \boldsymbol{v}$ 的方向来确定磁感应强度 $\boldsymbol{B}$ 的方向，如图 7-3(c) 所示。

由上述讨论可知，磁场力 $\boldsymbol{F}$ 同时垂直于运动电荷的速度 $\boldsymbol{v}$ 和磁感应强度 $\boldsymbol{B}$，它们之间遵循右手螺旋关系，故可以写成如下矢量式：

$$\boldsymbol{F} = q_0 \boldsymbol{v} \times \boldsymbol{B} \tag{7-2}$$

式(7-2)表示运动电荷在磁场中所受到的磁场力，称为**洛伦兹力**。在 SI 制中，磁感应强度 $\boldsymbol{B}$ 的单位为 T(特斯拉)。

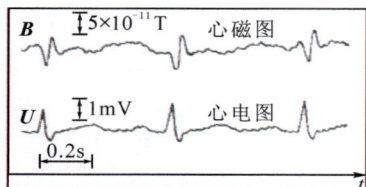

图 7-4 心磁图和心电图

特斯拉是一个相当大的单位。实验室产生的最大恒定磁场大约为 45T。地球是一个大磁铁，南极为 N，北极为 S，地球表面的磁感应强度大约为 10^{-4}T。当长直导线中通有 100A 的电流时，距离此导线 1cm 处的磁感应强度只有 2×10^{-3}T。人体神经系统的小电流产生的磁场非常微弱，在胸腔附近磁感应强度的大小约为 10^{-11}T，如图 7-4 所示。

7.2 毕奥-萨伐尔定律

7.2.1 毕奥-萨伐尔定律的描述

为了求得任意线电流在空间所产生的磁感应强度 $\boldsymbol{B}$，可以把电流看成由无数个**电流元**连接而成。电流元可用矢量 $I\mathrm{d}\boldsymbol{l}$ 来表示，$\mathrm{d}\boldsymbol{l}$ 表示在载流导线上（沿电流方向）所取的线元矢量，I 为导线中的电流。这样，任意形状的线电流在空间某点所激发的磁场的磁感应强度 $\boldsymbol{B}$ 就等于该导线的所有电流元在该点所激发的磁场的磁感应强度 $\mathrm{d}\boldsymbol{B}$ 的矢量和。

毕奥-萨伐尔定律是一条关于电流激发磁场的基本定律，它反映了电流元 $I\mathrm{d}\boldsymbol{l}$ 与它所激发的磁感应强度 $\mathrm{d}\boldsymbol{B}$ 之间的关系，其表述如下。

在某一载流导线上任取一电流元 $I\mathrm{d}\boldsymbol{l}$，其在真空中某点 P 处所产生的磁感应强度 $\mathrm{d}\boldsymbol{B}$ 的大小与电流元 $I\mathrm{d}\boldsymbol{l}$ 的大小成正比，与电流元 $I\mathrm{d}\boldsymbol{l}$ 到点 P 的位矢 $\boldsymbol{r}$ 间的夹角 θ 的正弦成正比，并与位矢 $\boldsymbol{r}$ 的大小平方成反比，即

$$\mathrm{d}B = \frac{\mu_0}{4\pi} \frac{I\mathrm{d}l \sin\theta}{r^2} \tag{7-3}$$

式中，μ_0 称为**真空磁导率**，其值为 $\mu_0 = 4\pi \times 10^{-7} \text{T} \cdot \text{m} \cdot \text{A}^{-1}$。

磁感应强度 $\mathrm{d}\boldsymbol{B}$ 的方向沿矢积 $I\mathrm{d}\boldsymbol{l} \times \boldsymbol{r}$ 的方向，即由 $I\mathrm{d}\boldsymbol{l}$ 经小于 $180°$ 的角转向 $\boldsymbol{r}$ 时的右手螺旋方向，如图 7-5 所示。于是，可将式(7-3)写为矢量形式，即

$$\mathrm{d}\boldsymbol{B} = \frac{\mu_0}{4\pi} \frac{I\mathrm{d}\boldsymbol{l} \times \boldsymbol{r}}{r^3} = \frac{\mu_0}{4\pi} \frac{I\mathrm{d}\boldsymbol{l} \times \boldsymbol{e}_r}{r^2} \qquad (7\text{-}4)$$

式中，$\boldsymbol{e}_r$ 为位矢 $\boldsymbol{r}$ 的单位矢量。根据矢量叠加原理，任意线电流在点 P 处的磁感应强度 $\boldsymbol{B}$ 为

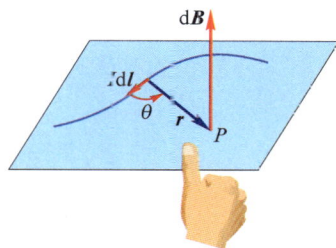

图 7-5　电流元 $I\mathrm{d}\boldsymbol{l}$ 所产生的磁场

$$\boldsymbol{B} = \int \mathrm{d}\boldsymbol{B} = \frac{\mu_0}{4\pi} \int \frac{I\mathrm{d}\boldsymbol{l} \times \boldsymbol{e}_r}{r^2} \qquad (7\text{-}5)$$

7.2.2　毕奥-萨伐尔定律的应用

下面我们利用毕奥-萨伐尔定律来计算某些典型线电流的磁场分布。

1. 载流直导线的磁场

设在真空中有一段载有电流 I 的直导线，计算距离直导线为 a 的 P 点处的磁感应强度 $\boldsymbol{B}$。

首先将直导线分割成无数个电流元，如图 7-6 所示。在载流直导线上任取一电流元 $I\mathrm{d}z$，根据毕奥-萨伐尔定律，此电流元在 P 点处激发的磁感应强度 $\mathrm{d}\boldsymbol{B}$ 的大小为

$$\mathrm{d}B = \frac{\mu_0}{4\pi} \frac{I\mathrm{d}z\sin\theta}{r^2}$$

所有电流元在 P 点处所产生的磁感应强度 $\mathrm{d}\boldsymbol{B}$ 的方向均垂直于 $I\mathrm{d}z$ 与 $\boldsymbol{r}$ 所组成的平面，即指向页面内，以箭尾符号 $\otimes$ 表示。所以，可用标量积分计算直导线上所有电流元在 P 点处产生的合磁感应强度的大小，即

$$B = \int \mathrm{d}B = \frac{\mu_0}{4\pi} \int \frac{I\mathrm{d}z\sin\theta}{r^2} \qquad (7\text{-}6)$$

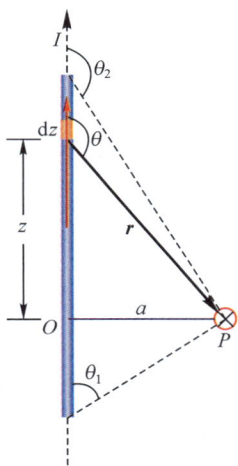

图 7-6　载流直导线的磁场

式中，z、r、θ 均为变量。从图 7-6 可以看出，它们之间的几何关系为

$$z = a\cot\theta, \quad \mathrm{d}z = -a\csc^2\theta\,\mathrm{d}\theta, \quad r = \frac{a}{\sin\theta}$$

将以上各式代入式(7-6)，可得

$$B = \frac{\mu_0 I}{4\pi a} \int_{\theta_1}^{\theta_2} \sin\theta\,\mathrm{d}\theta = \frac{\mu_0 I}{4\pi a}(\cos\theta_1 - \cos\theta_2) \qquad (7\text{-}7)$$

由上述结果得到推论：

(1) 若导线为无限长，取 $\theta_1 = 0$，$\theta_2 = \pi$，则得 P 点处的磁感应强度大小为

$$B = \frac{\mu_0 I}{2\pi a}$$

显然，无限长载流直导线周围的磁场分布具有轴对称性。

（2）若导线为半无限长，取 $\theta_1 = 0$（或 $\frac{\pi}{2}$），$\theta_2 = \frac{\pi}{2}$（或 π），则得 P 点处的磁感应强度大小为

$$B = \frac{\mu_0 I}{4\pi a}$$

（3）若 P 点处在载流直导线上或其延长线上，则磁感应强度大小为零。

2. 圆电流轴线上的磁场

设在真空中有一半径为 R、通有电流 I 的圆形导线（常称为圆电流），下面分析此圆电流在经过圆心 O，且垂直于圆电流平面的轴线上任意一点 P 的磁感应强度 $\boldsymbol{B}$。

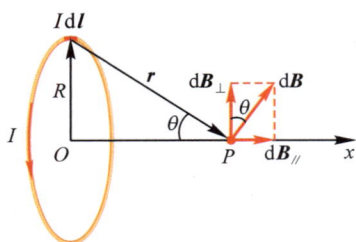

图 7-7　圆电流轴线上的磁感应强度

在圆电流上任取一电流元 $I\mathrm{d}\boldsymbol{l}$，如图 7-7 所示。电流元到点 P 的位矢为 $\boldsymbol{r}$。根据毕奥-萨伐尔定律，此电流元在点 P 所激发的磁感应强度 $\mathrm{d}\boldsymbol{B}$ 的大小为

$$\mathrm{d}B = \frac{\mu_0}{4\pi} \frac{I\mathrm{d}l \sin 90°}{r^2} = \frac{\mu_0}{4\pi} \frac{I\mathrm{d}l}{r^2}$$

$\mathrm{d}\boldsymbol{B}$ 的方向垂直于电流元 $I\mathrm{d}\boldsymbol{l}$ 与位矢 $\boldsymbol{r}$ 所组成的平面。把 $\mathrm{d}\boldsymbol{B}$ 分解为两个分量，即平行于 Ox 轴的分量 $\mathrm{d}\boldsymbol{B}_{/\!/}$ 和垂直于 Ox 轴的分量 $\mathrm{d}\boldsymbol{B}_\perp$。考虑到各电流元对于 Ox 轴的对称性，从图 7-7 中可以看出，所有电流元在点 P 处的磁感应强度的垂直分量 $\mathrm{d}\boldsymbol{B}_\perp$ 相互抵消，而平行分量 $\mathrm{d}\boldsymbol{B}_{/\!/}$ 相互加强。所以，点 P 处的磁感应强度 $\boldsymbol{B}$ 的大小为

$$B = \int \mathrm{d}B_{/\!/} = \int \mathrm{d}B \sin\theta$$

将 $\sin\theta = \frac{R}{r}$ 和 $\mathrm{d}B = \frac{\mu_0}{4\pi} \frac{I\mathrm{d}l}{r^2}$ 代入上式，并考虑到对场点 P 而言，r 为恒量，则得

$$B = \int_0^{2\pi R} \frac{\mu_0}{4\pi} \frac{I\mathrm{d}l}{r^2} \frac{R}{r} = \frac{\mu_0 I R^2}{2r^3} = \frac{\mu_0}{2} \frac{I R^2}{(R^2 + x^2)^{3/2}} \tag{7-8}$$

磁感应强度 $\boldsymbol{B}$ 的方向沿 Ox 轴正向，与电流方向成右手螺旋关系。

由上述结果得到推论：

（1）当场点 P 处在圆心点 O 处时，$x = 0$，该处磁感应强度大小为

$$B = \frac{\mu_0 I}{2R} \tag{7-9}$$

（2）当场点 P 远离圆电流时，$x \gg R$，则轴线上任意点的磁感强度 $\boldsymbol{B}$ 大小为

$$B = \frac{\mu_0 I R^2}{2x^3} = \frac{\mu_0 I S}{2\pi x^3} \tag{7-10}$$

式中，$S = \pi R^2$ 为圆电流的面积。

正如在静电场中引入电偶极矩一样，在这里将引入**磁偶极矩**这一物理量来描述圆电流的磁性质。定义圆电流的磁偶极矩为

$$\boldsymbol{P}_\mathrm{m} = IS\boldsymbol{e}_\mathrm{n} \tag{7-11}$$

式中，S 为圆电流回路平面的面积，$\boldsymbol{e}_\mathrm{n}$ 为圆电流平面的单位正法线矢量，它与电流 I 流向方

向遵守右手螺旋法则。于是可以将式(7-10)写成

$$B = \frac{\mu_0}{2\pi} \frac{P_m}{x^3}$$ (7-12)

对于任意形状的载流闭合平面回路,其磁偶极矩均可用式(7-11)来表示。大到地球,小到原子、分子以致电子、质子等粒子都具有磁偶极矩。根据安培分子电流假设,分子圆电流相当于磁体基元,它的磁场可用式(7-12)表示。类似于静电场中的电偶极子,把圆电流看成**磁偶极子**。

例题 7-1 设在真空中有一载流密绕直螺线管,其半径为 R,通有电流 I,单位长度上绕的线圈匝数为 n。求其螺线管内轴线上一点 P 处的磁感应强度 B。

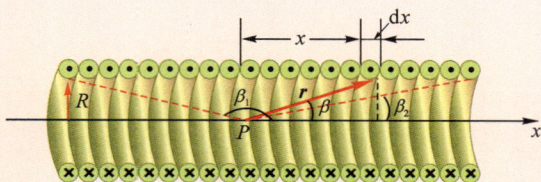

图 7-8 例题 7-1 用图

解 选取如图 7-8 所示的坐标轴,以 P 点为坐标原点,并在 x 处取一小段 dx,匝数为 ndx,可视作一个通有电流为 $dI = Indx$ 的圆形线圈。应用式(7-8),可得该圆电流在 P 点处所产生的磁感应强度的大小为

$$dB = \frac{\mu_0}{2} \frac{R^2 nI dx}{(R^2 + x^2)^{3/2}}$$

dB 的方向沿 Ox 轴正向。考虑到螺线管上各小段在点 P 处所产生的磁感应强度的方向相同,故整个螺线管在 P 点处所产生的磁感应强度的大小应为

$$B = \int dB = \int_x \frac{\mu_0}{2} \frac{R^2 nI dx}{(R^2 + x^2)^{3/2}}$$ (7-13)

由图 7-8 中的几何关系有

$$x = R\cot\beta, \quad (R^2 + x^2) = R^2(1 + \cot^2\beta) = R^2\csc^2\beta, \quad dx = -R\csc^2\beta d\beta$$

代入式(7-13),得

$$B = -\frac{\mu_0 nI}{2}\int_{\beta_1}^{\beta_2} \frac{R^3\csc^2\beta d\beta}{R^3\csc^3\beta} = -\frac{\mu_0 nI}{2}\int_{\beta_1}^{\beta_2}\sin\beta d\beta$$

$$= \frac{1}{2}\mu_0 nI(\cos\beta_2 - \cos\beta_1)$$ (7-14)

由上述结果得到推论:当螺线管可看作"无限长"时,即螺线管的长度 L 远大于 $2R$ 时,则有 $\beta_1 = \pi, \beta_2 = 0$。由式(7-14)可得

$$B = \mu_0 nI$$ (7-15)

即管内轴线上各点磁感应强度为常矢量,B 的方向和电流成右手螺旋关系,沿 x 轴正方向。在实验室中,常利用载流密绕长直螺线管来获得均匀磁场。

161

7.3 磁场中的高斯定理

7.3.1 磁感应线

类似于在静电场中用电场线来描述电场的分布,我们引入**磁感应线**来形象地描绘磁场的空间分布情况。规定曲线上每一点的切线方向就是该点的磁感应强度 **B** 的方向,而通过垂直于磁感应强度 **B** 的单位面积上的磁感应线条数的多少来反映该处磁感应强度 **B** 的强弱。

图 7-9 所示的是几种典型电流所激发磁场的磁感应线的分布图。从图中可以看出,磁感应线的回转方向与电流方向成右手螺旋关系。磁感应线具有如下特性。

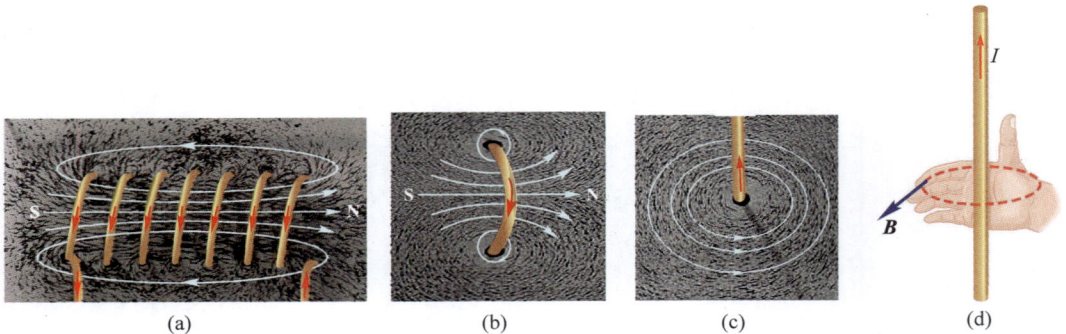

图 7-9 几种典型电流周围的磁感线的分布

（1）磁感应线永不相交。

（2）磁感应线是无头无尾与电流相互套连的闭合线。

由此可见,**恒定磁场**与静电场不同,是无源、有旋场。

根据磁感应线的定义,磁场中磁感应线的疏密程度反映了该处磁场的强弱,即磁感应线密集的地方磁感应强度较强,磁感应线稀疏的地方磁感应强度较弱。对于均匀磁场,磁感应线处处相互平行,磁感应线密度处处相等。

7.3.2 磁通量 恒定磁场中的高斯定理

我们将通过磁场中某一曲面的磁感应线总数称为该曲面的**磁通量**,用符号 Φ_m 表示。

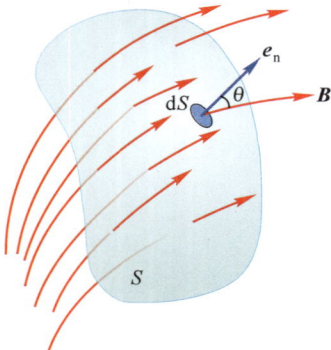

图 7-10 磁通量

如图 7-10 所示,在曲面上任取一面积元 dS,dS 的法线方向 e_n 与该点处磁感应强度 **B** 方向之间的夹角为 θ,则通过该面积元 dS 的磁通量为

$$d\Phi_m = B\,dS\cos\theta = \boldsymbol{B} \cdot d\boldsymbol{S} \tag{7-16}$$

通过曲面 S 的磁通量为

$$\Phi_m = \int_S d\Phi_m = \int_S \boldsymbol{B} \cdot d\boldsymbol{S} \tag{7-17}$$

在 SI 制中,磁通量的单位为 Wb(韦伯)。

对于封闭曲面来说,一般规定面积元 dS 的正法线方向为指向曲面的外侧。由于磁感应线为闭合曲线,因此穿入闭

合曲面的磁感应线数必然等于穿出该闭合曲面的磁感应线数。也就是说,通过任意闭合曲面的总磁通量必然等于零,即

$$\oint_S \boldsymbol{B} \cdot \mathrm{d}\boldsymbol{S} = 0 \tag{7-18}$$

式(7-18)说明恒定磁场是**无源场**。式(7-18)又称真空中磁场的高斯定理。

7.4 安培环路定理及其应用

7.4.1 恒定磁场的安培环路定理

在静电场中,电场强度 $\boldsymbol{E}$ 沿任意闭合路径的环流为零$\left(\text{即}\oint_L \boldsymbol{E} \cdot \mathrm{d}\boldsymbol{l} = 0\right)$,表明静电场是保守场,并由此引入电势这个物理量来描述静电场。由于磁场和静电场的本质区别,在恒定电流的磁场中,磁感应强度沿任意闭合路径的线积分为

$$\oint_L \boldsymbol{B} \cdot \mathrm{d}\boldsymbol{l} = \mu_0 \sum_{L\text{内}} I \tag{7-19}$$

这就是真空中恒定磁场的环路定理,也称为**安培环路定理**。式(7-19)表明,在真空中的磁场中,沿任意闭合路径的线积分,等于此闭合路径内所包围并穿过的电流的代数和与真空磁导率之乘积,而与路径的形状和大小无关。安培环路定理是磁场基本性质的重要方程之一,它说明磁场是**非保守场**。

关于电流的符号规定:当所取回路 L 的绕行方向与电流流向成右手螺旋关系时,I 取正值;相反时,I 取负值。如按图7-11所示的情况,安培环路定理的表达式可表示为

$$\oint_L \boldsymbol{B} \cdot \mathrm{d}\boldsymbol{l} = \mu_0 (I_1 - I_2 + I_4)$$

图7-11中,电流 I_1、I_4 和 I_2 在闭合线 L 内,其中 I_1 和 I_4 与 L 呈右手螺旋关系,取正;而 I_2 与 L 呈左手螺旋关系,取负;I_3 不在闭合线 L 之内,其对闭合环路 L 积分为零。

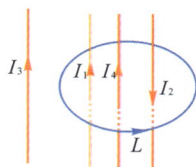
图7-11 安培环路的符号规定

7.4.2 安培环路定理的应用

利用安培环路定理,可以很方便地计算具有一定对称性分布的电流周围的磁场分布。

例题 7-2 设一无限长载流圆柱形导体的半径为 R,电流 I 沿轴线间上流动,且在截面上均匀分布。求载流圆柱形导体的磁感应强度分布。

解 首先讨论圆柱形导体外($r > R$)的磁感应强度分布。以圆柱体轴线为中心作垂直于轴线的半径为 r 的圆,如图7-12(a)所示。根据对称性分析,磁场对圆柱体轴线具有轴对称性。即在半径为 r 的圆周上,磁感应强度 $\boldsymbol{B}$ 的大小处处相等,方向沿圆的切线方向,所以 $\boldsymbol{B}$ 的环流为

$$\oint_L \boldsymbol{B} \cdot \mathrm{d}\boldsymbol{l} = B \cdot 2\pi r$$

根据安培环路定理有

$$B \cdot 2\pi r = \mu_0 I$$

由此可得无限长圆柱形导体外部的磁场分布为

$$B = \frac{\mu_0 I}{2\pi r}, \quad r > R$$

下面讨论圆柱形导体内（$r < R$）的磁感应强度分布。在圆柱形导体内,以轴线为中心作垂直于轴线的半径为 r 的圆,如图 7-12(a)所示。根据安培环路定理,得

$$\oint_L \boldsymbol{B} \cdot \mathrm{d}\boldsymbol{l} = \mu_0 \sum I$$

式中,$\sum I$ 为圆曲线所包围的电流,即 $\sum I = \frac{I}{\pi R^2}\pi r^2 = \frac{I r^2}{R^2}$。于是上式可写为

$$B \cdot 2\pi r = \mu_0 \frac{I r^2}{R^2}$$

由此可得无限长圆柱形导体内部的磁场分布为

$$B = \frac{\mu_0 I r}{2\pi R^2}, \quad r < R$$

图 7-12(b)描绘了磁感应强度 $\boldsymbol{B}$ 的大小随距离 r 的变化关系曲线。

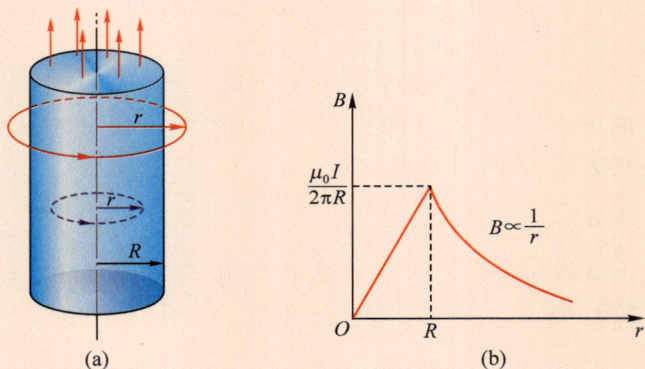

图 7-12 例题 7-2 用图

7.5 磁场对运动电荷和电流的作用

7.5.1 洛伦兹力

运动电荷在磁场中所受到的磁场力称为洛伦兹力,当电荷量为 q 的粒子以速度 $\boldsymbol{v}$ 在磁感应强度为 B 的磁场中运动时,带电粒子所受到的洛伦兹力由式(7-2)给出,为

$$\boldsymbol{F}_\mathrm{m} = q\boldsymbol{v} \times \boldsymbol{B}$$

洛伦兹力的大小为

$$F_\mathrm{m} = q v B \sin\theta \tag{7-20}$$

方向垂直于运动电荷的速度 $\boldsymbol{v}$ 和磁感应强度 $\boldsymbol{B}$ 所组成的平面。当 q 为正电荷时，$\boldsymbol{F}_m$ 与 $\boldsymbol{v} \times \boldsymbol{B}$ 方向一致；当 q 为负电荷时，$\boldsymbol{F}_m$ 与 $\boldsymbol{v} \times \boldsymbol{B}$ 方向相反。

当质量为 m、电荷量为 q 的带电粒子以初速 $\boldsymbol{v}_0$ 进入磁感应强度为 $\boldsymbol{B}$ 的均匀磁场中时，根据式（7-20），当其运动速度 $\boldsymbol{v}_0$ 平行于 $\boldsymbol{B}$ 时，洛伦兹力 $F_m = 0$，带电粒子在磁场中作匀速直线运动；当其运动速度 $\boldsymbol{v}_0$ 垂直于 $\boldsymbol{B}$ 时，$F_m = q v_0 B$，方向垂直于 $\boldsymbol{v}_0$ 和 $\boldsymbol{B}$ 组成的平面，磁场力只改变带电粒子的运动方向而不改变其大小，粒子将作匀速圆周运动，如图 7-13（a）所示。由牛顿运动定律，有

$$q v_0 B = m \frac{v_0^2}{R}$$

式中，R 为带电粒子作圆周运动的轨道半径。由上式可得

$$R = \frac{m v_0}{q B} \tag{7-21}$$

带电粒子绕圆形轨道一周所需的时间，即周期为

$$T = \frac{2\pi R}{v_0} = \frac{2\pi m}{q B} \tag{7-22}$$

由此可知，带电粒子的运动周期 T 与运动速度无关。

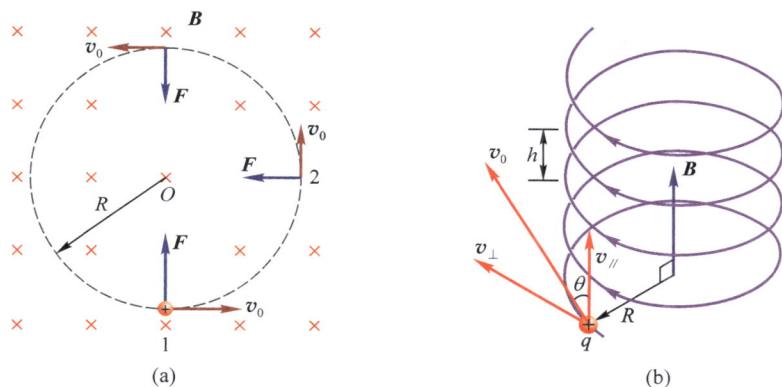

图 7-13　带电粒子在磁场中的运动

当带电粒子运动速度 $\boldsymbol{v}_0$ 与 $\boldsymbol{B}$ 成 θ 角时，如图 7-13（b）所示，把带电粒子的初速度 $\boldsymbol{v}_0$ 分解为平行于 $\boldsymbol{B}$ 的分量 $\boldsymbol{v}_{/\!/} = \boldsymbol{v}_0 \cos\theta$ 和垂直于 $\boldsymbol{B}$ 的分量 $v_\perp = v_0 \sin\theta$。这样，带电粒子将同时参与这两个方向的运动，其垂直分量 $\boldsymbol{v}_\perp$ 在磁场的作用下作匀速圆周运动。水平分量 $\boldsymbol{v}_{/\!/}$ 不受磁场影响而作匀速直线运动。所以带电粒子的合运动是以磁场方向为轴的等距螺旋运动，螺旋线的半径 R 为

$$R = \frac{m v_\perp}{q B} = \frac{m v_0 \sin\theta}{q B}$$

周期 T 为

$$T = \frac{2\pi R}{v_\perp} = \frac{2\pi m}{q B}$$

螺距 h 为

$$h = T v_{/\!/} = \frac{2\pi m v_0 \cos\theta}{qB} \tag{7-23}$$

应当注意，由于洛伦兹力始终与带电粒子的速度相垂直，因此它不做功。

7.5.2 霍尔效应

霍尔效应是霍尔于 1879 年首先观察到的。如图 7-14 所示，把一块宽为 b、厚为 h 的载流导体薄板放在磁感应强度为 $\boldsymbol{B}$ 的磁场中。如果磁场方向垂直于薄板平面，则在薄板的上、下两侧面之间会呈现一定的电势差 U_H，这一现象称为霍尔效应，所产生的电势差 U_H 称为**霍尔电势差**。

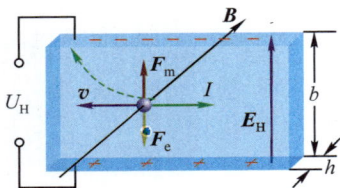

图 7-14　霍尔效应

实验发现，霍尔电势差 U_H 与电流 I 及磁感应强度 $\boldsymbol{B}$ 的大小成正比，与导体薄板沿 $\boldsymbol{B}$ 方向的厚度 h 成反比，即

$$U_H = R_H \frac{IB}{h} \tag{7-24}$$

其中比例系数 R_H 是一个仅与导体材料有关的常量，称为**霍尔系数**。

霍尔电势差的产生是由于导体中的载流子受洛伦兹力作用的结果。以金属导体为例，其载流子为自由电子。设自由电子的漂移速率为 v，载流子数密度为 n，由 $I = envhb$，可得

$$v = \frac{I}{enhb} \tag{7-25}$$

设导体中自由电子作定向运动的方向向左，则自由电子在磁场中受到洛伦兹力的大小为

$$F_m = evB$$

洛伦兹力的方向向上。所以，自由电子在向左作定向运动的同时又向上漂移，使得金属薄板的上侧有负电荷积累，下侧则因失去自由电子而有正电荷的积累，从而在导体内部形成附加电场。此时自由电子又受到一个方向向下的电场力 F_e 的作用，其大小为

$$F_e = eE = e\frac{U_H}{b}$$

平衡时，有 $F_m = F_e$，即

$$evB = e\frac{U_H}{b}$$

于是得霍尔电势差

$$U_H = Bbv \tag{7-26}$$

将式(7-25)代入上式，得

$$U_H = \frac{IB}{neh} \tag{7-27}$$

将式(7-27)与式(7-24)比较，可得霍尔系数为

$$R_H = \frac{1}{ne} \tag{7-28}$$

如果导体中的载流子为正电荷，则材料的上侧积累正电荷，下侧积累负电荷。所以，霍

尔系数的一般表达式可表示为

$$R_{\mathrm{H}} = \frac{1}{nq}$$

根据霍尔系数的正负,可以判断材料中载流子的正负。通过测定霍尔系数的大小,还可以计算载流子数密度,即单位体积中的载流子数 n。利用霍尔效应原理制成的霍尔器件可用于磁场的测量,也可制成开关元件,在自动控制和信息处理等方面有着广泛的应用。

在医学方面利用霍尔效应制成的电磁泵是一种利用作用在导电液体上的磁场力来运送导电液体的装置,如图 7-15 所示。这种泵在医学上常被用来输送血液或其他电解质溶液。由于这种装置没有任何机械运动部件,不会使血液中细胞受到损害,而且可以全部密封,避免了污染。在人工心肺机和人工肾装置中常用它来输送血液。

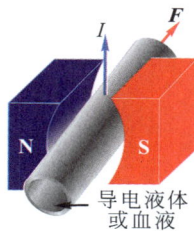

图 7-15 电磁泵

7.5.3 安培力

载流导线在外磁场中受到的磁场力称为**安培力**。安培通过实验分析,指出了电流元在磁场中受磁场力作用的基本规律,后来被称为**安培定律**:磁场对电流元 $I\mathrm{d}l$ 的作用力 $\mathrm{d}\boldsymbol{F}$,其大小等于电流元 $I\mathrm{d}l$ 的大小、电流元所在处的磁感应强度 $\boldsymbol{B}$ 的大小以及电流元与磁感应强度之间小于 $180°$ 的夹角 θ 的正弦之乘积。其数学表达式为

$$\mathrm{d}F = I\mathrm{d}lB\sin\theta \tag{7-29}$$

安培力的方向垂直于电流元 $I\mathrm{d}l$ 和磁感应强度 $\boldsymbol{B}$ 所组成的平面,满足右手螺旋关系。将安培定律写成矢量形式,有

$$\mathrm{d}\boldsymbol{F} = I\mathrm{d}\boldsymbol{l} \times \boldsymbol{B} \tag{7-30}$$

对于任意形状的载流导线 L,其在磁场中所受的安培力 $\boldsymbol{F}$,应等于各个电流元所受的安培力 $\mathrm{d}\boldsymbol{F}$ 的矢量和,即

$$\boldsymbol{F} = \int_L \mathrm{d}\boldsymbol{F} = \int_L I\mathrm{d}\boldsymbol{l} \times \boldsymbol{B} \tag{7-31}$$

在均匀磁场中,长度为 l 的载流直导线所受安培力的大小为 $F = IlB\sin\theta$。当 $\theta = 0$ 或 π 时,$F = 0$;当 $\theta = \dfrac{\pi}{2}$ 时,$F = F_{\max} = IlB$。

磁场力

167

例题 7-3 如图 7-16 所示,有一段任意弯曲的导线,通有电流 I。设导线两端点的直线距离为 L,计算这段导线在均匀磁场 $\boldsymbol{B}$ 中所受的力。

解 根据安培定律,导线上任意电流元 $I\mathrm{d}l$ 所受磁场力为

$$\mathrm{d}\boldsymbol{F} = I\mathrm{d}\boldsymbol{l} \times \boldsymbol{B}$$

整个导线受力为

$$\boldsymbol{F} = \int_L \mathrm{d}\boldsymbol{F} = \int_L I\mathrm{d}\boldsymbol{l} \times \boldsymbol{B}$$

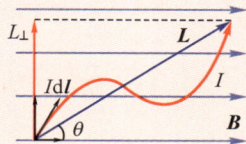

图 7-16 例题 7-3 用图

磁场力方向垂直纸面向里。因电流为恒定值，且为均匀磁场，所以有

$$F = I\left(\int_L dl\right) \times B$$

式中，括号内积分是线元 dl 的矢量和，等于导线两端点间的直线矢量 L，如图 7-16 所示。因此，整个载流导线在均匀磁场中所受到的磁场力大小为

$$F = ILB\sin\theta = IL_\perp B \tag{7-32}$$

式(7-32)说明，任意弯曲的载流导线在均匀磁场中所受的磁场力，等效于弯曲导线起点到终点的位置矢量在磁场中所受的力。进一步推论，均匀磁场中的载流闭合线圈所受磁场力为零。

7.5.4 磁场对载流线圈的作用

如图 7-17 所示，在磁感应强度为 B 的均匀磁场中，有一边长为 l_1 和 l_2 的刚性矩形平面载流线圈 $abcd$，电流为 I。设线圈平面法线方向 e_n 与磁场 B 的夹角为 θ，根据安培定律，bc 边和 da 边所受磁场力大小分别为

$$F_{bc} = Il_1 B\sin\left(\frac{\pi}{2} - \theta\right) \quad \text{和} \quad F_{da} = Il_1 B\sin\left(\frac{\pi}{2} + \theta\right)$$

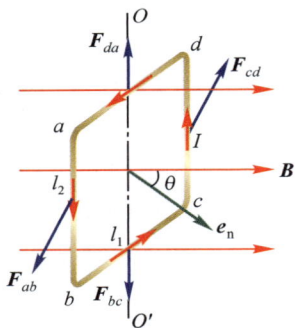

图 7-17　磁场对载流线圈的作用

可见，F_{bc} 和 F_{da} 大小相等，方向相反。由于这两个力作用在同一直线上，所以相互抵消。

ab 边和 cd 边均与 B 垂直，它们所受磁场力大小分别为

$$F_{ab} = Il_2 B \quad \text{和} \quad F_{cd} = Il_2 B$$

显然，F_{ab} 和 F_{cd} 大小相等，方向相反。但因不在同一直线上，所以形成一力偶，力臂为 $l_1\sin\theta$。因此，磁场对线圈作用的磁力矩大小为

$$M = F_{ab} l_1 \sin\theta = BIl_2 l_1 \sin\theta = BIS\sin\theta \tag{7-33}$$

式中，$S = l_2 l_1$ 为线圈的面积。

如果线圈有 N 匝，则线圈所受到的磁力矩的大小为

$$M = NBIS\sin\theta = p_m B\sin\theta \tag{7-34}$$

式中，$p_m = NIS$，为线圈的磁矩，矢量式为 $p_m = NISe_n$。因此可将式(7-34)写成矢量形式，即

$$M = p_m \times B \tag{7-35}$$

式(7-35)对均匀磁场中任意形状的平面线圈都成立。

7.6　磁介质

7.6.1　磁介质的分类

类似于在静电场中电场与电介质的相互作用，磁场对处于其中的物质也会有相互作用，使其磁化。我们把处于磁场中与磁场发生相互作用而磁化的物质称为磁介质。磁化了的磁介质会产生附加磁场，从而影响原来磁场的分布。

设真空中的长直螺线管通以电流 I，其内部的磁感应强度为 B_0。实验表明，当螺线管内充满各向同性的均匀磁介质时，磁介质被磁化而产生附加磁场 B'，此时，螺线管内任一点的磁感应强度 B 为 B_0 和 B' 的矢量和，即 $B = B_0 + B'$。该点处磁介质中的 B 与 B_0 之间有如下关系：

$$B = \mu_r B_0 \tag{7-36}$$

即磁介质中的磁场为外磁场的 μ_r 倍，且方向相同。我们将 μ_r 定义为磁介质的**相对磁导率**。

在充满相对磁导率为 μ_r 的磁介质的磁场中，引入 H 这个物理量。H 称为**磁场强度**，它是描述磁场的一个辅助量，与磁感应强度 B 的关系为

$$H = \frac{B}{\mu_r \mu_0} \tag{7-37}$$

用 H 来处理有介质存在时的磁场，将使问题变得易于解决。

根据相对磁导率的大小，可将磁介质分为四类：

抗磁质：$\mu_r < 1$，$B < B_0$，B' 与 B_0 反方向；

顺磁质：$\mu_r > 1$，$B > B_0$，B' 与 B_0 同方向；

铁磁质：$\mu_r \gg 1$，$B \gg B_0$，B' 与 B_0 同方向；

完全抗磁体：$\mu_r = 0$，$B = 0$，磁介质内磁场为零（如超导体）。

表 7-1 给出了几种磁介质的相对磁导率。

表 7-1　几种磁介质的相对磁导率

磁介质种类	种　类	温度/K	相对磁导率
抗磁质 $\mu_r < 1$	铋	293	0.999834
	汞	293	0.999971
	铜	293	0.999990
	氢(气)		0.999961
顺磁质 $\mu_r > 1$	氧(液)	90	1.007699
	氧(气)	293	1.003949
	铝	293	1.000016
	铂	293	1.000260
铁磁质 $\mu_r \gg 1$	铸钢		2.2×10^3(最大值)
	铸铁		4×10^2(最大值)
	硅钢		7×10^2(最大值)
	坡莫合金		1×10^5(最大值)

实验表明，绝大多数生物大分子呈现微弱的抗磁性，少数分子表现为顺磁性（如含 Fe 的血红蛋白、肌血红蛋白和铁蛋白等），只有非常少数的分子呈铁磁性。正常的人体组织表现为微弱的抗磁性，部分原因是人体含有大量的水分，而水具有微弱的抗磁性。此外，在生物体中，局部存在浓度很低的铁磁质分子，它们对组织的影响极其微弱。所以就整体而言，生物组织的相对磁导率 $\mu_r \approx 1$。

7.6.2 磁介质的磁化机理

一切磁现象都源于运动电荷。从物质的微观结构来看，每个分子都具有等效分子电流而产生分子磁矩，它是分子或原子中所有电子的轨道磁矩 m_1 和自旋磁矩 m_s 之矢量和，称为分子的**固有磁矩**或简称**分子磁矩**，用 m 表示。

由于分子磁矩的存在，在外磁场中分子都首先表现出普遍的抗磁效应。整个分子产生和外磁场 B_0 方向相反的**附加磁矩** Δm，它是分子中各个电子附加磁矩的矢量和。

在抗磁质分子中各个电子的轨道磁矩 m_1 和自旋磁矩 m_s 完全抵消，即分子固有磁矩 $m=0$。但在外磁场 B_0 中，分子将产生沿外磁场方向相反的附加磁矩 Δm。这些分子附加磁矩 Δm 产生沿外磁场 B_0 反方向的附加磁场 B'，使外磁场 B_0 削弱，这就是抗磁质的磁化机理。所以在外磁场中，分子抗磁效应是抗磁质磁化的主要原因，如图 7-18(a) 所示。

在顺磁质分子中各个电子的轨道磁矩 m_1 和自旋磁矩 m_s 没有抵消，即分子固有磁矩 $m \neq 0$。顺磁质在外磁场中磁化的主要原因是分子固有磁矩 m 在磁力矩 $M=m \times B_0$ 作用下趋于转向外磁场的方向，从而在磁介质内部出现总体分子磁矩的有序排列，这些有序排列的分子磁矩产生沿外磁场方向的附加磁场 B'，使磁场 B 增强，这就是顺磁质的磁化机理。即顺磁质在外磁场中的磁化，主要是由分子磁矩的取向作用所产生的，而抗磁效应是无足轻重的，如图 7-18(b) 所示。

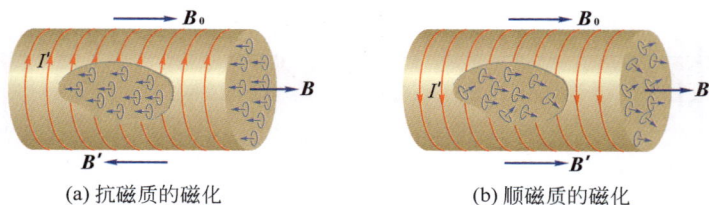

(a) 抗磁质的磁化   (b) 顺磁质的磁化

图 7-18 磁介质的磁化机理

7.6.3 有介质存在时的高斯定理和安培环路定理

1. 有介质存在时的高斯定理

由上述讨论可知，磁介质在磁场中磁化后产生附加磁场 B'，因而空间各点的磁感应强度应为外磁场 B_0 与附加磁场 B' 的矢量叠加，即

$$B=B_0+B'$$

由于磁化而产生的磁化电流所激发的磁场与传导电流等效，均为有旋场，所以高斯定理仍然成立。即

$$\oint_S \boldsymbol{B} \cdot \mathrm{d}\boldsymbol{S}=0 \tag{7-38}$$

显然，式(7-38)中的 B 为合磁场，因此适用于真空和介质的普遍情况。

2. 有介质存在时的安培环路定理

磁介质中的安培环路定理为

$$\oint_L \boldsymbol{H} \cdot \mathrm{d}\boldsymbol{l}=\sum I \tag{7-39}$$

式(7-39)说明,磁场强度 H 沿任一闭合回路的环流,等于该闭合回路所包围的传导电流的代数和(证明从略)。在 SI 制中,H 的单位是 $A \cdot m^{-1}$。

7.7 磁场的生物效应

7.7.1 生物磁现象

离家的鸽子(见图 7-19)可以从几百千米甚至上千千米的地方再次飞回家里,大雁等候鸟每年的南北迁徙,它们是如何辨别方向的? 难道它们也像人类航海时一样使用指南针吗? 大量的观察研究表明,这些生物从原居处远行后再回到原居处,与地球磁场有关。

任何物质都具有磁性,任何空间也都存在着磁场,所以说,包含物质磁性和空间磁场的磁现象是普遍存在的。现代科学的大量和广泛的观测、实验和理论研究表明,包括人在内的生物体不但具有磁性和产生磁场,而且这些磁性和磁场对于生物还有着重要的作用。

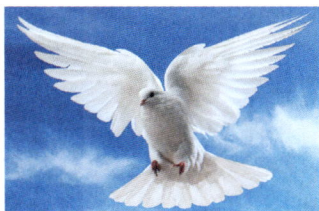

图 7-19 信鸽

通过对鸽子的研究发现,它的头部含有少量的强磁性物质四氧化三铁(Fe_3O_4),鸽子就是利用这种强磁性物质依据地磁场来辨别回家的路的。如果人为进行磁干扰,鸽子将会迷失方向。

在第 6 章中,我们论述了人体的很多功能都是借助生物电通过神经系统的活动来完成的。因此,伴随着生物电的传导必定会在周围激发磁场,即产生**生物磁现象**。但由于生物电非常弱小,激发产生的磁场也非常微弱。人体心脏电流所产生的**心磁场**大约为 $10^{-11}\,T$,脑部电流激发的**脑磁场**更微弱,大约为 $10^{-12}\,T$。此外,在外界因素的刺激下,生物组织的某些部位可产生一定的诱发电势,由此产生一定的诱发磁场。如 $10\,\mu V$ 的诱发脑电势可引起 $10^{-13}\,T$ 的诱发脑磁场。

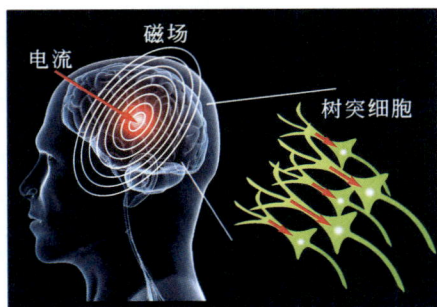

图 7-20 脑磁图的产生

脑磁图所测量的磁场主要来源于大脑皮质锥状树突细胞产生的突触后电位。单位面积脑皮质中,数千个锥体细胞同时产生神经冲动,从而产生集合电流,产生与电流方向正交的脑磁场,如图 7-20 所示。尽管生物磁场非常微弱,但与心电图、脑电图相比较,心磁图、脑磁图在医学应用上却有着明显的优势和特点。例如,心电图只能测量交变的电流信号,不能测量直流(恒定)的电流信号,因而不能应用于只产生直流异常电信号的生理病理探测,而心磁图、脑磁图却能同时测量交变和直流(恒定)的磁场信号。此外,心电图、脑电图的测量都需要使用与人体接触的电极,而电极的干湿程度及与人体接触的松紧程度都会影响测量的结果,同时因使用的电极不能离开人体,故只能是二维空间的测量。而心磁图、脑磁图采取的是不与人体接触的测量线圈(磁探头),既没有接触的影响,又可以离开人体进行三维空间的测量,可得到比二维空间测量更多的信息。为了提高测量人体心、脑等磁场的分辨率，还可同时采用多个测量线圈进行探测。

实验研究发现，心磁图、脑磁图比心电图、脑电图具有更高的分辨率。对某些疾病的诊断，心磁图的灵敏度和准确度都优于心电图，如心磁图对左心室肥厚和高血压的正确诊断率是 40%～55%，而心电图仅为 14%～20%。此外，心磁图还能测出肌肉、神经等组织损伤时所产生的恒定磁场，因此对心肌梗死所产生的损伤电势的恒定磁场能做出早期诊断。

除了心磁图、脑磁图外，还有眼磁图、肌(肉)磁图、肺磁图和腹磁图等。通过对这些人体磁图的研究，可以获得更多方面的人体生物信息。

7.7.2　磁场对生物体的作用

大量实验和临床实践表明，磁场对生命有机体的活动及其生理、生化过程有着一定的影响。这些影响与磁场的强度及方向、变化磁场的频率及作用时间等有关。

地球是一个大磁场，其强度非常微弱，约为 5×10^{-5} T。地球上的各种生物在地磁场的环境中诞生、生长和进化，且已适应地磁并视其为正常生活条件的一部分，如同地球上的温度、气压等。当人为地改变周围的磁场或生物体自身体内磁性改变时，就会破坏原来的磁平衡状态，由此引起一系列生理或心理的变化，即生物效应。例如，当生活在沿海或平原地区的人来到高原地区时，由于离地心较远，所受到的地磁场较弱，因此非常容易患高原性高脂血症。再如，当含有铁元素的某些红细胞丧失磁性时，这些红细胞在血液中的运动状态就不能够保持螺旋形的运动状态，会非常容易被其他保持磁性的红细胞"吸"过去，形成许多缗钱状连接，缗钱状连接之间又会相互吸引，最终导致血液中红细胞形成团状或网状现象，轻者使血液流动缓慢、四肢无力、思维迟钝，重者使血脉阻塞，形成血栓而危及生命。

研究表明，利用磁场的生物效应，在生物科学、医学领域中具有很重要的现实意义。医学实验表明，磁场能够直接影响生物大分子的空间构象、活性和生物功能。利用 0.24～0.45T 梯度磁场强度，可以充分抑制肿瘤细胞的活性，使肿瘤细胞增长缓慢，到施治 15 天后，肿瘤细胞停止生长。这个结果为磁疗医治肿瘤提供了有意义的试验依据。

磁场对血液循环影响的研究已进行了很多年，并日益引起人们的关注。恒定磁场和旋转磁场可改变血液流变特性，降低血液黏度、促进血液循环。在磁场作用下，血液中的带电粒子带电能力增强，红细胞表面负电荷密度增大。由于同号电荷间的静电斥力增加，促进红细胞聚集性减弱，从而降低血液黏度；血液中其他带电离子，如钾、钙、钠、氯等，在磁场作用下，带电能力也会增强。由此影响离子移动速度，促进血液循环。

另一项实验表明，适度的外加磁场在某种程度上来说对人体是有益的，所以人们利用磁场可以对病变组织进行治疗，如腰肌劳损、高血压、肌肉扭伤等，并制成一些医疗保健品，比如人们常用的磁疗腰带、磁疗手表、磁疗鞋垫等。磁医学在当今作为一种新兴的临床学科在逐步发展之中，它将成为一种比较理想的医疗辅助手段。

此外，磁场用于高脂血症、心梗、脑梗的研究和临床应用在国内外已经非常普遍，效果显著，并且没有药物所产生的副作用，是联合国世界卫生组织提倡的 21 世纪"绿色疗法"之一。

思考题

7.1　电流产生的磁场与磁铁产生的磁场本质上是否相同？产生的机理是否一样？

7.2　试应用毕奥-萨伐尔定律直接计算圆电流中心 O 点的磁感应强度，并与式(7-9)比较。若为半个圆、四分之一圆或一段圆弧的载流导线,那么结果又将如何?

7.3 磁感应线与静电场线有何不同? 它们所反映的这两种场的性质有何不同?

7.4 试运用安培环路定理重新解例题 7-1 中的载流密绕直螺线管内的磁感应强度并比较之。

7.5 核外电子绕核运动具有轨道磁矩,电子和原子核的自旋运动具有电子自旋磁矩和核磁矩,当它们在均匀磁场中受到磁力矩的作用时,是否仍可用式(7-35)来计算?

7.6 有极分子电介质一定是顺磁质,无极分子电介质一定是抗磁质。这种说法对吗?

7.7 为什么说地球的磁场是地球生物的保护伞?

习题

7.1 有一个圆形回路 1 及一个正方形回路 2,圆直径和正方形的边长相等,二者均通有大小相等的电流,求它们在各自中心产生的磁感应强度的大小之比值 B_1/B_2。

7.2 如图所示,一无限长载流直导线载有电流 I,在一处弯成半径为 R 的半圆弧。求此半圆弧中心 O 点的磁感应强度。

7.3 如图所示,一半径为 R 的均匀带电无限长直圆筒,电荷面密度为 σ,该筒以角速度 ω 绕其轴线匀速旋转,试求圆筒内部的磁感应强度。

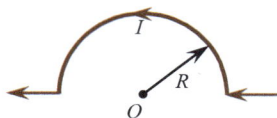

习题 7.2 图

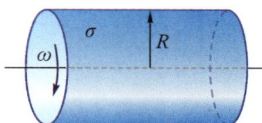

习题 7.3 图

7.4 图为两条穿过 y 轴且垂直于 xOy 平面的平行长直导线的俯视图,两条导线均通有电流 I,但电流方向相反,它们到 x 轴的距离皆为 a。

(1)写出 x 轴上 P 点处的磁感应强度 $\boldsymbol{B}(x)$ 的表达式。

(2)求 P 点在 x 轴上何处时,该点的 B 值最大。

7.5 如图所示,一无限长载流平板宽度为 a,电流线密度(即沿 x 轴方向单位长度上的电流)为 δ,求与平板共面且距平板一边为 b 处的 P 点的磁感强度。

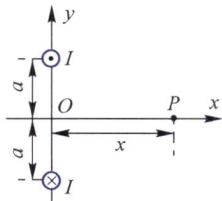

习题 7.4 图

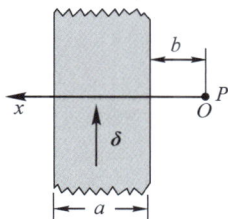

习题 7.5 图

7.6 如图 A 和 C 为两个正交放置的圆形线圈,其圆心相重合,A 线圈半径为 $20\,\text{cm}$,共 20 匝,通有电流 $5.0\,\text{A}$;而 C 线圈的半径为 $10\,\text{cm}$,共 10 匝,通有电流 $10\,\text{A}$。求两线圈公共中心 O 点的磁感应强度。

7.7 如图所示的一无限长圆筒，内半径为 R_1，外半径为 R_2，沿轴向通有恒定电流，电流面密度为 j，求磁感应强度分布。

7.8 均匀磁场中放置一半径为 R 的半圆形导线，其位置如图所示。已知磁感应强度为 B，导线中电流为 I，导线两端的连线与 B 夹角 $\alpha = 30°$，求此段圆弧所受磁力。

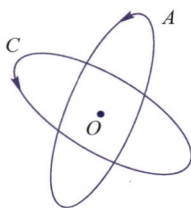

习题 7.6 图

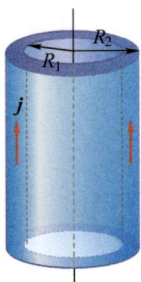

习题 7.7 图

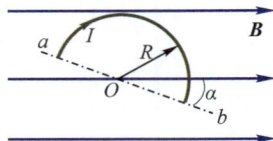

习题 7.8 图

7.9 如图所示，一"无限长"直线电流 I_1 旁边有一段与之垂直且共面的电流 I_2，载流 I_2 的导线长度为 L，其一端离"无限长"直线电流的距离也是 L。试求电流 I_1 作用在电流 I_2 上的磁场力。

7.10 一线圈由半径为 0.2m 的 1/4 圆弧和相互垂直的二直线组成，通以电流 2A，把它放在磁感应强度为 0.5T 的均匀磁场中（磁感应强度 B 的方向如图所示）。求：

（1）线圈平面与磁场垂直时，1/4 圆弧所受的磁力；

（2）线圈平面与磁场成 60°时，线圈所受的磁力矩。

7.11 铜的电子数密度为 8.4×10^{28} 个·m^{-3}。厚度为 1.0mm、通有 100A 电流的铜片处在磁感应强度为 1.5T 的磁场中，且磁场垂直铜片表面通过铜片。问铜片两侧的霍尔电势差为多少？

7.12 霍尔效应可用来测量血流的速度，其原理如图所示，在动脉血管两侧分别安装电极并加以磁场。设血管直径是 2.0mm，磁场为 0.080T，毫伏表测出的电压为 0.10mV，血流速度为多少？（实际上，磁场由交流电产生而电压也是交流电压。）

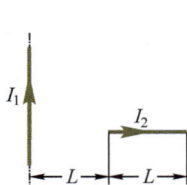

习题 7.9 图

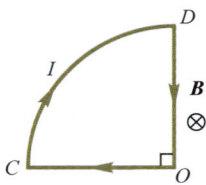

习题 7.10 图

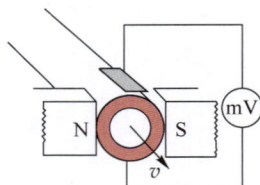

习题 7.12 图

第 8 章

电磁感应
电磁场和电磁波

微波消融

微波是指频率在 $0.3 \sim 3000GHz$ 的电磁波。它处在无线电频谱的最高端,毗邻光波波谱。

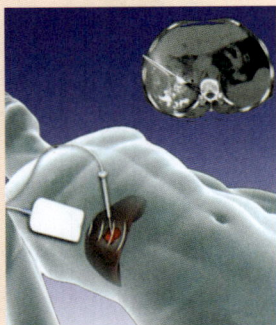

微波消融技术是指将微波作用于生物组织,使其中的极性分子、离子在微波场中极化或旋转并不断地加速碰撞,在短时间内使局部生物组织快速升温,被加热组织将发生凝固、坏死甚至炭化,从而达到杀死病变组织的目的。

大量的研究及实验均表明,正常肝组织在 $54℃$（1min）或 $60℃$（即刻）的温度下,将发生不可逆坏死。较正常组织而言,肿瘤的耐热性更差。在微波消融中,只要微波天线所形成的温度场能覆盖整个肿瘤区,并保证在临床上被加热区域超过肿瘤外缘 $0.3 \sim 1.0cm$,即可实现肿瘤的原位灭活。

观察肝癌微波消融后的病理变化发现,在光镜下可观察到消融区内癌细胞核固缩变形,胞质结构模糊。在电镜下观察可见癌细胞所有的模性结构消失,胞质内细胞器破坏、核固缩,并能见到深染的凝结块等改变。由此可见,微波消融技术在治疗肿瘤中具有显著疗效。

在 1820 年奥斯特由实验发现电流的磁效应后不久,英国实验物理学家法拉第便于 1821 年重复了奥斯特的实验,并在日记中写下了他的光辉思想:"转磁为电。"从 1822 年起,法拉第经过约 10 年的努力,终于在 1831 年发现了电磁感应现象。这是电磁学发展史上最重大的发现之一,它进一步揭示了自然界中电现象与磁现象之间的相互联系和转化。不仅为麦克斯韦电磁理论的建立奠定了坚实的基础,而且在现代电力工业、电子技术和电器设备中得到了广泛应用。

本章我们将以实验为基础,重点讨论电磁感应定律、动生电动势和感生电动势,然后介绍自感、互感和磁场能量,以及麦克斯韦提出的关于感生电场和位移电流的两个假设,最后简单介绍麦克斯韦方程组、电磁场和电磁波以及电磁波对生物体的作用。

8.1 法拉第电磁感应定律

8.1.1 电磁感应定律

法拉第的实验大体上可归结为两类:一类是当一个线圈中电流发生变化时,在它附近的其他线圈中会产生电流,如图 8-1（a）所示;另一类是磁铁与线圈发生相对运动时,线圈中会产生电流,如图 8-1（b）所示。

上述两类实验尽管在线圈中引起电流的方式不同,但均可用一个统一的思想来概括:当穿过闭合导体回路所包围面积的磁通量发生变化时,闭合导体回路中就会出现电流。法拉第将其与静电感应相类比,称为**电磁感应**。将所产生的电流称为**感应电流**,回路中出现电

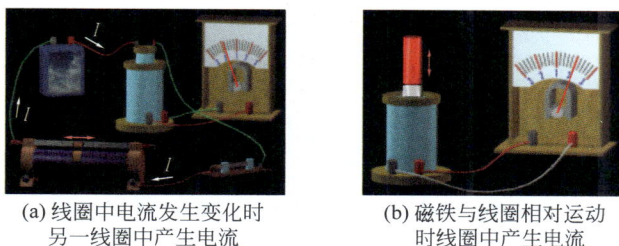

(a) 线圈中电流发生变化时
另一线圈中产生电流

(b) 磁铁与线圈相对运动
时线圈中产生电流

图 8-1　电流的磁效应

流,说明回路中有电动势存在,这种在回路中由于磁通量的变化而引起的电动势,称为**感应电动势**。

1845 年,德国物理学家纽曼对法拉第的工作从理论上做了表述,定量地给出了电磁感应定律的表达式,即**法拉第电磁感应定律**:当穿过回路所包围面积的磁通量 Φ 发生变化时,回路中产生的感应电动势 $\mathcal{E}_i$ 的大小与穿过回路的磁通量对时间变化率的负值成正比。当采用 SI 制时,比例系数为 1。即

$$\mathcal{E}_i = -\frac{\mathrm{d}\Phi}{\mathrm{d}t} \tag{8-1}$$

式中,负号反映了感应电动势的方向与磁通量变化之间的关系。图 8-2 分别标出了四种情况下的感应电动势方向:任意确定 L 绕行方向,若 $\boldsymbol{B}$ 方向与 L 方向为右手螺旋关系,(a) $\frac{\mathrm{d}\Phi}{\mathrm{d}t} > 0$, $\mathcal{E}_i < 0$;(b) $\frac{\mathrm{d}\Phi}{\mathrm{d}t} < 0$, $\mathcal{E}_i > 0$。若 $\boldsymbol{B}$ 方向与 L 方向为负右手螺旋关系,(c) $\frac{\mathrm{d}\Phi}{\mathrm{d}t} < 0$, $\mathcal{E}_i < 0$; (d) $\frac{\mathrm{d}\Phi}{\mathrm{d}t} > 0$, $\mathcal{E}_i > 0$。

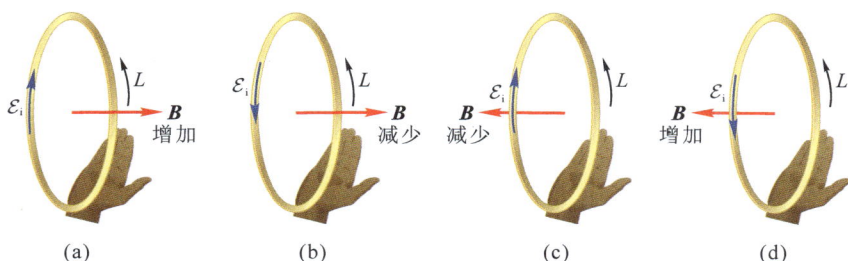

(a)　　　　　(b)　　　　　(c)　　　　　(d)

图 8-2　感应电动势方向与磁通量变化之间的关系

如果回路由 N 匝线圈串联而成,那么整个线圈的总电动势就等于各匝线圈所产生的电动势之和。设穿过各匝线圈的磁通量为 $\Phi_1, \Phi_2, \cdots, \Phi_N$,则

$$\mathcal{E}_i = -\frac{\mathrm{d}}{\mathrm{d}t}(\Phi_1 + \Phi_2 + \cdots + \Phi_N) = -\frac{\mathrm{d}}{\mathrm{d}t}\left(\sum_{i=1}^{N} \Phi_i\right) = -\frac{\mathrm{d}\Psi}{\mathrm{d}t} \tag{8-2}$$

式中,Ψ 是穿过各匝线圈磁通量的总和,称为**全磁通**。当穿过各匝线圈的磁通量相等时,N 匝线圈的全磁通为 $\Psi = N\Phi$。

如果闭合导体回路的电阻为 R,则感应电流为

$$I_i = \frac{\mathcal{E}_i}{R} = -\frac{1}{R}\frac{\mathrm{d}\Phi}{\mathrm{d}t} \tag{8-3}$$

8.1.2　楞次定律

1834 年楞次提出了一种直接判断感应电流的方法，从而根据感应电流的方向来说明感应电动势的方向。由于导体回路中产生的感应电动势将按自己的方向产生感应电流，而感应电流将在导体回路中产生自己的磁场，楞次认为：闭合回路中感应电流的方向，总是使得它所激发的磁场穿过该回路面积的磁通量来阻碍原磁通量的变化。这个结论后来被称为**楞次定律**。在实际问题中，用楞次定律来确定感应电动势的方向比较简便。

楞次定律本质上是能量守恒定律在电磁感应现象中的具体表现。显然，式（8-1）中的负号是楞次定律的数学表示。

例题 8-1　交流发电机是根据电磁感应原理制成的。在磁感应强度为 B 的均匀磁场中，有面积为 S、匝数为 N 的线圈绕固定轴以角速度 ω 作匀速转动，如图 8-3 所示。求线圈中的感应电动势。

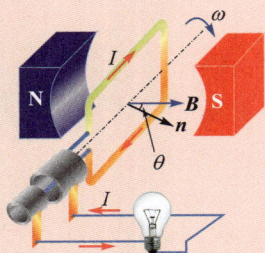

解　设在时刻 t 线圈平面的法线 n 和磁感应强度 B 之间的夹角为 θ，则该时刻穿过线圈平面的全磁通为

$$\Psi = N\Phi = NBS\cos\theta = NBS\cos\omega t$$

由式（8-2）得，线圈中的感应电动势为

$$\mathcal{E}_i = -\frac{\mathrm{d}\Psi}{\mathrm{d}t} = NBS\omega\sin\omega t$$

令 $NBS\omega = \mathcal{E}_m$，代入上式得 $\mathcal{E}_i = \mathcal{E}_m\sin\omega t$。设线圈在单位时间内转过的圈数为 ν，则有 $\omega = 2\pi\nu$，因此有

$$\mathcal{E}_i = \mathcal{E}_m\sin 2\pi\nu t$$

图 8-3　例题 8-1 用图

由上式可知，在均匀磁场中作匀速转动的线圈所具有的感应电动势是随时间作周期性变化的，这种电动势称为**交变电动势**。$\mathcal{E}_m$ 为感应电动势的最大值，称为电动势的振幅。如果线圈与外电路接通而构成回路，其总电阻为 R，则根据欧姆定律，闭合回路中的感应电流为

$$i = \frac{\mathcal{E}_m}{R}\sin 2\pi\nu t = I_m\sin 2\pi\nu t$$

上式表明感应电流也是交变的，这种电流叫作交变电流或**交流电**。式中，$I_m = \dfrac{\mathcal{E}_m}{R}$，是感应电流的最大值，称为电流振幅。

8.2　动生电动势　感生电动势

8.2.1　动生电动势

法拉第电磁感应定律表明，当穿过闭合回路所包围面积的磁通量发生变化时，回路中就会产生感应电动势。从磁通量的表达式 $\Phi = \displaystyle\int_S B \cdot \mathrm{d}S$ 可以看出，穿过闭合回路所包

电磁阻尼管

围面积的磁通量是由磁感应强度、回路所包围面积的大小以及面积在磁场中的取向等因素所决定的。因此,引起磁通量发生变化的因素有多种,但从本质上讲,可归纳为两类:一类是磁场保持不变,导体回路或导体在磁场中运动;另一类是导体回路不动,磁场发生变化。我们把由于导体运动而产生的感应电动势称为**动生电动势**,把由于磁场变化而产生的感应电动势称为**感生电动势**。尽管它们表现形式不同,但都统一遵从法拉第电磁感应定律。

可以用洛伦兹力来解释动生电动势产生的原因。将一段长为 l 的导体 ab 置于磁感应强度为 $\boldsymbol{B}$ 的均匀磁场中,如图 8-4 所示。设导体 ab 以速度 $\boldsymbol{v}$ 向右运动,且 $\boldsymbol{v}$ 与 $\boldsymbol{B}$ 垂直。导体中的自由电子将随导体以相同速度 $\boldsymbol{v}$ 一起运动,每个电子所受到的洛伦兹力 $\boldsymbol{F}_\mathrm{m}$ 为

$$\boldsymbol{F}_\mathrm{m} = -e\boldsymbol{v} \times \boldsymbol{B}$$

式中,$-e$ 为电子的电荷量,$\boldsymbol{F}_\mathrm{m}$ 的方向与 $\boldsymbol{v} \times \boldsymbol{B}$ 的方向相反,由 b 指向 a。它驱使电子沿导体向下运动,结果在 a 端累积负电荷,b 端则累积正电荷,从而在导体内

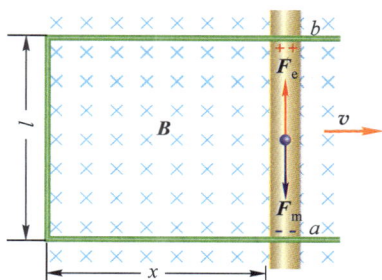

图 8-4 动生电动势的产生

建立起静电场。导体中的电子又将会受到由 a 指向 b 的静电场力($\boldsymbol{F}_\mathrm{e} = -e\boldsymbol{E}$)的作用。当作用在电子上的静电场力 $\boldsymbol{F}_\mathrm{e}$ 与洛伦兹力 $\boldsymbol{F}_\mathrm{m}$ 平衡时,a、b 两端便有稳定的电势差。这时,导体 ab 相当于一个电源。a 端为负极,电势较低;b 端为正极,电势较高。

由于导体 ab 两端正、负电荷的积累具有非静电性质,所以可将洛伦兹力 $\boldsymbol{F}_\mathrm{m}$ 看作**非静电力**。若以 $\boldsymbol{E}_\mathrm{K}$ 表示非静电场的电场强度,则有

$$\boldsymbol{E}_\mathrm{K} = \frac{\boldsymbol{F}_\mathrm{m}}{-e} = \boldsymbol{v} \times \boldsymbol{B} \tag{8-4}$$

$\boldsymbol{E}_\mathrm{K}$ 的方向与 $\boldsymbol{v} \times \boldsymbol{B}$ 的方向相同。导体 ab 相当于一个电源,在电源内部,非静电力把单位正试验电荷从负端 a 移到正端 b 所做的功就是电源两端的电压,数值上就等于运动导体 ab 上的动生电动势,为

$$\mathcal{E}_\mathrm{i} = \int_{-}^{+} \boldsymbol{E}_\mathrm{K} \cdot \mathrm{d}\boldsymbol{l} = \int_{a}^{b} (\boldsymbol{v} \times \boldsymbol{B}) \cdot \mathrm{d}\boldsymbol{l} \tag{8-5}$$

动生电动势的方向由 a 指向 b。

对于非均匀磁场中任意形状的导线,以及导线上各部分运动速度不相同的一般情况,通常先在导线上取一段速度为 $\boldsymbol{v}$ 的线元 $\mathrm{d}\boldsymbol{l}$,其所在处的磁感应强度为 $\boldsymbol{B}$,求得其上的动生电动势为

$$\mathrm{d}\mathcal{E}_\mathrm{i} = (\boldsymbol{v} \times \boldsymbol{B}) \cdot \mathrm{d}\boldsymbol{l} \tag{8-6}$$

整个导线的动生电动势便可用式(8-5)的积分式表示。

例题 8-2 如图 8-5 所示,一长直导线通有电流 I,在其附近有一长度为 a、与直导线相垂直的导体棒 CD,以速度 $\boldsymbol{v}$ 平行于直导线向上作匀速运动。棒的 C 端距离直导线为 b,求导体棒中的动生电动势。

179

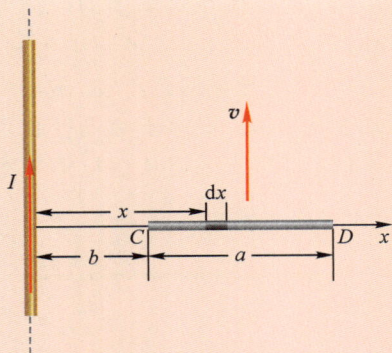

图 8-5 例题 8-2 用图

解 导体棒向上作匀速运动时，$\boldsymbol{v}$、$\boldsymbol{B}$ 及棒长方向三者互相垂直，但导体棒长度方向所在处为非均匀磁场，故在导体棒上取一线元 $\mathrm{d}x$，这样每个 $\mathrm{d}x$ 处的磁场可以认为是均匀的，其磁感应强度的大小为

$$B = \frac{\mu_0 I}{2\pi x}$$

则 $\mathrm{d}x$ 上的动生电动势为

$$\mathrm{d}\mathcal{E}_i = (\boldsymbol{v} \times \boldsymbol{B}) \cdot \mathrm{d}\boldsymbol{x} = -vB\mathrm{d}x$$

$$= -\frac{\mu_0 I}{2\pi x}v\mathrm{d}x$$

整个导体棒中的动生电动势为

$$\mathcal{E}_i = \int_L \mathrm{d}\varepsilon_i = -\int_b^{a+b} \frac{\mu_0 I}{2\pi x}v\mathrm{d}x = -\frac{\mu_0 I}{2\pi}v\ln\frac{a+b}{b}$$

负号表示 ε_i 的方向与 $\mathrm{d}\boldsymbol{x}$ 相反，即 ε_i 的方向由 D 指向 C，C 点电势高于 D 点。

8.2.2 感生电动势 感生电场

与上述动生电动势不同，由于导体回路不动，产生感生电动势的非静电力显然不是洛伦兹力。由穿过闭合回路的磁通量变化而引起的电场不可能是静电场，于是麦克斯韦在分析了这个事实后提出，变化的磁场在其周围空间激发了电场，这种电场称为**感生电场**，用符号 $\boldsymbol{E}_{\text{感}}$ 表示。当导体回路处在变化的磁场中时，所激发的感生电场将作用于导体中的自由电荷，从而在导体中引起感生电动势和感应电流。根据电动势的定义，闭合导体回路 L 上产生的感生电动势为

$$\mathcal{E}_i = \oint_L \boldsymbol{E}_{\text{感}} \cdot \mathrm{d}\boldsymbol{l} \tag{8-7}$$

根据法拉第电磁感应定律应该有

$$\mathcal{E}_i = -\frac{\mathrm{d}\Phi}{\mathrm{d}t} = -\frac{\mathrm{d}}{\mathrm{d}t}\int_S \boldsymbol{B} \cdot \mathrm{d}\boldsymbol{S} \tag{8-8}$$

式中，S 为回路 L 所围面积。比较式(8-7)和式(8-8)，可得

$$\mathcal{E}_i = \oint_L \boldsymbol{E}_{\text{感}} \cdot \mathrm{d}\boldsymbol{l} = -\int_S \frac{\partial \boldsymbol{B}}{\partial t} \cdot \mathrm{d}\boldsymbol{S} \tag{8-9}$$

由此说明，只要存在变化的磁场，就一定会有感生电场。式(8-9)也是电磁场的基本方程之一。

从场的观点来看，场的存在并不取决于空间有无导体回路的存在，变化的磁场总是在空间激发电场。因此，无论闭合回路是否由导体构成，也无论闭合回路处在真空中还是处在介质中，式(8-9)总是成立的。感应电场的假说已被实验所证实。

下面比较感生电场与静电场的性质。

(1) 静电场是保守场，沿任意闭合回路电场强度的环流恒为零，即 $\oint_L \boldsymbol{E} \cdot \mathrm{d}\boldsymbol{l} = 0$；而感生

电场沿任意闭合回路的环流一般不为零，即 $\oint_L \boldsymbol{E}_{\text{感}} \cdot \mathrm{d}\boldsymbol{l} = -\dfrac{\mathrm{d}\varPhi}{\mathrm{d}t}$，故感生电场是非保守场。

（2）静电场的电场线起始于正电荷，终止于负电荷。由静电场的高斯定理 $\oint_S \boldsymbol{E} \cdot \mathrm{d}\boldsymbol{S} = \dfrac{\sum q}{\varepsilon_0}$，静电场对任意闭合曲面的电通量可以不为零，它是有源场；而感生电场的电场线是闭合的，无头无尾的，故感生电场又称为**涡旋电场**。感生电场对任意闭合曲面的电通量必然为零，即 $\oint_S \boldsymbol{E}_{\text{感}} \cdot \mathrm{d}\boldsymbol{S} = 0$，说明感生电场是**无源场**。

8.3　自感　互感

8.3.1　自感现象

当线圈中的电流发生变化时，其激发的变化磁场引起自身回路的磁通量变化，从而在线圈自身产生感应电动势，这种现象称为**自感**。相应的电动势称为**自感电动势**，用符号 $\mathcal{E}_L$ 表示。

考虑一个通有电流 I 的闭合线圈，由毕奥-萨伐尔定律可知，回路中电流所产生的磁感应强度与电流强度成正比，因此，穿过线圈自身所包围面积的全磁通也与电流强度成正比，即

$$\varPsi = LI \tag{8-10}$$

式中，L 为比例系数，称为**自感系数**，简称**自感**。它是反映线圈自感能力的物理量。实验表明，自感系数 L 与线圈的形状、大小、位置、匝数，以及周围磁介质的磁导率有关。

由法拉第电磁感应定律可知，在 L 一定的条件下，回路中的自感电动势为

$$\mathcal{E}_L = -\frac{\mathrm{d}\varPsi}{\mathrm{d}t} = -L\frac{\mathrm{d}I}{\mathrm{d}t} \tag{8-11}$$

在 SI 制中，自感的单位为 H（亨利）。由式(8-10)可知，$1\,\mathrm{H} = 1\,\mathrm{W} \cdot \mathrm{A}^{-1}$。亨利这一单位较大，实际应用中常用 mH（毫亨）、μH（微亨）作为自感的单位。

例题 8-3　有一长度为 l 的密绕长直螺线管，横截面面积为 S，匝数为 N。若管内充满相对磁导率为 μ_r 的均匀磁介质，试求其自感系数。

解　长直螺线管内部的磁场可视为均匀磁场，当通以电流 I 时，磁感应强度为

$$B = \mu_0 \mu_r \frac{N}{l} I$$

通过线圈的全磁通为

$$\varPsi = NBS = \mu_0 \mu_r \frac{N^2}{l} IS$$

由自感系数的定义式(8-10)可得，螺线管的自感系数为

$$L = \frac{\varPsi}{I} = \mu_0 \mu_r \frac{N^2}{l} S = \mu_0 \mu_r n^2 V$$

式中，$V=lS$，$n=\dfrac{N}{l}$。由上式可知，增加单位长度的线圈匝数 n 和相对磁导率 μ_r，可有效增大螺线管的自感系数。

8.3.2 互感现象

如图 8-6 所示，设有两个邻近的线圈 1 和线圈 2，分别通有电流 I_1 和 I_2。当一个线圈中的电流发生变化时，在周围空间会发生变化的磁场，从而在处于邻近的另一个线圈中会产生感应电动势，这一现象称为**互感**。所产生的电动势称为**互感电动势**，用符号 $\mathcal{E}_M$ 表示。

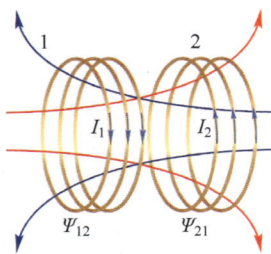

图 8-6 互感现象

由毕奥-萨伐尔定律可知，电流 I_1 产生的磁感应强度 $\boldsymbol{B}_1$ 正比于 I_1，因而其穿过回路 2 所包围面积的全磁通 $\boldsymbol{\Psi}_{21}$ 也正比于 I_1。同样，电流 I_2 产生的磁感应强度 $\boldsymbol{B}_2$ 正比于 I_2，因而其穿过回路 1 所包围面积的全磁通 $\boldsymbol{\Psi}_{12}$ 也正比于 I_2。即

$$\begin{cases} \boldsymbol{\Psi}_{21}=M_{21}I_1 \\ \boldsymbol{\Psi}_{12}=M_{12}I_2 \end{cases} \tag{8-12}$$

式中，M_{21} 和 M_{12} 为比例系数。理论和实验都表明，对给定的一对导体回路，有

$$M_{21}=M_{12}=M$$

M 称为两个回路之间的**互感系数**，简称**互感**。实验表明，互感系数 M 与两个耦合回路的形状、大小、匝数、相对位置以及周围磁介质的磁导率有关。

由法拉第电磁感应定律有，在 M 一定的条件下，回路中的互感电动势为

$$\mathcal{E}_{21}=-\frac{\mathrm{d}\boldsymbol{\Psi}_{21}}{\mathrm{d}t}=-M\frac{\mathrm{d}I_1}{\mathrm{d}t}$$

$$\mathcal{E}_{12}=-\frac{\mathrm{d}\boldsymbol{\Psi}_{12}}{\mathrm{d}t}=-M\frac{\mathrm{d}I_2}{\mathrm{d}t} \tag{8-13}$$

式中，负号表示在一个回路中所引起的互感电动势，要阻碍另一个回路中电流的变化。互感的单位和自感相同，也为 H（亨利）。互感系数一般用实验方法测定，对于一些比较简单的情况，可以由计算得到，计算的方法与计算自感相同。

例题 8-4 有两个长度均为 l、半径分别为 r_1 和 r_2（$r_1>r_2$）的同轴直螺线管，它们的匝数分别为 N_1 和 N_2，如图 8-7 所示。求这两个同轴直螺线管的互感系数。

解 设有电流 I 通过半径为 r_1 的外螺线管，则螺线管内的磁感应强度为

$$B_1=\mu_0 n_1 I=\mu_0\frac{N_1 I}{l} \tag{8-14}$$

穿过半径为 r_2 的内螺线管的全磁通为

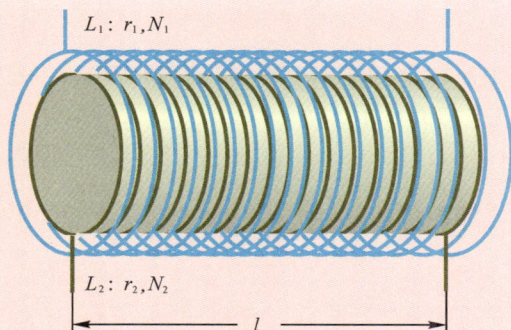

图 8-7 例题 8-4 用图

$$\Psi_{21} = N_2 B_1 S_2 = \frac{\mu_0 N_1 N_2 I}{l} \pi r_2^2 \tag{8-15}$$

由互感系数的定义式(8-12),可得互感系数为

$$M = \frac{\Psi_{21}}{I} = \frac{\mu_0 N_1 N_2}{l} \pi r_2^2 \tag{8-16}$$

8.4 位移电流 麦克斯韦方程组

8.4.1 位移电流

变化的磁场会激发电场,为此麦克斯韦提出了感生电场的假说。根据对称性思想,变化的电场也应激发磁场,麦克斯韦于是提出了**位移电流**的假说。这两个假说是奠定电磁理论和指明电磁波存在的理论基础。下面我们将讨论麦克斯韦关于"位移电流"的假设,从而进一步揭示电场和磁场之间的内在联系。

恒定电流和它所激发的磁场之间遵守安培环路定理,即

$$\oint_L \boldsymbol{H} \cdot d\boldsymbol{l} = \sum I = \int_S \boldsymbol{j}_c \cdot d\boldsymbol{S} \tag{8-17}$$

式中,$\sum I$ 为穿过以回路 L 为边界的任意曲面 S 的传导电流的代数和。$\boldsymbol{j}_c$ 为单位面积流过的传导电流,称为**传导电流密度**。

在含有电容器的电路中,无论是充电或放电,传导电流都不能在电容器两极板之间的真空或电介质中通过。因而对整个电路来说传导电流不再连续,如图 8-8 所示。在图中取一个闭合回路 L,以回路 L 为边界作平面 S_1 和曲面 S_2,S_1 和 S_2 构成包围极板 A 的封闭曲面。设流过回路的传导电流为 I_0,应用安培环路定理,对 S_1 面有

$$\oint_L \boldsymbol{H} \cdot d\boldsymbol{l} = I_0$$

对 S_2 面有

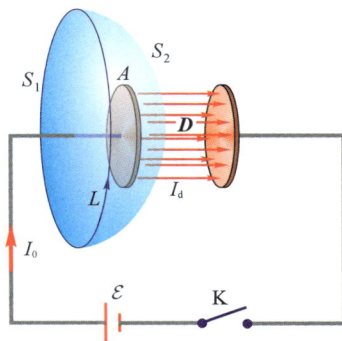

图 8-8 位移电流

183

$$\oint_L \boldsymbol{H} \cdot \mathrm{d}\boldsymbol{l} = 0$$

上述结果表明,在电路含有电容器的非恒定情况下,安培环路定理出现了矛盾。为此,麦克斯韦对安培环路定理做了合理的修正。

在如图 8-8 所示的电路中,当电容器充电、放电时,对于电容器两极板外侧的电路,传导电流为 $I_0 = \dfrac{\mathrm{d}q}{\mathrm{d}t}$。而在电容器两极板之间的空间（真空或介质）中,由于没有自由电荷的移动,传导电流为零。但是,极板上的电荷面密度 σ 随时间变化,因而两板之间的电位移矢量的大小 $D = \sigma$ 和电位移通量 $\Phi_D = DS = \sigma S = q$ 也都随时间而变化。它们随时间的变化率为

$$\frac{\mathrm{d}\Phi_D}{\mathrm{d}t} = \frac{\mathrm{d}(DS)}{\mathrm{d}t} = \frac{\mathrm{d}(\sigma S)}{\mathrm{d}t} = \frac{\mathrm{d}q}{\mathrm{d}t} = I_0 \tag{8-18}$$

由式（8-18）可见,两极板之间电位移矢量通量随时间的变化率 $\dfrac{\mathrm{d}\Phi_D}{\mathrm{d}t}$,在数值上等于两极板外侧电路中的传导电流。当充电时,极板间电场增大,电位移矢量随时间的变化率 $\dfrac{\mathrm{d}\boldsymbol{D}}{\mathrm{d}t}$ 的方向与 $\boldsymbol{D}$ 的方向相同,同时也与传导电流方向相同;当放电时,极板间电场减小,电位移矢量随时间的变化率 $\dfrac{\mathrm{d}\boldsymbol{D}}{\mathrm{d}t}$ 的方向与 $\boldsymbol{D}$ 的方向相反,但仍与传导电流方向相同。因此,麦克斯韦大胆地提出一个假设,变化的电场也是一种电流,并令

$$\boldsymbol{j}_\mathrm{d} = \frac{\mathrm{d}\boldsymbol{D}}{\mathrm{d}t} \tag{8-19}$$

$$I_\mathrm{d} = \frac{\mathrm{d}\Phi_D}{\mathrm{d}t} \tag{8-20}$$

$\boldsymbol{j}_\mathrm{d}$ 和 I_d 分别称为**位移电流密度**和**位移电流**。上述定义表明,电场中某一点的位移电流密度等于该点电位移矢量对时间的变化率。通过电场中某一截面的位移电流等于通过该截面电位移矢量通量对时间的变化率。同时,麦克斯韦还假设,位移电流和传导电流一样,在其周围的空间激发磁场。这些假设都已得到实验验证。

8.4.2 全电流安培环路定理

按照麦克斯韦的假设,在含有电容器的电路中,电容器极板表面中断的传导电流 I_0 可以由位移电流 I_d 替代而被连续,从而构成了电流的连续性。通常情况下,传导电流和位移电流可以同时存在于电路中,它们的代数和为

$$I_全 = I_0 + I_\mathrm{d} \tag{8-21}$$

$I_全$ 称为**全电流**。麦克斯韦将安培环路定理推广到非恒定电流的情况,即

$$\oint_L \boldsymbol{H} \cdot \mathrm{d}\boldsymbol{l} = I_0 + I_\mathrm{d} = \int_S \boldsymbol{j}_0 \cdot \mathrm{d}\boldsymbol{S} + \int_S \frac{\partial \boldsymbol{D}}{\partial t} \cdot \mathrm{d}\boldsymbol{S} \tag{8-22}$$

式（8-22）表明,磁场强度 $\boldsymbol{H}$ 沿任意闭合回路的环流等于穿过此闭合回路所包围曲面的全电流,这就是**全电流安培环路定理**。它也是电磁场的基本方程之一。

由此可见,位移电流的引入深刻地揭示了电场和磁场的内在联系,反映了自然现象的对称性。法拉第电磁感应定律说明了变化磁场能够产生涡旋电场,位移电流的假设和全电流

安培环路定理则说明了变化电场能够产生涡旋磁场,变化的电场和变化的磁场不是彼此孤立的,它们互相联系,相互激发,形成一个统一的**电磁场**。

位移电流与传导电流在激发磁场方面是等效的,位移电流所激发的涡旋磁场也满足右手螺旋关系。但是位移电流与传导电流是不同的两个概念:①传导电流和自由电荷的宏观定向运动有关,而位移电流则和电场随时间的变化率有关;②传导电流通过导体时要产生热效应,而位移电流没有热效应。

8.4.3　麦克斯韦方程组

由前面的讨论可知,麦克斯韦在引入感生电场和位移电流这两个重要概念后,将静电场的环路定理和恒定磁场的安培环路定理进行了修正,使它们能适用于一般的电磁场。并认为静电场的高斯定理和磁场的高斯定理不仅适用于静电场和恒定磁场,也适用于一般的电磁场。于是提出了表述电磁场普遍规律的四个基本方程,即

$$\oint_S \boldsymbol{D} \cdot \mathrm{d}\boldsymbol{S} = \sum q = \int_V \rho \mathrm{d}V \tag{8-23}$$

$$\oint_S \boldsymbol{B} \cdot \mathrm{d}\boldsymbol{S} = 0 \tag{8-24}$$

$$\oint_L \boldsymbol{E} \cdot \mathrm{d}\boldsymbol{l} = -\frac{\mathrm{d}\Phi}{\mathrm{d}t} = -\int_S \frac{\partial \boldsymbol{B}}{\partial t} \cdot \mathrm{d}\boldsymbol{S} \tag{8-25}$$

$$\oint_L \boldsymbol{H} \cdot \mathrm{d}\boldsymbol{l} = \int_S \boldsymbol{j}_c \cdot \mathrm{d}\boldsymbol{S} + \int_S \frac{\partial \boldsymbol{D}}{\partial t} \cdot \mathrm{d}\boldsymbol{S} \tag{8-26}$$

上述方程即为**麦克斯韦方程组**的积分形式。

麦克斯韦方程组从宏观电磁现象出发,以数学形式总结、概括了电磁场的基本性质和规律,成为系统完整的方程组。它不仅是整个宏观电磁理论的基础,而且也是许多现代电磁技术的理论基础。麦克斯韦电磁理论最卓越的成就之一就是预言了**电磁波**的存在,即变化的电磁场是以波的形式以一定速度在空间传播的。他指出,光波也是电磁波,从而使波动光学成为电磁场理论的一个分支。

电磁场是独立于人们意识之外的客观存在。电磁场一经产生,即使场源消失,它依然可以继续存在。这时变化的电场和变化的磁场相互转化,并以一定的速度按照一定的规律在空间传播。说明电磁场具有完全独立存在的性质,反映了电磁场是物质存在的一种形态。现代实验已证实了电磁场具有一切物质所具有的基本特性。

在一般情况下,电磁场能量密度为

$$w = \frac{1}{2}(DE + BH) \tag{8-27}$$

根据相对论的质能关系式($E = mc^2$),在电磁场不为零的空间,单位体积的电磁场质量为

$$m = \frac{w}{c^2} = \frac{1}{2c^2}(DE + BH) \tag{8-28}$$

式中,c 为电磁波在真空中的传播速度(又称**光速**)。对于平面电磁波,单位体积的电磁场的动量密度 p 和能量密度 w 之间的关系为

$$p = \frac{w}{c} \tag{8-29}$$

　　由此可见，电磁场和实物物质一样，都具有能量、质量和动量，我们可以确认电磁场是另一种形式的物质。按照现代的观点，粒子（实物）和场都是物质存在的形式，它们分别从不同的方面反映了客观真实。同一事物可以反映出场和粒子两个方面的特性，在现代量子理论中，场和粒子在反映同一事物的两个方面得到了辩证统一的认识。

8.5　电磁波及电磁波对生物体的作用

8.5.1　赫兹实验

　　1878年夏季，柏林大学物理学教授亥姆霍兹向学生提出一个物理竞赛题目：用实验方法来验证麦克斯韦理论的正确性。从那时起，赫兹便致力于这个课题的研究。

　　在麦克斯韦电磁理论预言电磁波存在的二十多年后，赫兹于1888年10月从实验上第一次验证了电磁波的存在。赫兹在用放电线圈做火花放电实验时偶然发现，和放电线圈靠得很近的另一个开口的绝缘线圈中有电火花跳过，这使他想到用实验来验证是否存在麦克斯韦所预言的电磁波。

　　如图8-9所示，赫兹在感应线圈的两个电极上各接一根铜棒，每根铜棒的一头都接有一个金属小球，将两个靠得很近的小球当作发生器。同时，在其附近放置一个环形铜导线，两端各接一个可以调节距离的黄铜小球，组成检波器。发生器和检波器相距10m。当发生器通电后，在检波器的两个铜球之间明显产生了电火花，实验成功了！实验表明，发生器确实发出了电磁波，并且被检波器收到了。

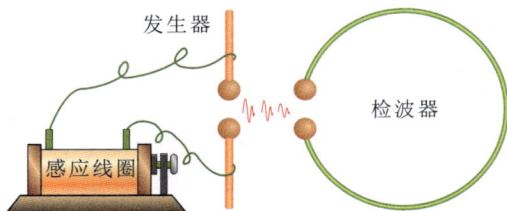

图 8-9　赫兹实验

　　此后，赫兹经过多次实验，证实电磁波与光波一样具有偏振性质，能产生折射、反射、干涉、衍射等现象，从而证实了麦克斯韦电磁理论的预言。

8.5.2　电磁波的性质

　　从麦克斯韦方程组可以导出下列方程：

$$\frac{\partial^2 E}{\partial t^2} = \frac{1}{\varepsilon_0 \mu_0} \frac{\partial^2 E}{\partial x^2} \quad (\boldsymbol{E}\ \text{振动沿}\ y\ \text{轴方向}) \tag{8-30}$$

$$\frac{\partial^2 H}{\partial t^2} = \frac{1}{\varepsilon_0 \mu_0} \frac{\partial^2 H}{\partial x^2} \quad (\boldsymbol{H}\ \text{振动沿}\ z\ \text{轴方向}) \tag{8-31}$$

上述微分方程属于波动方程，它的解是我们所熟悉的平面简谐波表达形式，即

$$E = E_0 \cos\omega\left(t - \frac{x}{u}\right) \tag{8-32}$$

$$H = H_0 \cos\omega\left(t - \frac{x}{u}\right) \tag{8-33}$$

式(8-32)和式(8-33)中，$u = \dfrac{1}{\sqrt{\varepsilon_0\mu_0}}$ 为电磁波在真空中的波速。

电磁波具有下列主要性质：

（1）$\boldsymbol{E}$ 和 $\boldsymbol{H}$ 相互垂直，且都与传播方向 $\boldsymbol{u}$ 垂直。电磁波波速 $\boldsymbol{u}$ 的方向与 $\boldsymbol{E}$ 和 $\boldsymbol{H}$ 两个矢量方向构成右手螺旋关系，如图 8-10 所示。可见，电磁波是横波。

（2）在电磁场中任一给定点的 $\boldsymbol{E}$ 和 $\boldsymbol{H}$ 都在作周期性变化，两者的相位始终相同。

（3）在任一时刻，真空中任一点 $\boldsymbol{E}$ 的大小和 $\boldsymbol{H}$ 的大小满足下列关系：

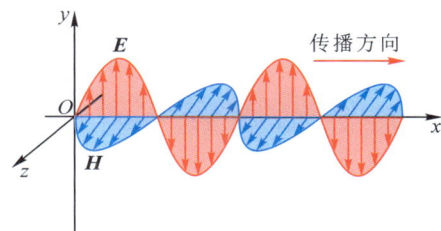

图 8-10 电磁波

$$\sqrt{\varepsilon_0}\,E = \sqrt{\mu_0}\,H \tag{8-34}$$

（4）真空中电磁波的传播速度为

$$c = \frac{1}{\sqrt{\varepsilon_0\mu_0}} \tag{8-35}$$

将真空介电常量 $\varepsilon_0 = 8.854\times10^{-12}\,\mathrm{F\cdot m^{-1}}$ 和真空磁导率 $\mu_0 = 4\pi\times10^{-7}\,\mathrm{H\cdot m^{-1}}$ 代入式(8-35)，即可求得真空中电磁波的传播速度为

$$c = \frac{1}{\sqrt{8.854\times10^{-12}\times4\pi\times10^{-7}}}\,\mathrm{m\cdot s^{-1}} = 2.998\times10^8\,\mathrm{m\cdot s^{-1}}$$

上述结果与目前用气体激光测定的真空中光速的最精确实验值 $c = 299792458\,\mathrm{m\cdot s^{-1}}$ 非常接近。

如果电磁波在各向同性的均匀介质中传播，则式(8-35)可写为

$$u = \frac{1}{\sqrt{\varepsilon\mu}} = \frac{c}{\sqrt{\varepsilon_r\mu_r}} \tag{8-36}$$

（5）电磁波的传播过程也是能量的传播过程。我们定义：单位时间通过垂直于传播方向上单位面积的辐射能量为电磁波的**辐射能流密度**，用**坡印廷矢量 $\boldsymbol{S}$** 表示，其大小为

$$S = wu \tag{8-37}$$

式中，w 为电磁场的能量密度，u 为电磁波的波速。

由式(8-27)可得，在真空中电磁波的能量密度为

$$w = w_e + w_m = \frac{1}{2}\varepsilon E^2 + \frac{1}{2}\mu H^2 \tag{8-38}$$

将式(8-38)代入式(8-37)，同时考虑到 $u = \dfrac{1}{\sqrt{\varepsilon\mu}}$ 和 $\sqrt{\varepsilon}\,E = \sqrt{\mu}\,H$，则得

$$S = EH \tag{8-39}$$

由于 $\boldsymbol{E}$ 和 $\boldsymbol{H}$ 相互垂直，并且又都与电磁波的传播方向垂直，三者成右手螺旋关系。而辐射能流的方向与电磁波的传播方向相同，所以，式(8-39)可表示成矢量形式，即

$$\boldsymbol{S} = \boldsymbol{E} \times \boldsymbol{H} \tag{8-40}$$

8.5.3　电磁波谱

实验证明,无线电波、微波、红外线、可见光、紫外线、X射线、γ射线都是电磁波。它们的区别仅在于频率或波长有很大差别。光波的频率比无线电波的频率要高很多,波长则比无线电波的波长短很多;而X射线和γ射线的频率更高,波长也更短。如图8-11所示为按频率(波长)顺序排列的各类电磁波,称为**电磁波谱**。

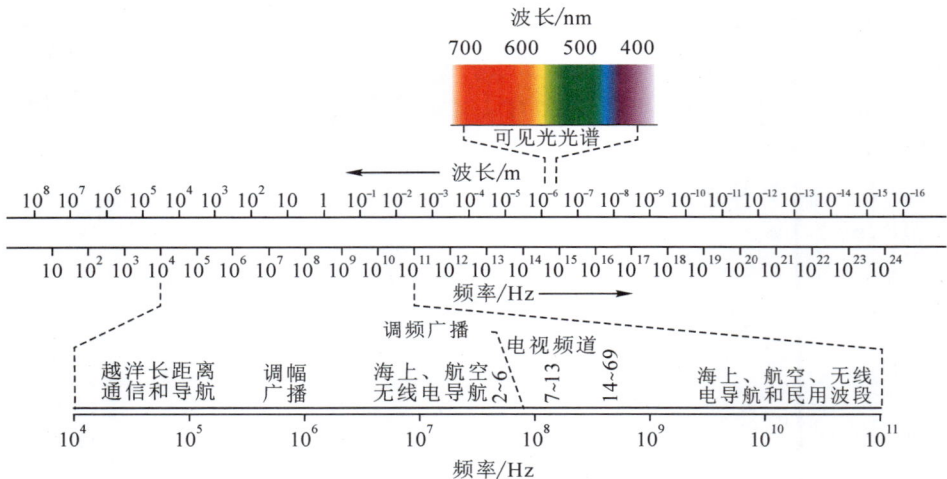

图 8-11　电磁波谱

下面我们对各个波段的电磁波及其用途作一简单介绍。

1. 无线电波

无线电波处于电磁波频谱中频率最低(波长最长)的波段,用于通信的无线电波根据波长(或频率)可分为超长波、长波、中波、短波、超短波、微波等波段(或称频段),它们组成一个无线电波的"家族",为人类通信做出了各自的贡献。

超长波(10～100km)(3～30kHz)用于水下通信,因为试验表明,无线电波在海水中的衰减是很大的,而且波长越短(频率越高)衰减就越大。所以海底通信用超长波。

长波(1～10km)(30～300kHz)是人类最早使用的通信波段,可谓老资格的信息载体,它已为人类服务了近100年。近年来,由于其他波段的通信方法日益成熟,长波通信逐渐被淘汰,现在保留的主要用于导航、报时。

中波(100～1000m)(300～3000kHz)是人们熟悉的波段,是大众媒介的信息渠道,国际电信联盟规定526.5～1605.2kHz专供无线电广播用,平时我们常用这个波段收听广播。

短波(10～100m)(3～30MHz),短波广播能远距离传送,因为在离地面50km上空有一电离层,它是太阳辐射的产物,这一高度的大气层由于其中的气体分子受到太阳辐射出来的紫外线照射后产生了大量自由电子和离子,这个过程称为电离,这层大气称为电离层。电离层对中波和长波有很好的吸收,而对短波却几乎无法吸收,于是短波被反射回地面,然后又被地面反射回空中,这样短波就在地面与电离层之间来回"跳跃",沿着地球表面欢跳着奔向远方,把信息传到遥远的地方。但是,由于空间的电离层经常发生变化,因此短波通信不够稳定。

超短波(1～10m)(30～300MHz)，又称为米波，由于频率高，所以通信容量大，可以传输大容量的电视(TV)信号。

2. 微波

微波(10^{-4}～1m)(300MHz～300GHz)波段处于无线电波与可见光的交界处，占了高频无线电波的一大段。微波的应用极其广泛，雷达是微波研究开发和应用的最成功的例子。

研究分析发现，微波不仅能作为信号还能作为新的电磁能量，因为微波与物质作用时有热效应、生物效应和化学效应。

微波能量能使物质的温度达到常规加热方法难以达到的高温。家用微波炉是微波能应用的一个例子。微波加热食品的机理是微波容易被水吸收，水分子 H_2O 是一种有极分子。当有微波照射时，其高频变化的电场会使水分子来回作每秒 10^8 次以上的高速转动，这些分子间的相互碰撞会使热运动加剧，表现为温度升高。而且，微波加热时，微波能穿透到介质内部，使其表面与内部同时被加热。实验还证明，微波还有杀菌作用，因此，微波加热比常规加热方法更有效。微波炉使用的频率通常为 2450MHz 或 91.5MHz。过量的微波照射对人体有害，所以各国都制定了电磁波辐射的安全标准，我国现行暂行标准为 $50\mu W \cdot cm^{-2}$，工作持续时间为每天 6 小时。

3. 红外线

波长范围在 0.76～750μm 的电磁波叫作红外线。它的波长比红光更长，人眼看不见。红外线主要是由物体辐射出来的。它的显著特性是热效应大，能透过浓雾或较厚大气层而不易被吸收。日常生活中，我们围坐在封闭的火炉旁，虽然看不见光，但却明显感受到热。

4. 可见光

在电磁波谱中，可见光所占波段最窄，其波长范围在 400～760nm。这些电磁波能使人眼产生光的感觉，所以叫作光波。人眼所见的不同颜色，实际上是不同波长的电磁波，白光则是各种波长的可见光按一定光强比例混合的光，称为复色光。

5. 紫外线

紫外线的波长范围在 4×10^{-3}～4×10^{-1} μm，它比紫光的波长更短，人眼也看不见。炽热物体(例如太阳)的温度很高时，就会辐射紫外线。

6. X 射线

X 射线又称为伦琴射线。它的波长比紫外线更短，其波长范围在 0.006～2nm。X 射线具有很强的穿透能力。在医学上，它是最主要的诊断工具。在工业和科学研究上常用于检查金属材料内部的缺陷和分析晶体结构等。

7. γ 射线

它是一种比 X 射线波长更短的电磁波，其波长在 0.1nm 以下。它来自宇宙射线或由某些放射性元素在衰变过程中放射出来，它的穿透力比 X 射线更强。除用于金属探伤外，还被应用于其他方面。

8. 电磁波在医学方面的应用

不同波段的电磁波具有不同的能量，所以在医学上各波段的应用不一样。表 8-1 列出了不同波段的电磁波在医学方面的应用。

表 8-1　不同波段的电磁波在医学上的应用

名　　称	波　　段	应　　用
γ 射线	<0.1nm	γ 刀治疗肿瘤等
X 射线	0.006～2nm	透视、摄片、放疗等
紫外线	10～400nm	杀菌、消毒等
可见光	0.4～0.8μm	成像、光动力治疗等
红外线	0.8μm～1mm	热疗、热像等
微波	1mm～1m	肿瘤热疗等
无线电波	1m～100km	远程医疗等

8.5.4　电磁场对生物的作用

上节中简单叙述了不同波段的电磁波在医学方面的应用。从表 8-1 中我们看到,属于高频段的电磁波常用于对人体内部各种组织和器官疾病的加热治疗。在临床上,肿瘤的热疗技术也在不断地完善之中。电磁场对人体组织的作用,可分为生物物理作用和其他非热效应,其中生物物理作用包括电磁场对神经、肌肉的刺激作用和热效应。

1. 热效应

生物组织在电磁场作用下,吸收电磁波能量并将其部分转化为生物组织的热能。

热能是物质内部分子运动能量的总和,温度是热能的量度。由于人体所有组织与体液均由分子和离子组成,大的如蛋白质、DNA 等,小的如水、正离子（Na^+、K^+、Ca^{2+} 等）和负离子（CO_3^{2-}、Cl^- 等）,此外还存在大量的极性分子和非极性分子。

在微波电磁辐射作用下,人体内电解质溶液中的离子因电磁场的作用发生振荡而使介质发热;人体内的体液可视为导体,那么导体内的带电粒子在电磁场的作用下而运动,从而使局部感应电流而产生焦耳热;对于体内的大部分极性分子和非极性分子,在微波的作用下,使原来无规则排列的分子沿电场方向排列起来,随着微波（高频）电磁场方向的变化,极性分子也将不断地改变取向,由此造成与四周粒子发生摩擦而产生大量热量的现象。这就是微波导致生物体发热的物理机制。

2. 电磁场对神经、肌肉的刺激作用

电磁场对神经、肌肉的刺激作用是由于电场能量在组织内产生电流,电流流经神经、肌肉中的兴奋性细胞,使膜电势去极化达到或超过其临界阈电势,就可产生兴奋现象,如表现为刺激神经细胞而致肌肉收缩。由于细胞膜主要呈电容性,在高频电磁波作用下,阻抗比低频时低,处于同样的电流下所产生的膜内外电势差要比低频时小得多。因此,电磁场对机体组织的刺激作用随频率升高而减小。低频时 $1mA \cdot cm^{-2}$ 的电流密度和 1MHz 高频时 $1A \cdot cm^{-2}$ 产生的兴奋刺激作用是相当的,也即射频频段（1～300MHz）的电磁波直接对神经的刺激作用是非常弱的,实际使用中,其影响可以不予考虑。

实验表明,电磁场对神经系统的主要作用反映在中枢神经和植物神经。较低强度的磁

场可使人体的兴奋性增高,而较强的磁场可使人体的兴奋性降低,呈现抑制反应。同时发现恒定不变的磁场对人的中枢神经系统的抑制作用更加明显。人体的植物神经支配内脏器官,如心脏、肠胃等的运动反应,当人体处于恒定磁场中,实验表明,受试人体出现心跳减慢、血压下降、呼吸变慢等症状。

3．非热效应

电磁场除对人体组织的热效应和对神经肌肉系统的刺激之外,很多情况下,人体被电磁波辐射后,体温并没有明显升高。但研究表明,电磁场会干扰生物体的固有微弱电磁场,进而造成细胞内基因发生畸形或突变。电磁场的这些作用属于非热效应。

此外,电磁场对生物组织还存在生化作用,即在电磁场的作用下,生物组织中的各种生化反应及代谢均会发生改变。

图 8-12 所示为电磁波对人体组织的刺激作用和加热效应与频率的变化关系。

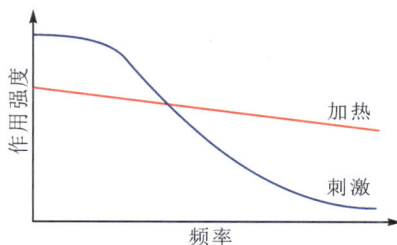

图 8-12　电磁波对人体组织的刺激作用和加热效应

思考题

8.1　当回路不闭合时也会产生电磁感应现象,此时感应电动势和感应电流的情况是怎样的?

8.2　静电场是由静止电荷激发的,那么感生电场是由什么激发的呢? 当带电粒子进入感生电场时,是否也会受到电场力的作用?

8.3　如果相邻两个长直螺线管相互平行放置和垂直放置,哪种情况下它们之间的互感系数更大?

8.4　位移电流与传导电流是不同的两个概念,试说明它们有哪些异同点。

8.5　电磁波对生物体有着明显的作用和影响,试说明微波理疗的物理原理。

习题

8.1　如图所示,一导体细棒折成 N 形,其中平行的两段长为 l。当这导体细棒在磁感应强度为 $\boldsymbol{B}$(方向垂直向外)的均匀磁场中沿图示方向匀速运动时,求导体细棒两端 a、d 间的电势差 U_{ad}。

8.2　如图所示,一长圆柱状磁场,磁场方向为沿轴线并垂直图面向里,磁场大小既随到轴线的距离 r 成正比而变化,又随时间 t 作正弦变化,即 $B = B_0 r \sin\omega t$,B_0,ω 均为常量。若在磁场内放一半径为 a 的金属圆环,环心在圆柱状磁场轴线上,求金属环中的感生电动势。

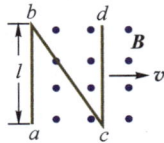

习题 8.1 图

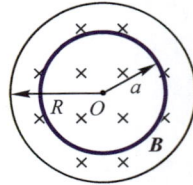

习题 8.2 图

8.3　一长为 40cm、半径为 1.0cm 的纸筒上绕有 600 匝细导线,可被看作"无限长"螺线管,此螺线管的自感系数为多少？如果在此线圈内放入相对磁导率为 5000 的铁芯,这时线圈的自感系数为多少？

8.4　一无限长直导线通以电流 $I=I_0\sin\omega t$,有一矩形线框和直导线在同一平面内,其短边与直导线平行,线框的尺寸及位置如图所示,且 $b:c=3$。求:

（1）直导线和线框的互感系数。

（2）线框中的互感电动势。

8.5　无限长直导线通以电流 $I=I_0e^{-4t}$。有一与之共面的矩形线圈,其边长为 L 的长边与长直导线平行。两长边与长直导线的距离分别为 a、b,位置如图所示。求:

（1）矩形线圈内的感应电动势的大小和感应电动势的方向。

（2）导线与线圈的互感系数。

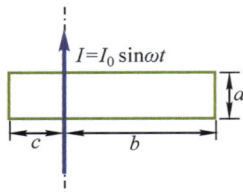

习题 8.4 图

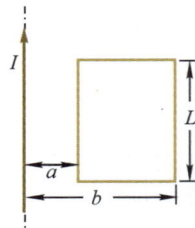

习题 8.5 图

第 **9** 章

波动光学

相差显微镜

光线通过透明的组织标本时,光的强度(亮度)一般不会有明显的变化。因此,用普通光学显微镜观察未经染色的组织标本(如活细胞)时,其形态和内部结构往往难以分辨。然而,由于细胞各部分的折射率和厚度的不同,光线透过这些标本的各细节结构时,它们的光程就会有差别。随着光程的增加或减少,彼此间的相位会发生改变,即产生相位差。但人眼无法观察到这种差别,相差显微镜能通过其特殊装置——环状光阑和相板,利用光的干涉现象,通过干涉的强弱差别(明暗差),将未染色的标本细微结构图像呈现出来。

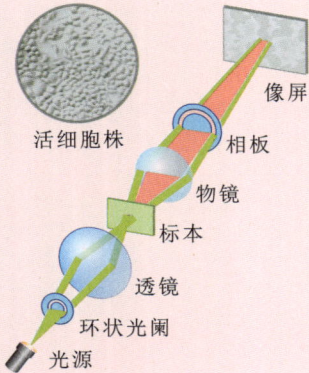

图示为相差显微镜的成像原理光路图。和普通显微镜不同,光源只能通过环状光阑的透明环。经透镜会聚后,这束光波的一部分通过被检标本。因通过标本各部分的光程不同,这一部分的光会产生不同程度的相位差,见左上图中红光部分。另一部分的光束未经被检标本,它们通过透镜恰好落在相板的共轭面上。两束光最后在像屏上叠加,因存在不同的相位差,在像屏上就会形成明暗不同的干涉图像。

被人眼所能辨别的明暗程度,取决于光波透过被检标本的折射率、厚度等性质。因此,通过相差显微镜,我们就能清晰地观察到透明标本中的细微结构。如图所示的标本是胃肿瘤活细胞株,在相差显微镜下显示了它的详细轮廓。

光是电磁波,遵循波动的一般规律。可见光的波长范围在 400~760nm,如图 9-1 所示。本章通过对光的干涉、光的衍射和光的偏振等现象的研究,论述光的波动性。

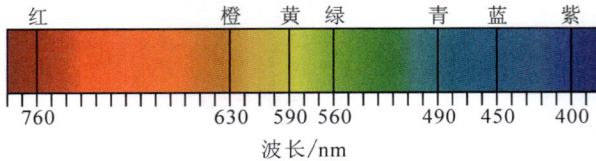

图 9-1 可见光各种颜色的波长

9.1 光的干涉

9.1.1 光的相干性

干涉现象是一切波动都具有的共同特性。根据波动理论,满足相干条件的两束或两束以上的光波在传播过程中相遇时会产生干涉现象。这些光波也称为**相干光**。光波的相干条件是:①频率相同;②存在平行的振动分量;③在相遇处的相位差恒定。

要实现光的干涉,首先需要有相干光源。研究表明,普通光源发出的光是由大量原子或分子的运动状态发生变化时向外辐射而形成的,如图 9-2 所示。每个原子或分子发光延续的时间都非常短,形成一个个有限长的波列。普通光源发出的光束就是由这些大量有限长的波列组成的。由于各个波列的振动方向和初相位都是彼此独立、随机分布的,频率也不一定相等,所以普通光源发出的光束不能保持固定的振动方向和初相位。任何两个独立普通光源都不能构成相干光,即使同一普通光源不同部分发出的光波,也不可能产生干涉现象,如图 9-3 所示。

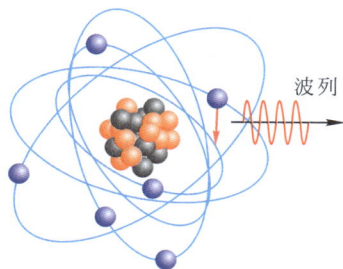

图 9-2　原子发光机理

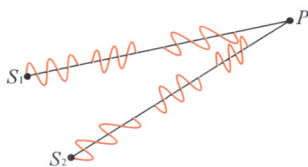

图 9-3　光源 S_1 和 S_2 中分子或原子发出的光波是一系列断续的波列

与普通光源不同,激光光源是受激辐射形成的,发出的光具有很好的相干性,因此来自两个独立的激光光源的光或同一激光光源上的不同部分可以构成相干光。在近代实验中,常用激光作为光源来演示光的干涉现象,如图 9-4 所示。

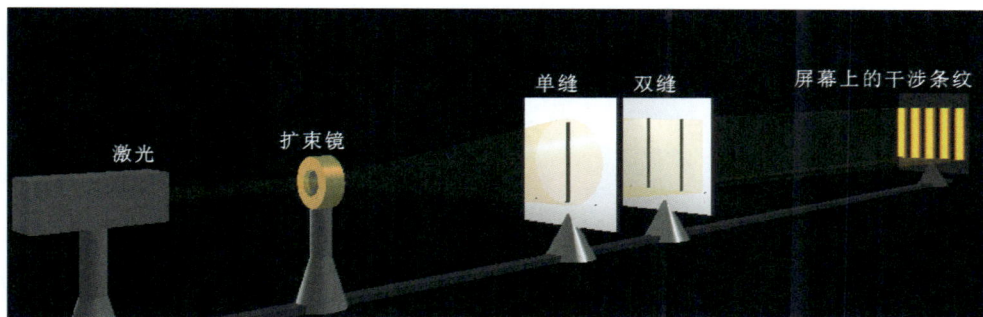

图 9-4　双缝干涉实验装置的计算机模拟

9.1.2　光程

波长均为 λ 的两束光在真空中传播,当它们在某处相遇时,两者的相位差为

$$\Delta\varphi = \frac{2\pi}{\lambda}(x_2 - x_1) \tag{9-1}$$

式中,x_1 和 x_2 分别为两个光束从光源到相遇处时所传播的几何路程。

由于光在不同介质中的传播速度不同,光波波长也不同,因此,两列光波在相遇处的相位差不再由它们所经过的几何路程唯一确定。为此我们引入一个新的概念——**光程**。

如图 9-5 所示,设在时间 Δt 内,光在真空中传播的距离为 x,光在折射率为 n 的介质中传播的距离 L 为

$$L = v\Delta t = \frac{c}{n}\Delta t = \frac{x}{n} \tag{9-2}$$

式中，折射率 $n = \frac{c}{v}$，v 为光在介质中的传播速度，c 为光在真空中的传播速度。

光在不同介质中传播时频率不变，所以从相位的变化来看，式（9-2）中的 L 与 x 等效，有

$$x = nL \tag{9-3}$$

式（9-3）表明，光在介质中传播的距离 L 相当于光在真空中传播的距离 nL。我们将光在介质中所传播的几何路程 L 与该介质的折射率的乘积 nL 定义为光程。

如图 9-6 所示，如果从 S_1 和 S_2 发出的两束相干光到等距离（$S_1P = S_2P = x$）的 P 点处相遇，其中一束经过空气，另一束经过长度为 l，折射率为 n 的介质。这两束光在到达相遇处 P 点时，经历的几何路程相等，都是 x，但光程显然不同。光束 S_1P 的光程就是几何路程 x，而光束 S_2P 经过一段介质，光程是 $(x-l) + nl$。由此可得两者的**光程差**为

$$\delta = (x - l) + nl - x = (n - 1)l$$

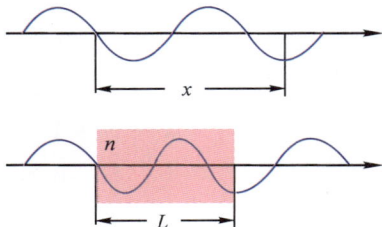

图 9-5　光在真空和介质中的传播

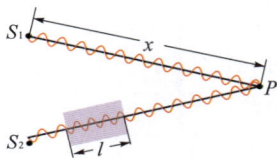

图 9-6　光程差

采用了光程概念之后，相当于把光在不同介质中的传播距离都折算为光在真空中的传播距离。两束相干光在相遇处的相位差将取决于光程差 δ，有

$$\Delta\varphi = \frac{2\pi}{\lambda}\delta \tag{9-4}$$

若两束相干光的强度相等，均为 I_0，根据干涉叠加原理，相遇点 P 处光的强度为

$$I_P = 4I_0\cos^2\frac{\pi}{\lambda}\delta \tag{9-5}$$

由此可得，当光程差为波长的整数倍，即

$$\delta = k\lambda, \quad k = 0, 1, 2, \cdots \tag{9-6}$$

时，光强最强，$I_P = 4I_0$。当光程差为半波长的奇数倍，即

$$\delta = (2k + 1)\frac{\lambda}{2}, \quad k = 0, 1, 2, \cdots \tag{9-7}$$

时，光强最弱，$I_P = 0$。

如果光波相继通过不同长度、不同折射率的介质，它所经过的总光程为

$$n_1l_1 + n_2l_2 + n_3l_3 + \cdots$$

9.1.3　杨氏双缝实验

1801 年英国医生兼物理学家托马斯·杨首先用实验的方法实现了光的干涉，并测定了

光的波长,从而为光的波动学说提供了有力的证据。

杨氏双缝干涉实验装置如图 9-7 所示。单色光 S 照射狭缝 S_0,在 S_0 前面放置两个与其等距离且相距很近的平行狭缝 S_1 和 S_2。根据惠更斯原理,狭缝 S_0 作为子波源向各个方向发射子波,在同一时刻到达狭缝 S_1 和 S_2。S_1 和 S_2 构成一对新的子波光源,由于它们取自光源 S_0 的同一波面(这种方法称为**分波阵面法**),所以子波 S_1 和子波 S_2 满足相干条件,它们在空间的叠加区域将产生干涉,在双缝前方的屏幕上就会形成明暗相间的条纹,这些条纹称为**干涉条纹**。

因 $S_0S_1=S_0S_2$,所以屏幕上任意一点 P 的干涉情况由 S_1 和 S_2 两个光波到达 P 点处的光程差决定,如图 9-8 所示。设 S_1 与 S_2 之间的距离为 d,屏幕离双缝的距离为 D,且 $D\gg d$,屏幕上任一点 P 到屏幕中心点 O 的距离为 x,$S_1P=r_1$,$S_2P=r_2$。两束光到达 P 点处的光程差为

$$\delta = r_2 - r_1 \approx d\sin\theta \tag{9-8}$$

式中,θ 为 $\angle PMO$ 或 $\angle NS_1S_2$,λ 为单色光源的波长。

屏幕 E 上 P 点形成**明条纹**的条件为

$$\delta = r_2 - r_1 = \pm k\lambda \tag{9-9}$$

式中,$k=0,1,2,\cdots$。$k=0$ 称为**中央明条纹**或**零级明条纹**。$k=1,2,\cdots$ 则分别称为第 1 级,第 2 级,……明条纹。

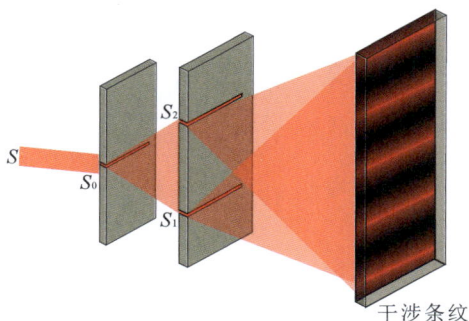

图 9-7 杨氏双缝干涉实验装置

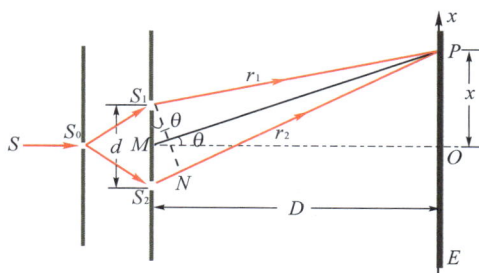

图 9-8 干涉条纹的计算

屏幕 E 上形成**暗条纹**的条件为

$$\delta = r_2 - r_1 = \pm(2k+1)\frac{\lambda}{2} \tag{9-10}$$

式中,$k=0,1,2,\cdots$分别称为第 1 级,第 2 级,……暗条纹。

因为 $D\gg d$,θ 很小,所以式(9-8)可表示为

$$\delta = r_2 - r_1 \approx d\sin\theta \approx d\tan\theta = d\frac{x}{D} \tag{9-11}$$

由式(9-9)、式(9-10)及式(9-11)可得各级明(暗)条纹中心 x 到屏幕中心 O 的距离为

$$x = \begin{cases} \pm k\dfrac{D}{d}\lambda, & k=0,1,2,\cdots,\text{明条纹} \\ \pm(2k+1)\dfrac{D}{d}\dfrac{\lambda}{2}, & k=0,1,2,\cdots,\text{暗条纹} \end{cases} \tag{9-12}$$

由式(9-12)不难求得两条相邻明条纹或两条相邻暗条纹的间距均为

$$\Delta x = \frac{D}{d}\lambda \qquad\qquad (9-13)$$

可见，屏幕上的干涉条纹分布均匀。将式（9-11）代入式（9-5），可得屏幕上光的强度分布

$$I_P = 4I_0 \cos^2 \frac{\pi}{\lambda}\frac{d}{D}x \qquad\qquad (9-14)$$

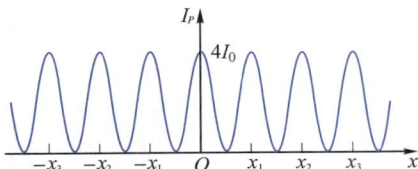

图 9-9 双缝干涉强度分布曲线

如图 9-9 所示为光的相对强度分布曲线。图中，x_1，x_2，$\cdots$ 分别为

$$x_1 = \frac{D}{d}\lambda, \quad x_2 = \frac{2D}{d}\lambda, \quad \cdots$$

如果在杨氏双缝干涉实验中将单色光源换为复色光源（白光），我们会发现，屏幕零级条纹仍然是白色，而其他各级条纹则为彩色。由式（9-12）或式（9-14）可推断各级波长的分布是从内（紫）到外（红）变化。而且随级数 k 的增加，各级波长的分布宽度也增加。

例题 9-1 在杨氏双缝干涉实验中，光源 S 是经滤色后的水银蒸气灯。滤色后的光为绿色（$\lambda=546\text{nm}$），两缝相距 0.10mm，而呈现干涉条纹图样的屏幕和双缝相距为 20cm，求：

（1）干涉条纹中第 1 级暗条纹的角位置。

（2）第 10 级明条纹的角位置。

（3）相邻两明条纹间的距离。

解 （1）根据式（9-8），第 1 级暗条纹 $k=0$，有

$$r_2 - r_1 \approx d\sin\theta = (2k+1)\frac{\lambda}{2} = \frac{\lambda}{2}$$

所以

$$\sin\theta = \frac{\lambda}{2d} = \frac{546\text{nm}}{2\times 0.10\text{mm}} = 0.0027$$

因 θ 很小，故

$$\theta \approx \sin\theta = 0.0027\text{rad} = 0.16°$$

（2）根据式（9-8），第 10 级明条纹 $k=10$，有

$$r_2 - r_1 \approx d\sin\theta = k\lambda = 10\lambda$$

可得

$$\sin\theta = \frac{10\lambda}{d} = \frac{10\times 546\text{nm}}{0.10\text{mm}} = 0.055$$

$$\theta = 3.15°$$

（3）根据式（9-13），相邻两明条纹间的距离为

$$\Delta x = \frac{D\lambda}{d} = \frac{20\text{cm}\times 546\text{nm}}{0.10\text{mm}} = 1.1\text{mm}$$

除杨氏双缝干涉实验装置以外，还可采用其他方法获得相干光源。英国物理学家劳埃德设计了如图 9-10 所示的实验装置。图中 AB 为平面反射镜，称为**劳埃德镜**。狭缝光源 S

发出的光波一部分直接射到屏幕 E 上,另一部分以接近 $90°$ 的入射角射到平面镜 AB 上,经反射后到达屏幕 E 上。平面镜反射的光波可看作虚光源 S' 发出来的。而虚光源 S' 是实光源 S 在平面镜中所成的像,S' 和 S 构成一对相干光,它们在屏幕上的重叠区域就会呈现明暗相间的干涉条纹。

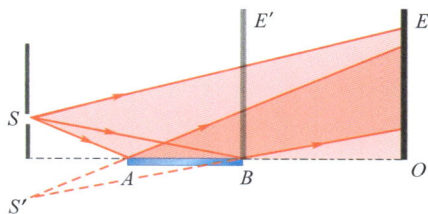

图 9-10 劳埃德镜实验装置

劳埃德镜实验还证实了**半波损失**现象。实验发现,将屏幕移动到平面镜的端点 B 处时,在其接触点处呈现的不是零级明条纹,而是暗条纹。这说明,经过平面镜反射的光波与入射光的相位相反,即光波经平面镜反射后其相位发生了 π 的突变,此种现象称为半波损失。

电磁理论证明,当光由光疏介质射向光密介质时,界面反射波的相位要发生 π 突变。由于这一相位的突变,相当于反射光与入射光之间附加了半个波长的光程差,故称为半波损失。

9.1.4 薄膜干涉

生活中发现,肥皂泡、水面上漂浮的油层及玻璃裂痕上常会看到各种颜色,这些现象都是**薄膜干涉**的表现,如图 9-11 所示。

光波照射透明薄膜时,在膜的上下两个表面都会被反射。因为这两个反射光波是来自同一光波的两束分光(这种方法称为**分振幅法**),由此构成一对相干光。当它们相遇时,就会产生干涉现象。

假设空气中有一厚度为 e、折射率为 n 的薄膜,光源 S 从上方射入,如图 9-12 所示。光束以入射角 i 射在薄膜的上表面 A 处,一部分反射为光线 a,另一部分在 A 处折射,沿 AB 方向到下表面 B 处反射,再沿 BC 方向到上表面 C 处,在 C 处折射出来,成为光线 b。光线 a 与光线 b 是两束平行光,通过眼睛成像在视网膜上。下面计算两束相干光的光程差。

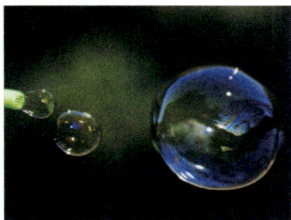

图 9-11 薄膜干涉现象

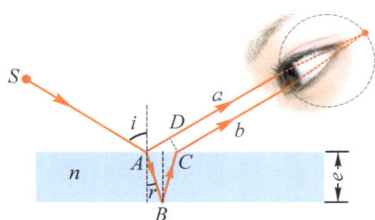

图 9-12 薄膜干涉

199

两束光从 A 处出发,其光程差为

$$\delta = n(\overline{AB} + \overline{BC}) - \overline{AD} + \frac{\lambda}{2} \tag{9-15}$$

考虑到光线 a 是光波在 A 处从光疏介质到光密介质反射得到的,有半波损失,因此在式(9-15)中加了一项 $\frac{\lambda}{2}$。

根据图 9-12 中的几何关系,可得

$$\overline{AB} = \overline{BC} = \frac{e}{\cos r} \tag{9-16}$$

$$\overline{AD} = \overline{AC}\sin i = 2e\tan r\sin i \tag{9-17}$$

由折射定律

$$n\sin r = \sin i \tag{9-18}$$

可得

$$\overline{AD} = 2en\tan r\sin r = 2en\,\frac{\sin^2 r}{\cos r} \tag{9-19}$$

将式(9-16)和式(9-19)代入式(9-15)，整理后，得到

$$\delta = 2ne\cos r + \frac{\lambda}{2} = 2e\sqrt{n^2 - \sin^2 i} + \frac{\lambda}{2} \tag{9-20}$$

根据干涉条件，便得薄膜表面明暗条纹的干涉条件为

$$\delta = 2e\sqrt{n^2 - \sin^2 i} + \frac{\lambda}{2} = \begin{cases} k\lambda, & k=1,2,\cdots,\text{加强} \\ (2k+1)\dfrac{\lambda}{2}, & k=0,1,\cdots,\text{减弱} \end{cases} \tag{9-21}$$

例题 9-2 照相机透镜常镀上一层透明薄膜，目的就是利用干涉原理减少表面的反射，使更多的光进入透镜。常用的镀膜物质是 MgF_2，其折射率 $n_1 = 1.38$，为使可见光谱中 $\lambda = 550\text{nm}$ 的光有最小反射，问膜的厚度 e 应为多少？（设透镜折射率为 $n_2 = 1.50$，空气折射率为 $n_0 = 1.00$，光线垂直入射，$\theta = 0°$，如图 9-13 所示。）

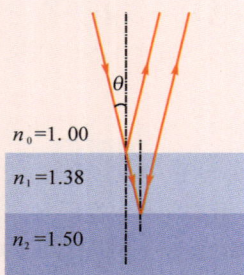

解 由于上下两表面都有半波损失，因此两反射波减弱的条件为

$$2n_1 e = (2k+1)\frac{\lambda}{2}, \quad k=0,1,2,\cdots$$

对应于最小厚度，$k=0$，即

$$e_{\min} = \frac{\lambda}{4n_1} = \frac{550\text{nm}}{4 \times 1.38} = 99.6\text{nm}$$

$n_0 = 1.00$
$n_1 = 1.38$
$n_2 = 1.50$

图 9-13　例题 9-2 用图

入射光能量一定，反射光能量减弱必然使透射光能量增强，具有这种功能的膜称为**增透膜**。但有时需要相反的情况，如为了防止高原紫外线对眼睛的伤害，登山运动员往往会戴上防护眼镜。这种眼镜的镜片也镀有一层薄膜，但目的是阻挡紫外线的透射，这种膜称为**增反膜**。

9.2　光的衍射

9.2.1　光的衍射现象

光在传播过程中遇到障碍物时会绕过障碍物的边缘前进，这种现象称为**光的衍射**。衍射也是波动的基本特征之一。

光的衍射现象在日常生活中也不难观察到。夜间透过纱窗眺望远处灯光，会看到纱窗

小孔周围散布的辐射状光芒；太阳光或月光经过大气中的雾滴时，呈现的日华或月华，这些都是由于光的衍射造成的，如图 9-14 所示。

在波动理论中，我们用惠更斯原理解释了波的衍射，但是没能给出衍射在各个方向上的强度分布情况。菲涅耳基于光的干涉原理，认为各球面子波之间可以产生干涉，对惠更斯原理做了补充，发展为**惠更斯-菲涅耳原理**，其表述为：光的波阵面上每一个点都可以成为一个发射球面子波的波源，对局部波阵面来说，这些子波是相干的。在传播到空间某处时，其振幅矢量是这些子波在该处振幅的矢量叠加。

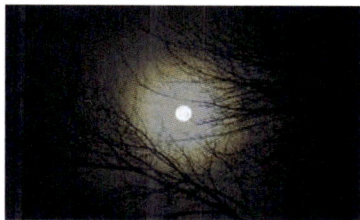

图 9-14　月华

干涉和衍射

9.2.2　单缝衍射

图 9-15 所示为单缝衍射的实验装置示意图。光源 S 发出的光束经透镜 L_1 成为平行光束并垂直照射到狭缝 D 上。在狭缝 AB 波面上各点都是新的相干波源，它们向各个方向发射子波。图中仅画出了与水平方向成 θ 角的平行子波。这些子波通过透镜 L_2 后，在焦平面放置的屏幕 E 上聚焦于 P 点。对于不同方向角 θ 的子波则聚焦在屏幕 E 上相应的位置，形成衍射条纹，如图 9-16 所示。对单色光来说，它是明暗相间的条纹，但分布不像双缝干涉那样均匀。图 9-16 上面的曲线是衍射条纹的强度分布曲线。中央条纹最亮且最宽，分布在两侧的条纹亮度则逐级衰减，宽度也较中央条纹窄。

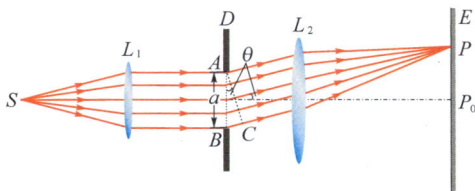

图 9-15　夫琅禾费单缝衍射实验装置简图

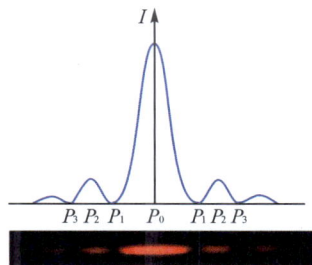

图 9-16　单缝衍射条纹及强度

201

设入射光波长为 λ，狭缝宽度为 a，AB 面上的子波射线与平行方向所成的角 θ 称为**衍射角**。首先考虑沿入射方向（$\theta=0°$）传播的各子波射线，如图 9-17(a) 所示。它们被透镜 L_2 会聚于焦点 P_0。由于狭缝 AB 波阵面上的各点同相，因此各子波到达屏幕中心 P_0 点时相互加强。对应的明条纹为**中央明条纹**。

增大衍射角 θ，同一方向的子波到达屏幕上时相位不完全一样，如图 9-17(b) 所示。由 A 点作垂直于子波传播方向的直线 AC。AC 波面上各点到屏幕的会聚点同相，所以从 AB 波面上各点到屏幕会聚点的光程差产生在 AB 波面到 AC 波面之间。其中，A 和 B 两点发出的子波光程差 BC 最大，称其为**最大光程差**。

如果衍射角 θ 的大小刚好使 $BC=2\times\dfrac{\lambda}{2}$，即由 A 点出发的子波和由 B 点出发的子波之间相差一个波长的光程差，那么 AB 中央 O 点的子波和 A 点的子波相差半个波长，它们反

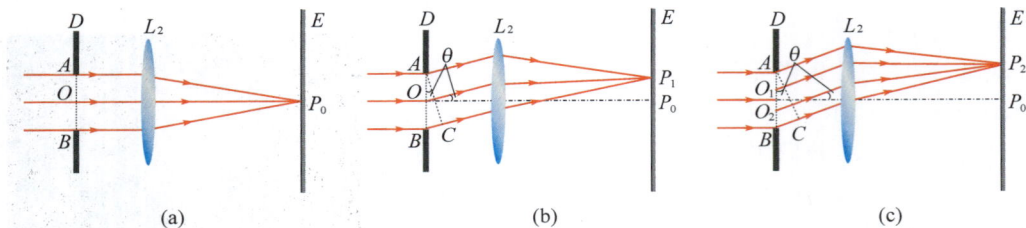

图 9-17　单缝衍射的条纹计算

相到达屏幕上的 P_1 点，彼此相互抵消。将 AB 波面等分为 AO 和 OB 两部分，这些等面积的部分称为**菲涅耳波带**。在这两个波带中可以找到相应的光程差相差半个波长的两个子波。这样，由 AO 出发的子波和由 OB 出发的子波彼此一一抵消，结果使 P_1 点成为暗点。根据图 9-17 所示可以得出 P_1 点形成暗条纹所满足的关系为

$$a\sin\theta = BC = 2\times\frac{\lambda}{2}$$

类似分析，当衍射角 θ 大小刚好使 $BC=3\times\frac{\lambda}{2}$ 时，可将 AB 波阵面等分为 AO_1、O_1O_2 和 O_2B 三个波带，如图 9-17(c)所示。其中相邻两个波带的子波在 P_2 点抵消，余下一个波带的子波在屏幕上会聚叠加后强度不为零，得到一条较亮的条纹。P_2 点形成亮纹所满足的关系为

$$a\sin\theta = BC = 3\times\frac{\lambda}{2}$$

以此推论，当 $BC=2k\frac{\lambda}{2}$ 时，AB 波阵面可等分为偶数（$2k$）个波带。相邻两个波带发出的子波彼此抵消，屏幕上将呈现暗条纹。满足的关系为

$$a\sin\theta = \pm k\lambda, \quad k=1,2,\cdots \tag{9-22}$$

式中，$k=1,2,\cdots$ 分别称为第 1 级，第 2 级，……暗条纹。

当 $BC=(2k+1)\frac{\lambda}{2}$ 时，AB 波阵面可等分为奇数（$2k+1$）个波带。相邻两个波带发出的子波抵消后，余下一个波带使屏幕上呈现较亮的条纹。满足的关系为

$$a\sin\theta = \pm(2k+1)\frac{\lambda}{2}, \quad k=1,2,\cdots \tag{9-23}$$

式中，$k=1,2,\cdots$ 分别称为第 1 级，第 2 级，……明条纹。因级数越大，波带越窄，所以各级明条纹的强度随着级数的增加而逐渐减弱。

在单缝衍射条纹中，中央明条纹的宽度可以从图 9-18 中求得。设透镜的焦距为 f，两个第 1 级暗条纹中心之间的距离即中央明条纹的宽度为 Δx，有

$$\Delta x = 2f\tan\theta \tag{9-24}$$

式中，第 1 级暗条纹（$k=1$）衍射角 θ 满足

$$\sin\theta = \frac{\lambda}{a} \tag{9-25}$$

还可以证明，中央明条纹的宽度是其他各级明条纹宽度的 2 倍。

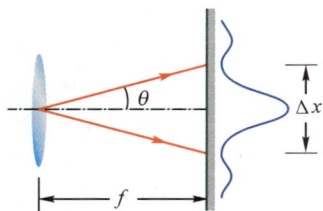

图 9-18　单缝衍射的中央明条纹宽度

例题 9-3　水银灯发出的波长为 546nm 的绿色平行光垂直入射到一单缝上。缝后透镜的焦距为 40cm，测得透镜后焦平面上衍射图样的中央明条纹的宽度为 1.5mm。试求单缝宽度。

解　根据式(9-24)，有

$$\tan\theta = \frac{\Delta x}{2f} \tag{1}$$

因为 θ 很小，所以

$$\sin\theta \approx \tan\theta = \frac{\Delta x}{2f} \tag{2}$$

对于第 1 级暗条纹 $k=1$，有

$$a\sin\theta = \lambda \tag{3}$$

将式(2)代入式(3)，可得单缝的宽度为

$$a = \frac{2\lambda f}{\Delta x} = \frac{2 \times 546\text{nm} \times 40\text{cm}}{1.5\text{mm}} = 0.029\text{cm}$$

9.2.3　圆孔衍射　光学仪器的分辨本领

如果把单缝衍射实验中的狭缝改成小圆孔，在屏幕上将形成圆孔衍射图样，如图 9-19(a)所示。衍射图样的中央是一个非常亮的亮圆，它的亮度集中了衍射光全部能量的 80% 以上，我们称该亮圆为**艾里斑**，如图 9-19(b)所示。在艾里斑之外是各级明暗相间的同心圆环。

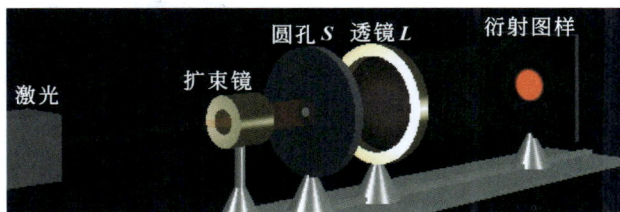

(a) 圆孔衍射实验装置

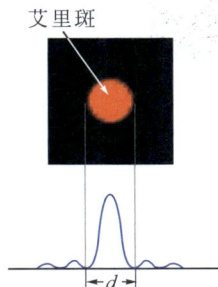

(b) 艾里斑

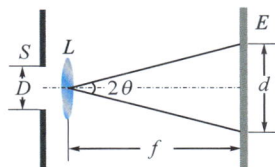

(c) 艾里斑对透镜中心张角
与圆孔直径、波长的关系

图 9-19　圆孔衍射

假设小圆孔直径为 D，透镜焦距为 f，艾里斑直径为 d，入射光波长为 λ，如图 9-19(c)所示。由理论计算可得艾里斑对透镜中心的张角 2θ 为

$$2\theta = 2.44\frac{\lambda}{D} \tag{9-26}$$

圆孔衍射是许多光学仪器中不可避免出现的情况，它直接影响到成像的质量。

大多数光学仪器所用的透镜、光阑等均为圆形，相当于一个透光的圆孔。由于圆孔衍射效应，经透镜所成的像一定不是一个清晰的几何像，而是一个衍射图样。如点光源所成的像不再是一个点，而是有一定大小的亮斑（艾里斑）。可见，衍射限制了光学仪器的分辨率。因此，研究圆孔衍射具有重要的实际意义。

用透镜观察相距很近的两个物点时，在透镜焦平面的屏幕上将产生两个艾里斑，如图 9-20 所示。由于这两个物点光源是不相干的，所以屏幕上的总光强是两个衍射条纹的光强直接相加。光学仪器能否从总光强分布中辨认出两个物点的像，取决于两个亮度很大的艾里斑的重叠程度。重叠过多就不能分辨出两个物点。当一个艾里斑的中心刚好落在另一个艾里斑的边缘（即一级暗环）上时，这两个艾里斑将刚刚能够被光学仪器或人眼所分辨，如图 9-20(b)所示。这一判定能否分辨物体的准则称为**瑞利判据**。

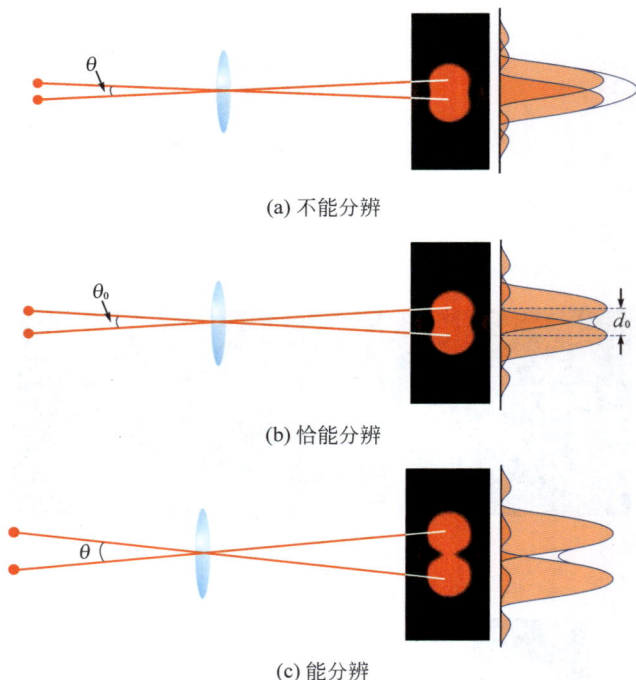

(a) 不能分辨

(b) 恰能分辨

(c) 能分辨

图 9-20　瑞利判据示意图

根据瑞利判据，由式(9-26)可得两物点恰好能被分辨时对透镜中心的张角 θ_0 为

$$\theta_0 = 1.22\frac{\lambda}{D} \tag{9-27}$$

θ_0 称为光学仪器所能分辨的**最小分辨角**。对于直径为 D 的圆孔衍射图样来说，θ_0 就是艾里斑的半角度。光学仪器中，将最小分辨角的倒数 $\frac{1}{\theta_0}$ 称为仪器的**分辨率**或**分辨本领**。

由式(9-27)可知,增大透镜直径 D 或采用波长较短的入射光均可提高仪器的分辨本领。如天文望远镜物镜的直径较大,有的达 5m 以上。电子显微镜采用的是波长远小于可见光的电子波,能分辨相距 10^{-10} m 的两个物点。

例题 9-4　在一般的亮度下,人眼瞳孔直径约 3mm。以在可见光中视觉感受最灵敏的黄绿光($\lambda = 550$nm)来计算人眼的最小分辨角是多大? 在明视距离处恰能被人眼分辨的最小间隔是多少? **明视距离**是指在合适的照明条件下,眼睛不用调节就能看清楚的距离。人眼的明视距离为 25cm。

解　由式(9-27)可得人眼的最小分辨角为

$$\theta_0 = 1.22 \frac{\lambda}{D} = 1.22 \times \frac{550\text{nm}}{3\text{mm}} = 2.2 \times 10^{-4}\text{rad}$$

根据人的视神经细胞的大小和分布得知,一般正常人眼最小分辨角为 $1'$(约等于 2.9×10^{-4} rad)。可见与理论计算的值大致相符。

在明视距离处,两点恰好能被人眼分辨的间隔为

$$l = 25\text{cm} \times \theta_0 = 25\text{cm} \times 2.2 \times 10^{-4}\text{rad} = 0.055\text{mm}$$

所以,理论上间隔小于 0.055mm 的两点,在明视距离处人们看到的只是一个点。

9.2.4　光栅衍射

光栅是一种由密集、等间距平行刻线构成的光学元件。被刻的条痕不再透光,未刻划过的部分组成了一组平行的透光狭缝。在 1mm 内,刻线最多可达千条以上。

图 9-21 所示的是光栅的原理示意图。设透光部分的宽度为 a,不透光部分的宽度为 b,两者之和($a+b$)是相邻狭缝之间的距离,称为**光栅常量**,记为 d。有

$$d = a + b \tag{9-28}$$

光栅常量是表征光栅性能的一个重要指标。例如,一块光栅在 1cm 宽度内刻有 1000 条刻痕,则光栅常量为

$$d = a + b = \frac{1}{1000}\text{cm} = 1 \times 10^{-5}\text{m}$$

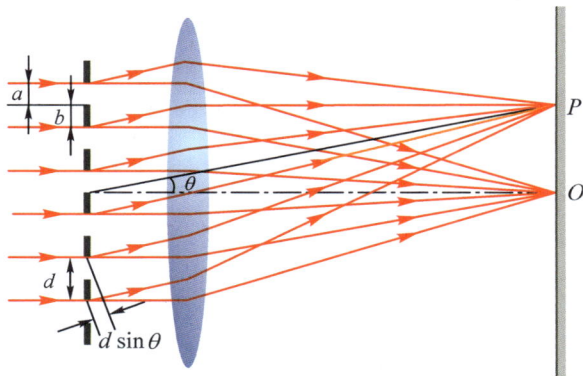

图 9-21　光栅衍射的原理

　　当平行单色光垂直入射到光栅上时，光栅的每条狭缝都将产生单缝衍射。它们在透镜焦平面上的衍射条纹位置相同并互相重叠在一起，如图 9-22 中的红色曲线所示。此外，各条狭缝发出的光波又是相干的，这些单缝衍射条纹重叠时也将产生相干叠加。所以，光栅的衍射条纹是单缝衍射和多缝干涉的总效果，如图 9-22 所示。

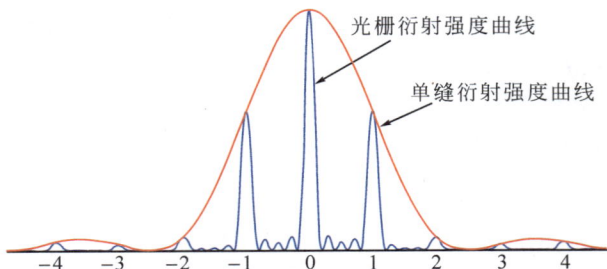

图 9-22　光栅衍射强度分布

　　光栅各狭缝发出的光波向各方向传播。衍射角为 θ 的平行光波经透镜会聚后在焦平面的屏幕上 P 点处会合，如图 9-21 所示。任意相邻两缝发出的衍射光波的光程差均为 $d\sin\theta$，当满足

$$d\sin\theta = \pm k\lambda, \quad k = 0,1,2,\cdots \tag{9-29}$$

时，各衍射光在 P 处互相加强而形成干涉极大。式（9-29）称为**光栅方程**，是形成光栅衍射明条纹的条件。式中对应于 $k=0$ 的条纹称**中央明条纹**或**零级像**。$k=1,2,\cdots$ 的明条纹分别称为 1 级明条纹，2 级明条纹，……。

　　光栅衍射的明条纹对称地分布在中央明条纹的两侧。如果光波不是单色的，由于各级明条纹的衍射角 θ 与波长 λ 有关，因此不同波长明条纹的位置不一样。如图 9-23 所示为低压汞灯经衍射光栅在屏幕上形成的光谱，这些彩色光谱称为**衍射光谱**。从图中可以看出，中央仍为复色光，其他各级均为彩色光谱，短波光在内，长波光在外，且级次越高，谱线间隔也越大。

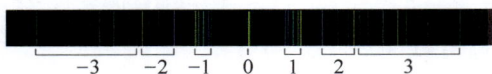

图 9-23　光栅衍射光谱

　　衍射光栅作为一种分光元件，不仅用于光谱学，还广泛用于计量、光通信、信息处理等方面。应用于生物化学、生物医学等研究领域的荧光分光光度计中，光栅是其中不可缺少的重要部件。

　　例题 9-5　利用一个每厘米刻有 4000 条缝的光栅，在白光垂直照射下，可以产生多少完整的光谱？

　　解　紫光的最小波长为 $\lambda = 400\text{nm}$，红光的最大波长为 $\lambda' = 760\text{nm}$。按光栅方程

$$d\sin\theta = k\lambda$$

对第 k 级光谱，角位置从 θ_k 到 θ_{k+1}，要产生完整的光谱，要求 λ 的第 $(k+1)$ 级条纹在 λ' 的第 k 级条纹之后，亦即

$$\theta'_k < \theta_{k+1}$$

由

$$d \sin\theta'_k = k\lambda'$$
$$d \sin\theta_{k+1} = (k+1)\lambda$$

得到

$$\frac{k\lambda'}{a+b} < \frac{(k+1)\lambda}{a+b}$$

或

$$k\lambda' < (k+1)\lambda$$
$$760k < 400(k+1)$$

只有 $k=1$ 满足上式，所以只能产生一个完整的可见光光谱，而第 2 级和第 3 级的光谱有重叠现象出现。

9.3　光的偏振

9.3.1　自然光与偏振光

电磁波的
偏振性

令人震撼的 3D 电影风靡世界，其中偏振技术起到了关键的作用。

光是电磁波，电磁波是横波。电场矢量和磁场矢量的振动方向都和波的传播方向垂直，并且它们之间也互相垂直。实验指出，感光作用、生理作用等大多数光学现象都是由电场矢量 E 引起的。所以，通常我们以电场强度的方向表示光波的振动方向，将电场强度矢量 E 称为**光矢量**。

普通光源所发射的光波是由大量互不相干的、不连续的波列组成。每个波列都有确定的振动方向。因此，普通光源发出的光束中包含着各个方向的光矢量，在任何方向上光矢量 E 的振幅均相等，没有哪一个方向占优势，如图 9-24(a) 所示。具有这种特征的光称为**自然光**。自然光中各个方向的光矢量可以分解成相互垂直的两个分量，因此可以认为自然光是由两组相互垂直方向振动的光波组成，如图 9-24(b) 所示。

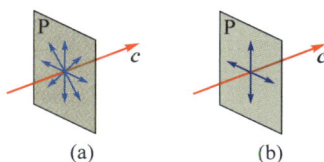

图 9-24　自然光及其表示

207

自然光在传播过程中，由于介质的反射、折射或吸收等外界作用，有可能成为只具有某一方向的光振动。这种只限于某一确定方向振动的光称为**线偏振光**或简称**偏振光**。如果因上述原因，导致某一方向的光振动比其他方向的光振动更占优势，这种光称为**部分偏振光**。如图 9-25 所示为偏振光的图示方法。短线表示在页面上的光振动，点表示与页面垂直的光

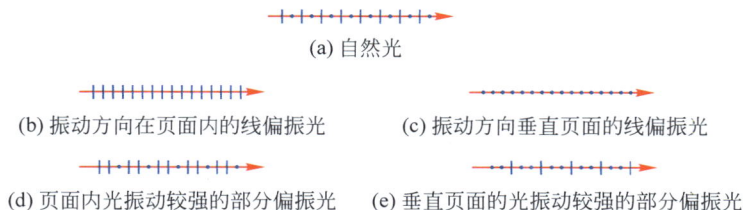

(a) 自然光

(b) 振动方向在页面内的线偏振光　　(c) 振动方向垂直页面的线偏振光

(d) 页面内光振动较强的部分偏振光　　(e) 垂直页面的光振动较强的部分偏振光

图 9-25　偏振光的图示方法

振动。偏振光的振动方向与光传播方向所构成的平面称为偏振光的**振动面**。

9.3.2　起偏器和检偏器　马吕斯定律

除了激光等特殊光源，普通光源发出的光都是自然光。通过某种装置可以使自然光转变为线偏振光，即所谓**起偏**。这种装置称为**起偏器**。它的作用就像一个滤板，只有沿某一特定方向振动的光波可以通过，使其成为在该方向振动的线偏振光。

人眼不能识别光振动的方向。为了辨别自然光和偏振光，需要借助某种装置来帮助检测光波是否偏振，即所谓**检偏**。这种检验光是否偏振的装置称为**检偏器**。

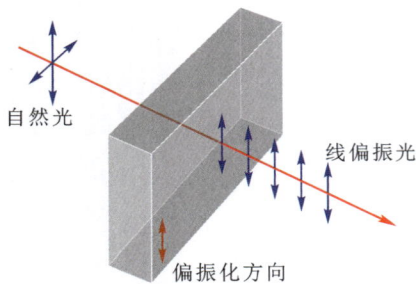

图 9-26　偏振片

实际使用时，可利用偏振片来获得或检验偏振光。常用的偏振片是在透明薄片的表面涂上某种晶体物质（如奎宁硫酸盐碘化物等晶体）制成的。这种物质对光波中沿某一方向的光振动有强烈的吸收作用，而对与该方向垂直的光振动的吸收非常微弱，可以让其透过。物质具有的这种性质叫作**二向色性**，如图 9-26 所示。一般在使用的偏振片上有箭头标记允许通过的光振动方向，称为偏振片的**偏振化方向**。

如图 9-27 所示，A 和 B 为两块偏振片。自然光通过作为起偏器的偏振片 A 后成为线偏振光，其强度（不考虑偏振化方向的吸收）为入射自然光强度的一半。如果线偏振光再照射到偏振片 B 上，那么当 B 与 A 的偏振化方向一致时，偏振光可全部通过 B，此时视场亮度最大，如图 9-27（a）所示。当 B 与 A 的偏振化方向垂直时，偏振光将无法通过 B，视场完全变黑，如图 9-27（c）所示。如以光的传播方向为轴，不停地旋转 B，那么透过 B 的偏振光将经历由亮到暗，再由暗到亮的变化过程。偏振片 B 起着检偏器的作用。

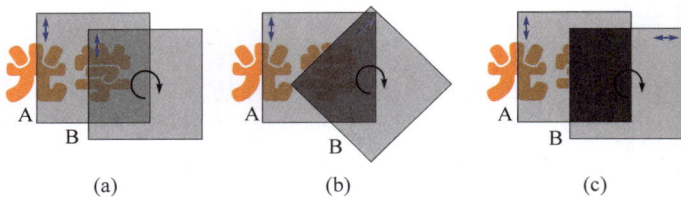

图 9-27　偏振片的起偏和检偏

透过检偏器 B 的线偏振光强度的变化与起偏器 A 和检偏器 B 的两个偏振化方向之间的夹角有关，它们的关系由**马吕斯定律**决定。

马吕斯指出，强度为 I_0 的线偏振光通过检偏器后，透射光的强度（不考虑吸收）为

$$I = I_0 \cos^2 \alpha \tag{9-30}$$

式中，α 是起偏器和检偏器两个偏振化方向的夹角。式（9-30）称马吕斯定律。证明如下：如图 9-28 所示，A 和 B 分别为起偏器和检偏器。设两个偏振化方向之间的夹角为 α，E_0 为通过起偏器 A 后线偏振光的振幅。将 E_0 分解为平行和垂直于检偏器偏振化方向的两个分量，即 $E_0 \cos\alpha$ 和 $E_0 \sin\alpha$。其中，只有平行于检偏器偏振化方向的分量 $E_0 \cos\alpha$ 可通过检偏

器。又因为光的强度正比于振幅的平方,所以有

$$\frac{I}{I_0} = \frac{E^2}{E_0^2} = \frac{E_0^2 \cos^2 \alpha}{E_0^2}$$

式中,I 和 E 分别为通过检偏器 B 后线偏振光的
强度和振幅。得到

$$I = I_0 \cos^2 \alpha$$

马吕斯定律由此得证。

根据马吕斯定律,线偏振光的振动方向和检
偏器的偏振化方向夹角 $\alpha = 0°$ 或 $180°$ 时,线偏振
光透过的强度最大,视场最亮。当它们的夹角

图 9-28 马吕斯定律证明

$\alpha = 90°$ 或 $270°$ 时,则透过的偏振光强度为零,视场全黑。检偏器旋转一周,视场将经历两次
最亮和两次全暗。

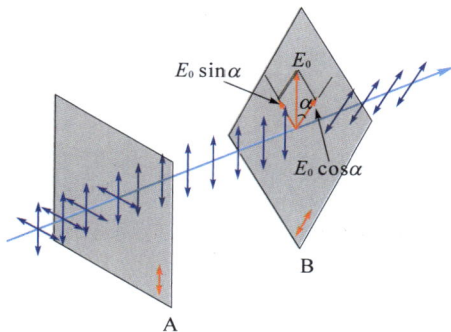

例题 9-6 有两个偏振片,一个作为起偏器,一个作为检偏器。当它们的偏振化方
向之间的夹角为 $30°$ 时,一束单色自然光穿过它们后,出射光强为 I_1。当它们的偏振化
方向之间的夹角为 $60°$ 时,另一束单色自然光穿过它们后,出射光强为 I_2,且 $I_1 = I_2$。
求两束单色自然光的强度之比。

解 设第一束单色自然光的光强为 I_{10},第二束单色自然光的光强为 I_{20}。它们透
过起偏器后,强度都应减为原来的一半,分别为 $\dfrac{I_{10}}{2}$ 和 $\dfrac{I_{20}}{2}$。根据马吕斯定律,透过检偏
器的偏振光强度分别为

$$I_1 = \frac{I_{10}}{2} \cos^2 30°$$

$$I_2 = \frac{I_{20}}{2} \cos^2 60°$$

故得,两束单色自然光的强度之比为

$$\frac{I_{10}}{I_{20}} = \frac{\cos^2 60°}{\cos^2 30°} = \frac{1}{3}$$

9.3.3 反射光和折射光的偏振性 布儒斯特定律

炎炎夏日,驾车行驶在高速公路上,路面的强烈反光让人感到目眩。如佩戴一副偏振眼
镜,驾驶员就不再会感到目眩。这个事实说明,太阳光经路面反射后,反射光具有偏振光特
征,佩戴偏振眼镜后,这部分的光就会被阻止进入人的眼睛,如图 9-29 所示。

如图 9-30 所示,上、下两种各向同性介质的折射率分别为 n_1 和 n_2。当自然光入射到它
们的分界面上时,实验表明,反射光和折射光都是部分偏振光。反射光是垂直于入射面(入
射面是指入射光线与入射点法线所组成的面)振动较强的部分偏振光,而折射光则是平行于
入射面振动较强的部分偏振光。

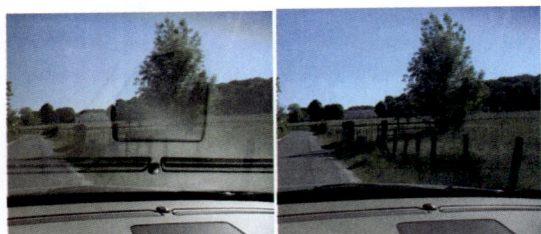

(a) 路面的反射　　(b) 佩戴偏振眼镜后
　　　　　　　　　　的路面效果

图 9-29　偏振镜的效果

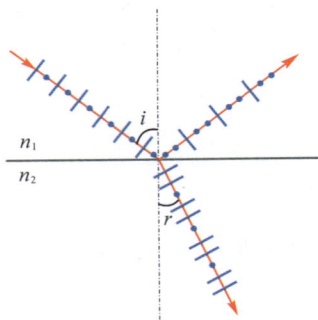

图 9-30　自然光经反射和折射后
产生的部分偏振光

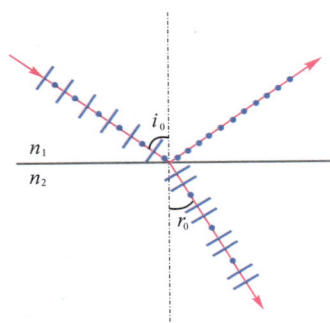

图 9-31　入射角为布儒斯特角时，
反射光为偏振光

设 i 为入射角，r 为折射角。实验进一步表明，改变入射角 i，当以某特定的角度 i_0 入射时，反射光为线偏振光，折射光仍为部分偏振光，称入射角 i_0 为**起偏角**，如图 9-31 所示。1812 年布儒斯特注意到，当入射角为起偏角 i_0 时，反射光线和折射光线互相垂直，即折射角 r_0 是入射角 i_0 的余角，有 $\sin r_0 = \cos i_0$。再由折射定律

$$\frac{\sin i_0}{\sin r_0} = \frac{n_2}{n_1}$$

可得

$$\tan i_0 = \frac{\sin i_0}{\cos i_0} = \frac{n_2}{n_1} = n_{12} \tag{9-31}$$

式(9-31)称为**布儒斯特定律**。起偏角 i_0 又称为**布儒斯特角**。可见，i_0 由相对折射率 n_{21} 决定。假设自然光由空气入射到折射率为 1.52 的玻璃，根据布儒斯特定律，起偏角为

$$i_0 = \arctan \frac{1.52}{1} = 56°40'$$

9.4　光的双折射

9.4.1　晶体的双折射现象

自然光由一种介质进入另一种介质时，通常只有一条折射光线在入射面中传播，方向由折射定律确定。但当自然光进入各向异性的晶体时，发现折射光被分裂成两束，它们沿不同方向折射，这种现象称**双折射**现象。如图 9-32 所示为方解石晶体呈现的双折射现象。其中一束折射光遵守折射定律，这束光称为**寻常光线**，简称 o 光。另一束折射光不遵守折射定律，而且也不一定在入射面上，这束光称为**非常光线**，简称 e 光。

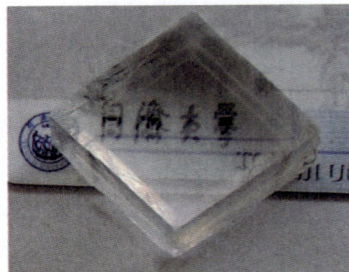

图 9-32　双折射现象

寻常光线在晶体内的折射率是常量，与传播方向无关，因此寻常光线在晶体中各方向的传播速度相同。而非常光线在晶体内的折射率随传播方向而变化，各方向的传播速度也不同。如图 9-33(a)所示，在晶体的内部存在着一个特殊的方向，沿着该方向，寻常光线和非常光线的折射率相等。即沿着该方向传播的寻常光线和非常光线的速度相等，不产生双折射现象，这个特殊方向称为晶体的**光轴**。o 光(e 光)与光轴构成的平面，称为 o 光(e 光)**主平面**。光轴和晶体表面法线构成的平面称为晶体的**主截面**。当入射面与主截面重合时，如图 9-33(b)所示，非常光线也在此平面内，亦即主截面与寻常光线及非常光线的主平面重合。实际应用中，一般都选择入射面与主截面重合，以简化对双折射现象的研究和应用。

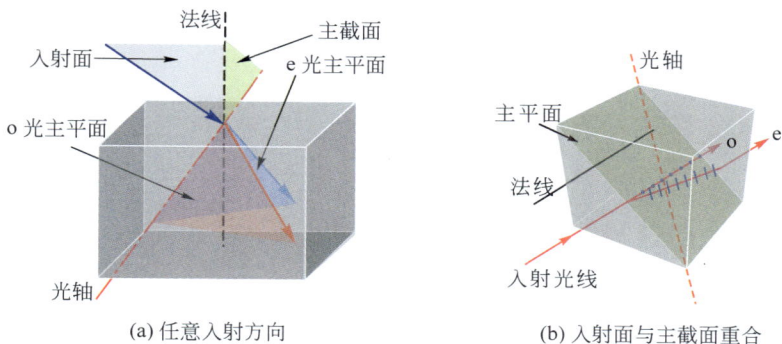

(a) 任意入射方向　　　　(b) 入射面与主截面重合

图 9-33　晶体的光轴、主截面和主平面

通过检偏器验证，寻常光线和非常光线都是线偏振光。寻常光线的振动面垂直于晶体内与寻常光线相对应的 o 光主平面。非常光线的振动面则平行于 e 光主平面。当入射面与主截面重合时，寻常光线和非常光线的振动方向互相垂直。即寻常光线是振动方向垂直于主截面的线偏振光，非常光线是振动方向平行于主截面的线偏振光，如图 9-33(b)所示。

双折射现象可以利用惠更斯原理来解释。如图 9-34 所示，平行光入射于晶体表面，设入射面与主截面重合且平行于页面。当平行光的波前到达 AB 面时，A 点作为子波源开始在晶体内传播。o 光在各个方向的传播速度均相等，因此 o 光为一组球面波。e 光在光轴方向上的传播速度与 o 光相等，其他方向的传播速度较之 o 光逐渐增大(负晶体)或逐渐减小(正晶体)，e 光为一组椭球面。当光由 B 点传播到晶体表面 C 点时，A 点的 o 光和 e 光

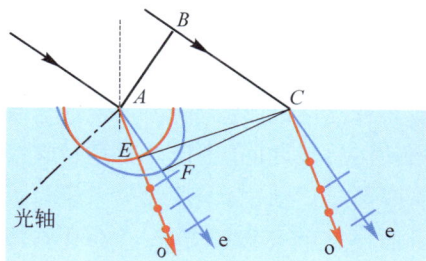

图 9-34　双折射现象解释

已经在晶体内传播了一段距离。过 C 点作直线 CE 与 o 光的球面相切，作直线 CF 与 e 光的椭球面相切。这两条线分别是晶体表面 AC 上各点发出的 o 光子波的波面和 e 光子波的波面。引 AE 直线和 AF 直线，可得晶体内 o 光和 e 光的传播方向。

利用晶体的双折射现象，从自然光可以得到寻常光线和非常光线两种偏振光。如图 9-35 所示为人工合成的尼科耳棱镜。它是由两块天然方解石切割成图示形状，用加拿大树胶黏合而成的。自然光从左端入射，被分解为 o 光和 e 光，并以不同的角度入射于晶体与树胶的界面。因加拿大树胶的折射率大于 e 光而小于 o 光，对 o 光来说，是从光密介质射向光疏介

质，棱镜的设计使其产生全反射而不能透过。而 e 光则是从光疏介质射向光密介质，折射后能透过棱镜。棱镜的透射光是振动方向平行于入射面的线偏振光。所以尼科耳棱镜实际起到了一个偏振镜的作用。

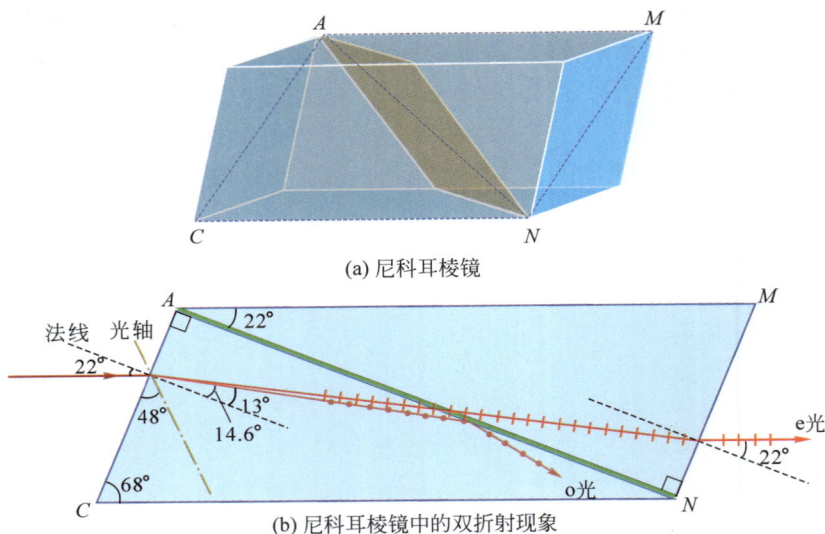

(a) 尼科耳棱镜

(b) 尼科耳棱镜中的双折射现象

图 9-35　尼科耳棱镜与双折射现象

有些晶体除能产生双折射外还具有二向色性，即对于 o 光和 e 光具有不同的吸收本领。例如电气石晶片，吸收 o 光的性能特别强，1mm 的厚度能把 o 光完全吸收而只让 e 光通过。自然光通过这样的晶片后变成偏振光，因此具有二向色性的晶片是一种天然的偏振片。

在生物样品中，肌肉纤维、骨骼和牙齿等也具有各向异性。利用偏振光显微镜可以检测生物体内某些有序结构、晶体的存在及其折射光学性质，同时也可以检测某些组织中的化学成分。偏振光显微镜是在光学显微镜的光学系统中增加了检验样品各向异性的偏振镜。通常将起偏器插在光源与样品之间，使射向样品的光为偏振光。检偏器插在物镜与目镜之间，用以观察透过样品的光学性质。

在医学诊断中，偏振光显微镜技术还可以检测出具有各向异性的尿酸盐结晶——痛风的"元凶"。尿酸盐结晶外观呈白色，因其各向异性，在偏振光显微镜下观察，可发现尿酸盐呈双折射现象的细针状或钝棒状结晶，如图 9-36 所示。

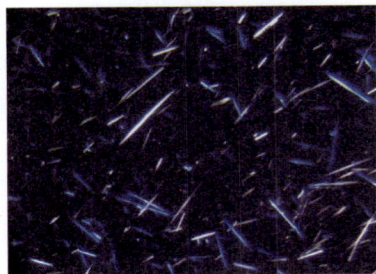

图 9-36　尿酸盐结晶

9.4.2　椭圆偏振光与圆偏振光　波片

除了线偏振光，还有一种**椭圆偏振光**。它的光矢量端点在垂直于光传播方向的截面内描绘出椭圆的轨迹。

如图 9-37 所示为获得椭圆偏振光的装置。自然光通过偏振片成为线偏振光，再垂直射到晶体表面上。设晶体光轴与晶面平行，偏振片的偏振化方向与晶体光轴的夹角为 α。偏振光进入晶体后,由于双折射而分解成 o 光和 e 光。两者振动方向相互垂直,且沿同一方向传播,是两束同频率、有恒定相位差的相干光。其振幅分别为

$$E_o = E\sin\alpha$$

$$E_e = E\cos\alpha$$

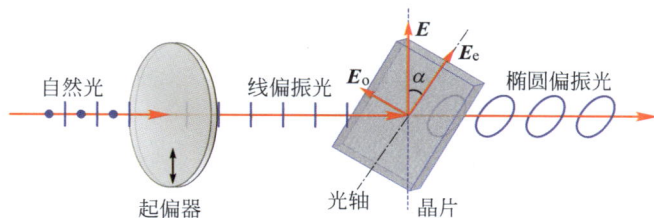

图 9-37　椭圆偏振光的获得装置

o 光和 e 光从晶体出射后,两者的光程差为

$$\delta = n_o d - n_e d \tag{9-32}$$

式中,d 为晶体的厚度,n_o 和 n_e 分别为 o 光和 e 光的折射率。由式(3-19)可知,当两束光线的相位差为 $\dfrac{\pi}{2}$,即光程差为

$$\delta = n_o d - n_e d = \frac{\lambda}{4} \tag{9-33}$$

时,出射的两束光将合成为椭圆偏振光。当 $E_o = E_e$ 时,合成为**圆偏振光**。对应于晶体的最小厚度为

$$d = \frac{1}{n_o - n_e}\frac{\lambda}{4} \tag{9-34}$$

具有这种厚度的晶片称为**四分之一波片**。利用该波片可以实现将线偏振光变成椭圆偏振光或圆偏振光。

如果射出晶体的 o 光和 e 光的光程差满足

$$\delta = n_o d - n_e d = \frac{\lambda}{2} \tag{9-35}$$

两束光将合成为线偏振光。对应于晶体的最小厚度为

$$d = \frac{1}{n_o - n_e}\frac{\lambda}{2} \tag{9-36}$$

具有这种厚度的晶片称为**二分之一波片**或**半波片**。线偏振光通过该波片后仍为线偏振光,只是振动方向相对原来的振动方向转过了 2α 的角度。即半波片可改变入射偏振光的偏振方向。

半波片可以看作 2 块四分之一波片的叠加,所以,若让椭圆偏振光或圆偏振光通过四分之一波片,则可获得线偏振光。

9.4.3　旋光物质

如图 9-38 所示,一束线偏振光通过石英晶体后,它的振动面发生了旋转,这种现象称为**旋光现象**。能产生旋光现象的物质叫作**旋光物质**。除石英晶体外,食糖溶液、果糖溶液、葡萄糖溶液、酒石酸溶液等都属于旋光物质。

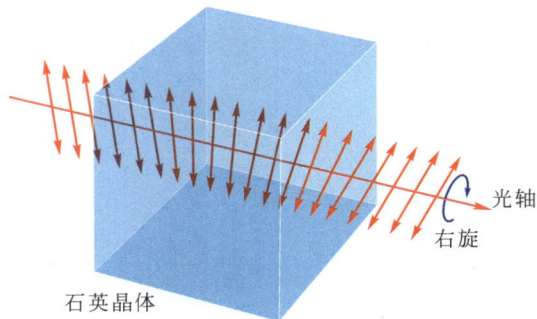

图 9-38　椭圆偏振光的获得

旋光物质按光振动面的旋转方向分右旋和左旋两种。如果对着光源观察，使振动面按顺时针方向旋转的物质称为**右旋物质**，使振动面按逆时针方向旋转的物质称为**左旋物质**。氯霉素是左旋物质，而维生素 C 是右旋物质。

实验表明，振动面旋转的角度取决于旋光物质的性质、厚度及入射光的波长。温度对大多数旋光物质来说影响不大。当入射的单色光波长一定时，旋光物质振动面的旋转角度 φ 与旋光物质的厚度 L 成正比：

$$\varphi = \alpha L \tag{9-37}$$

式中，比例系数 α 是与旋光物质有关的常量，称**旋光率**。它表示光通过单位长度旋光物质时，振动面旋转的角度。右旋物质，其 φ 为正；左旋物质，其 φ 为负。固体旋光率的单位为 $(°)\cdot m^{-1}$。

如果旋光物质为溶液，振动面旋转的角度 φ 还与其浓度 C 成正比，即

$$\varphi = [\alpha]_\lambda^t CL \tag{9-38}$$

式中，厚度 L 的单位为 dm，溶液的浓度 C 的单位是 $g\cdot cm^{-3}$。其中 $[\alpha]_\lambda^t$ 表示溶液在温度 t 时对波长为 λ 的光波的旋光率。溶液旋光率的单位为 $(°)\cdot cm^3 \cdot g^{-1} \cdot dm^{-1}$。表 9-1 给出了一些药物在 $t=20℃$ 时的旋光率。旋光率 $[\alpha]_D^t$ 下标的 D 是指太阳光谱中的 D 线，即波长为 589.3nm 的钠黄光。

表 9-1　一些药物的旋光率（$t=20℃$）

药　名	旋光率$[\alpha]_D^t$ /$((°)\cdot cm^3 \cdot g^{-1}\cdot dm^{-1})$	药　名	旋光率$[\alpha]_D^t$ /$((°)\cdot cm^3 \cdot g^{-1}\cdot dm^{-1})$
乳糖	$+52.2\sim+52.5$	桂皮油	$-1\sim+1$
葡萄糖	$+52.5\sim+53.0$	蓖麻油	$>+50$
蔗糖	$+65.9$	维生素 C	$+21\sim+22$
薄荷脑	$-50\sim-49$	氯霉素	$-20\sim-17$
樟脑	$+41\sim+43$	山道年	$-175\sim-170$

如果用复色偏振光照射旋光物质，由于各种波长光的旋光率不同，会产生各种色光的振动面分散在不同的平面内，这种现象称为**旋光色散**。通常，旋光率 α 与波长成反比，但也有相反的情况。

在制糖工业中，用来检测糖溶液浓度的仪器就是依据式（9-38）而制成的。这种仪器叫旋光仪，又称糖量计。

如图 9-39 所示为旋光仪的结构。入射光源通过滤色片和起偏器成为单色偏振光。当通过旋光物质的溶液时,光的振动面会发生偏转。偏转的角度 φ 可以利用检偏器来测定。检测前,将检偏器的视场调节至最暗,即起偏器和检偏器的偏振化方向相互正交。将待测物放入样品室,单色偏振光透过具有旋光性的样品时,因振动面发生了偏转,检偏器由暗转亮。旋转检偏器,将视场再调至最暗,检偏器旋转的角度就是单色偏振光透过样品后振动面偏转的角度,由刻度盘精确读出。通过式(9-38)可以测定旋光物质的浓度。这种测定旋光物质浓度的方法既简单又可靠,在化学及制药工业中有着广泛的应用。

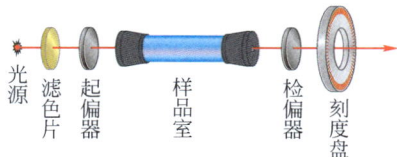

光源　滤色片　起偏器　样品室　检偏器　刻度盘

图 9-39　旋光仪的结构

例题 9-7　将葡萄糖溶液装入 20cm 长的样品室中,线偏振光通过样品室时振动面偏转了 35°。已知葡萄糖的旋光率 $[\alpha]_\lambda^t = 52.5°\text{cm}^3 \cdot \text{g}^{-1} \cdot \text{dm}^{-1}$,求葡萄糖溶液的浓度。

解　对溶液旋光,有

$$\varphi = [\alpha]_\lambda^t CL$$

所以,葡萄糖溶液的浓度为

$$C = \frac{\varphi}{[\alpha]_\lambda^t L} = \frac{35°}{52.5°\text{cm}^3 \cdot \text{g}^{-1} \cdot \text{dm}^{-1} \times 2.0\text{dm}} = 0.33\text{g} \cdot \text{cm}^{-3}$$

许多有机药物、生物碱、生物体中的各种糖类、氨基酸等都是具有旋光性的物质。其浓度都可以通过旋光仪来测定。研究发现,许多旋光物质是左右两种旋光的异构体。例如,从委内瑞拉链霉菌培养液中提取获得的天然氯霉素具有左旋性质,而用人工合成的氯霉素则是左旋右旋各占一半的混合物。其中只有左旋部分具有疗效。直接生产出来的驱虫药四咪唑也是具有左右旋成分的混合物,有疗效的仍然是具有左旋性质的部分。

思考题

9.1　杨氏双缝干涉实验装置中,为什么一定要在双缝之前加一个单缝?

9.2　吹肥皂泡时发现,刚开始(肥皂泡很小)看不到颜色,当吹到一定大时才会看到,为什么?

9.3　在衍射实验中,如果单缝的宽度比波长小很多,能否看到衍射条纹?

9.4　双缝干涉和双缝衍射产生的明暗相间条纹有何区别?为什么?

9.5　看 3D 电影的眼镜和偏振太阳光眼镜的镜片都是由偏振片制成的,两者的区别在哪里?镜片的偏振化方向又是怎样的?

9.6　从尼科耳棱镜出射的 e 光,入射到各向同性的介质中,它是否遵从折射定律?

9.7　用复色偏振光照射旋光物质时会产生旋光色散,实验中怎样才能观察到这种现象?

习题

9.1　在空气中，用波长为 λ 的单色光进行双缝干涉实验时，观测到干涉条纹的间距为 1.33mm，当把实验装置放在水中时（水的折射率 $n=1.33$），则相邻明条纹的间距变为多少？

9.2　在杨氏双缝干涉实验中，波长 $\lambda=550$nm 的单色平行光垂直入射到缝间距 $d=2\times10^{-4}$m 的双缝上，屏到双缝的距离 $D=2$m。求：

（1）中央明条纹两侧的两条第 10 级明条纹中心的间距。

（2）用一厚度为 $e=6.6\times10^{-6}$m、折射率为 $n=1.58$ 的云母片覆盖一缝后，零级明条纹将移到原来的第几级明条纹处？

9.3　在玻璃（折射率为 1.60）表面镀一层 MgF_2（折射率为 1.38）薄膜作为增透膜。为了使波长为 500nm 的光从空气（折射率为 1.00）正入射时尽可能少地被反射，MgF_2 薄膜的最小厚度应是多少？

9.4　用复色光垂直照射一薄膜，此薄膜处于空气中，其厚度 $e=4\times10^{-7}$m，折射率为 $n_2=1.4$。试问在可见光范围内，哪些波长的光在反射时干涉加强？

9.5　在夫琅禾费单缝衍射实验中，设第 1 级暗条纹的衍射角很小，若钠黄光（$\lambda_1=589$nm）中央明条纹宽度为 4mm，则 $\lambda_2=442$nm 的蓝紫色光的中央明条纹宽度是多少？

9.6　月球距地面大约 3.86×10^5km，假设月光波长可按 $\lambda=550$nm 计算，那么在地球上用直径 $D=500$cm 的天文望远镜恰好能分辨月球表面两点的距离是多少？

9.7　用波长为 λ 的单色平行光垂直照射在光栅常量 $d=2.00\times10^3$nm 的光栅上，用焦距 $f=0.500$m 的透镜将光聚在屏上，测得光栅衍射图像的第 1 级谱线与透镜主焦点的距离 $x=0.1667$m。则该入射光的波长为多少？

9.8　用钠光（$\lambda_1=589.3$nm）垂直照射到某光栅上，测得第 3 级光谱的衍射角为 $60°$。

（1）若换用另一光源测得第 2 级光谱的衍射角为 $30°$，求后一光源发出的波长。用此光源做实验，在屏幕上能呈现的最高级次是多少？

（2）若以白光（$400\sim760$nm）照射在该光栅上，求第 2 级光谱的张角。

9.9　一束光强度为 I_0 的自然光垂直穿过两个偏振片，此两偏振片的偏振化方向成 $45°$，若不考虑偏振片的反射和吸收，求穿过这两个偏振片后的光强度 I。

9.10　一束光是自然光和线偏振光的混合光，让它垂直通过一偏振片，若偏振片以此入射光束为轴旋转，测得透射光强度最大值是最小值的 5 倍，求入射光束中自然光与线偏振光的光强度之比值。

9.11　如果从一平静的水面反射出来的太阳光是线偏振光，则太阳的仰角（如图所示）大致是多少？指出反射光的光矢量方向。（水的折射率为 1.33。）

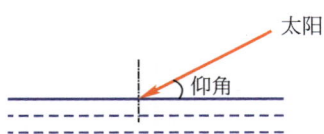

习题 9.11 图

9.12　麦芽糖的旋光率 $\alpha=144°\cdot cm^3\cdot g^{-1}\cdot dm^{-1}$。如果麦芽糖溶液的液柱长为 10cm，浓度为 100ml 含 20g，计算此溶液对偏振光的旋转角。

第 **10** 章

几何光学
医用光学仪器

眼睛与照相机

眼睛是心灵的窗户，人的才智和意志都可以透过眼睛表现出来。眼睛的运作就像一部高级精密的照相机，是一个极其复杂的天然光学仪器。在有关照相机的入门介绍中，为了帮助使用者理解，常常会画一幅眼睛与照相机的对照图。

右图分别画出了眼睛和照相机的部分对应关系。图中说明，眼睛的角膜、晶状体等相当于照相机镜头的透镜组，瞳孔相当于照相机的光圈，视网膜则相当于胶片，人的眼睑相当于照相机的快门，等等。

显然，眼睛的结构确实如照相机，所以成像原理也和照相机类似。比如，照相机要将远和近的景物拍摄下来，就必须调校焦距，让景象清晰地投射在胶片上。对于眼睛来说，这个步骤是被称为睫状肌的肌肉所控制。当眼睛去看远处的景物时，晶状体周围的睫状肌是松弛的，晶状体较薄而面平。当眼睛在看近物时，睫状肌则自然收缩使晶状体变厚而突出。整个过程都是本能地、自动地发生，即眼睛就是一部具有自动调焦功能的高级光学仪器。

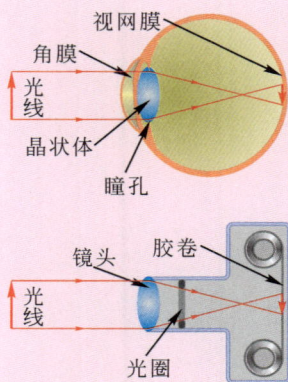

眼睛

几何光学是以光的直线传播为基础，研究光的传播和成像规律的学科。在几何光学中，将组成物体的点看作几何点，它所发出的光束是无数几何光线的集合。几何光学在研究物体被透镜或其他光学元件成像的过程，以及设计各类光学仪器的光学系统等方面都有广泛的应用。

几何光学得出的结论是波动光学在某些条件下的近似或极限。

10.1　几何光学的基本原理

10.1.1　光的直进定律

光的直进定律是指光在均匀介质中沿直线传播。或者说光在各向同性的均匀介质中是一直线，称为**光线**。

光的直线传播在日常生活中司空见惯。早在中国古代的《墨经》中，就有针孔成像的记载，并根据光的直进性思想解释了形成倒像的原因。如图 10-1 所示为一种古老的成像工具。它不需要镜头、反光镜或其他任何光学部件，而是让光线穿过一个小孔，在暗箱形成外部景物的倒像。

影子的形成也与光的直线传播有关。根据光照情况，可以将影分为**本影**和**半影**。本影是指完全没有光线照射到的地方。半影是指有部分光线照射到的地方。当太阳光被月亮遮住时，地球上的有些区域处在本影中，这就是日全食现象。但在其他一些区域可能处在半影中，对这些区域的人来说，发生的是日偏食现象，如图 10-2 所示。

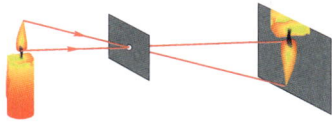

图 10-1 针孔成像

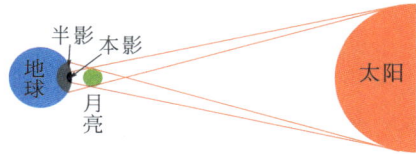

图 10-2 日全食和日偏食

物体在灯光下既能形成本影，也会形成半影。生活中发现，发光物体的面积越大，本影就越小。医生给患者做手术时，为了避免灯光产生的本影，在手术台上方安装的就是由多个高亮度灯在圆盘上排列而成的大面积光源。这样，就能从不同角度把光线照射到手术台上，既保证手术视野有足够的亮度，同时又不会产生明显的本影，这就是所谓的无影灯，如图 10-3 所示。

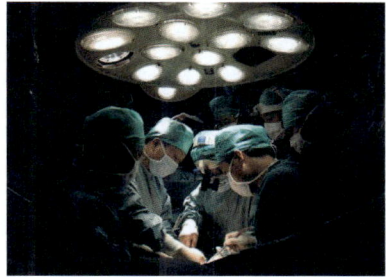

图 10-3 无影灯

10.1.2 光的反射定律

当光在传播过程中遇到两种不同介质的分界面时，会有一部分的光被返回到原介质，称**光的反射**。

入射光线和入射点处的界面法线组成的平面称为**入射面**。实验表明，在该点处的反射光线也处在入射面内，如图 10-4 所示。入射光线和反射光线分居于界面法线的两侧，入射光线、反射光线与法线的夹角 i、i' 分别称为**入射角**和**反射角**，有

$$i = i' \tag{10-1}$$

式（10-1）称为光的**反射定律**。

按反射界面的情况，可将反射分为**镜面反射**和**漫反射**两种。镜面反射是指界面光滑时的反射现象。反射光中的各条光线互相平行，均以同一个反射角的方向射出，如图 10-5（a）所示。牙医工具中最常用的口腔镜就属于镜面反射，如图 10-6 所示。

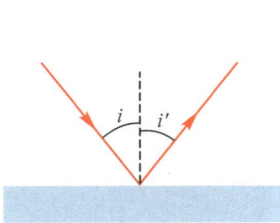

图 10-4 光的反射

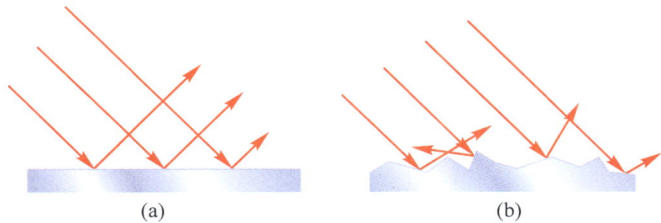

图 10-5 镜面反射和漫反射

(a)   (b)

219

如果反射界面是粗糙面，入射平行光经界面反射后各光线向各个不同的方向射出，即在各个不同的方向都能接收到反射光线，这就是漫反射现象，如图 10-5（b）所示。

根据光的反射定律，可以确定平面镜的反射成像规律。如图 10-7 所示，物点 S 发出的光束，被平面 MN 反射，根据反射定律，其反射光的反向延长线在 S' 处相交。S' 与平面之间的距离和 S 与平面的距离相等。S' 是 S 的像。

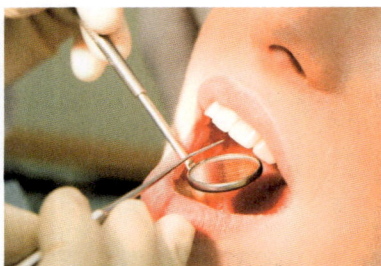

图 10-6　口腔镜

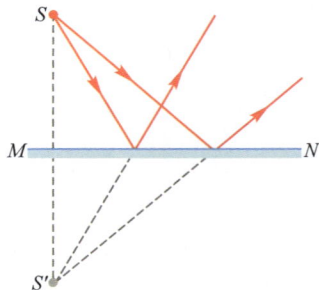

图 10-7　平面镜反射成像规律

物和像有"实"和"虚"之分。对于某光学系统，如果入射光线是发散的同心光束，其发散中心称为**实物**，如图 10-7 中的 S 点即为实物；如果入射光线是会聚的同心光束，则会聚中心称为**虚物**。对于光学系统所成的像，如果像点是真实光线的会聚点则称该点为**实像**；如果像点是光线的反向延长线的会聚点，则该点为**虚像**。平面反射镜中的像总是虚像。从日常生活的经验可知，这种像是十分"真实"的，所成的像与对称于镜面的原物大小相同，不同的是，像与物左右互换，如图 10-8 所示。

实验表明，当光线逆着传播方向传播时，它将沿原路返回。这个结论称为**光路可逆性原理**。由反射定律可知，当反射光线变为入射光线时，原来的入射光线就变为反射光线。

很多有关光路的问题，如果按正常的传播路径难以找到物点或像点时，就可以考虑利用光路可逆性原理，做逆向思维来解决问题。例如，生活中常用的平面镜需要多大高度可以看到自己的全身像，就可以利用光路可逆性原理求解。如图 10-9 所示，物 AB 通过平面镜 MN 成像为 $A'B'$。人们所看见的像，是因为周围的景物有光线进入人眼。按光路可逆性原理，将人眼中的像看作点光源，它通过平面镜 MN 所"照射"到的部分就是可见范围。连接眼睛和平面镜 MN 边缘作入射光线，确定出看到的范围，再画出入射点 M 和 N 的反射光线。把图中光路的箭头反过来就是我们要求的光路。M 和 N 两点的距离就是可以看到自己全身的镜子高度。

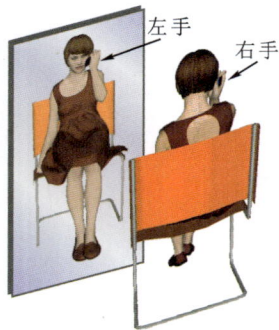

图 10-8　平面镜反射成像

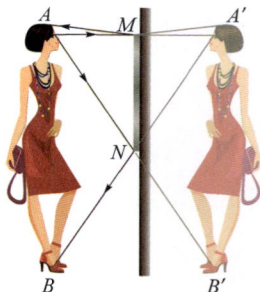

图 10-9　镜子的大小

10.1.3　光的折射定律

光射在两个介质的分界面上，除了反射光线，还有折入另一介质的折射光线，如图 10-10

所示。和反射光线一样,折射光线也处在入射面内。折射光线与法线的夹角 r 称为**折射角**。入射角 i 与折射角 r 的正弦之比是一个取决于两介质光学性质及光的波长的常数,即

$$\frac{\sin i}{\sin r} = n_{12} \tag{10-2}$$

式(10-2)称为光的**折射定律**。其中,n_{12} 称为介质 2 相对于介质 1 的**相对折射率**。两种介质的相对折射率等于它们各自**折射率**之比,即

$$n_{12} = \frac{n_2}{n_1} \tag{10-3}$$

所以,折射定律还可以写成如下形式:

$$n_1 \sin i = n_2 \sin r \tag{10-4}$$

介质的折射率不仅与介质种类有关,而且与入射光波的波长有关。在同一种介质中,入射光的波长大的,对应的折射率小,波长小的,对应的折射率大。当一束白光被介质折射时,因各种波长的折射角不同而形成彩色光谱,这种现象称为**色散**。光学仪器中常利用棱镜的色散原理进行各种光谱的分析,如图 10-11 所示。

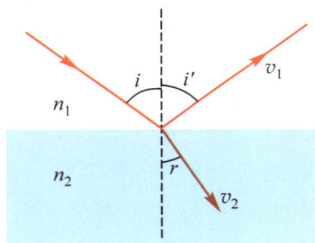

图 10-10 光的折射

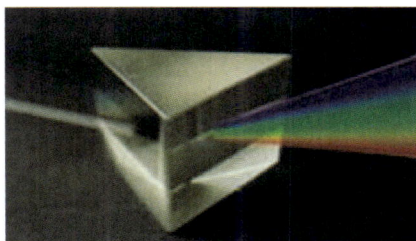

图 10-11 光的折射

例题 10-1 假设距离水面 0.50m 深处有一条金鱼静止不动,一个人自水面上往下垂直观察,金鱼的视深 OS' 为多少?

解 视深是因光的折射现象在介质中形成的被人眼所看到的虚像深度。设金鱼从水下 S 处通过水面 P 点折射进入人眼,如图 10-12 所示。根据折射定律,有

$$n \sin r = \sin i$$

由几何关系得

$$\tan r = \frac{OP}{OS}, \quad \tan i = \frac{OP}{OS'}$$

按题设要求,$\sin i \approx \tan i$,$\sin r \approx \tan r$。由此可得

$$n \frac{OP}{OS} = \frac{OP}{OS'}$$

代入数据,可求得金鱼的视深为

$$OS' = \frac{0.5\text{m}}{1.33} = 0.38\text{m}$$

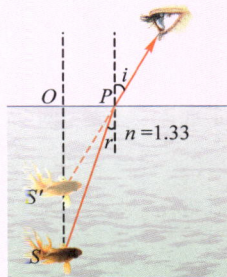

图 10-12 例题 10-1 用图

10.1.4　全反射　纤镜

由折射定律

$$n_1 \sin i = n_2 \sin r$$

可知，光线垂直投射到两介质的界面上时，折射角 r 等于入射角 i 即为 $0°$，折射光线不改变原来的方向，折射将不发生。入射角 i 增大时，折射角 r 随之增大。当光由光密介质（折射率为 n_1）入射到光疏介质（折射率为 n_2）时，即 $n_1 > n_2$，折射角 r 将大于入射角 i。当入射角 i 增大使折射角 r 恰好等于 $90°$ 时，光线将不再折入另一个介质之中，如图 10-13 所示。定义此时的入射角为**临界角**，以 i_c 表示。由折射定律可得

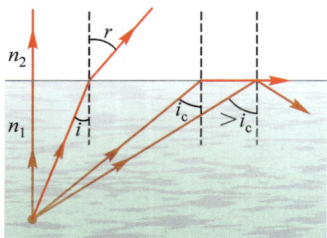

$$i_c = \arcsin \frac{n_2}{n_1} \tag{10-5}$$

图 10-13　光的全反射

当入射角 i 大于临界角 i_c 时，其光线不能透过界面进入另一种介质中，而是被全部反射回原介质，这种现象称为光的**全反射**。光的全反射现象只会发生在光从光密介质射向光疏介质的情况中，如光线从水（$n_1 = 1.33$）中射向空气（$n_2 = 1.0$），发生全反射的临界角约为 $49°$。

全反射的应用非常广泛。**光导纤维**（简称**光纤**）就是利用全反射规律而使光线沿弯曲路径传播的光学元件。光导纤维由直径约几微米的单条玻璃（或透明塑料）纤维组成。每条纤维外面包有一层折射率低于玻璃的介质，光线经过多次全反射可沿着它从一端传到另一端，而光的能量损失非常小。

如图 10-14 所示，当光以不大的角度 φ 由空气射入光导纤维内，折射到纤维的侧壁。若折射角为 θ，在纤维内又以入射角 i 射到纤维壁上。由于包层的折射率 n_2 小于纤维的折射率 n_1，当 i 为临界角时，光线在侧面上发生全反射，有

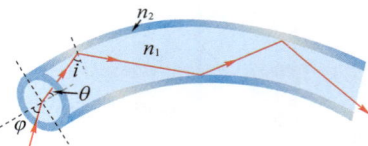

图 10-14　光导纤维

$$n_1 \sin i = n_2$$

如弯曲面不大时，应有 $\theta + i = \dfrac{\pi}{2}$，上式可写为

$$n_1 \cos \theta = n_2 \tag{10-6}$$

当光由空气进入纤维中心时，满足折射定律

$$\sin \varphi = n_1 \sin \theta \tag{10-7}$$

由式（10-6）和式（10-7）可得

$$\sin \varphi = \sqrt{n_1^2 - n_2^2} \tag{10-8}$$

式中，$\sin \varphi$ 称为光导纤维的**数值孔径**，以 N·A 表示。

由于光导纤维柔软，可弯曲，并且具有一定的机械强度，目前在医学、国防和通信等许多领域都得到广泛应用。医学领域中，利用光导纤维束将外部强光导入体内，同时将脏器内壁的图像传输到体外，以便医生进行观察、摄影或手术。因此光导纤维束又称**纤维内镜**或简称**纤镜**，如图 10-15 所示。常用的纤镜有胃镜、食管镜、十二指肠镜、子宫镜、膀胱镜等。

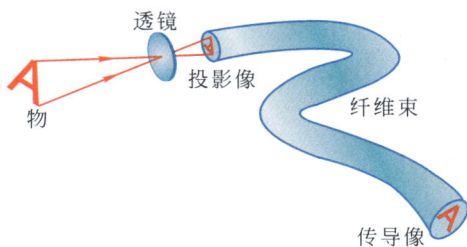

(a) 纤镜的导光和传像　　　　(b) 纤镜的临床应用

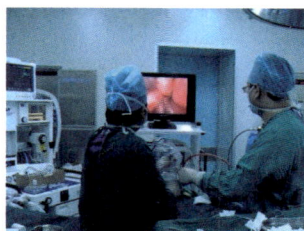

图 10-15　纤镜的原理及应用

10.2　球面折射成像

10.2.1　球面折射物像公式

球面是一个最基本的光学系统,是组成复杂光学系统的基本元件。

如图 10-16 所示,设两种不同介质的分界面为单球面,左边介质的折射率为 n_1,右边介质的折射率为 n_2,球表面的曲率半径为 r。通过物点 S 与球面的曲率中心 C 作一参考光轴(主光轴),并与折射球面相交于 O 点。从物点 S 发出一条光线投射到球面于 M 点,入射角为 i_1。经球面折射后成像于主光轴上的 S' 点,折射角为 i_2。s 为物点 S 到 O 点的距离,称**物距**,s' 为像点 S' 到 O 点的距离,称**像距**。在 $\triangle SMC$ 中,由正弦定理得

$$\frac{s+r}{\sin(\pi-i_1)}=\frac{s+r}{\sin i_1}=\frac{r}{\sin u} \tag{10-9}$$

同样地,由 $\triangle S'MC$ 得

$$\frac{s'-r}{\sin i_2}=\frac{r}{\sin u'} \tag{10-10}$$

根据折射定律

$$n_1\sin i_1=n_2\sin i_2 \tag{10-11}$$

将式(10-9)、式(10-10)代入式(10-11),可得

$$s'=r+\frac{n_1}{n_2}(s+r)\frac{\sin u}{\sin u'} \tag{10-12}$$

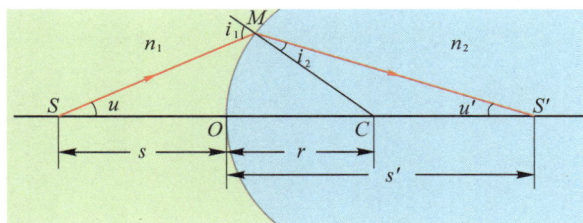

图 10-16　球面折射成像

可见,像距 s' 不仅取决于物距 s 的数值,而且还与倾角 u、u' 有关。也就是说,由物点 S 发出的不同倾角的光线,经球面折射后不再与光轴相交于同一点,不能给出完善的像。但是

在倾角 u 和 u' 都很小的情况下，有

$$\sin u \approx \tan u = \frac{\overline{MO}}{s}, \quad \sin u' \approx \tan u' = \frac{\overline{MO}}{s'}$$

满足上述条件的光线称为**傍轴光线**。将上两式代入式(10-12)，可得

$$\frac{n_1}{s} + \frac{n_2}{s'} = \frac{n_2 - n_1}{r} \tag{10-13}$$

式(10-13)说明，像距 s' 仅取决于物距 s 的数值。因此，在傍轴条件下，由主光轴上发出的同心光束经球面折射后，仍保持为同心光束，得到完善的像。

前述结论以凸球面折射为例，但在不同的情况下，只要统一符号规则，式(10-13)可以普遍适用。在球面折射情况下，规定：

（1）物点 S 在顶点 O 之前，物距 s 为正；物点 S 在顶点 O 之后，物距 s 为负。

（2）像点 S' 在顶点 O 之前，像距 s' 为负；像点 S' 在顶点 O 之后，像距 s' 为正。

（3）物点面对凸面时，曲率半径 r 为正；物点面对凹面时，曲率半径 r 为负。

对于物距 s 和像距 s' 还可以根据"实正虚负"来确定。

例题 10-2 物点 S 在玻璃球心点左侧25cm处。已知玻璃球半径为10cm，折射率为1.5，空气折射率近似为1.0。求像点的位置。

解 按题意作图，如题图 10-17 所示。已知 $s_1 = 15\text{cm}$，$r = 10\text{cm}$，$n_1 = 1.0$，$n_2 = 1.5$，对左侧球面，由式(10-13)，有

$$\frac{n_1}{s_1} + \frac{n_2}{s_1'} = \frac{n_2 - n_1}{r}$$

$$\frac{1}{s_1'} = \frac{1}{1.5}\left(\frac{1.5 - 1.0}{10\text{cm}} - \frac{1.0}{15\text{cm}}\right) = -\frac{1}{90\text{cm}}$$

得到经左侧球面折射后的像距 $s_1' = -90\text{cm}$，属虚像。

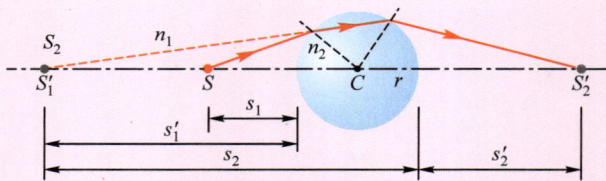

图 10-17 例题 10-2 用图

虚像 S_1' 对于右侧球面而言，是实物 S_2。物距 $s_2 = 90\text{cm} + 20\text{cm} = 110\text{cm}$。根据符号规则，$r = -10\text{cm}$，所以

$$\frac{n_2}{s_2} + \frac{n_1}{s_2'} = \frac{n_1 - n_2}{r}$$

$$\frac{1}{s_2'} = \frac{1.0 - 1.5}{-10\text{cm}} - \frac{1.5}{110\text{cm}}$$

可得

$$s_2' = 27.5\text{cm}$$

即，物点 S 经过玻璃球折射后，最终的像点在距玻璃球右侧顶点27.5cm处。

10.2.2　焦度和焦距

由球面折射物像公式

$$\frac{n_1}{s} + \frac{n_2}{s'} = \frac{n_2 - n_1}{r}$$

可知，其右端仅与介质的折射率及球面的曲率半径有关，是一个表征球面屈折光线本领的常量，定义为**焦度**，用 Φ 表示：

$$\Phi = \frac{n_2 - n_1}{r} \tag{10-14}$$

设透镜焦距为 f，则焦度为

$$\Phi = \frac{1}{f}$$

在 SI 制中，焦度的单位为 m^{-1}，旧称**屈光度**，以符号 D 表示。焦度越大，表示对光线的屈折本领越大。对平面来说，因 $r = \infty$，其屈折光线的本领为 0。即折射光按原入射光的方向传播，不发生光线的折射。

如果物点在物空间主光轴上的无限远处（$s = \infty$）时，入射光线平行于主光轴，通过球面折射后成像于 S'。像距 s' 根据式(10-13)计算，为

$$s' = \frac{n_2}{n_2 - n_1} r \tag{10-15}$$

此像点定义为**像方焦点**，记作 F'，如图 10-18(a)所示。同样，与像空间主光轴上无限远像点相对应，其在物空间相应的物点称为**物方焦点**，记作 F，如图 10-18(b)所示。

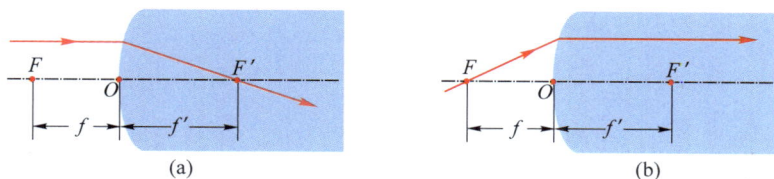

图 10-18　焦点和焦距

从球面顶点 O 到像方焦点 F' 的距离称为**像方焦距**，记作 f'。将式(10-15)中的 s' 以 f' 表示，可得像方焦距为

$$f' = \frac{n_2}{n_2 - n_1} r \tag{10-16}$$

同样地，将 $s' = \infty$ 代入式(10-13)，可得**物方焦距**：

$$f = s = \frac{n_1}{n_2 - n_1} r \tag{10-17}$$

由式(10-16)和式(10-17)可得

$$\frac{f}{f'} = \frac{n_1}{n_2} \tag{10-18}$$

即焦距之比等于物方折射率和像方折射率之比。

将式(10-13)两端分别乘以 $\frac{r}{n_2 - n_1}$，得

225

$$\frac{n_1}{s}\frac{r}{n_2-n_1}+\frac{n_2}{s'}\frac{r}{n_2-n_1}=1$$

这样，上式可用焦距表示为

$$\frac{f}{s}+\frac{f'}{s'}=1 \tag{10-19}$$

式（10-19）称为**高斯物像公式**。

10.3　薄透镜成像

10.3.1　薄透镜的物像公式

大多数光学仪器都是由一系列单球面所构成。各个单球面的曲率中心又都处在同一条直线上，这条直线就是光学系统的**主光轴**，这种光学系统称为**共轴系统**。

由两个共轴单球面组成的光学系统称为**透镜**。透镜是一个最简单的共轴系统。透镜两表面在其主轴上的间隔称为透镜的厚度。若透镜的厚度远小于球面的曲率半径，这种透镜称为**薄透镜**，反之称为**厚透镜**。常用光学仪器上的透镜一般都是薄透镜。

图 10-19 所示的是厚度为 t 的透镜。设透镜材料的折射率为 n，透镜前后两种介质的折射率为 n_1 和 n_2。前后二球面的曲率半径分别为 r_1 和 r_2，设物距为 s 的物点 S 发出的光线，经过第一球面成像于 S''，根据式（10-13），有

$$\frac{n_1}{s}+\frac{n}{s''}=\frac{n-n_1}{r_1} \tag{10-20}$$

s'' 是经第一球面折射后形成的像 S'' 的像距。像 S'' 对第二球面来说是虚物，经第二球面折射后成像在 S' 点。由式（10-13）得

$$\frac{n}{-(s''-t)}+\frac{n_2}{s'-t}=\frac{n_2-n}{r_2} \tag{10-21}$$

对于薄透镜，其厚度 t 可以忽略。从式（10-20）和式（10-21）中消去 s''，可得

$$\frac{n_1}{s}+\frac{n_2}{s'}=\frac{n-n_1}{r_1}+\frac{n_2-n}{r_2} \tag{10-22}$$

式（10-22）就是**薄透镜的物像公式**。

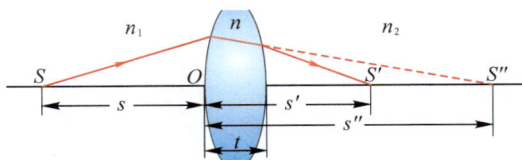

图 10-19　薄透镜的物像公式推导

10.3.2　薄透镜的焦度和焦距

根据式（10-22），按焦度定义，可得薄透镜的焦度为

$$\Phi=\frac{n-n_1}{r_1}+\frac{n_2-n}{r_2} \tag{10-23}$$

显然,薄透镜的焦度是两个单折射球面的焦度之和。

如果薄透镜置于空气中,$n_1 = n_2 = 1$,则式(10-22)可改写为

$$\frac{1}{s} + \frac{1}{s'} = (n-1)\left(\frac{1}{r_1} - \frac{1}{r_2}\right) \tag{10-24}$$

再由焦距的定义,当 $s \to \infty$ 时,$s' = f'$;当 $s' \to \infty$ 时,$s = f$。所以薄透镜的焦距为

$$f = f' = \frac{1}{(n-1)\left(\dfrac{1}{r_1} - \dfrac{1}{r_2}\right)} \tag{10-25}$$

式(10-25)给出了薄透镜焦距与折射率、曲率半径的关系。

如果 $\dfrac{1}{r_1} > \dfrac{1}{r_2}$,由式(10-25)可知,透镜的焦距 $f = f' > 0$,这种透镜叫作**正透镜**或**会聚透镜**,如图 10-20(a)所示。会聚透镜可以是双凸、平凸和凹凸三种形状。它们的共同特点是中央厚,边缘薄,这类透镜又称**凸透镜**。

同样地,如果 $\dfrac{1}{r_1} < \dfrac{1}{r_2}$,则透镜的焦距 $f = f' < 0$,这种透镜叫作**负透镜**或**发散透镜**,如图 10-20(b)所示。发散透镜可以有双凹、平凹和凸凹三种形状。它们的共同特点是边缘厚,中央薄,这类透镜又称为**凹透镜**。

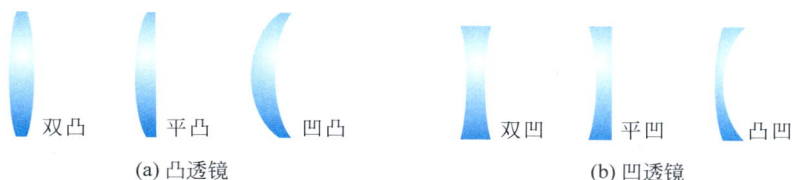

双凸　平凸　凹凸

(a) 凸透镜

双凹　平凹　凸凹

(b) 凹透镜

图 10-20　透镜的种类

薄透镜的两个顶点可以看作重合在一点 O 处。通常在透镜两边折射率相同的情况下,通过 O 点的光线不改变原来的方向,O 点称为透镜的**光心**。在薄透镜中,物距 s、像距 s' 和焦距 f 都从光心算起。通过光心的任一直线称为**薄透镜的副光轴**。在焦点 F、F' 处分别作一垂直于主光轴的平面,在傍轴条件下,这两个平面分别称为**物方焦平面**和**像方焦平面**。平行于副光轴的光线,透过薄透镜后会聚于焦平面上,如图 10-21 所示。

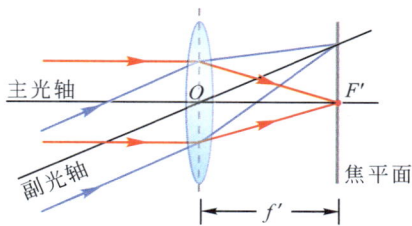

主光轴　　副光轴　　F'　　焦平面　　f'

图 10-21　焦平面与副光轴

将式(10-25)代入式(10-24),可得

$$\frac{1}{s} + \frac{1}{s'} = \frac{1}{f} \tag{10-26}$$

这是薄透镜物像公式的高斯形式。

10.3.3　薄透镜成像的作图法

在傍轴情况下,求物像关系的另一种方法是作图法。按照成像的含义,通过物点的每条光线都通过像点。因此,对光轴外物点的成像,有三条特殊的光线可供选择。

(1) 平行于主光轴的光线,折射后通过像方焦点 F',如图 10-22 中的红色光线。

(2) 通过物方焦点 F 的光线,折射后平行于主光轴,如图 10-22 中的蓝色光线。

（3）通过光心的光线，按原方向传播不发生偏折，如图 10-22 中的绿色光线。

按上述的三条特殊光线进行作图，可以确定物和像的关系。如图 10-22 所示，从高度为 h 的物体 PS 的端点 P 出发，画出三条特殊光线，它们在像空间的交点 P' 就是像的一个端点，连接该点到主光轴的垂直点 S' 就是薄透镜所成的像 $P'S'$，像的高度为 h'。

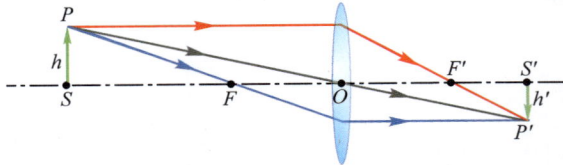

图 10-22 薄透镜成像作图

物高 h 和像高 h' 的符号规定为：指向光轴的上方为正，指向光轴的下方为负。

根据图 10-22 所示的几何关系，$\triangle PSO$ 和 $\triangle P'S'O$ 相似，因此有

$$\frac{|h'|}{|h|} = \frac{|s'|}{|s|}$$

由符号规定，图中的 h' 为负，所以薄透镜的横向放大率 m 可表示为

$$m = \frac{h'}{h} = -\frac{s'}{s} \tag{10-27}$$

可见，当 $m<0$ 时，$h'<0$，成倒立像；当 $m>0$ 时，$h'>0$，成正立像。图 10-23 给出了几种不同情况的成像光路图。

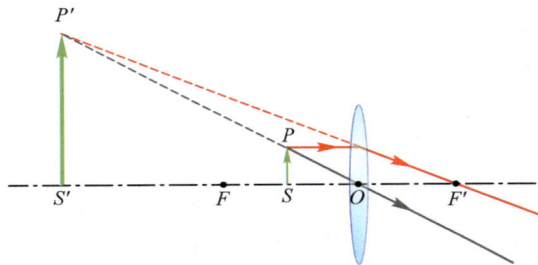

(a) 物距小于焦距，凸透镜成正立的虚像

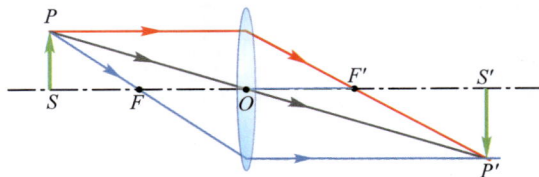

(b) 物距小于2倍焦距，大于1倍焦距，凸透镜成放大的倒立实像

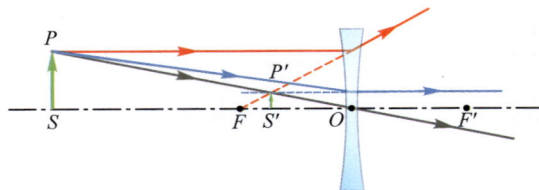

(c) 物体经凹透镜折射，成缩小的正立虚像

图 10-23 薄透镜成像的作图

例题 10-3 一高为 h 的发光体位于一个焦距为 10cm 的会聚透镜的左侧 40cm 处，第二个焦距为 20cm 的会聚透镜位于第一个透镜的右侧 30cm 处。(1)计算最终的成像位置；(2)计算最终成像的高度与物体高度 h 之比。

解 (1)由题意，对第一个透镜而言，物距 $s_1=40\text{cm}$，焦距 $f_1=10\text{cm}$，根据式(10-26)可以求出通过第一个透镜成像的位置 s_1'，即

$$\frac{1}{40\text{cm}}+\frac{1}{s_1'}=\frac{1}{10\text{cm}}$$

$$s_1'=\frac{40}{3}\text{cm}<30\text{cm}$$

即成像在两个透镜之间，且为第二个透镜的物点，物距 $s_2=\left(30-\frac{40}{3}\right)\text{cm}$，焦距 $f_2=20\text{cm}$，由式(10-26)可以求出通过第二透镜成像的位置 s_2'，为

$$\frac{1}{(30-40/3)\text{cm}}+\frac{1}{s_2'}=\frac{1}{20\text{cm}}$$

$$s_2'=-100\text{cm}$$

最终成像位于第二个透镜左侧 100cm 处。

(2)根据横向放大率定义，第一次成像的放大率 m_1 为

$$m_1=-\frac{s_1'}{s_1}=-\frac{40/3\text{cm}}{40\text{cm}}=-\frac{1}{3}$$

这是一个缩小 3 倍的倒立实像。第二次成像的横向放大率 m_2 为

$$m_2=-\frac{s_2'}{s_2}=-\frac{-100\text{cm}}{(30-40/3)\text{cm}}=6$$

因入射的是倒立实物，所以这是一个放大 6 倍的倒立虚像。

总的横向放大率 m 为

$$m=m_1m_2=-\frac{1}{3}\times6=-2$$

最后所成的像是放大 2 倍的倒立虚像。又

$$m=\frac{h'}{h}=-2$$

可得到最终成像的高度 h' 与物体高度 h 之比为 2。

10.4 眼睛

10.4.1 人眼的结构

本章开头我们介绍了眼睛的成像原理类似照相机，并和照相机进行了比较，说明眼睛就是一个高度精密且具有智能的光学仪器。下面我们进一步说明眼睛的构造、功能和成像原理。

如图 10-24 所示为人眼的结构。眼球由坚韧的膜包裹着。该膜在眼球前部凸出的透明

部分称为**角膜**，其余部分为几乎不透明的白色膜，称为**巩膜**。光线首先通过角膜进入眼球。

在角膜之后为充满水状液的**前房**。前房之后为**虹膜**，中心为**瞳孔**，正常成人的瞳孔直径为 3～4mm。瞳孔相当于照相机的光圈，它可根据外界光线的强弱自动调节直径大小。当外界光线强时，瞳孔缩小；当外界光线弱时，瞳孔放大，从而使眼睛总能获得合适强度的光线。

虹膜与睫状体相连，睫状体是由肌肉纤维组成的**睫状肌**。靠近虹膜的是由折射率分层的介质组成的**水晶体**，它的外形如双凸透镜，其表面的曲率可随肌肉的松紧而变。相当于照相机的全自动变焦距镜头，使眼睛既能看远又能看近。

在水晶体后面的眼内腔充满了黏性的透明物质，称为**玻璃液**，对眼球起着支持作用。玻璃液的透明外膜与**视网膜**紧贴着，视网膜上分布着复杂的视神经末梢。视网膜相当于照相机里的感光底片，专门负责感光成像。物体最终成像于视网膜上。

视网膜上有视杆细胞和视锥细胞两种，如图 10-25 所示为电子显微镜下的两种细胞。视杆细胞负责暗视觉，即只对明暗有感觉；视锥细胞负责明视觉，即与色觉和像的细节分辨有关。这两种细胞在视网膜上的分布是很不均匀的。在视神经进入眼内腔的地方，既无视杆细胞也无视锥细胞，所以这个地方不感光，称为**盲斑**。用如图 10-26 所示的图案很容易证实盲斑的存在。遮住左眼而以右眼看图中的方形图案，把眼光靠近图案而后渐渐离开，在某个位置，视场中的圆形图案将会消失不见，这是因为圆形图案成像于盲斑之故。如两个图案相距 70mm，则发生图案消失的距离约离页面 20～22cm 处。通常人们不觉得有盲斑，是因为人眼在不停活动的缘故。

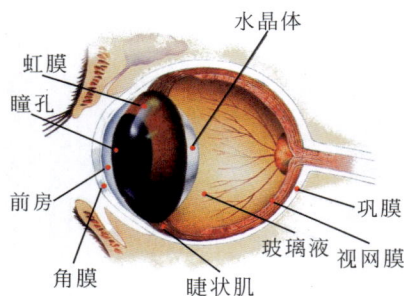

图 10-24 人眼的结构　　　　图 10-25 视杆细胞和视锥细胞

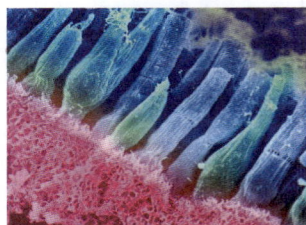

图 10-26 盲斑验证图案

10.4.2 简约眼

从几何光学观点来看，人眼是由多种介质组成的复杂的光学系统。这个系统能使物体在视网膜上成清晰的像。为了研究人眼的成像规律，通过分析和测量，可以用如图 10-27 所示的光学系统来表征实际的眼睛。这样的光学系统称为**古氏平均眼**。它的结构数据见表 10-1 所列。

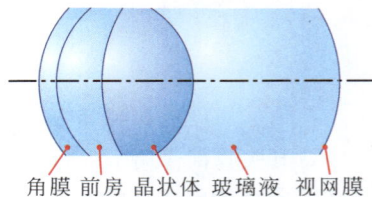

图 10-27 古氏平均眼

表 10-1　古氏平均眼结构数据

名　　称	球面半径/mm	厚度/mm	折射率
角膜	7.7 6.8	0.5	1.376
前房	6.8 10.0	3.1	1.336
水晶体	10.0 −6.0	3.6	1.386
玻璃液	−6.0 −9.7	17.2	1.336

古氏平均眼的数据表明,光线进入眼球时,最大的折射率发生在空气与角膜的分界面上。因为这两种折射率的差值较眼内任何相邻两种介质折射率的差值都大,水晶体的折射率和周围介质的折射率差别也不大,折射本领比角膜小很多,因此,可以进一步将古氏平均眼简化为一个假想的单球面折射系统,称为**简约眼**,如

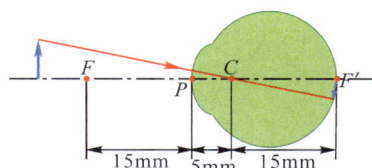

图 10-28　简约眼

图 10-28 所示。凸球面表示角膜,曲率半径为 5mm,介质折射率为 4/3,由此根据式(10-16)计算,可得简约眼的像方焦距为

$$f' = \frac{n}{n-1}r = \frac{4/3}{4/3-1.0} \times 5\text{mm} = 20\text{mm}$$

由式(10-17)可得简约眼的物方焦距为

$$f = \frac{n}{n-1}r = \frac{1}{4/3-1.0} \times 5\text{mm} = 15\text{mm}$$

应该指出的是,古氏平均眼和简约眼都是以尽可能接近平均值来代替实际上千差万别的具体眼。不同的观点会有不同的简化模型。比如还有**高尔斯特兰简约眼**,它是将眼球视为一个曲率半径为 5.70mm、介质折射率为 4/3 的单球面折射成像系统。因此,根据它的数据可求得人眼的像方焦距为 $f' = 22.8\text{mm}$ 及物方焦距为 $f = 17.1\text{mm}$。

10.4.3　眼的调节　视力

眼不同于任何光学折射系统。为了将远近不同的物体成像在视网膜上,眼的焦度能在一定范围内自动调节。眼的这种调节功能是通过睫状肌的收缩改变水晶体表面的曲率半径来实现的。当眼睛看向无限远处时,睫状肌松弛,此时水晶体曲率半径最大,其焦度最小,约为 58.64m^{-1}。当眼睛看近处时,睫状肌收缩,水晶体半径减小以增大眼的焦度,最大可达 70.57m^{-1}。

眼不调节时能看清的物点到眼睛之间的距离称为**远点**。正常人眼的远点在无限远处,即平行光进入眼睛后,刚好会聚于视网膜上。眼睛最大调节时能看清的物点与眼睛之间的距离称为**近点**。正常人眼的近点为 $10 \sim 20\text{cm}$。在 $60 \sim 100\text{lx}$(勒克斯)的照度下,正常眼睛看眼前 25cm 处的物体是比较舒适的,且能看清物体的细节,这个距离称为**明视距离**。

人眼的近点、远点和调节范围并不是保持不变的。一般来说,随着年龄的增长,肌肉老化,近点逐渐变远。青少年时的近点为 $7\sim 8\mathrm{cm}$,中年时约为 $25\mathrm{cm}$,老年时增大到 $1\sim 2\mathrm{m}$。远点也同样如此,青少年的远点在无限远处,老年人的远点仅数米之内。

人眼能否看清物体,除远近以外,还与**视角**——从物体两端入射到眼中心的光线所夹之角的大小有关。视角决定了物体在视网膜上成像的大小。视角越大,成像也越大。实验指出,正常人眼能分辨两物点的最小视角约为 $1'$。在明视距离处,能分辨的物体高度约为 $0.1\mathrm{mm}$。眼睛能分辨两物点最小距离的能力称为**分辨本领**,其大小与分辨的最小视角有关。分辨的视角越小,眼睛的分辨本领越大。因此,常用眼睛分辨的最小视角的倒数表示其分辨本领,称为视敏度,通常称为**视力**。即

$$视力 = \frac{1}{能分辨的最小视角} \tag{10-28}$$

式(10-28)中,最小分辨视角以分($'$)为单位。例如,最小分辨视角为 $2'$,相应的视力为

$$视力 = \frac{1}{2} = 0.5$$

10.4.4　眼的屈光不正及其矫正

眼睛松弛时,来自无限远处的物体经折射成像在视网膜上,如图 10-29 所示。这种屈光正常的眼睛称为**正视眼**。否则称为**非正视眼**,非正视眼包括**近视眼**、**远视眼**、**散光眼**等三种。

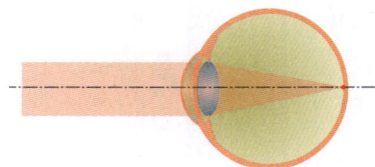

近视眼是指眼睛松弛时,平行光线进入眼睛后成像于视网膜之前,无法将远处的物体在视网膜上形成清晰

图 10-29　正视眼

的像,如图 10-30(a)所示。近视的原因可能是患者的角膜或水晶体的曲率半径变小,或者眼球前后距离较正常的长。所以它的远点不在无限远处而在较近处,如图 10-30(b)所示。其近点也较正视眼近些。

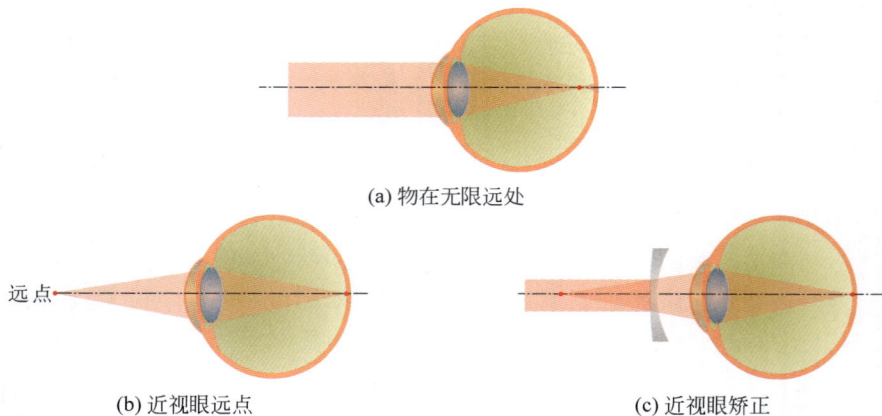

(a) 物在无限远处

(b) 近视眼远点

(c) 近视眼矫正

图 10-30　近视眼

近视眼的矫正方法是佩戴一副适当焦度的凹透镜,让远处的光线经过凹透镜发散后再进入眼睛使之恰好成像在视网膜上,如图 10-30(c)所示。从成像规律来说,远处的物体经凹

透镜折射后在近视眼患者的远点处成虚像。

和近视眼相反,远视眼患者的角膜或水晶体的曲率半径可能较大,或者眼球前后距离较正常的短。因此平行光线进入眼睛后成像于视网膜之后,也无法在视网膜上成清晰的像,如图 10-31(a)所示。远视眼的近点较远,所以需佩戴一副适当焦度的凸透镜,让近处的物体经过凸透镜会聚后再进入眼睛使之恰好成像在视网膜上,如图 10-31(b)和(c)所示。

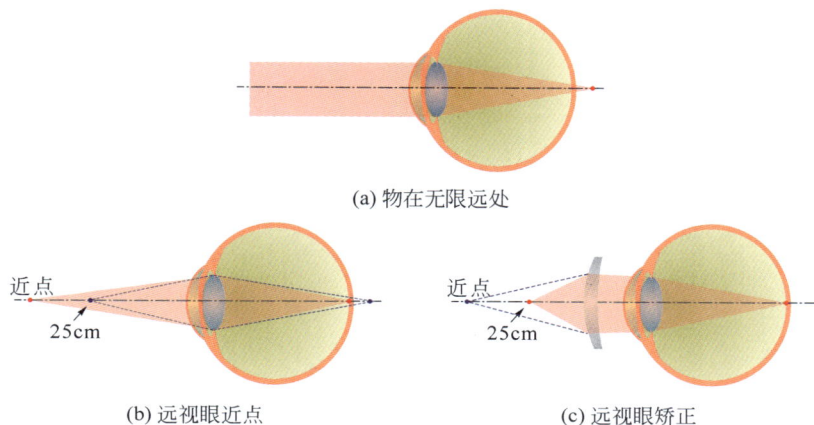

(a) 物在无限远处

(b) 远视眼近点

(c) 远视眼矫正

图 10-31　远视眼

老年人佩戴的"老花眼镜"也属于凸透镜(见图 10-32)。和远视眼不同,"老花眼"是一种生理变化现象,不属于屈光不正,是人体机能老化的一种视觉现象,医学上称这种现象为**老视**。人在步入中年后,水晶体的弹性开始减弱,睫状肌收缩能力也开始降低,从而导致调节功能的衰退。表现为近点远移,发生近距离阅读的困难。和年轻患者佩戴凸透镜不同,老年人看近处时需佩戴凸透镜,但因为调节功能的衰退,看远处时还得拿掉佩戴的眼镜。

近视眼和远视眼属于球面屈光不正,其光学系统的各折射面都是球面。矫正用的透镜也都是球面。但如果角膜或水晶体发生不对称的畸变,即各个方向上的子午线半径不同,使物点发出的同心光束经折射后不能成像于一点,这种情况称为散光眼。如图 10-33 所示为某散光眼患者的角膜,其过 cd 的纵向子午面的子午线半径最短,光焦度最大;过 ab 的横向子午面的子午线半径最长,光焦度最小。其他子午面的焦度介于二者之间。从物点 P 发出的光线经角膜折射后,由于不同方向聚焦的位置不同,在 P_1 处得到的是一条水平线,而在 P_2 处得到的是一条竖直的直线。在 P_1 和 P_2 之间可以得到大小不等的椭圆形或圆形的像。因此,散光眼对任何位置的物点均不能成清晰的像。

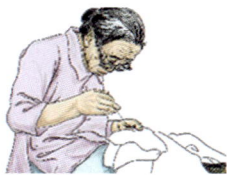

图 10-32　老花眼

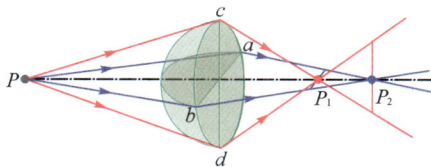

图 10-33　散光眼成像光路

散光眼的矫正方法是佩戴适当焦度的柱面透镜,以矫正屈光不正常的子午面的焦度。如图 10-34(a)所示为**单纯性负散光眼**,其中有一条焦线在视网膜上,另外一条焦线在视网膜

233

之前。此类散光眼可用柱面凹透镜矫正,如图 10-34(b)所示。

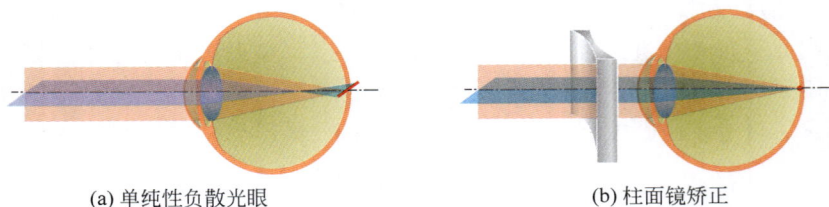

(a) 单纯性负散光眼　　　　　　　　(b) 柱面镜矫正

图 10-34　散光眼

例题 10-4　一个远点为 0.20m 的近视眼患者,需要佩戴多少度的眼镜可使远点恢复到无限远?

解　物距 $s=\infty$,像距 $s'=-0.20\text{m}$。根据式(10-26):

$$\frac{1}{s}+\frac{1}{s'}=\frac{1}{f}$$

有

$$\Phi=\frac{1}{f}$$

$$=\frac{1}{\infty}+\frac{1}{-0.20\text{m}}$$

$$=-5\text{m}^{-1}（即-5\text{D}）$$

眼镜的焦度通常用度为单位,1 度为 0.01m^{-1},故需要佩戴 500 度的凹透镜。

例题 10-5　一个近点为 125cm 的远视眼患者,需要佩戴多少度的眼镜?

解　物距 $s=25\text{cm}$,像距 $s'=-125\text{cm}$。根据式(10-26):

$$\frac{1}{s}+\frac{1}{s'}=\frac{1}{f}$$

有

$$\Phi=\frac{1}{f}=\frac{1}{-1.25\text{m}}+\frac{1}{0.25\text{m}}=+3.2\text{m}^{-1}（即+3.2\text{D}）$$

故需要佩戴 320 度的凸透镜。

10.5　放大镜

　　为了能看清楚微小物体的细节,人们习惯将物体移近眼睛。这样做的效果就是增大物体对人眼的视角,使物体在视网膜上形成一个较大的像。但经验告诉我们,当物体距离眼睛太近时,反而会看不清物体。显然,对眼睛来说,这两个要求是矛盾的。但是在眼睛前面放上一个焦距很短的会聚透镜,称为**放大镜**(见图 10-35),就可以消除这种矛盾。

　　如图 10-36 所示,一焦距为 f 的凸透镜紧靠眼睛放置,设物高为 h,放在凸透镜的物方

焦点 F 以内的一个小范围里。物体通过凸透镜成一放大的虚像,设像高为 h',并使虚像处于明视距离 25cm 处。

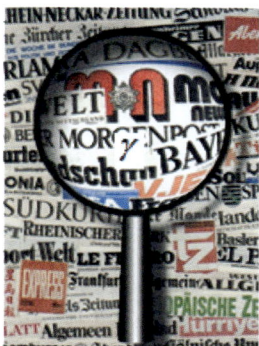

图 10-35 放大镜

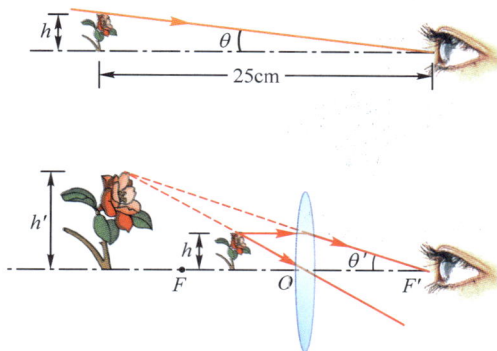

图 10-36 放大镜角放大率计算

放大镜的作用是放大视角,为此引入**角放大率**,以符号 α 表示。其定义为物体通过放大镜所成的像的视角 θ' 与直接用眼睛观察物体在明视距离处的视角 θ 之比,即

$$\alpha = \frac{\theta'}{\theta} \tag{10-29}$$

式中,视角 θ' 与虚像和眼睛的相对位置有关,也与眼睛的位置有关。因此,对同一个放大镜,角放大率也可以不同。如图 10-36 所示,当眼睛位于放大镜的焦点附近时,像的视角为

$$\theta' = \frac{h}{OF'} = \frac{h}{f} \tag{10-30}$$

眼睛在明视距离处直接观察物体时的视角 θ 为

$$\theta = \frac{h}{25\text{cm}} \tag{10-31}$$

将式(10-30)和式(10-31)代入式(10-29),可得角放大率为

$$\alpha = \frac{25\text{cm}}{f} \tag{10-32}$$

式中,焦距 f 的单位为 cm。

由视角放大率公式可知,只要减小凸透镜的焦距,就可以得到很大的放大率。然而,对单透镜来说,由于存在像差的缘故,放大率一般都不大。

10.6 显微镜

10.6.1 显微镜的成像原理

放大镜的放大率太小,在科学研究领域实际应用意义不大。为了提高其放大率,早在 1610 年伽利略发明了一种组合放大镜——显微镜。它的放大倍数要比单透镜放大镜大很多,可达到 1500 倍以上,在生物学、医学等众多领域中都有广泛的应用。显微镜的构造比较复杂,其主要组成部件包括物镜和目镜两个会聚透镜组以及照明系统、载物台等,如图 10-37 所示为一种显微镜的外形图。

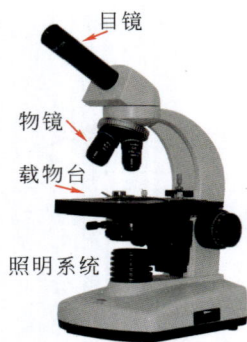

目镜

物镜

载物台

照明系统

图 10-37　显微镜

图 10-38 给出了显微镜的成像光路图。物镜的焦距较短，被观察的标本 P 放在离它的焦点 F_1 稍远的地方，通过物镜后成一个放大的倒立实像 P'。物镜的横向放大率 m 为

$$m = -\frac{s_1'}{s_1} \tag{10-33}$$

式中，s_1' 和 s_1 分别为被观察标本的像距和物距。

目镜的作用和放大镜相同，目的是使眼睛靠近 P' 观察，以增加视角。因此 P' 的位置应在目镜焦距 F_2 内侧并尽量靠近它。根据角放大率定义，有

$$\alpha = \frac{25\text{cm}}{f_2} \tag{10-34}$$

显微镜的放大率应为物镜的横向放大率与目镜的角放大率的乘积，即

$$M = -\frac{s_1'}{s_1} \frac{25\text{cm}}{f_2} \tag{10-35}$$

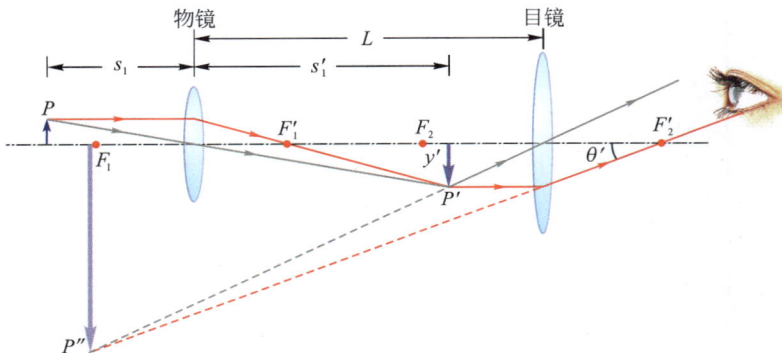

图 10-38　显微镜光路图

由显微镜光路设计可知，P 靠近物镜的焦点 F_1，则物距 $s_1 \approx f_1$。另外，显微镜的物镜焦距 f_1 和目镜焦距 f_2 与镜筒的长度 L 相比小很多，因此像距 s_1' 可以近似看作显微镜镜筒的长度，即 $s_1' \approx L$。所以，式(10-35)可改写为

$$M = -\frac{(25\text{cm})L}{f_1 f_2} \tag{10-36}$$

式(10-36)就是显微镜的放大率。显然，物镜与目镜焦距越短，显微镜镜筒越长，放大率就越大。生物学和医学使用的显微镜常附有可供调换的目镜和物镜，适当配合可以获得不同的放大倍数。

10.6.2　显微镜的分辨本领

为了看清标本，应尽可能地增大显微镜的放大率，但如果成像不清楚，放得再大也没用。因此，显微镜的放大率必须建立在看清标本细节的基础之上。

光的波动理论指出，光通过圆孔后，会产生一个衍射亮斑——艾里斑。显微镜的物镜相当于一个圆孔，光通过它时必然会产生衍射亮斑，所以被显微镜观察的标本，经透镜折射后

所成的像实际是由许多不同亮度、不同位置的衍射亮斑组成的。当这些衍射亮斑有重叠时，标本的细节部分就无法看清。因此衍射现象限制了显微镜分辨标本细节的能力。

　　根据瑞利判据，当一个物点的衍射亮斑中央最大与另一个物点的衍射亮斑第一暗环重合时，这两个物点恰好能被显微镜物镜所分辨，见 9.2.3 节。最小分辨角 θ_0 就是衍射亮斑第一暗环的衍射角，有

$$\sin\theta_0 = \frac{1.22\lambda}{D} \tag{10-37}$$

式中，λ 为入射光波长，D 是显微镜物镜的直径。

　　图 10-39 所示的是 a 和 b 两物点恰好能被分辨的情况。此时两点间的距离定义为显微镜的**分辨距离**，以 Z 表示。德国物理学家阿贝指出，物镜所能分辨的最小距离：

$$Z = \frac{1.22\lambda}{2n\sin u} \tag{10-38}$$

式中，n 是物镜与物体之间的介质折射率，u 是物点发出的光线对物镜边缘所成的锥角的一半。$n\sin u$ 称为物镜的数值孔径 N·A，所以式（10-38）可写为

$$Z = \frac{0.61\lambda}{N \cdot A} \tag{10-39}$$

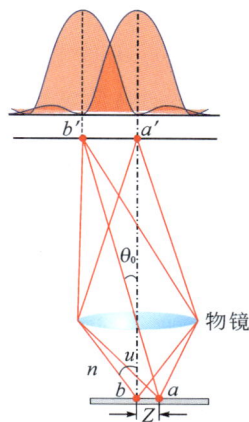

图 10-39　分辨率

　　可见，提高显微镜的分辨本领可采取两种方法，一是采用波长较短的光照射。最早的紫外光显微镜就是为了提高光学显微镜的分辨本领而诞生的。如采用波长为 275nm 的紫外光替代波长550nm 的可见光，可使分辨本领提高一倍。现代电子显微镜采用极短波长的电子波成像，从而极大提高了显微镜的分辨本领。

　　二是增加物镜的数值孔径，即增大折射率 n 和 $\sin u$ 的值。但 $\sin u$ 的最大值是 1，若物镜与标本之间是空气，折射率 $n=1$，这种情况称**干物镜**。数值孔径 N·A 的理论最大值为1，实际只能达到 0.95。

　　如图 10-40（a）所示为干物镜，在观察盖玻片标本时，光从 P 点出发，到达盖玻片与空气的界面时，因盖玻片折射率为 1.50，当光线的入射角大于 42°时将发生全反射，因而进入物镜的光锥角较小，约为 $u=42°$。计算可得干物镜的数值孔径为

$$N \cdot A = n\sin u = 1.0 \times \sin 42° = 0.67$$

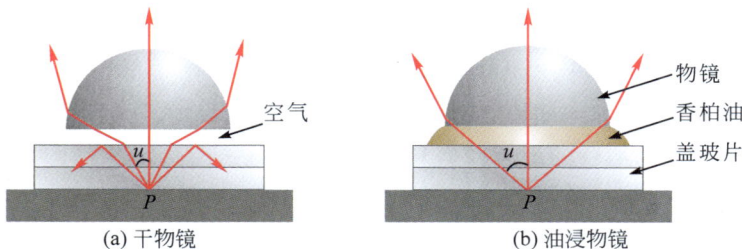

(a) 干物镜　　　　　　　　(b) 油浸物镜

图 10-40　干物镜与油浸物镜

　　如果在物镜与标本之间加入折射率和盖玻片相近的液体，即所谓的**油浸物镜**，例如加入

折射率为 1.52 的香柏油,如图 10-40(b)所示,此时因盖玻片的折射率与香柏油近似相等,从 P 点出发的光线不再发生全反射,进入物镜的光锥角较大,其油浸物镜的数值孔径为

$$N·A = n\sin u = 1.52 \times \sin 90° = 1.52$$

因而采用油浸物镜可以提高显微镜的分辨本领。

思考题

10.1 有人游泳潜入水面之下,仰头向上看时,发现头顶上有一彩色镶边的圆洞。仔细看,发现洞内是水面外的景象,而洞外则是河底的景象,请问这是什么原因?

10.2 球形容器中的金鱼看上去要比实际的大,为什么?

10.3 薄凸透镜一定是会聚的,薄凹透镜一定是发散的。这种说法正确吗?为什么?

10.4 人在步入老年时,眼睛看远处会越来越清楚。因此,近视眼患者老了以后,视力会逐步恢复正常。你认为呢?

10.5 两个人用同样的放大镜观察物体。一个是近视眼患者,另一个是远视眼患者,为看清楚物体,谁必须使被观察的物体更靠近放大镜?

10.6 是否显微镜的放大倍数越大,分辨率就越高?决定显微镜分辨本领的因素有哪些?

习题

10.1 一个人站在一块垂直的平面镜前 2m 远处,这个人到他的像的距离是多少?

10.2 某游泳池深水区的底部距离水面为 2.10m,水的折射率为 1.33。一个人自上往下垂直观察,泳池的视深是多少?

10.3 光导纤维折射率为 1.48,外面包层介质的折射率为 1.46,它的数值孔径是多少?如果光导纤维端面外是空气,求允许的最大入射角。

10.4 光导纤维是利用全反射传导光信号的装置。在如图所示的光导纤维剖面中,AB 为其端面,内芯材料的折射率 $n_1 = 1.33$,外层材料折射率 $n_2 = 1.2$。为使光线局限在纤维内传播,入射角 i 应满足的条件是什么?

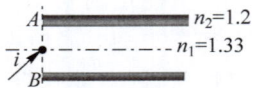

习题 10.4 图

10.5 玻璃棒一端成半球形,其曲率半径为 2.0cm。将它水平地浸入折射率为 1.33 的水中,沿着棒的轴线离球面顶点 8.0cm 处的水中有一物体,求:

(1) 此光学系统的物方焦距和像方焦距。

(2) 物体在玻璃棒中所成的像的位置及横向放大率。

10.6 一半径为 R 的圆球形透明体,折射率 $n = 2$,从无穷远处射来的近轴光线,以入射面顶点为原点,应聚焦于何处?

10.7 一点光源以 40cm·s^{-1} 的速度沿焦距为 20cm 的凸透镜主轴远离透镜运动,当点光源距透镜 60cm 时,求像点的移动速度。

10.8 一光源与屏间的距离为 2m,用焦距为 38cm 的凸透镜插在两者之间,透镜应放在什么位置才能使光源成像于屏上?画出成像光路图。

10.9 使用放大镜观察一个甲虫,我们的眼睛位于放大镜的焦点附近。欲使观察甲虫时的视角放大率为5,则应该选择多大焦距的放大镜?

10.10 一位远视者眼睛的近点为50cm,问应该佩戴眼镜的度数是多少?

10.11 显微镜物镜的直径为3.04m,物距为0.5mm,所用的光源波长为600nm。问:

(1) 此显微镜在空气中($n=1$)的数值孔径是多少? 它能分辨的最短距离是多少?

(2) 如采用油浸物镜($n=1.5$),则显微镜的数值孔径是多少? 能分辨的最短距离又是多少?(样品上加有盖玻片,$n=1.5$。)

10.12 显微镜目镜的焦距为2.5cm,物镜的焦距为1.6cm,物镜和目镜相距22.1cm,最后成像于无穷远处。问:

(1) 标本应放在物镜前什么地方?

(2) 物镜的横向放大率是多少?

(3) 显微镜的总放大倍数是多少?

第11章

量子物理

互补原理与中医理论

玻尔的互补原理是关于量子力学基本原理的一种阐释。互补原理的观点早在中医理论的阴阳学说中就有着从理论到实践的理解与阐述。

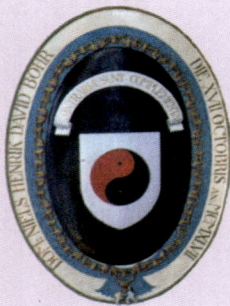

互补原理认为，粒子的种种特性依赖于全体宏观测量条件，因此部分的性质只有与整体系统结合起来才能获得，离开了与整体的联系，部分是没有意义的。中医理论指出，"一阴一阳之谓道""阴不可无阳，非气无以生形也；阳不可无阴，非形无以载气也""阴阳又各互为其根，阳根于阴，阴根于阳；无阳则阴无以生，无阴则阳无以化"，等等。说明事物具有两个方面，互为依存，不可偏废某一方面的观察。

互补原理认为，波和粒子在同一时刻是互斥的，但它们又是不可分割的整体，是更高层次上的统一。中医则以为，人的自身就是一个以五脏为中心的整体，人体脏腑、体表、经络等都是相互统一的，都具有不可分割性。例如，中医理论的脏腑相关学说、经络脏腑相关学说等都说明人体的各脏腑相互联系不可分割。人体的各种功能互相协调彼此为用，人体疾病的发病机理上互相影响，等等。

中医的阴阳学说在各种临床实践上则有："人生有形，不离阴阳""善诊者，察色按脉，先别阴阳""医道虽繁，而可以一言蔽之者，曰阴阳而已。故证有阴阳，脉有阴阳，药有阴阳。设能明彻阴阳，则医理虽玄，思过半矣""谨察阴阳所在而调之，以平为期"，等等，说明在中医医疗中阴阳两方面的变化是要同时观察的。

玻尔认为互补原理是自然界的固有属性，中医则认为阴和阳根植于自然万物之中。1947年，玻尔在接受丹麦政府的"宝象勋章"时，把中国古老的阴阳太极图作为其家族的族徽，如上图所示，并在上面刻了"对立即互补"的字样，正反映出互补原理和阴阳学说之间的那种渊源的内在联系。

19世纪末，经典物理学的上空飘浮着两朵"乌云"。一是关于电动力学中的"以太"困惑，当时人们认为电磁波是依赖于"以太"介质而传播的；二是关于物体的质量热容问题，即观测到的物体质量热容总是低于经典统计物理学中能量均分定理给出的值。针对这两个问题，20世纪初叶，开尔文等一些敏锐的物理学家就已逐渐认识到经典物理学中潜伏着危机。

近代物理学取得了两个划时代的进展：相对论和量子力学。相对论的建立从根本上改变了人们原有的空间和时间的概念，并指明了牛顿力学的适用范围。量子力学的建立，开辟了人们认识微观世界的道路。原子和分子之谜被揭开了，物质的属性以及在原子水平上的物质结构这个古老而又基本的问题才从原则上得以解决。

本章以量子力学的建立历程为主线，介绍了普朗克的黑体辐射公式、爱因斯坦的光子假说、玻尔的氢原子理论、德布罗意的波粒二象性、海森伯的不确定关系以及薛定谔方程。还介绍了以量子力学为基础的应用实例，以及量子生物学的应用和理论基础。

11.1 黑体辐射和普朗克量子假设

11.1.1 热辐射

生活中观察到,当加热一个铁块时,开始看不出它发光。随着温度的不断升高,它变为暗红、赤红、橙色而最后成为黄白色。其他物体加热时发出的光颜色也有类似的现象。这说明在不同温度下物体能发出不同波长的电磁波。更深入的实验表明,在任何温度下,物体都向外发射各种波长的电磁波,只是在不同的温度下所发出的各种电磁波的能量按波长有不同的分布,所以才表现为不同的颜色。这种能量按波长的分布随温度而不同的电磁辐射称为**热辐射**。

和任何物体一样,人体也会向外发射电磁波。利用红外热像仪可以探测到人体所发出的红外光波段的电磁波,如图 11-1 所示。探测显示的彩色影像称为**热像图**,它反映了体表各处的不同温度。医学上利用热像图可以直观地观察到病变部位的温度变化。医用红外热像仪在医学诊断方面已有很广泛的应用。临床表明,红外热像仪能早期发现肿瘤、能从患者的全身检查中了解到癌症的转移倾向及手术后的恢复情况,也能在癌症的治疗过程中监测疗效。

为了定量地说明热辐射能量按波长的分布,我们引入**单色辐出度**的概念。它是指在温度为 T 时,单位时间内从物体单位表面积发出的波长为 λ 附近单位波长间隔内的电磁波的能量。通常用 $M_\lambda(T,\lambda)$ 表示单色辐出度,其定义的数学表达式为

$$M_\lambda(T,\lambda) = \frac{\mathrm{d}M(T,\lambda)}{\mathrm{d}\lambda} \tag{11-1}$$

在一定温度下,物体表面积发射的包含各种波长在内的总辐射能量,称为**辐出度**,用 $M(T)$ 表示,它与单色辐出度的关系为

$$M(T) = \int_0^\infty M_\lambda(T,\lambda)\mathrm{d}\lambda \tag{11-2}$$

进一步研究表明,物体向外发射电磁波的波长除与温度有关以外,还与物体的性质有关,如图 11-2 所示,不同金属所发出的光的波长各不相同。不仅如此,1859 年基尔霍夫在研究气体发光时还指出,物质吸收光的波长和它自己所发光的波长相同。这个结论帮助人们找到了物体的辐射规律。

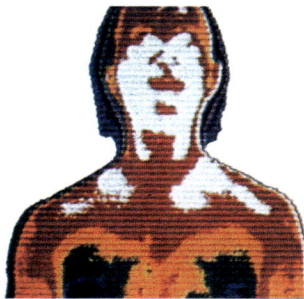

图 11-1 热像图

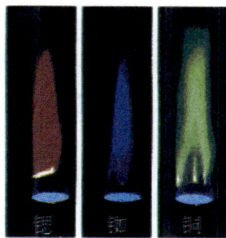

图 11-2 金属火焰

11.1.2　黑体辐射

基尔霍夫发现，如果某物体随着不同温度能发出各种波长的电磁波，那么，该物体也将吸收各种波长的电磁波。具有这种性质的物体，人们形象地称之为**黑体**。

黑体是一个理想模型。实验室中，利用开孔的空腔体可以人为地制造黑体模型，如图 11-3 所示。当电磁波通过小孔射入空腔体后，在空腔体的内壁将发生多次反射，每反射一次空腔内壁都将吸收一部分能量。当小孔的面积远小于空腔表面积时，入射电磁波在空腔内的反射次数就很多，以至于入射电磁波能量几乎被全部吸收。因此，空腔体的小孔可近似地看作黑体。

对黑体模型加热，测量小孔发出的电磁辐射，就可以获得不同温度下的黑体辐出度随波长的分布曲线，如图 11-4 所示。

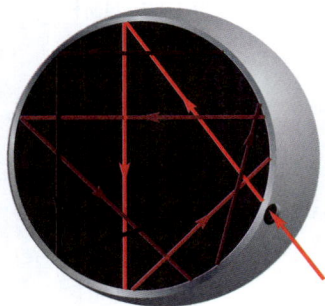

图 11-3　黑体模型

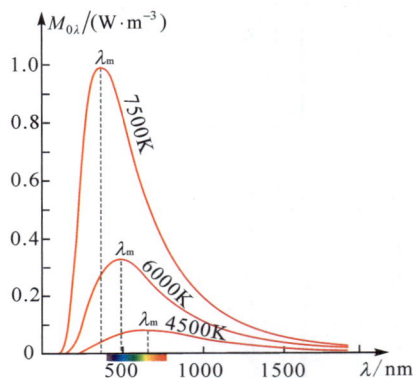

图 11-4　黑体辐射能谱曲线

1879 年，斯特藩由实验总结出黑体辐出度与温度关系的经验公式，即

$$M(T) = \sigma T^4 \qquad (11\text{-}3)$$

式中，$\sigma = 5.670373(21) \times 10^{-8} \text{W} \cdot \text{m}^{-2} \cdot \text{K}^{-4}$。1884 年，玻耳兹曼也得到了上述结论，因此式（11-3）称为**斯特藩-玻耳兹曼定律**，σ 称为斯特藩-玻耳兹曼常量。

1893 年，德国物理学家维恩在研究中又得出了一条重要法则：物体发光，其中最强光的波长 λ_m 与物体温度成反比，即

$$\lambda_m T = b \qquad (11\text{-}4)$$

式中，b 称为维恩常量，实验给出 $b = 2.898 \times 10^{-3} \text{m} \cdot \text{K}$。维恩的这个法则也称为**维恩位移定律**。这一规律常用于测量高温物体的表面温度。例如，测得太阳光谱中的 λ_m 约为 500nm，由式（11-4）可以求得太阳的表面温度约为 5800K。

例题 11-1　已知在波长为 1～14μm 的红外线范围内，人类皮肤的吸收率约为 0.98±0.01，因此对红外线来说，人体可以看作一个黑体。假设成年人体表面积的平均值为 1.73m²，表面温度为 33℃，试计算人体辐射的总功率。

解 根据式(11-3)，单位面积的辐射功率为

$$M_0 = \sigma T^4$$
$$= 5.67 \times 10^{-8} W \cdot m^{-2} \cdot K^{-4} \times (33 + 273)^4 K^4$$
$$= 497 W \cdot m^{-2}$$

人体辐射的总功率为

$$M_{总} = 497 W \cdot m^{-2} \times 1.73 m^2 = 860 W$$

这个结论约为每人每天从食物摄入的热量 3000kcal 的 6 倍。注意到这个数值是人体赤身裸体于周围环境温度为绝对零度时的辐射功率。当周围温度不为零时，人体将吸收环境辐射的热量。设环境温度为 20℃($T' = 293K$)，那么人体向外辐射的功率应为

$$M_0 = \sigma T^4 - \sigma T'^4$$
$$= 5.67 \times 10^{-8} W \cdot m^{-2} \cdot K^{-4} \times (306^4 - 293^4) K^4$$
$$= 79 W \cdot m^{-2}$$

上述的结论仍然是一种理想情况。实际情况要复杂得多。

11.1.3 黑体辐射公式

结合热力学和电磁学的概念似乎可以对电磁辐射的规律做出解释，但是所有的尝试均以失败而告终。1896 年，维恩根据大量的实验数据，得出了有关黑体辐射的经验公式

$$M_0(T,\lambda) = c_1 \frac{e^{-c_2/\lambda T}}{\lambda^5} \tag{11-5}$$

式中，c_1 和 c_2 为两个经验参量。式(11-5)称为**维恩公式**。该式很好地说明了短波段的热辐射分布情况，而在长波段部分却与实际相差很大，如图 11-5 中的红色曲线所示。

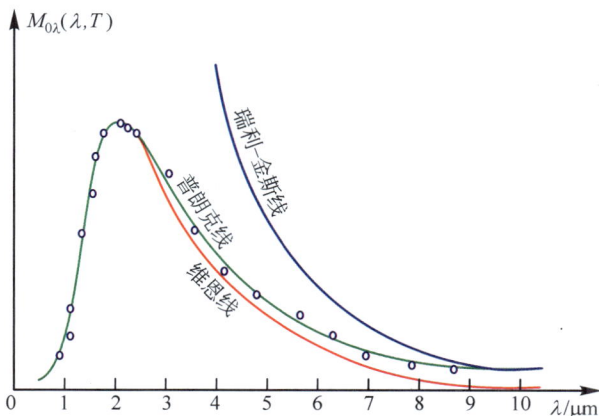

图 11-5 维恩线、瑞利-金斯线及普朗克线

英国物理学家瑞利研究了黑体中电磁场本征振动的能量分布，在 1900 年公布了他的理论结果，后经金斯严密推算后加以修正。其式为

$$M_0(T,\lambda) = \frac{2\pi ckT}{\lambda^4}$$

式中，c 为光速，k 为玻耳兹曼常量。上式称为**瑞利-金斯公式**。和维恩公式相反，它在长波段部分和实验吻合，短波段完全不符合热辐射规律，且在短波段存在着发散，如图 11-5 中的蓝色曲线所示，这就是所谓的"紫外灾难"。可见，经典理论在解释黑体辐射规律时遇到了困难。

德国物理学家普朗克在维恩公式和瑞利-金斯公式的启发下，结合自己的早期研究，在维恩和瑞利的辐射公式之间采取了简单的内插法，获得了一个新的黑体辐射公式——**普朗克公式**，即

$$M_0(T,\lambda) = \frac{2\pi hc^2}{\lambda^5} \frac{1}{e^{\frac{hc}{\lambda kT}} - 1} \tag{11-6}$$

普朗克公式在全波段都与实验数据极为符合，如图 11-5 中的绿色曲线所示。公式中 h 是一个与黑体材料、性质和温度都无关的常量，其值 $h = 6.62606957(29) \times 10^{-34} \text{J} \cdot \text{s}$，称为**普朗克常量**。普朗克常量是现代物理学中最重要的常量之一，它是物理学从"经典幼虫"变成"现代蝴蝶"的标志。

11.1.4 普朗克量子假设

为了从理论上解释普朗克的黑体辐射公式，1900 年 12 月 14 日，普朗克提出了**量子假设**：对于频率为 ν 的谐振子，其辐射能量是不连续的，只能取某一最小能量 $h\nu$ 的整数倍，即

$$\varepsilon_n = nh\nu \tag{11-7}$$

普朗克把 $h\nu$ 称为**能量子**。n 取正整数，称为**量子数**。

普朗克的黑体辐射公式成功地解释了黑体辐射规律。但是，按照经典物理学，一个振子的能量理应与其振幅有关，而不应与频率有关。这使得普朗克的理论在经典物理学的框架内难以理解。也正是普朗克这一理论与经典物理概念的冲突导致了量子力学的诞生。

11.2 光的波粒二象性

普朗克的黑体辐射公式与实验结果完全符合。物理学家深信这里必定蕴藏着一个非常重要但尚未被人们揭示的科学原理。就在普朗克还在为他的能量子寻找经典物理根源时，爱因斯坦在对光电效应的解释中，使得能量子概念向前发展了一大步。

11.2.1 光电效应

1887 年物理学家赫兹在实验中发现，当光照射在某种金属上时，有可能使金属中的电子逸出金属表面。这种现象被称为**光电效应**。

如图 11-6 所示为光电效应的实验装置。光电管是一个抽真空的玻璃管，内中置有阳极 A 和阴极 K，其中阴极 K 是用金属制成。当用适当频率的光照射到阴板 K 上时，金属板上就会释放电子，称为**光电子**。光电子在两极间的电场作用下，加速奔向阳极 A 上，在电路中形成电流 I，这种电流称为**光电流**。不断改变两极板间电压 U，同时测出相应的光电流 I，可

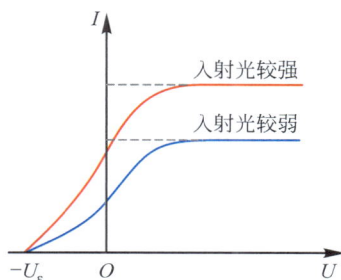

以得到如图 11-7 所示的伏安特性曲线。实验结果表明,光电效应具有如下规律:

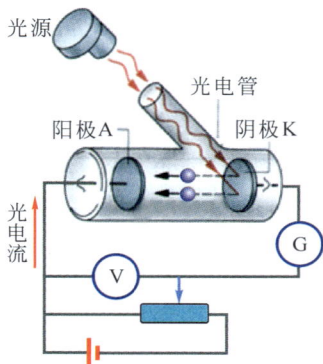

图 11-6　光电效应实验装置　　　　图 11-7　光电伏安特性曲线

　　(1) 光电效应的产生取决于入射光的频率。对于某种金属,只有当入射光的频率大于某一频率 ν_0 时,电子才会从金属表面逸出,形成光电流。这一频率 ν_0 称为**截止频率**,也称**红限**。其值与金属材料的性质有关。

　　(2) 光电流 I 随极板间电压 U 增大而变大,如图 11-7 所示。当 U 达到某一值时,光电流不再变化而趋于饱和。说明从金属板释放的电子全部到达了阳极 A 上。实验证明,饱和电流与入射光强度成正比。当极板间加速电压 U 为零时,光电流并不等于零,说明金属表面逸出的电子具有初动能。只有当两极间加上一定的反向电压以至于光电子无法到达阳极 A 时,光电流为零。这一反向电压 U_ε 称为**遏止电压**。遏止电压反映了光电子的最大逸出动能,由功能原理,二者的关系为

$$\frac{1}{2}mv_m^2 = eU_\varepsilon \tag{11-8}$$

式中,e 为电子的电荷量,m 为电子的质量,v_m 为光电子的最大速度。

　　(3) 遏止电压 U_ε 与入射光强度无关,但与入射光频率呈线性关系。

　　(4) 频率 $\nu > \nu_0$ 的入射光一旦照射到金属表面,光电子立刻从金属表面逸出,响应时间仅为 10^{-9} s。即便是强度较弱的入射光也是如此,即这种瞬间响应与入射光的强度无关。

　　光电效应的实验结果给当时的物理学家带来了困惑。按经典的电磁理论,任何频率的入射光,只要强度足够大、照射时间足够长,都可以使电子获得足够的能量而逸出金属表面。然而实验显示,只要入射光频率小于截止频率,无论光的强度有多大,照射时间有多长,都不可能产生光电效应。此外,光电效应的时间响应也无法用经典物理解释。按经典理论,电子逸出金属表面的能量需要一定的时间积累,绝不可能在 10^{-9} s 内完成,尤其对强度较弱的入射光,积累能量的时间会更长。

11.2.2　爱因斯坦的光量子理论

　　为了解释光电效应,爱因斯坦发展了普朗克的量子思想,提出了光子假说。按照普朗克的量子假设,既然振子的能量可以被认为是量子化的,那么,对于空间传播的电磁波,爱因斯坦认为其辐射场同样可以是由光量子组成的。每一个光量子的能量 ε 与辐射频率 ν 的关

系是

$$\varepsilon = h\nu \tag{11-9}$$

式中，h 为普朗克常量。

光子假说为光电效应提供了圆满的解释。一个电子吸收一个光子的全部能量，一部分用于克服金属表面势垒束缚而做功，这个功称为**逸出功**，它的大小取决于金属性质。另一部分则转换为光电子的初动能。这个过程不存在时间上的积累。设某金属的逸出功为 W，按能量守恒定律，有

$$h\nu = \frac{1}{2}mv_{\mathrm{m}}^2 + W \tag{11-10}$$

式（11-10）称为**爱因斯坦光电效应方程**。方程表明，只有当光子能量 $h\nu \geqslant W$ 时，电子才会从金属表面逸出。截止频率 ν_0 就是恰能产生光电效应的入射光频率，为

$$\nu_0 = \frac{W}{h} \tag{11-11}$$

将式（11-8）代入式（11-10），可以得到遏止电压 U_ε 和频率 ν 的线性关系，即

$$U_\varepsilon = \frac{h}{e}\nu - \frac{W}{e} \tag{11-12}$$

综上所述，爱因斯坦利用光量子理论令人信服地说明了光电效应的一系列实验规律。1905 年，他发表了关于光量子理论的论文"关于光的产生和转化的一个启发性观点"。1922 年，爱因斯坦因光量子理论获 1921 年度的诺贝尔物理学奖。

例题 11-2 能使铯产生光电效应的光的最大波长 $\lambda_0 = 660\text{nm}$。试求当波长为 400nm 的光照射在铯上时，铯所放出的光电子的速度（忽略电子质量的改变）。

解 根据爱因斯坦光电效应方程 $h\nu = \frac{1}{2}mv_{\mathrm{m}}^2 + W$，可得

$$v = \sqrt{\frac{2(h\nu - W)}{m}} = \sqrt{\frac{2(hc/\lambda - W)}{m}}$$

因为 $W = h\nu_0 = \frac{hc}{\lambda_0}$，按题设数据，可算出光电子的速度为

$$v = \sqrt{\frac{2hc}{m}\left(\frac{1}{\lambda} - \frac{1}{\lambda_0}\right)} = 6.56 \times 10^5 \text{m} \cdot \text{s}^{-1}$$

11.2.3 康普顿效应

1923 年康普顿在观察 X 射线通过物质的散射时，发现散射 X 射线中除正常的入射 X 射线波长外，还存在波长变大了的 X 射线。这个散射中出现 X 射线波长变大的现象称为**康普顿效应**，如图 11-8 所示为康普顿效应的实验装置。显然，这种现象无法用经典理论去解释。

康普顿认识到，利用爱因斯坦的光量子理论可以圆满解释康普顿效应。他指出，康普顿效应是 X 光子和电子的碰撞结果。

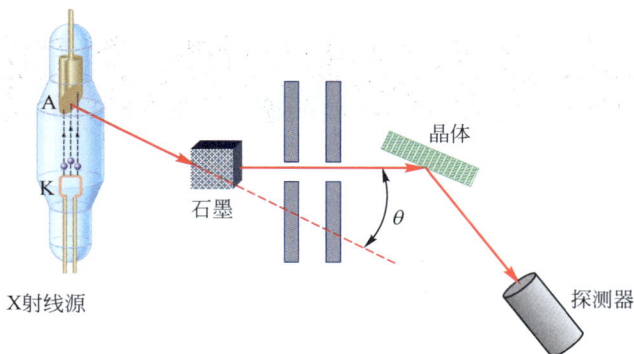

图 11-8 康普顿效应实验装置

X 光子和电子碰撞时,散射 X 光子的波长改变与入射 X 光子能量的减少相对应。设入射 X 光子的能量为 $h\nu$,散射 X 光子的能量为 $h\nu'$,电子的反冲能量为 E_k,按能量守恒定律,有

$$h\nu' = h\nu - E_k$$

可见,X 射线经物质散射后,能量减小了,因此散射 X 射线的波长增加了。应用动量守恒定律,还可精确地计算出波长的改变量 $\Delta\lambda$,即

$$\Delta\lambda = \frac{h}{m_0 c}(1 - \cos\theta) \tag{11-13}$$

式中,m_0 为电子的静止质量,θ 为散射角。结果完全符合实验规律。

康普顿效应的发现及解释进一步揭示了光的粒子性。康普顿效应在理论分析和实验结果上的一致,直接证实了光子具有一定的质量、能量和动量。同时也证实了在微观粒子的相互作用过程中,光子也严格服从能量守恒定律和动量守恒定律。

康普顿效应验证

11.3 氢原子光谱和玻尔理论

11.3.1 氢原子光谱

在原子结构还没有发现之前,人们对原子光谱进行了很多研究,并发现许多原子的光谱具有一定的规则。1885 年,巴耳末对最简单的氢原子光谱数据进行研究后,发现可见光光谱的波长准确地符合一个简单的公式,即

$$\lambda = B\frac{n^2}{n^2 - 4} \tag{11-14}$$

式(11-14)称为**巴耳末公式**。式中,B 为常量,其值为 364.6nm;n 为大于 2 的正整数,$n = 3,4,5,6,\cdots$ 分别对应的是氢原子光谱中可见光部分的 H_α、H_β、H_γ、H_δ、$\cdots\cdots$ 各条谱线的波长,如图 11-9 所示。

注意到,如果用**波数** $\tilde{\nu} = \dfrac{1}{\lambda}$ 来替代巴耳末公式中的 λ,则可以获得更为普遍的关系。根据这个想法,里德伯把巴耳末公式改写为更为普遍的表达式

图 11-9　氢原子的可见光光谱

$$\tilde{\nu} = \frac{1}{\lambda} = R\left(\frac{1}{m^2} - \frac{1}{n^2}\right) = T(m) - T(n), \quad m < n \tag{11-15}$$

式中，$R_H = 1.097373156 \times 10^7\,\mathrm{m}^{-1}$，称为**里德伯常量**。$T(n) = \dfrac{R_H}{n^2}$ 称为**光谱项**。式（11-15）说明：①谱线的波数可以表示为任意两个光谱项之差；②对应同一个 m 值，随 n 变化给出同一谱线系中各条谱线的波数；③不同的 m 值对应不同的谱线系。对应于巴耳末公式 $m=2$，属氢原子可见光谱系，称为**巴耳末系**。

显然，里德伯公式预言了其他线系的存在。随着实验技术的发展，氢原子光谱的其他线系先后被发现，即紫外光的**莱曼系**（$m=1$）和三个红外光的**帕邢系**（$m=3$）、**布拉开系**（$m=4$）和**普丰德系**（$m=5$）。

大量实验表明，原子的光谱是不连续的线状光谱。但这种规律在经典物理框架下，没有理论可以诠释它。按照电磁波理论和卢瑟福的原子核式模型，原子辐射的电磁波频率应等于电子绕原子核旋转的频率。随着电磁波能量的辐射，电子的轨道半径也相应地不断减小，因此原子辐射的频率也在连续地变化，这与实际观测到的线状光谱完全不符。另外，电子轨道的不断减小导致电子最后落在原子核上，这也与事实上的原子稳定结构相悖。

11.3.2　玻尔的氢原子理论

为了解释原子的线状光谱和稳定性问题，1915 年，玻尔在原子核式模型的基础上，将经典物理学理论结合普朗克的量子概念以及爱因斯坦的光子假说，对氢原子结构提出了两个基本假设。

（1）定态假设：电子只能在某些确定的轨道上绕核作圆周运动。处于轨道上的电子角动量满足

$$L = m\upsilon r = n\frac{h}{2\pi}, \quad n = 1,2,3,\cdots \tag{11-16}$$

即角动量是量子化的。式中，h 为普朗克常量，n 称为**量子数**。式（11-16）称为量子条件。

（2）频率假设：电子在确定的轨道上运动时，具有稳定的能量，称为**定态**。当电子从一个定态 E_n 轨道向另一个定态 E_m 轨道跃迁时，要发射或吸收光子，其光子的能量 $h\nu$ 由这两个定态的能量差决定，即满足

$$h\nu = E_n - E_m \tag{11-17}$$

当 $E_n > E_m$ 时，发射光子；当 $E_n < E_m$ 时，吸收光子。

根据玻尔的假设，利用经典理论，电子绕核作圆周运动时，有

$$\frac{m\upsilon^2}{r} = \frac{e^2}{4\pi\varepsilon_0 r^2} \tag{11-18}$$

式中，e 为电子的电荷量，m 为电子的质量，v 为电子绕核运动的速率，r 为电子的轨道半径。由式(11-16)式(11-18)解得电子的轨道半径为

$$r = \frac{n^2 \varepsilon_0 h^2}{\pi m e^2} = r_1 n^2, \quad n = 1,2,3,\cdots \tag{11-19}$$

式中，$r_1 = \frac{\varepsilon_0 h^2}{\pi m e^2} \approx 5.29 \times 10^{-11}\,\text{m}$，是靠近原子核最近的轨道半径，称为**玻尔半径**。其他的轨道半径分别为 $4r_1, 9r_1, 16r_1, \cdots$，可见轨道是分立的。

电子在第 n 个轨道上运动时，总能量 E_n 是电子的动能和电势能的代数和，即

$$E_n = \frac{1}{2}mv^2 - \frac{e^2}{4\pi\varepsilon_0 r}$$

将式(11-16)和式(11-19)代入上式，便得

$$E_n = -\frac{m e^4}{8\varepsilon_0^2 h^2 n^2} = \frac{E_1}{n^2}, \quad n = 1,2,3,\cdots \tag{11-20}$$

式中，$E_1 = -\dfrac{m e^4}{8\varepsilon_0^2 h^2} = -13.6\,\text{eV}$，是氢原子对应最小轨道的能量值。可见，能量也是分立的。其他轨道的能量值分别为 $E_2 = \dfrac{E_1}{4}, E_3 = \dfrac{E_1}{9}, E_4 = \dfrac{E_1}{16}, \cdots$，这一系列的能量值称为**能级**。其中最低能级 E_1 称为**基态**，其他各能级称为**激发态**。对应 $n = 2,3,\cdots$ 分别为第一激发态，第二激发态，……。

根据玻尔理论，n 越大，原子的能量 E_n 越大，亦即电子距原子核越远、原子的能量越大。当原子受到辐射或高能粒子碰撞等外界因素激发时，它就吸收一定的能量而跃迁到某一个能级较高的激发态。而处于激发态的原子是不稳定的，能够自发地跃迁到能级较低的激发态或基态。图 11-10 所示为氢原子能级及跃迁示意图。

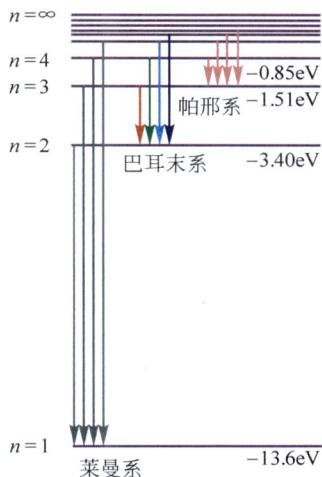

图 11-10　氢原子能级及跃迁示意图

根据玻尔的假设，当原子从量子数为 n 的初态跃迁到量子数为 m 的末态时($n > m$)，原子将发射出单色光，其频率为

$$\nu = \frac{E_n - E_m}{h} = \frac{m e^4}{8\varepsilon_0^2 h^3}\left(\frac{1}{n^2} - \frac{1}{m^2}\right) \tag{11-21}$$

如用波数表示，则

$$\tilde{\nu} = \frac{\nu}{c} = \frac{m Z^2 e^4}{8\varepsilon_0^2 h^3 c}\left(\frac{1}{n^2} - \frac{1}{m^2}\right) \tag{11-22}$$

式(11-22)与里德伯经验公式(11-15)在形式上完全一致。利用上式不难计算里德伯常量 R_H 的理论值与实验值非常符合。由此可见，玻尔理论能够圆满地解释氢原子的光谱，因而在一定的程度上，它反映了原子内部的运动规律。

例题 11-3　在气体放电管中，用携带着能量 12.2eV 的电子去轰击氢原子。试确定此时的氢原子可能辐射的谱线的波长。

解 设氢原子在 12.2eV 的能量轰击下，电子由基态能级 $E_1 = -13.6eV$（见图 11-10）跃迁到某能级 E_n 上。根据玻尔的假设有

$$12.2eV = E_n - (-13.6eV) = \frac{-13.6eV}{n^2} + 13.6eV$$

得到 $n = 3.12$，即电子在 12.2eV 的能量轰击下由基态跃迁到第二激发态（$n=3$）上。这样，当电子从这个激发态跃迁回到基态时，将可能发出三种不同波长的谱线，它们分别是：

$$n = 3 \rightarrow n = 2, \quad \lambda_{32} = 657nm$$
$$n = 2 \rightarrow n = 1, \quad \lambda_{21} = 122nm$$
$$n = 3 \rightarrow n = 1, \quad \lambda_{31} = 103nm$$

玻尔的氢原子理论在处理氢原子问题上取得了较大的成就。但是，由于玻尔的理论并没有完全摆脱经典理论的束缚，它是经典理论与量子假设的混合产物，因此玻尔的理论存在很大的局限性和缺点。除氢原子和类氢离子的谱线外，玻尔的理论无法说明其他原子的光谱，同时对谱线的强度、色散现象、偏振等问题更是无法处理。

11.4　物质波　不确定关系

11.4.1　德布罗意波

玻尔理论的缺陷以及在研究电子的实验中出现的令人费解的现象，促使人们进一步地思考适用于微观领域的理论。1924 年，年轻的德布罗意将微观粒子与光的波粒二象性做了类比，提出了微观粒子和光一样同样具有波粒二象性，大胆预言实物粒子具有波动性。后人称这种波动为**德布罗意波**或**物质波**。

类似于爱因斯坦对光的处理，德布罗意将表征粒子特性的动量 p 和表征波动特性的波长 λ 联系起来，得到微观粒子的波长，公式为

$$p = mv = \frac{h}{\lambda} \tag{11-23}$$

式（11-23）称为**德布罗意公式**，其中波长 λ 称为**德布罗意波长**。实物粒子的能量 E 和频率 ν 的关系同样也有与光子能量一样的形式，即

$$E = h\nu \tag{11-24}$$

显然，在德布罗意的上述方程中，等式左边是描述物质粒子性质的物理量；而等式右边是描述波动性质的物理量。德布罗意将粒子性质和波动性质有机地联系在一起了。

例题 11-4 已知电子的质量 $m = 9.11 \times 10^{-31}$ kg。当它以速度 $v = 10^6 m \cdot s^{-1}$ 运动时，求电子波的波长。

解 根据德布罗意公式（11-23），所求的电子波波长为

$$\lambda = \frac{h}{mv} = \frac{6.63 \times 10^{-34} J \cdot s}{9.11 \times 10^{-31} kg \times 10^6 m \cdot s^{-1}} = 7.28 \times 10^{-10} m$$

计算表明,电子的波长和 X 射线波长的数量级相同,所以,德布罗意认为可以在电子对晶体的散射实验中观察到电子的波动性。

11.4.2 德布罗意波的实验验证

1927 年,戴维孙和革末首先发现了低能电子束在单晶镍点阵面上的散射现象。通过电子被镍单晶反射而得到的相干极大值,与 X 射线在同样条件下得到的结果相似。由此验证了德布罗意波的正确性。

1928 年,G. P. 汤姆孙(J. J. 汤姆孙之子)又得到电子束穿透金箔的多晶衍射图像,结果也同样与 X 射线的衍射图样相同。

1929 年斯特恩等又成功地观察到了氢、氦等分子束的衍射现象。20 世纪 50 年代以后,中子束和 α 射线等通过晶体或者原子核的衍射图像也陆续被观察到。这些实验都有力地证明了包括电子在内的微观粒子都具有波粒二象性。

电子衍射

11.4.3 德布罗意波的统计诠释

德布罗意波的假说通过实验验证被广泛接受。但是怎样解释微观粒子的波动性,历史上曾经有不同的说法。有人认为,粒子是基本的,波动只是大量粒子在空间相互作用的疏密波;也有人认为,粒子是由许多波所合成的波包,其大小就是粒子的大小,群速就是粒子的运动速度,等等。可是实验证明,这些见解都与事实相违背。

1926 年玻恩提出了德布罗意波的统计诠释,指出实物粒子的波是一种**概率波**。波的强度反映了空间某处发现粒子概率的大小。以电子双缝衍射实验为例,如图 11-11 所示。其中图(a)为入射电子数较少的情况,我们无法从图中发现电子落在屏幕上的规律,其分布似乎是随机的,表现为粒子性的一面;图(b)显示的是电子数较多的情况,从中已经显示出衍射条纹的特征;随着大量电子的入射,电子完全按衍射条纹的强度规律分布,体现了波动性的特征,如图(c)所示。

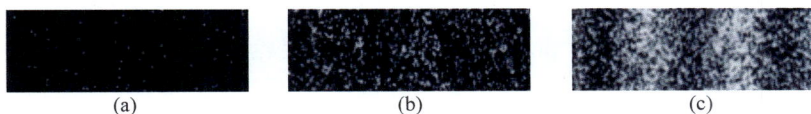

(a)	(b)	(c)

图 11-11 电子双缝衍射

玻恩关于物质波的统计诠释将量子概念下的波和粒子统一起来了。微观粒子既不是经典概念中的粒子,也不是经典概念中的波。或者说,微观粒子既是量子概念中的粒子,也是量子概念中的波。量子概念中的粒子性表示它们具有一定能量、动量和质量等粒子的属性,但不具有确定的运动轨道,运动规律不遵从牛顿运动定律;量子概念中的波动性并不是指某个实在物理量在空间的波动,而是指用波函数的模的平方表示在空间某处粒子被发现的概率。

11.4.4 不确定关系

经典理论中,质点运动的轨迹十分明确。一个质点在任何时刻都应该有确定的位置和动量。但在微观领域，由于微观粒子的波动性，会出现一些有悖于宏观经验的离奇结论。

以电子的单缝衍射为例，如图 11-12 所示。设一束电子沿平行于 y 轴的方向运动，它在 x 轴方向的动量分量 p_x 等于零。如果在其运动方向上垂直放置一个缝宽为 a 的狭缝，则微观粒子通过狭缝时，p_x 不再等于零，其坐标的不确定范围为

$$\Delta x = a \qquad (11\text{-}25)$$

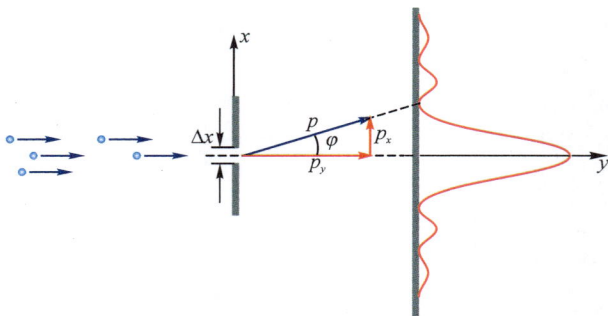

图 11-12　电子单缝衍射

由于粒子通过狭缝时所产生的衍射现象，使得坐标 x 和动量 p_x 不可能同时有确定值。用 φ 表示衍射角，以 λ 表示德布罗意波长，根据衍射公式 $\sin\varphi = \dfrac{k\lambda}{a}$，可得出 p_x 的不确定范围是

$$\Delta p_x = p\sin\varphi = p\,\frac{k\lambda}{a} \qquad (11\text{-}26)$$

由德布罗意公式和式(11-25)，可得

$$\Delta x \Delta p_x = a \cdot \frac{h}{\lambda} \cdot \frac{k\lambda}{a} = kh \qquad (11\text{-}27)$$

因 $k \geqslant 1$，所以式(11-27)可以写为

$$\Delta x \Delta p_x \geqslant h \qquad (11\text{-}28)$$

式(11-28)表示，微观粒子的坐标和动量不可能同时确定，这一结论称为**不确定关系**。它是由海森伯在 1927 年首先提出的。从量子理论出发进行更严密的推导，不确定关系应为

$$\Delta x \Delta p_x \geqslant \frac{\hbar}{2} \qquad (11\text{-}29)$$

式中，$\hbar = \dfrac{h}{2\pi}$，称为约化普朗克常量。

除了位置和动量，能量和时间也有类似的关系，即

$$\Delta E \Delta t \geqslant \frac{\hbar}{2} \qquad (11\text{-}30)$$

式(11-30)说明，在原子能级中，激发态能级的宽度 ΔE 越大，寿命 Δt 越小。基态能级 ΔE 较窄，所以处于基态的粒子寿命较长。

量子理论所预言的这种测量精确度将受到最终限制这一事实使海森伯把不确定关系看作一个基本的、无所不在的普遍原理的一种显现。

例题 11-5 设电子和质量为 20g 的子弹均沿 x 轴方向以速度 $v_x=200\text{m}\cdot\text{s}^{-1}$ 运动,速度可准确测量到万分之一,在同时确定它们的位置时,其不准确量为多大?

解 (1) 按不确定关系,计算电子位置的不准确量 Δx 为

$$\Delta x \geqslant \frac{\hbar}{2\Delta p}=\frac{h}{4\pi m \Delta v_x}=\frac{6.63\times10^{-34}}{4\pi\times9.11\times10^{-31}\times200\times10^{-4}}\text{m}=2.89\times10^{-3}\text{m}$$

电子位置的不准确量 Δx 已远远超过了其自身的线度,因而不可能同时准确地确定这个电子的位置。所以,不可能用经典力学方法来研究电子的运动。

(2) 按不确定关系,计算子弹位置的不准确量 Δx 为

$$\Delta x \geqslant \frac{\hbar}{2\Delta p}=\frac{h}{4\pi m \Delta v_x}=\frac{6.63\times10^{-34}}{4\pi\times20\times10^{-3}\times200\times10^{-4}}\text{m}=1.32\times10^{-31}\text{m}$$

可见,Δx 的不确定值非常小,意味着宏观的子弹位置是能够准确测定的。

11.5 波函数 薛定谔方程

11.5.1 波函数

微观粒子的波动性可用物质波来描述,其数学表达式称为**波函数**。下面我们讨论最简单的自由粒子的波函数。

因自由粒子不受外力作用,意味着动量 p 和能量 E 皆保持不变。按照德布罗意假设,与自由粒子相关联的波函数,其频率 $\nu=\dfrac{E}{h}$ 和波长 $\lambda=\dfrac{h}{p}$ 也都是恒定的。因此,自由粒子的波应是一个平面简谐波。假设它沿 x 轴方向传播,则自由粒子的波函数可表示为

$$\Psi(x,t)=\phi_0 e^{-i\left(2\pi\nu t-\frac{2\pi x}{\lambda}\right)}=\phi_0 e^{-\frac{i}{\hbar}(Et-px)} \tag{11-31}$$

式中,ϕ_0 称为波函数的振幅。式(11-31)就是沿 x 轴方向传播的、动量为 p 和能量为 E 的自由粒子的物质波波函数。式(11-31)又可写成

$$\Psi(x,t)=\psi(x)e^{-\frac{i}{\hbar}Et} \tag{11-32}$$

式中

$$\psi(x)=\phi_0 e^{\frac{i}{\hbar}px}$$

$\psi(x)$ 称为**振幅函数**,它不随时间 t 而变化,只与坐标 x 有关。由式(11-31),我们也可写出 $\Psi(x,t)$ 的共轭函数 $\Psi^*(x,t)$,即

$$\Psi^*(x,t)=\phi_0 e^{\frac{i}{\hbar}(Et-px)}=\psi^* e^{\frac{i}{\hbar}Et} \tag{11-33}$$

这样,就有

$$\Psi(x,t)\cdot\Psi^*(x,t)=\psi(x)\cdot\psi(x)^* \tag{11-34}$$

或者

$$|\Psi(x,t)|^2=|\psi(x)|^2 \tag{11-35}$$

即波函数 $\Psi(x,t)$ 与其共轭函数 $\Psi^*(x,t)$ 的乘积等于相应的振幅函数 $\psi(x)$ 与其共轭函数

255

$\psi^*(x)$ 的乘积。亦即，$\Psi(x,t)$ 模的平方 $|\Psi(x,t)|^2$ 等于其振幅函数的绝对值平方 $|\psi(x)|^2$。由于波的强度与振幅的平方成正比，因而振幅函数的平方 $|\psi(x)|^2$ 表征了物质波的强度。或者说，波函数 $\Psi(x,t)$ 与其共轭函数 $\Psi^*(x,t)$ 的乘积 $|\Psi(x,t)|^2$ 表征了物质波的强度。

根据玻恩对物质波的统计诠释，波函数振幅的平方 $|\psi(x)|^2$ 表示在空间 x 处找到粒子的概率。

11.5.2　薛定谔方程

在经典力学中，质点的运动规律遵从牛顿的动力学方程，由初始条件可以获得质点在任何时刻的位置、速度、动量和能量等。但是在微观领域中，由于波动性以及海森伯的不确定关系，我们将无法确定微观粒子的运动状态。为了研究微观粒子的运动规律，1926 年薛定谔提出了一个与牛顿动力学方程完全不同的波动方程，即**薛定谔方程**。这个方程并不是由其他基本原理推导而来，它的正确性是通过实践来验证的。薛定谔将这个方程用于氢原子，其结果与原子光谱和能级精确吻合，也与玻尔的氢原子量子化轨道一致。因而，薛定谔方程是反映微观系统运动规律的一个基本方程。

下面我们通过研究粒子在势场中的一维运动，给出薛定谔方程的一般形式。

设粒子处于势能为 $V(x,t)$ 的势场中，其质量为 m、动量为 p，则粒子的总能量为

$$E = \frac{p^2}{2m} + V(x,t) \tag{11-36}$$

对应粒子的波函数为

$$\Psi(x,t) = \phi_0 e^{-\frac{i}{\hbar}(Et - px)}$$

将此式分别对坐标 x 求二阶偏导数和对时间 t 求一阶偏导数，可得

$$\frac{\partial^2 \Psi(x,t)}{\partial x^2} = -\frac{p^2}{\hbar^2}\Psi(x,t), \quad \frac{\partial \Psi(x,t)}{\partial t} = -i\frac{E}{\hbar^2}\Psi(x,t) \tag{11-37}$$

将式（11-36）两边乘以 $\Psi(x,t)$，并利用式（11-37）消去动量 p 和能量 E，就得到波动方程

$$i\hbar\frac{\partial}{\partial t}\Psi(x,t) = \left[-\frac{\hbar^2}{2m}\frac{\partial^2}{\partial x^2} + V(x,t)\right]\Psi(x,t) \tag{11-38}$$

式（11-38）称为势场中的**一维薛定谔方程**。这种包含粒子质量 m 的波动方程无论是从单一的粒子性质还是单一的波动性质来看，都是不合逻辑的。但正是因为波粒二象性，使得薛定谔方程成为联系粒子和波动性质的纽带。

一般情况下，势能仅仅是空间坐标的函数，与时间 t 无关，即 $V = V(x)$。从式（11-36）可以看出粒子的能量是一个不随时间变化的量，我们把这种情况称为定态问题。因此，粒子的波函数可写为

$$\Psi(x,t) = \psi(x)e^{-\frac{i}{\hbar}Et} \tag{11-39}$$

式中，E 为粒子的能量，是一个恒量。将式（11-39）代入式（11-38），化简后可得

$$\left[-\frac{\hbar^2}{2m}\frac{\partial^2}{\partial x^2} + V(x)\right]\psi(x) = E\psi(x) \tag{11-40}$$

式（11-40）称为**一维定态薛定谔方程**。$\psi(x)$ 称为**一维定态波函数**。从这一方程求出 $\psi(x)$ 后，就可得到式（11-39）的波函数形式。因此在研究处于定态的粒子时，就归结为求定态薛

定谔方程的解 $\Psi = \Psi(x,t)$。

根据所求得的波函数 $\Psi(x,t)$，可计算概率密度 $\Psi\Psi^* = \psi\psi^*$。考虑到概率密度的意义是单位体积内粒子出现的概率，它是位置的单值函数。同时概率密度在空间各点是连续的，而且也是有限的，所以有

$$\int |\psi|^2 \mathrm{d}x = 1 \qquad (11\text{-}41)$$

式(11-41)称为波函数的**归一化条件**。

由此可见，在粒子运动的空间内，波函数 ψ 必须是单值、连续和有限的。这也是波函数的标准条件。

另外，薛定谔方程是线性、齐次的偏微分方程，所以满足叠加原理。即如果一组函数 $\psi_1, \psi_2, \psi_3, \cdots, \psi_i, \cdots$ 是薛定谔方程所有可能的解，则它们线性叠加所得到的函数

$$\psi = c_1\psi_1 + c_2\psi_2 + c_3\psi_3 + \cdots + c_i\psi_i + \cdots \qquad (11\text{-}42)$$

也是同一方程的可能解，式中 $c_1, c_2, c_3, \cdots, c_i, \cdots$ 为常数。式(11-42)称为**态叠加原理**。

11.5.3 薛定谔方程的应用

本节我们利用薛定谔方程求解两个特殊的例子，从中了解量子力学处理问题的一般方法，了解微观领域中粒子的运动规律。

1. 一维无限深势阱

势阱是一个势函数，因其形状如同无限深的陷阱而得名。如图 11-13 所示为一维无限深势阱的模型，其势函数 $V(x)$ 为

$$\begin{cases} V(x) = 0, & 0 < x < a \\ V(x) = \infty, & x \leqslant 0, \quad x \geqslant a \end{cases}$$

设有质量为 m 的粒子被限制在这样的势阱中运动。由于势函数不随时间 t 变化，故粒子在势阱中的运动属于定态问题。按一维定态薛定谔方程，在势阱中($0 < x < a$)运动的定态薛定谔方程为

$$\frac{\mathrm{d}^2\psi(x)}{\mathrm{d}x^2} + \frac{2mE}{\hbar^2}\psi(x) = 0 \qquad (11\text{-}43)$$

令 $k^2 = \dfrac{2mE}{\hbar^2}$，可得通解为

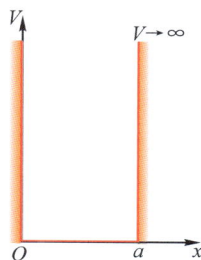

图 11-13　一维无限深势阱

$$\psi(x) = A\sin(kx + \varphi) \qquad (11\text{-}44)$$

式中，A、φ 为积分常量。因势阱的两壁为无限深，粒子不可能越出阱壁，所以，势阱外的波函数为

$$\psi(x) = 0, \quad x \leqslant 0, \quad x \geqslant a \qquad (11\text{-}45)$$

由边界条件 $\psi(0) = 0$ 可得，$\varphi = 0$，式(11-44)可改写为

$$\psi(x) = A\sin kx \qquad (11\text{-}46)$$

因 A 不能为零，所以由 $\psi(a) = 0$，可得 $\sin ka = 0$，因此有

$$k = \frac{n\pi}{a} \qquad (11\text{-}47)$$

式中，$n=1,2,3,\cdots$，称为量子数。显然，能量 E 只能取分立的能级，各能级的能量值为

$$E_n = \frac{n^2 h^2}{8ma^2} \tag{11-48}$$

由此可见，能量量子化是量子力学的必然结果。对应于各能级的波函数有

$$\psi_n(x) = A\sin\frac{n\pi x}{a}, \quad 0<x<a \tag{11-49}$$

根据波函数的归一化条件，即

$$\int_{-\infty}^{\infty} |\psi_n(x)|^2 \mathrm{d}x = \int_0^a A^2\sin^2\left(\frac{n\pi x}{a}\right)\mathrm{d}x = A^2\frac{a}{2} = 1$$

可得

$$A = \sqrt{\frac{2}{a}}$$

因此，对应于能级 E_n 的定态波函数解为

$$\psi_n(x) = \sqrt{\frac{2}{a}}\sin\frac{n\pi x}{a}, \quad 0<x<a \tag{11-50}$$

对一维无限深势阱通过薛定谔方程的求解，可得到如下结论：处于一维无限深势阱的粒子具有分立的能量值，当 $n=1$ 时，$E_1 = \frac{h^2}{8ma^2}$，称为基态能量。其他各能级分别为 $4E_1$，$9E_1$，$\cdots$，称为激发态。图 11-14 中的 4 条平行线是粒子在一维无限深势阱中 4 个量子态下的能级。而图中每个能级上的曲线则分别为该量子态下粒子的概率密度 $|\psi|^2$ 分布曲线。

从上述讨论中，我们也注意到，基态能级的数量级与海森伯不确定关系相符。数量级为 a 的位置不确定量意味着至少有数量级为 $\frac{h}{a}$ 的动量不确定量。

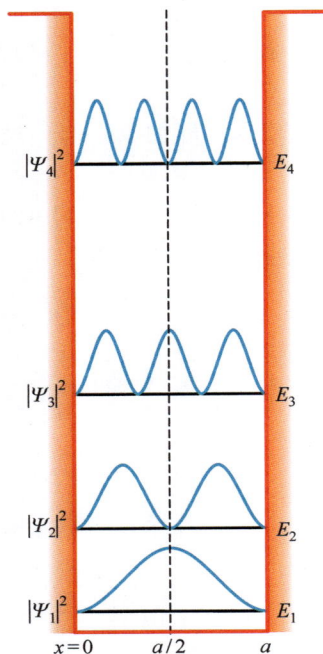
图 11-14　能级和概率密度

例题 11-6　粒子在一维无限深势阱中运动。其波函数为

$$\psi(x) = \sqrt{\frac{2}{a}}\sin\left(\frac{n\pi x}{a}\right), \quad 0\leqslant x\leqslant a$$

试求：(1)粒子处于第一激发态时的概率密度最大值位置及概率密度最大值；(2)粒子处于第一激发态时，在 $\left(0,\frac{a}{3}\right)$ 区间内，找到粒子的概率是多少？

解　(1) 第一激发态 $n=2$。由波函数的概率密度定义可得

$$|\psi_2(x)|^2 = \frac{2}{a}\sin^2\frac{2\pi x}{a} = \frac{1}{a}\left(1-\cos\frac{4\pi x}{a}\right)$$

对 x 求导，并令其为零，即

$$\frac{\mathrm{d}|\psi_2(x)|^2}{\mathrm{d}x} = 0$$

$$\sin \frac{4\pi x}{a} = 0$$

求得在 $x = \dfrac{a}{4}, \dfrac{3a}{4}$ 处为概率密度的最大值。其值为

$$\mid \psi_2(x) \mid^2_{x=\frac{a}{4}} = \frac{2}{a}$$

（2）粒子处于第一激发态（$n=2$）时，在 $\left(0, \dfrac{a}{3}\right)$ 区间内，找到粒子的概率是

$$\int_0^{\frac{a}{3}} \mid \psi_2(x) \mid^2 \mathrm{d}x = \int_0^{\frac{a}{3}} \frac{1}{a}\left(1 - \cos\frac{4\pi x}{a}\right)\mathrm{d}x = \frac{1}{3} - \frac{1}{4\pi}\sin\frac{4\pi}{3} = 40.2\%$$

2. 一维势垒　隧穿效应

如图 11-15 所示的势函数曲线，中间就像垒起来的一座厚厚而坚硬的墙壁，故称之为**势垒**。势函数 $V(x)$ 为

$$\begin{cases} V(x) = 0, & x < 0, x > a \\ V(x) = E_0, & 0 \leqslant x \leqslant a \end{cases} \qquad (11\text{-}51)$$

势函数不随时间 t 而变化，所以也属于定态问题。

设有质量为 m、能量为 $E(E < E_0)$ 的粒子从左侧射向势垒，按经典理论，粒子不可能进入势垒，更不可能穿越势垒。然而量子力学却给出了截然不同的结论，甚至有些离奇的现象。下面我们运用薛定谔方程对势垒问题进行求解。

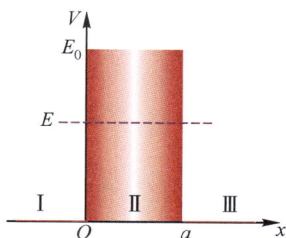

图 11-15　一维势垒

粒子处于势垒的两侧（$x < 0, x > 0$）时，$V(x) = 0$，薛定谔方程可写为

$$\frac{\mathrm{d}^2}{\mathrm{d}x^2}\psi(x) = -\frac{2m}{\hbar^2}E\psi(x) = -k^2\psi(x) \qquad (11\text{-}52)$$

式中，$k^2 = \dfrac{2mE}{\hbar^2}$。

粒子在势垒内部（$0 \leqslant x \leqslant a$）时，$V(x) = E_0$，薛定谔方程可写为

$$\frac{\mathrm{d}^2}{\mathrm{d}x^2}\psi(x) = -\frac{2m}{\hbar^2}(E_0 - E)\psi(x) = -k'^2\psi(x) \qquad (11\text{-}53)$$

式中，$k'^2 = \dfrac{2m}{\hbar^2}(E_0 - E)$。

解得各区域的波函数为

$$\psi(x) = A\mathrm{e}^{\mathrm{i}kx} + R\mathrm{e}^{-\mathrm{i}kx}, \quad x < 0 \qquad (11\text{-}54)$$

$$\psi(x) = B\mathrm{e}^{k'x} + C\mathrm{e}^{\mathrm{i}k'x}, \quad 0 \leqslant x \leqslant a \qquad (11\text{-}55)$$

$$\psi(x) = T\mathrm{e}^{\mathrm{i}kx}, \quad x > a \qquad (11\text{-}56)$$

在 $x < 0$ 区域，既有入射波也有反射波，R^2 称为**反射系数**。在 $x > a$ 区域为透射波，T^2 称为**透射系数**。根据波函数的单值性、有限性等边界条件及归一化条件，可以解得

$$T^2 = \frac{4k^2k'^2}{(k^2 + k'^2)^2\,\mathrm{sh}^2 k'a + 4k^2k'^2} \qquad (11\text{-}57)$$

$$R^2 = \frac{(k^2+k'^2)^2 \operatorname{sh}^2 k'a}{(k^2+k'^2)^2 \operatorname{sh}^2 k'a + 4k^2 k'^2}$$ (11-58)

由此可见，在微观领域，即使粒子的能量低于势垒的高度，也有可能穿越势垒。这种粒子穿透比自身能量更高的势垒的现象，称为**隧穿效应**。式(11-57)表示，势垒越高、厚度越大，粒子穿透的概率就越小。

量子隧穿效应是一种量子特性，是微观粒子波动性的必然结果。α衰变就是因为量子隧穿效应，使α粒子摆脱了能量高于自身的强力的束缚而"逃出"原子核。

用于观察材料表面结构的扫描隧穿显微镜是量子隧穿效应的主要应用之一。

扫描隧穿显微镜的特点是不用光源也不用透镜，它的显微部件是一枚细而尖的金属探针。其工作原理如图11-16所示，以针尖为一电极，被测固体表面为另一电极，两极之间加偏压。当针尖和固体表面距离小到纳米(nm)数量级时，电子因量子隧穿效应从一个电极穿过空间势垒到达另一电极，形成电流。电流的大小取决于针尖与表面的间距和表面的电子状态。当针尖在被测表面上方恒定高度上扫描时，由于隧穿电流与间距呈指数关系，即使固体表面有原子尺度的起伏，隧穿电流也会有超出10倍的变化。这样，通过现代电子技术测出电流的变化即可知道表面的结构。扫描隧穿显微镜的这种工作模式叫"恒高度模式"，如图11-17(a)所示。

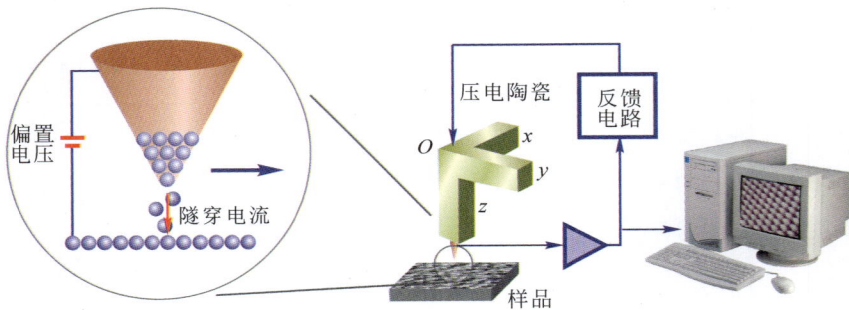

图 11-16　扫描隧穿显微镜的工作原理

当样品表面起伏较大时，恒高度模式扫描有可能使针尖在样品表面碰坏，此时可将针尖安装在压电陶瓷上，控制压电陶瓷上的电压，使针尖在扫描过程中随样品表面的起伏上下移动，以保持电流不变。这时压电陶瓷上的电压变化即反映了表面的起伏。这种工作模式叫作"恒电流模式"，如图11-17(b)所示。

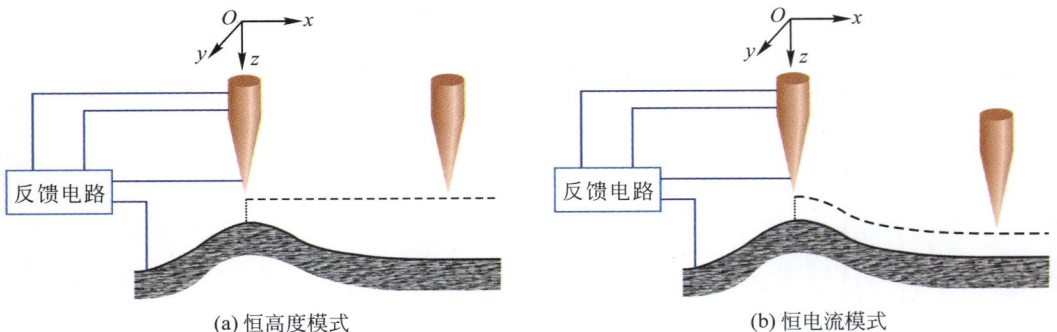

(a)恒高度模式　　　　(b)恒电流模式

图 11-17　扫描隧穿显微镜的工作模式

用扫描隧穿显微镜对石墨、硅以及金晶体等的表面状况进行观察,可获得很好的结果。如图 11-18 所示为扫描隧穿显微镜的硅表面碳原子排列的计算机照片。扫描隧穿显微镜还被用来配置原子位置,改变材料的结构。用它的探针可以吸住一个原子,从而把它移位,这就使得人类能够在原子级别上改造世界。如图 11-19 所示为 IBM 公司的科学家精心制作的"量子围栏"的计算机照片。他们在 4K 的温度下用扫描隧穿显微镜的针尖一个个地把 48 个铁原子裁到了一块精制的铜表面上,围成一个圆圈,圈内就形成了一个势阱,把在该处铜表面运动的电子圈了起来。图中圈内波纹就是这些电子的波动图景,它的大小及图形与量子力学计算结果符合得很好。

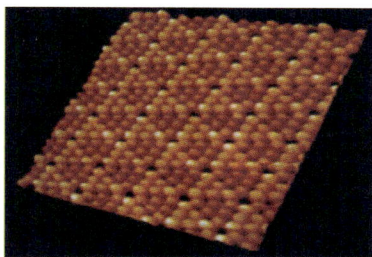

图 11-18 硅表面的原子排列

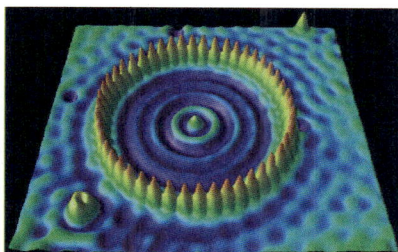

图 11-19 量子围栏

3. 类氢原子的能量 四个量子数

类氢原子是指在原子核外只有一个电子,而原子核内可能有多个正电荷的离子。在类氢原子中,电子处在原子核的有心力场内作三维运动,其势能为

$$V(r) = -\frac{Ze^2}{4\pi\varepsilon_0 r} \tag{11-59}$$

式中,Z 是原子核携带的正电子数目,$r = \sqrt{x^2+y^2+z^2}$。

因 $V(r)$ 仅与矢径大小 r 有关,与方向无关,所以这个势能具有空间球对称性。且 $V(r)$ 与时间无关,所以仍然属于定态问题。电子运动遵循的定态薛定谔方程为

$$\frac{\partial^2\psi}{\partial x^2} + \frac{\partial^2\psi}{\partial y^2} + \frac{\partial^2\psi}{\partial z^2} + \frac{8\pi^2 m}{h^2}\left(E + \frac{Ze^2}{4\pi\varepsilon_0 r}\right)\psi = 0 \tag{11-60}$$

求解上述方程,可得到如下结果。

(1) 电子的能量是量子化的,其值为

$$E_n = -\frac{me^4}{8\varepsilon_0^2 h^2}\frac{Z^2}{n^2} = -13.6\frac{Z^2}{n^2}(\text{eV}), \quad n = 1,2,3,\cdots \tag{11-61}$$

式中,n 称为**主量子数**。结果和玻尔的模型一致,但是薛定谔方程的解还得出另外一些量子数。这些量子数会导致类氢原子的能级发生分裂。在多电子的原子中,因电子的相互作用,能级受到的影响会更大。

同一个 n 属于同一**壳层**,对应主量子数 $n = 1,2,3,4,5,6,\cdots$ 的壳层代号分别为 K,L,M,N,O,P,$\cdots$。

(2) 电子的角动量大小 L 是量子化的,即

$$L = \sqrt{l(l+1)}\,\hbar, \quad l = 0,1,2,\cdots,n-1 \tag{11-62}$$

式中,l 称为**角量子数**。如果主量子数为 n,则角量子数 l 可以是 0 至 $(n-1)$ 的 n 个值。对应 $l=0,1,2,3,4,5,\cdots$ 的角动量可以用符号 s,p,d,f,g,h,$\cdots$ 表示。例如 $n=3,l=2$ 的原子态可以表示为 3d;$n=3,l=0$ 的原子态可以表示为 3s。

（3）角动量在空间给定方向的分量 L_z 是量子化的,称为**角动量的空间量子化**。L_z 的值为

$$L_z = m\hbar, \quad m=-l,-l+1,\cdots,l \tag{11-63}$$

式中,m 称为**磁量子数**。对于一定的角量子数 l,m 的取值为 $0,\pm1,\pm2,\cdots,\pm l$,共有 $(2l+1)$ 个值。例如,当 $l=2$ 时,$m=-2,-1,0,1,2$,角动量的大小 $L=\sqrt{6}\hbar$,在空间有 5 个取向,相应的分量 L_z 值为 $-2\hbar,-\hbar,0,\hbar,2\hbar$,如图 11-20 所示。

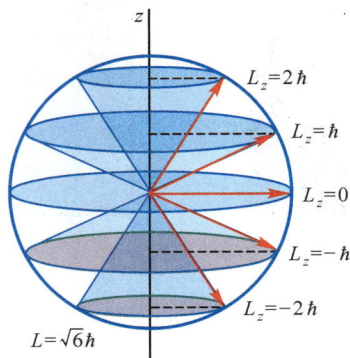

图 11-20 角动量取向

每一组量子数 n、l、m 对应了电子在类氢原子中的一个波函数 $\psi(r,\theta,\varphi)$。

（4）电子可以看作一个小球,它除绕核运动外,还绕自身的轴线旋转,称为**自旋**。这种自旋的角动量在各运动状态中均相同。理论和实验表明,自旋角动量 S 为

$$S=\sqrt{s(s+1)}\,\hbar \tag{11-64}$$

式中,s 称为**自旋量子数**。它只有一个值,对于电子、质子和中子,$s=\frac{1}{2}$,对于光子,$s=1$。自旋角动量也有空间量子化现象。电子自旋角动量 S 在空间任意方向（通常是外磁场方向）上的分量只可能取两个数值,即

$$S_z=m_s\hbar, \quad m_s=\pm\frac{1}{2} \tag{11-65}$$

式中,m_s 称为**自旋磁量子数**。与磁量子数 m 相仿,它是描述电子自旋角动量在空间取向的量子数。由于它的值只能是 $\frac{1}{2}$ 和 $-\frac{1}{2}$,因此不管其他三个量子数 n、l、m 的值如何,自旋角动量 S 在外磁场中的取向只能是与磁场方向同向平行或反向平行两个方向。

综上所述,要完整地描述一个电子的量子状态,需用 n、l、m 和 m_s 四个量子数来表征。每一组量子数对应一个波函数,而波函数的平方反映了电子在空间的概率分布,这种概率分布形象地称为**电子云**。图 11-21 给出了氢原子在某些量子状态下的概率密度,即电子云。

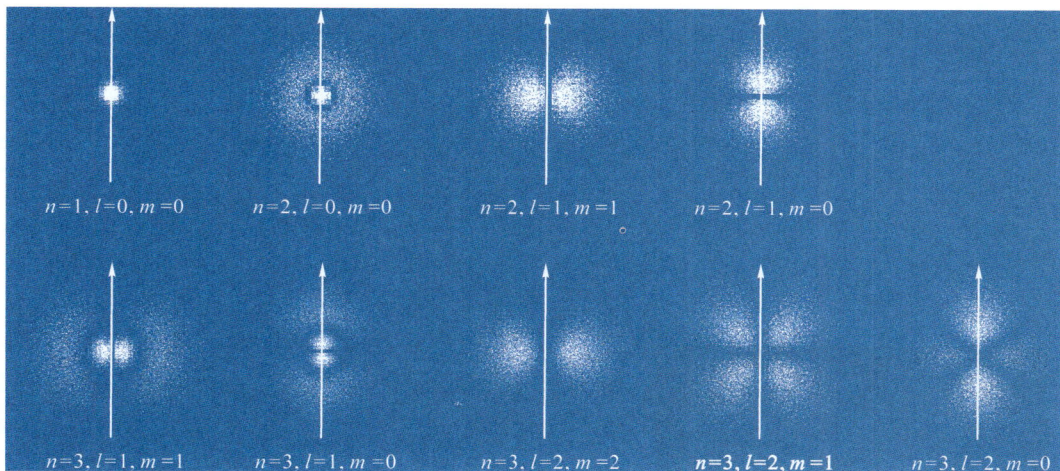

图 11-21　氢原子在不同状态下的概率密度

11.6　量子力学在生命科学领域的发展

11.6.1　量子生物学

量子生物学是以量子力学原理和方法来探讨有机体内的化学物质,特别是与生命现象有着直接联系的物质的电子结构及与其有关的各种生命现象。生命现象可以从各种水平、层次来研究。从分子这一层次来研究生命现象就是分子生物学的任务。由于分子和原子的结构与性质主要由电子的行为所决定,而支配电子行为的正是量子力学的范畴,因而量子力学可以进一步从电子这一更深层次来研究和认识生命现象。

薛定谔在 1944 年发表的著作《生命是什么》中指出,量子力学是研究生命科学的基础。此后,随着分子生物学的蓬勃发展,量子力学作为工具在生物学问题上的研究也越来越多。1970 年成立的国际量子生物学学会,标志着量子生物学的诞生。

量子生物学的研究方法是运用量子力学的原理来处理生命物质的电子结构,从而计算出表明这些物质电子结构和与之有关的各种物理量,再根据这些物理量来进一步阐明生命体系的结构、能量以及与生物学活性和生命过程的关系。量子力学中,定态薛定谔方程可以表示为

$$\hat{H}\psi = E\psi \tag{11-66}$$

式中,$\hat{H} = -\dfrac{\hbar^2}{2m}\dfrac{\partial^2}{\partial x^2} + V$,称为**哈密顿算符**。量子力学的任务就是解上述方程,求出能量 E 和波函数 ψ 以及其他各种物理量。量子生物学中涉及的物理量主要包括:轨道能量、电子密度、自由价、键级等。轨道能量代表体系的能量状态;电子密度显示分子的离子性,即进行离子反应的难易程度;自由价反映了自由基反应的难易程度;键级则是不饱和程度的量度,与反应的活性有关。

量子生物学主要研究生物分子的电子结构与反应活性的关系、生物分子间的相互作用、

金属离子在生物过程中的作用、量子药理学等。量子生物学的研究领域包括：

1．核酸

在生命体的化学成分中，最主要的和最广泛的莫过于核酸和蛋白质。是否具有这两种物质是区别生物与非生物的物质条件。因此，核酸和蛋白质分子的空间结构成为理解生命现象的关键。

核酸的化学结构是由许多核苷酸为基本单位组成的生物多聚物。每一个核苷酸又是由三种基本成分组成，即含氮碱基、戊糖环和一个磷酸基团。核苷酸单位则通过共价的磷酸二酯键相互连接成为长链多聚物。

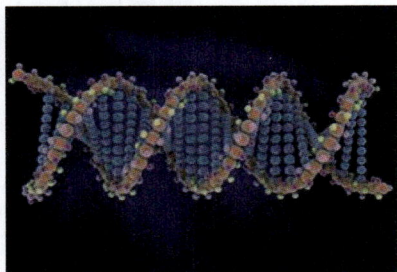

图 11-22　DNA 结构

1953 年，DNA 的发现者沃森和克里克提出了脱氧核糖核酸的空间结构，即 DNA 的结构是由两条多核苷酸链组成的反平行的右手螺旋，磷酸在外，碱基在内，如图 11-22 所示。在量子生物学研究中，由于核酸分子的螺旋对称性和重复性单位的存在，可通过简化和模型化的方法进行求解，从而获得核酸分子电子结构的某些信息。通过计算所得的各种物理量，可以进一步说明核酸的结构、能量及其变化和生物活性与生命过程的关系。

核酸在生命系统中起着传递信息功能的重要作用。DNA 是生物体的遗传物质。基因就是 DNA 大分子的片段，有复制、转录等重要功能，是生物遗传繁殖的物质基础。

2．蛋白质

大量实验数据表明，在蛋白质中存在着电子的运动和能量的传递。在分解酶中有四个血红蛋白基团与蛋白质连接。如果四个血红蛋白基团中的一个结合某个使它失去活性的试剂，也将会改变其他三个基团的催化活性。因此，分解酶的专一催化活性并不是单个的血红蛋白基团活性的总和，而是这四个血红蛋白基团的整体功能。换句话说，这种酶的血红蛋白基团具有非定域 π 电子系。

在蛋白质分子中，能量的传递可以从肌红蛋白与一氧化碳的复合物中看到。肌红蛋白具有一个与蛋白质相连的血红素基团。一氧化碳分子是与这个基团的铁原子相连的。如果将此复合物用波长 310～400nm（对应于血红蛋白的吸收区域）的紫外光照射时，每吸收一个光量子就能释放出一个一氧化碳分子。波长 280nm 的紫外光是存在于蛋白质内的酪氨酸及色氨酸残基的最大吸收值，而血红蛋白在此波长下不吸收光，但还能使一氧化碳游离。这说明被吸收了能量的氨基酸能将其传递给血红蛋白基团。这个结果充分说明了蛋白质分子中存在着能量传递的机制，它能使大分子在某个地方开始的变化可传递到其他的地方。对于这些现象的解释，必须认识蛋白质的电子系统，即用量子力学的观点来阐明。

3．致癌物质的电子结构

致癌物质是在一定条件下能诱发人类或动物癌症的物质。从 20 世纪 30 年代至今已经发现的致癌物质达上千种，但致癌的程度、条件等不完全一样，其中属于芳香族烃及重氮色素类的物质致癌性较高。由于癌症对人类造成巨大的威胁，所以研究化学物质具有什么样的电子结构能导致癌症具有重要意义。这种研究必然对癌症的病因了解也有很大的帮助。

图 11-23 所示为两个结构非常相似的化合物：3,4-苯并芘和蒽并蒽。有趣的是，前者具有很强的致癌性，后者却全无致癌作用。为了说明结构与致癌作用的关系，法国的铂尔曼等人对多环芳香烃的电子状态进行了计算，结果发现这类分子在化学反应上有两个特别的区域。一个是 L 区域（蒽环 9-10 位键），一个是 K 区域（菲环 9-10 位键），如图 11-24 所示。

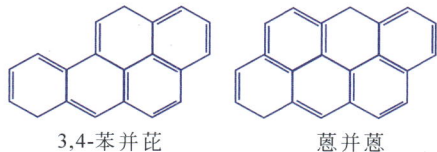

图 11-23　两个相似的化合物

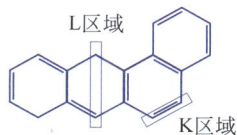

图 11-24　L 区域和 K 区

在计算了这些分子的邻位定域能、对位定域能和碳位定域能后发现多环芳香烃的致癌规律：①多环芳香烃具有致癌性的必要条件是必须存在活性 K 区域；②如果分子中还具备非活性的 L 区域时，对位不易起加成反应。总之，K 区域是发生致癌反应的关键区域，而 L 区域是对致癌反应起拮抗作用的区域。致癌反应的本质是致癌剂和生物体中各种亲电子活性中心发生加成反应。

上述分析说明，多环芳香烃的电子结构是决定其有无致癌活性的重要因素。

11.6.2　量子药理学

量子药理学是利用分子量子力学方法研究药理学问题的学科。量子药理学以分子量作为基本功能单位，在分子水平上说明具有生物活性的化合物的药理作用，目的在于进一步阐明并解释化学结构与生物活性之间的关系。量子药理学研究的内容包括药物分子构象、药物的受体、药物分子的静电势和电荷密度、电荷转移、药物定量构象关系和药物动力学等方面。

作为药物的化学物质与生物系统都是由分子构成，分子由原子构成，而原子由基本粒子构成。显然，把量子力学应用到药理学领域中有许多优势。它能以直接的方式告诉我们分子内的电子密度。当一个小分子接近一个受体分子的活性部位时，这两个物种的电荷密度将发生变化而相互作用。根据分子轨道法可以计算分子的一部分相对于另一部分的一系列位置，并能比较各种位置的能量。例如，从去甲肾上腺素的构象研究中得知，不仅药物有活性构象，与药物相互作用的生物大分子（受体）也需要稳定在低能量构象的空间位置。由于生物大分子化合物结构复杂，有时可能有几种不同构象的能量都较低，且同时存在。当药物小分子与这些大分子的不同构象相互作用时，将会产生不同的药理作用，即一种受体会有几种亚型受体。利用量子生物学方法，从药物分子构象、电荷分布、空间的静电势场、化学键活性、疏水性能等角度研究，可推出与药物作用的受体结构。

量子生物学已在化学致癌机制、生物固氮、病理机制的分子电子基础、抗原-抗体作用的分子识别、生物膜的研究等方面取得了很大进展。结合计算机的应用，现在已经实现了准确的量子力学计算，可直接进行生物分子和药物分子的鉴定和合成设计。

11.6.3　量子医学

量子医学是在现代科学，特别是现代物理学和现代生物医学的影响和渗透下萌发而出的。它是建立在量子力学原理的基础上，结合了量子生物学、量子药理学和生命信息学，利用微观状态的电子波动、辐射、能量等形式，对机体进行综合、系统、全面、发展性的预防、调节、诊断、治疗、康复的学科。它将医学从细胞层次推进到了构成人体的基本微粒子——量子态层次，为治愈当今世界众多"不治之症"开辟了新途径。

量子医学强调人体的整体性质，认为任何人、事物都是一个系统联系的有机体，这些系统在微观世界中按照量子化规律进行交互、影响，具有整体性、系统性、全面性特点。

量子医学给中医理论的全新阐释方面也带来了积极意义，如阴阳理论、五行理论、经络理论、气血本质理论等方面可以获得新的解释和印证。

思考题

11.1 人体在夏天和冬天向周围辐射的能量是否相同？

11.2 光电效应和康普顿效应都包含电子与光子的相互作用，这两种效应的机制有什么不同？

11.3 为什么说玻尔的理论是半经典半量子的？这个理论有意义吗？

11.4 电子的波动性与光的波动性有什么不同？

11.5 放射性指的是束缚在原子核中的某些粒子有一定概率逃逸出来，这是什么原因？

11.6 量子生物学研究的内容包括哪些方面？

习题

11.1 测量星球表面温度的方法是将星球看作绝对黑体，按维恩位移定律测量其辐射的峰值波长 λ_m，便可求出表面温度 T。如测得北极星的 $\lambda_m = 350nm$，天狼星的 $\lambda_m = 290nm$，试求这些星球的表面温度。

11.2 设某人的体表面积约为 $1.80m^2$，皮肤温度为 $32℃$，处于封闭的环境内，环境温度为 $20℃$。求此人因辐射能量而损失的功率。

11.3 当用波长为 $\lambda = 300nm$ 的光照射在一种金属材料上，发射电子的动能为 $1.2eV$，求该材料的逸出功。

11.4 由实验可知，在一定条件下，人眼视网膜上接受 5 个蓝绿色（$\lambda = 500nm$）光子就能产生光的感觉，此时视网膜上接受的能量有多少？如果每秒都接受 5 个这种光子，问投射到视网膜上的光功率是多少？

11.5 康普顿散射实验中，在与入射方向成 $120°$ 的方向上散射光子的波长 λ' 与入射光波长 λ 之差为多少？

11.6 要使处于基态的氢原子受激发后能发射莱曼系（由激发态跃迁到基态发射的各谱线组成的谱线系）的最长波长的谱线，至少应向基态氢原子提供的能量是多少？

11.7 氢原子光谱的巴耳末系中，有一光谱线的波长为 $434nm$，试求：（1）与这一谱线相应的光子能量为多少电子伏特？（2）该谱线是氢原子由能级 E_n 跃迁到能级 E_k 产生的，n 和 k 各为多少？（3）最高能级为 E_5 的大量氢原子，最多可以发射几个线系，共几条谱线？请在氢原子能级图中表示出来，并说明波长最短的是哪一条谱线。

11.8 一运动中子的质量为 $1.67 \times 10^{-27} \mathrm{kg}$，速度为 $10 \mathrm{m \cdot s^{-1}}$，求该中子的德布罗意波长。

11.9 用 150V 电压加速电子，求与之相应的德布罗意波波长。

11.10 已知粒子在一维矩形无限深势阱中运动，其波函数为

$$\psi(x) = \frac{1}{\sqrt{a}} \cos \frac{3\pi x}{2a}, \quad -a \leqslant x \leqslant a,$$

那么粒子在 $x = \frac{5a}{6}$ 处出现的概率密度是多少？

第 12 章

原子核物理
核磁共振

核磁共振波谱

核磁共振波谱（magnetic resonance spectroscopy，MRS）是将核磁共振现象应用于测定分子结构的一种谱学技术。它在医学诊断中对疾病的早期诊断、鉴别性诊断和病理分析等都具有很重要的作用。

核磁共振是原子核在外磁场的作用下，能级发生分裂，并在外加射频电磁场的能量 $E=h\nu$ 条件下，剧烈吸收能量而产生能级跃迁的现象。

磁共振信号的共振频率 ν 取决于旋磁比 γ 和外磁场强度 $\boldsymbol{B}_0$。然而，原子核所在处的磁场强度也会受到核外电子云及周边电子云的屏蔽作用，因此它们的共振频率也会不同，从而导致核磁共振波谱峰值的差别。MRS 可以精确地检测到这些微小差别，并通过计算机的进一步分析和处理，获得人体内的病理组织及相邻关系，做出准确的定位和定性诊断。

若以发生核磁共振吸收的强度为纵坐标，共振频率为横坐标，可以绘出一条吸收强度和共振频率的变化曲线，称为核磁共振波谱。它可以反映化合物自身特有的特征峰频率位置、自旋核的数量以及化合物的分子结构。目前，应用临床开展较多的核种是 ^1H 和 ^{13}P，相应的波谱表示为 ^1H-MRS 和 ^{13}P-MRS。从病理和生理进程上看，细胞能量代谢的变化在组织学结构改变之前发生，使得 MRS 出现异常要早于核磁共振成像（magnetic resonance imaging，MRI）图像上的异常表现，所以 MRS 的分析大部分集中在对细胞能量代谢的观测上。

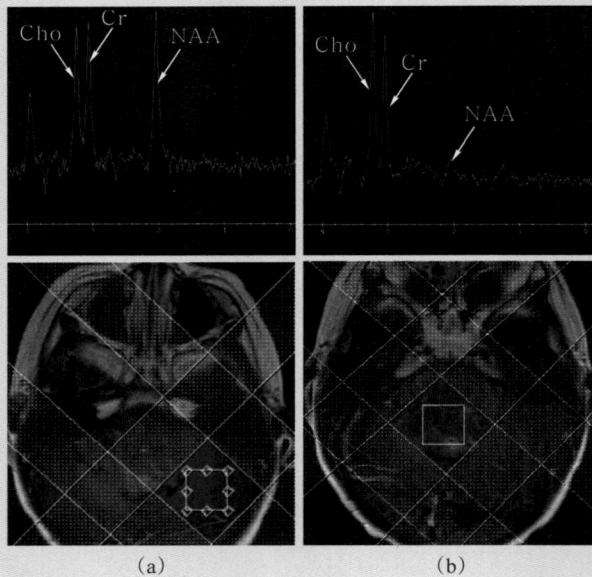

(a)　　　　　　(b)

图（a）是正常人脑的波谱图和定位图。核磁共振波谱变化可反映神经元生长分化，脑能量代谢和髓鞘分化瓦解过程的改变。NAA 是哺乳动物神经系统中普遍存在的化合物，正常人有很高的 NAA/Cr 值。图（b）是一个左侧小脑半球肿瘤病变波谱图和定位图。肿瘤组织的 ^1H-MRS 与正常脑组织有显著差异，其中 Cho 峰值升高提示膜代谢增加，NAA 峰值降低则提示神经元受压移位。

人们在长期探索物质的内部结构,研究其演变的过程中,逐步形成了对物质世界客观规律的认识。**原子核物理**就是以原子核作为研究对象,研究原子核的性质、结构和变化的一门学科。

1896 年法国物理学家贝可勒尔在研究 X 射线的过程中就发现了铀(U)的放射现象。1897 年居里夫妇又先后发现了钋(Po)和镭(Ra)的放射性。放射性物质的发现使得人们向物质更深层次的结构探索,1911 年卢瑟福提出了原子的核式模型,并于 1919 年在首次实现人工核反应时发现了质子。1932 年英国物理学家查德威克在实验中发现了中子,随后海森伯提出原子核是由质子和中子构成的。从此,人类对物质世界的探索和认识从原子层次进入了原子核层次。

本章主要研究原子核的基本规律。首先介绍核的基本特性、核的结合能和核力;然后讨论核的放射现象及其衰变规律,以及辐射剂量等基本概念;最后简单介绍放射性核素在医学方面的应用。

12.1　原子核的基本性质

12.1.1　原子核的组成

1. 核子

原子核是由**质子**和**中子**组成的。质子和中子统称**核子**,如图 12-1 所示。质子带正电荷,一个质子所带的电荷量等于一个电子的电荷量(1.6021773×10⁻¹⁹C)。中子为中性粒子不带电。质子和中子的质量分别为 $m_p=1.6726231×10^{-27}$ kg 和 $m_n=1.6749286×10^{-27}$ kg。

原子核中的**质子数** Z 是元素的**原子序数**,也是核外电子的数目,因而原子核所带电荷为 $Q=Ze$,整个原子呈电中性。

国际上规定自然界最丰富的碳同位素¹²C 处于基态时的静质量为 12u,其中 1u=1.660539040×10⁻²⁷kg,称为**原子质量单位**。因此,质子和中子的质量近似等于 1 个原子质量单位,可分别表示为

$$m_p=1.0072765u$$
$$m_n=1.0086649u$$

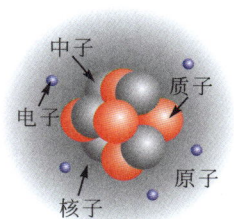

图 12-1　原子核的组成

由此可见,质子和中子的**质量数**都为 1。而原子核的质量数就等于构成核的中子和质子的总质量数,即**核子数**。用 A 表示,为

$$A=N+Z$$

式中,N 为**中子数**,Z 为质子数。

2. 原子核的符号表示

具有确定的质子数 Z 和核子数 A 的原子核被称为一种**核素**,可用符号$_Z^A X$ 表示。Z 相同而 A 不同的核素称为**同位素**。如氢的三个同位素为$_1^1 H$、$_1^2 H$ 和$_1^3 H$。A 相同而 Z 不同的核

素称为**同量异位素**，如 $^{40}_{18}\text{Ar}$ 和 $^{40}_{20}\text{Ca}$。

12.1.2　原子核的质量和大小

原子核的大小通常用**核半径**来表示。卢瑟福曾利用 α 粒子散射实验来估算原子核的半径。大量精密实验表明，原子核可近似看作半径为 r 的球体，核半径是原子半径的 $(0.5\sim5)\times10^{-5}$ 倍，其平均半径 r 与核子数 A 的关系近似为

$$r = r_0 A^{1/3} \tag{12-1}$$

式中，r_0 是一个常量，为 $1.2\times10^{-15}\,\text{m} = 1.2\text{fm}$。各种元素其原子核半径的数量级皆为 $10^{-15}\,\text{m}$，即飞米（fm）级。由式（12-1）可知，原子核的体积与核子数 A 成正比，即所有原子具有近似相同的密度。

例题 12-1　估算原子核的密度。

解　以氢原子 ^1_1H 为例，其核半径约为 $r=1.2\times10^{-15}\,\text{m}$，核质量为 $m=1.67\times10^{-27}\,\text{kg}$，所以核密度约为

$$\rho = \frac{m}{\frac{4}{3}\pi r^3} = 2.3\times10^{17}\,\text{kg}\cdot\text{m}^{-3}$$

从计算结果可知，原子核的密度巨大，1cm^3 的核质量可达 2.3 亿吨。

12.1.3　核素图

与原子物理中的元素周期表类似，在核物理中也可以建立**核素图**。它是由意大利物理学家塞格雷发明的。如图 12-2 所示，横坐标为质子数 Z，纵坐标为中子数 N。目前已经发现约 2000 个核素，其中自然界存在的核素有 330 多个（276 个为稳定核素，60 多个具有长寿命放射性）。人工制造的核素有 1600 多个，都是放射性核素。Z 最大值是 118。对于轻核 $N:Z\approx1$，对于重核 $N:Z\approx1.6$。

理论预言，在现有核素图上，允许存在的核素远不止 2000 个，对于新核素的探索是当今核物理学的重要分支。

12.1.4　核的自旋和磁矩

1. 核自旋

电子、质子和中子的自旋角动量量子数 s 均为 $\frac{1}{2}$，它们的自旋角动量 S 可表示为

$$S = \sqrt{s(s+1)}\,\hbar = \frac{\sqrt{3}}{2}\hbar \tag{12-2}$$

在外磁场方向（z 轴方向）的分量为

$$S_z = \pm\frac{1}{2}\hbar \tag{12-3}$$

原子核的自旋角动量应该是构成该原子核的所有核子（包括质子和中子）的自旋角动量和轨

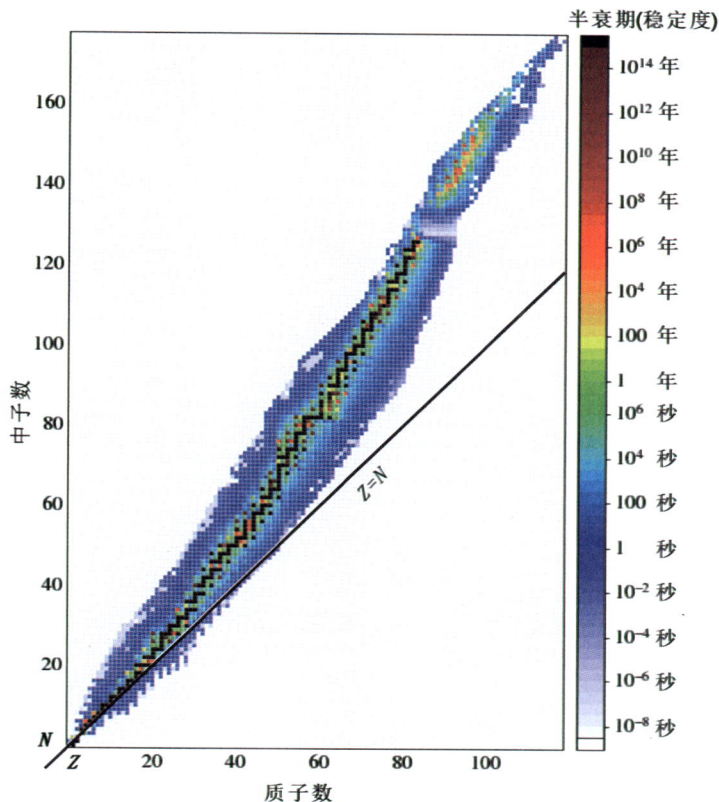

图 12-2　核素图

道角动量的矢量和,用 J 表示,大小为

$$J = \sqrt{j(j+1)}\,\hbar \tag{12-4}$$

式中,j 为原子核的自旋角动量量子数。它沿 z 轴方向的分量为

$$J_z = m_j\hbar, \quad m_j = -j, -j+1, \cdots, j \tag{12-5}$$

对于处于基态的原子核,当它们的质子数和中子数分别为偶偶数、奇偶数和奇奇数、偶奇数时,相应的核的自旋角动量量子数 j 分别为零、半整数、半整数和整数,见表 12-1。

表 12-1　几种核素的自旋量子数和朗德因子

核　　素	自旋量子数 j	朗德因子 g
$_{1}^{1}\mathrm{H}$	$\dfrac{1}{2}$	5.5854
$_{6}^{13}\mathrm{C}$	$\dfrac{1}{2}$	1.4048
$_{7}^{14}\mathrm{N}$	1	0.4036
$_{8}^{16}\mathrm{O}$	0	
$_{11}^{23}\mathrm{Na}$	$\dfrac{3}{2}$	1.4783
$_{53}^{127}\mathrm{I}$	$\dfrac{5}{2}$	1.1238

2. 核磁矩

与原子核的角动量相关的是**核磁矩**。核磁矩与核的自旋角动量成正比，即

$$\mu = g \frac{e}{2m_p} J \tag{12-6}$$

式中，m_p 为质子的质量，e 为电子的电荷量，g 为**朗德因子**。不同的核素具有不同的朗德因子 g，见表 12-1。

式(12-6)还可以表示为

$$\gamma = \frac{\mu}{J} = g \frac{e}{2m_p} \tag{12-7}$$

式中，γ 称为**旋磁比**。

核磁矩在 z 轴方向的分量为

$$\mu_z = g \frac{e}{2m_p} m_j \hbar = g m_j \mu_N \tag{12-8}$$

式中，$\mu_N = \dfrac{e \hbar}{2m_p} = 5.05079 \times 10^{-27} \text{J} \cdot \text{T}^{-1}$，称为**核磁子**。它是玻尔磁子 μ_B 的 $\dfrac{1}{1836}$。**玻尔磁子**是磁矩的自然单位，为 $\mu_B = \dfrac{e \hbar}{2m_e}$。实验测得质子和中子的磁矩分别为 $2.7928\mu_N$ 和 $-1.9135\mu_N$。

12.2 原子核的结合能和核力

12.2.1 原子核的结合能

质量数为 A、电荷数为 Z 的原子核，含有 Z 个质子和 $(A-Z)$ 个中子，其质量应为全部核子质量的总和。但实验测定的原子核的质量 m_X 恒小于构成它的核子的总质量，二者的差值 Δm 称为**质量亏损**，即

$$\Delta m = Z m_p + (A - Z) m_n - m_X \tag{12-9}$$

式中，m_p 为质子质量，m_n 为中子质量。按照相对论质量和能量的关系，与质量亏损相对应的能量改变应为

$$E_b = \Delta m c^2 = [Z m_p + (A - Z) m_n - m_X] c^2 \tag{12-10}$$

E_b 称为原子核的**结合能**，其常用单位为兆电子伏特（MeV）。结合能是由质子和中子结合成某种原子核时所释放出来的能量。相反，如果要使原子核分裂成自由核子，外界就必须提供与结合能相等的能量。由此可见，结合能越大，核素就越稳定，结合能的大小反映了核的稳定程度。

不同的原子核具有不同的结合能，其稳定程度也不一样。为了反映原子核的稳定程度，我们以原子核的核子所具有的平均结合能，即**比结合能** ε 来表示原子核的稳定性。比结合能的表达式为

$$\varepsilon = \frac{E_b}{A} \tag{12-11}$$

式(12-11)表明,比结合能越大,原子核结合越紧密,原子核也就越稳定。

如图 12-3 所示为比结合能 ε 与核子数 A 的关系曲线。从图中可以看到,在核子数 $A=60$ 附近的中等质量的原子核的比结合能最大,其值在 8.6MeV 左右,而轻核和重核的比结合能都较小。此外,核子数 $A>50$ 的原子核的比结合能近似相等,约为 8MeV,表明原子核内部核子间的作用力达到饱和状态。

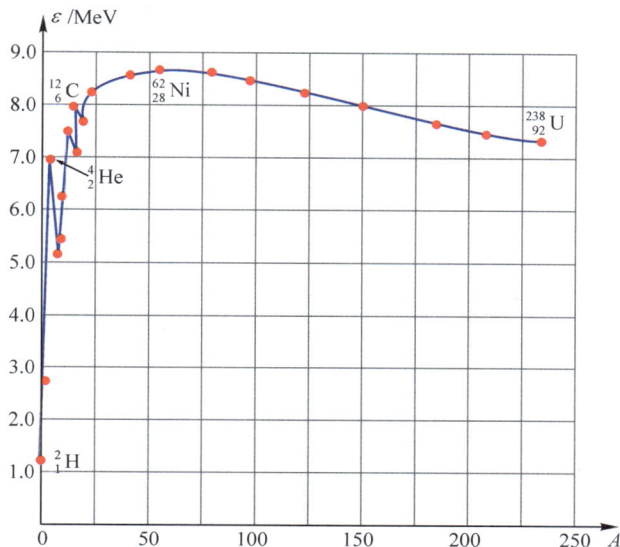

图 12-3 比结合能与核子数的关系曲线

由图 12-3 所示曲线不难得出,在原子核反应中,当比结合能较大的重核发生**裂变**,即分裂成两个中等质量的核时,将释放出能量。同样,当比结合能较小的轻核发生**聚变**时,也将释放出能量。

实验表明,原子核的稳定性还与质子数和中子数的比例有关,中子数过多或过少都不稳定。当核子数超过 209 时,无论质子数和中子数的比是多少,都不能形成稳定的核。此外,随着质子数和中子数的增加,原子核的稳定性会出现周期性的变化。当质子数或中子数为 2、8、20、28、50、82 和 126 等数值时,原子核特别稳定,这些数被称为**幻数**。原因是这些原子核的壳层刚好被电子填满,它们彼此结合较为紧密,因此核比较稳定。

12.2.2 核力

原子核的半径很小,核内质子间有很强的静电斥力。由于核非常稳定,表明核子间存在一种比静电斥力更强的相互作用力,这种将核子束缚在一起的力称为**核力**。大量实验表明,核力具有以下几个主要性质。

(1)电荷无关性。核力的大小与核子是否带电无关,任意两个核子间的核力大致相等。

(2)核力是一种短程力。如图 12-4 所示的是两个质子间的相互作用势能图,在距离大于 2fm 时,核力远小于库仑力。而在小于 2fm 的范围内,核力远大于库仑力,这时核力起主要作用。

（3）饱和性。核力是一种具有饱和性质的交换力。即一个核子只与邻近的几个核子作用，而不是和原子核内所有核子作用。

（4）核力的大小与参与相互作用的核子的自旋取向有关。

核力是通过介子的交换来实现的，它是一种强相互作用力，其作用强度约为电磁相互作用的 100 多倍。

1935 年，日本物理学家汤川秀树模仿光子对电磁力的传递机制，提出了强相互作用的发生机制，即核力的**介子理论**。他认为，核力也是一种交换力，核子间通过交换媒质粒子 π^+、π^- 或 π^0 介子而发生相互作用，并且预言了介子的存在。

电磁力的传递机制由美国物理学家费曼于 1947 年提出。他在量子电动力学中用一幅图简单描绘了两个电子通过交换光子而产生的一次相互作用，如图 12-5 所示。这就是著名的**费曼图**。它说明电磁作用的**交换力**是通过交换**虚光子**传递的。

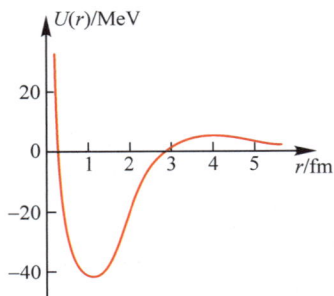

图 12-4　质子间的作用势能

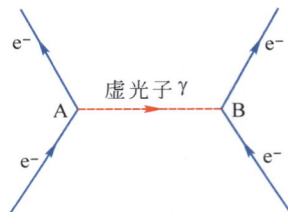

图 12-5　费曼图

与电磁作用相似，核子间的相互作用也可以看作一种交换"虚粒子"而产生的交换力。如图 12-6 所示为描绘核子间的相互作用的示意图，这种"虚粒子"是质量介于电子和质子之间的 π 介子，π 介子是传递核力的媒介子。π 介子的存在是在 1947 年由实验确定的，它们的质量分别为 $m_\pi^\pm = 273 m_e$ 和 $m_\pi^0 = 264 m_e$。虽然介子理论可以定性解释一些核现象，但对于核子的高能散射问题，尚不能给出满意解释，有待作进一步的研究。

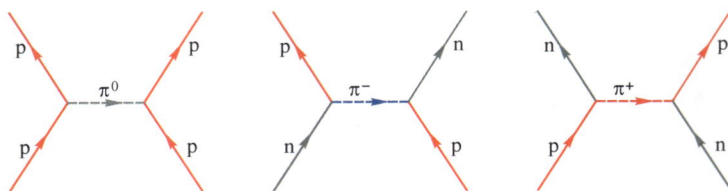

图 12-6　核子间的相互作用示意图

例题 12-2　已知 He 的原子质量为 4.002603u，试计算 α 粒子的结合能和比结合能。

解　已知 $m_p = 1.007825u$，$m_n = 1.008665u$，$m_{He} = 4.002603u$，$1u = 931.4943MeV \cdot c^{-2}$。

根据式(12-10),可得结合能

$$E_b = \Delta m c^2 = [Z m_p + (A - Z) m_n - m_{\text{He}}] c^2$$
$$= (2 \times 1.007825u + 2 \times 1.008665u - 4.002903u) \times c^2$$
$$= 28.01665\text{MeV}$$

比结合能

$$\varepsilon = \frac{E_b}{A} = \frac{28.01665}{4} \text{MeV} = 7.004\text{MeV}$$

12.3　原子核的放射性

12.3.1　放射性的一般现象

迄今为止,实验中发现的核素有 3100 多种,稳定的只有 276 种。不稳定核素会自发地衰变成另一种核素,同时放出某种**射线**。这些射线肉眼看不见,但能穿透光所不能穿透的物体并能使照相底片感光,核素的这种性质称为**放射性**。放射性衰变主要有**α 衰变**、**β 衰变**和**γ 衰变**。放射性现象最早是由贝可勒尔在 1896 年发现的。由于衰变过程伴随着高能粒子的释放,因此放射性现象是研究原子核内部结构和性质的重要途径。此外,它还广泛应用于工业、农业和医学等领域。

核素在进行放射性衰变时遵守电荷数守恒、核子数守恒、能量守恒和动量守恒等物理学基本定律。

1. α 衰变

α 衰变是指放射性核素放射出 α 粒子而衰变为另一种核素的过程。α 粒子是氦核 ^4_2He,质量为氢原子质量的四倍,带有电子电荷绝对值的 2 倍的正电荷。其反应式为

$$^A_Z\text{X} \longrightarrow {}^{A-4}_{Z-2}\text{Y} + \alpha \tag{12-12}$$

式中,X 是衰变前的核素,称为**母核**,Y 是衰变后的剩余核,称为**子核**。例如,1898 年居里夫妇发现了镭的放射性,其衰变过程可表示为

$$^{226}_{88}\text{Ra} \longrightarrow {}^{222}_{86}\text{Rn} + {}^4_2\text{He}$$

2. β 衰变

β 衰变是核子数不变而电荷数改变的核衰变。它是一种新的相互作用——**弱相互作用**。β 衰变可分为三类:

(1) 原子核自发地放射出正电子 e^+ 和中微子 ν_e 的衰变过程称为 β^+ 衰变。衰变过程可表示为

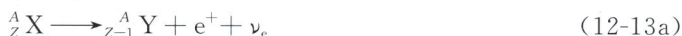

$$^A_Z\text{X} \longrightarrow {}^A_{Z-1}\text{Y} + e^+ + \nu_e \tag{12-13a}$$

其中,中微子是质量几乎接近零的中性粒子。例如,氮核的 β^+ 衰变为

$$^{12}_7\text{N} \longrightarrow {}^{12}_6\text{C} + e^+ + \nu_e$$

(2) 原子核自发地放射出电子 e^- 和反中微子 $\bar{\nu}_e$ 的衰变过程称为 β^- 衰变。衰变过程可表示为

$$\,_Z^A X \longrightarrow \,_{Z+1}^A Y + e^{-1} + \bar{\nu}_e \qquad (12\text{-}13b)$$

例如，钍核的 β^- 衰变为

$$\,_{90}^{234}Th \longrightarrow \,_{91}^{234}Pa + e^{-1} + \bar{\nu}_e$$

（3）原子核自发地俘获一个核外轨道电子 e^-，并放出一个中微子 ν_e 的衰变过程称为**轨道电子俘获**。衰变过程为

$$\,_Z^A X + \,_{-1}^0 e \longrightarrow \,_{Z-1}^A Y + \nu_e \qquad (12\text{-}13c)$$

例如，铍核的电子俘获

$$\,_4^7 Be + \,_{-1}^0 e \longrightarrow \,_3^7 Li + \nu_e$$

3. γ 衰变

γ 衰变也称为 γ 跃迁，是指处于激发态的原子核向较低能态跃迁时发射 γ 射线的过程。γ 射线是波长（$\lambda < 10^{-10}$ m）比 X 射线更短、能量较高（$> 10^4$ eV）的电磁辐射，是光子流。γ 衰变可表示为

$$\,_Z^A Y^* \longrightarrow \,_Z^A Y + \gamma \qquad (12\text{-}14)$$

式中，$\,_Z^A Y^*$ 为处于激发态的原子核，$\,_Z^A Y$ 为较低能态的原子核。由于 γ 光子的能量非常高，因此它具有很强的穿透力和对细胞的杀伤力。

几乎所有的放射性衰变都伴随着 γ 衰变的发生。例如，医学上治疗肿瘤常用 ^{60}Co 产生的 γ 射线，其衰变首先为 β^- 衰变，即

$$\,_{27}^{60}Co \longrightarrow \,_{28}^{60}Ni + e^{-1} + \bar{\nu}_e$$

衰变后的子核 ^{60}Ni 通常处于激发态。处于激发态的 ^{60}Ni 很快向较低能级跃迁并发射 γ 射线。这个过程会向外发射能量为 1.17MeV 和 1.33MeV 的两种 γ 射线，如图 12-7 所示。

但是，处于激发态的原子核向低能级跃迁时，有时不一定会发射 γ 射线，而是将这部分能量直接交给核外电子，使电子获得能量而逃离原子，这种现象称为**内转换**，释放的电子称为**内转换电子**。

在衰变过程中，放射性核素所放出的 α、β 和 γ 三种射线中，α 射线是氦核 $\,_2^4$He，带正电荷；β 射线中，β^+ 带正电荷，β^- 带负电荷；γ 则不带电荷。对各类射线可以通过**云室**来观察它们的性质。云室是一种可以控制气压、温度、湿度等条件以制造云雾的箱室装置。当有射线穿过时，饱和蒸汽沿粒子经过的路径凝结，会显示出粒子的运动径迹。如图 12-8 所示为各类射线通过云室时留下的运动径迹。根据这些径迹的长短、浓淡以及在磁场中弯曲的情况，就可以分辨射线的种类和性质。

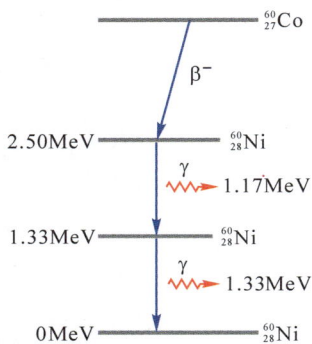

图 12-7 $\,_{27}^{60}$Co 的 β^- 衰变过程

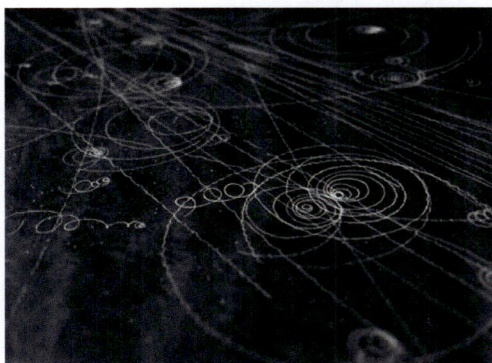

图 12-8 云室中粒子运动径迹

12.3.2　原子核的衰变规律　半衰期

实验表明,由大量核素组成的放射性物质的衰变过程遵循一定的统计规律。因此,单位时间内的核衰变数目 $-\dfrac{dN}{dt}$ 与当时尚存在的原子核数目 N 成正比,即

$$-\frac{dN}{dt} = \lambda N \tag{12-15}$$

式中,负号表示 dN 是减少量;λ 称为**衰变常量**,表示一个原子在单位时间内发生衰变的概率。不同的放射性核素,其 λ 值不同。

在衰变过程中,衰变的原子核的数目会越来越少,对式(12-15)积分可得原子核的衰变规律为

$$N = N_0 e^{-\lambda t} \tag{12-16}$$

式中,N_0 为 $t=0$ 时的原子核数目,N 为 t 时刻的原子核数目,如图 12-9 所示为放射性核素的衰变规律曲线图。

放射性核素衰变的快慢,或者说放射性核素的稳定性可以用**半衰期** $T_{1/2}$ 来描述。它是放射性核素衰减到原来数目的一半所需要的时间,根据式(12-16),可得

$$\frac{N}{N_0} = \frac{1}{2} = e^{-\lambda T_{1/2}}$$

即

$$T_{1/2} = \frac{\ln 2}{\lambda} = \frac{0.693}{\lambda} \tag{12-17}$$

半衰期 $T_{1/2}$ 和衰变常量 λ 一样,都是放射性核素的特征常量。表 12-2 列出了几种放射性核素的半衰期。

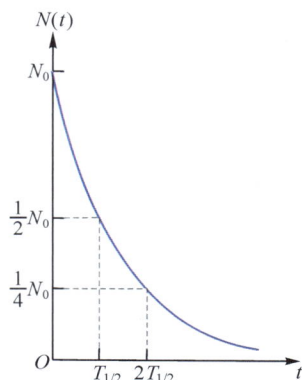

图 12-9　放射性核素的衰变规律

表 12-2　几种放射性核素的半衰期

放射性核素	半衰期 $T_{1/2}$	放射性核素	半衰期 $T_{1/2}$
$_{84}^{214}\text{Po}$	1.64×10^{-4} s	$_{88}^{226}\text{Ra}$	1.60×10^{3} a
$_{36}^{89}\text{Kr}$	3.16 min	$_{6}^{14}\text{C}$	5.75×10^{3} a
$_{86}^{222}\text{Rn}$	3.83 d	$_{92}^{238}\text{U}$	4.47×10^{9} a
$_{27}^{60}\text{Co}$	5.27 a	$_{49}^{115}\text{In}$	4.41×10^{14} a
$_{55}^{137}\text{Cs}$	30 a		

放射性原子核衰变的快慢还可以用**平均寿命** τ 来表示:

$$\tau = \frac{1}{N_0} \int t(-dN) = \frac{1}{N_0} \int t \lambda N \, dt = \lambda \int_0^\infty t e^{-\lambda t} \, dt$$

$$= \frac{1}{\lambda} = \frac{T_{1/2}}{\ln 2} = 1.44 T_{1/2} \tag{12-18}$$

将 $\tau = \dfrac{1}{\lambda}$ 代入式(12-16),可得

$$N = N_0 e^{-1} \approx 37\% N_0$$

即经过平均寿命后,剩余的核素数目约为原来的 37%。

在核医学中,当放射性原子核引入人体内时,由于生物体的代谢而排出体外。因此,生物体内放射性核素数目的减少比单纯的核衰变要快。为此,我们定义**生物半衰期** T_b 为由于各种生物体代谢而导致的放射性原子核数目减少一半所需的时间。生物体排放放射性核素的规律,近似服从核衰变规律式(12-16)。而**生物衰变常量** λ_b 与生物半衰期 T_b 也满足式(12-17)。

当同时考虑放射性核素的物理衰变和其生物体代谢的排放时,衰变规律可改写为

$$N = N_0 e^{-(\lambda+\lambda_b)t} = N_0 e^{-\lambda_e t} \tag{12-19}$$

式中, $\lambda_e = \lambda + \lambda_b$ 称为**有效衰变常量**,相应的**有效半衰期** T_e 则表示生物体内放射性核素由于自身衰变和生物体代谢而导致的实际数目减少一半所需的时间。显然,三者之间满足下列关系式:

$$\frac{1}{T_e} = \frac{1}{T_{1/2}} + \frac{1}{T_b} \tag{12-20}$$

12.3.3 放射性活度

放射性核素在单位时间内发生的核衰变的原子核数目称为**放射性活度**,用 A 表示,则

$$A = -\frac{dN}{dt} = \lambda N_0 e^{-\lambda t} \tag{12-21}$$

令 $A_0 = \lambda N_0$,有

$$A = A_0 e^{-\lambda t} \tag{12-22}$$

式中, A_0 是 $t=0$ 时刻的放射性活度。放射性活度随时间的变化规律也服从指数规律。在 SI 制中,放射性活度的单位是贝可勒尔,1Bq(贝可)为每秒核衰变 1 次。它与常用的非国际单位 Ci(居里)的关系为

$$1Ci = 3.7 \times 10^{10} Bq$$

例题 12-3 已知 ^{238}U 核的 α 衰变的半衰期为 4.47×10^9 a。(1)试求它的衰变常量 λ;(2)需要多少克 ^{238}U 才能获得 1Ci 的放射性活度?(3)1g ^{238}U 每秒放出多少 α 粒子?

解 (1)由式(12-17),可得衰变常量

$$\lambda = \frac{\ln 2}{T_{1/2}} = \frac{0.693}{T_{1/2}} = \frac{0.693}{4.47 \times 10^9 \times 365 \times 24 \times 3600} s^{-1}$$
$$= 4.92 \times 10^{-18} s^{-1}$$

(2)$1Ci = 3.7 \times 10^{10}$ 次核衰变·s^{-1},由式(12-21)得

$$A = -\frac{dN}{dt} = \lambda N_0 e^{-\lambda t} = \lambda N$$

故要获得 1Ci 的放射性活度所需要的 ^{238}U 的个数为

$$N = \frac{A}{\lambda} = -\frac{dN}{dt}\frac{1}{\lambda} = 3.7 \times 10^{10} \times \frac{1}{4.92 \times 10^{-18}}$$
$$= 7.52 \times 10^{27}$$

相应所需要的 ^{238}U 质量为

$$m_{^{238}_{92}\text{U}} = N\frac{M_{\text{mol}}}{N_A} = 7.52 \times 10^{27} \times \frac{238 \times 10^{-3}}{6.022 \times 10^{23}}\text{kg}$$

$$= 2.97 \times 10^3 \text{kg}$$

（3）1 克 ^{238}U 每秒放出的 α 粒子数为

$$N_\alpha = \frac{1\text{Ci}}{m_{^{238}_{92}\text{U}}} = \frac{3.7 \times 10^{10}\text{Bq}}{2.97 \times 10^3 \text{kg}} = 1.25 \times 10^7 \text{kg}^{-1} \cdot \text{s}^{-1}$$

12.4　辐射剂量和辐射防护

综上所述，原子核在 α、β 和 γ 衰变过程中会发射各种射线。当这些射线通过物质或生物体时，都会与物质产生相互作用，其中包括带电粒子与物质的相互作用、光子与物质的相互作用以及中子与物质的相互作用等。各种射线与物质的相互作用都遵循一定的物理规律。

12.4.1　辐射剂量

1. 吸收剂量

由于各种射线的种类和能量不同，其放射性强度与放射性对物质产生的效应既有联系，又有区别。射线对物质的影响一般由**吸收剂量** D 来量度，定义为单位质量的被照射物质所吸收到的辐射能量，即

$$D = \frac{\text{d}E}{\text{d}m} \tag{12-23}$$

在 SI 制中，吸收剂量的单位是 Gy（戈瑞，戈），表示被照物质吸收 1J 的能量，其相应的吸收剂量为

$$1\text{Gy} = 1\text{J} \cdot \text{kg}^{-1}$$

戈瑞与常用的非国际单位吸收剂量单位 rad（拉德）的关系为

$$1\text{rad} = 10^{-2}\text{Gy}$$

2. 生物有效率因子

射线产生生物学效应的程度与多种因素有关。在吸收剂量相同时，不同的射线类型所产生的生物学效应是不同的。因此我们引入**相对生物有效率因子**（relative bioloqical effectiveness factor，RBE）来描述这种差异。通常以能量为 250keV 的 X 射线所产生的生物学效应作为比较的基准，它的剂量与其他某种射线所产生的相同生物学效应所需的剂量之比为 RBE，即

$$\text{RBE} = \frac{250\text{keV 的 X 射线产生生物学效应的剂量}}{\text{某种辐射产生相同生物学效应的剂量}} \tag{12-24}$$

对于 X 射线、γ 射线和 β 射线，RBE＝1；对于慢中子，RBE＝5；对于快中子和质子，RBE＝10；对于 α 粒子，RBE＝20。

3．剂量当量

为描述各种射线生物效应的强弱程度，引入**剂量当量** H，用吸收剂量 D 与相对生物有效率因子 RBE 的乘积来表示，即

$$H = D \cdot \text{RBE} \tag{12-25}$$

在 SI 制中，剂量当量的单位为 Sv（希沃特，希），更常用的单位为毫希（mSv）。另一个更常用的单位是人体伦琴当量，即 rem（雷姆），1rem＝0.01Sv。

4．照射量

照射量是用 X 射线和 γ 射线在空气中因电离作用产生的电荷量的绝对值来量度辐射剂量的物理量，表示为

$$E = \frac{\mathrm{d}Q}{\mathrm{d}m} \tag{12-26}$$

式中，$\mathrm{d}Q$ 表示 X 射线或 γ 射线的光子在质量为 $\mathrm{d}m$ 的干燥空气中产生的任何同种离子总电量的绝对值。在国际单位中，照射量的单位为 $\text{C} \cdot \text{kg}^{-1}$。曾用单位为 R（伦琴），$1\text{R} = 2.58 \times 10^{-4}\text{C} \cdot \text{kg}^{-1}$。需要注意的是，照射量的定义只适用于 X 射线和 γ 射线的能量在几个 keV 到几个 MeV 的范围内。

值得注意的是，吸收剂量适合于任何类型和任何能量的电离辐射以及受照射的任何物质。由于在同样的照射条件下，不同物质如骨和软组织等吸收辐射能量的本领存在差异，因此在涉及吸收剂量时，应说明其辐射类型、物质类别和照射位置等。

12.4.2　辐射防护

放射性核素在工业、农业、医学和科学研究等领域里得到广泛应用，使得接触放射性核素的人日益增多。因此，在使用、保存和清除放射性废料时，应该采取相应的防护措施，从而达到安全使用放射性核素的目的。

1．最大容许剂量

处在自然环境中的人类会受到来自宇宙和地球的各种射线的照射，这种天然照射称为**本底辐射**。国际上规定，经过长期的积累或一次性照射后对有机体既无损害又不发生遗传危害的最大剂量，称为**最大容许剂量**（maximum permissible dose，MPD）。1956 年国际放射防护委员会把放射性工作人员的防护标准定为每周小于 1mSv，而我国现行规定的最大容许剂量亦为每周 1mSv，每年不超过 50mSv。

2．外照射防护

放射源在体外对人体进行的照射称为**外照射**。人体接受外照射的剂量与和放射源相距的距离以及停留在放射源附近的时间有关。因此，从事与放射性有关的工作人员应尽可能远距离进行操作，同时减少停留于放射源附近的时间。此外，还需要采取适当的物理性防护措施。如在放射源与工作人员之间设置屏蔽装置，以减弱放射性强度。

（1）对于 α 射线，因其穿透本领低和射程短，工作人员只需戴上防护手套。

（2）对于 β 射线，除常规的距离和时间防护外，所使用的屏蔽物质的原子序数不宜太高，因为高原子序数的物质容易发生轫致辐射而产生大量光子。故可采用有机玻璃或中等

原子序数的物质(如铝)作为屏蔽材料。

（3）对于 X 射线或 γ 射线,因其穿透本领强,应使用高原子序数的屏蔽物质(如铅)或混凝土等作为屏蔽材料。

（4）对于中子,原则上需减慢中子的速度,可使用含硼或锂的材料来对其进行吸收。

3. 内照射防护

放射性核素引入人体内进行的照射称为**内照射**。由于 α 射线在体内的电离比较高,其在体内造成的伤害要比 β 射线和 γ 射线严重。因此,除介入治疗和诊断的需要而必须向人体内引入放射性核素外,应该尽量避免内照射。内照射防护要求从事放射性工作的人员和单位增强个人保护意识和环境保护意识,严格遵守相关的规章制度,如隔离防护、个人卫生防护、放射性"三废"的妥善处理等。

12.5　放射性核素在医学上的应用

放射性核素在医学上的应用包括示踪技术、放射诊断和放射治疗三个方面。

12.5.1　示踪原理

我们知道,任何一种元素的同位素都具有相同的化学性质,它们在机体内的分布、转移和代谢也都是相同的。要研究某种元素在机体内的情况,只要在这种元素中掺入少量该元素的放射性核素,这些放射性核素在体内参与各种过程,借助于它们放出的射线,在体外探测该元素的踪迹,这种方法称为**示踪原子法**。所引入的放射性核素称为**示踪原子**,利用放射性核素标记的特定化合物称为**示踪剂**。

作为示踪原子或示踪剂的基本依据,首先,同一元素的同位素必须具有相同的理化性质。其次,当放射性核素衰变而产生射线时,可以利用高灵敏度的测量仪器对其所标记的物质进行各种测量。

由于示踪原子法的灵敏度很高,所以能够检测出 $10^{-18} \sim 10^{-14}$ g 的放射性物质。例如,在临床上应用 ^{131}I 标记的马尿酸作为示踪剂,静脉注射后通过肾图仪描记出肾区的放射性活度随时间的变化情况,可以反映肾动脉血流、肾小管分泌功能和尿路排泄情况。同样,由于放射性同位素 ^{131}I 和稳定的核素 ^{127}I 具有相同的理化性质,人体的甲状腺不能加以区别,因此口服一定剂量的 ^{131}I 后即被甲状腺摄取,在体外用 γ 射线探测器就可以测定甲状腺对碘的吸收情况,从而判断其功能的状态,达到诊断和治疗的目的。如图 12-10 所示,使患者的病变部位摄入一定量放射性药物 ^{99}Tc-MDP,影像显示掌指关节及指间关节多处核素浓聚,诊断为类风湿。

示踪原子法在肿瘤的诊断和治疗中也发挥了非常重要的作用。如把胶体 ^{198}Au 注射到体内后,将通过血液而集积在肝脏内,但不能进入肝肿瘤中,从体外探测 ^{198}Au 发出的射线,可了解 ^{198}Au 在肝脏内的分布情况,确定病变的大小和位置,从而为肝癌的

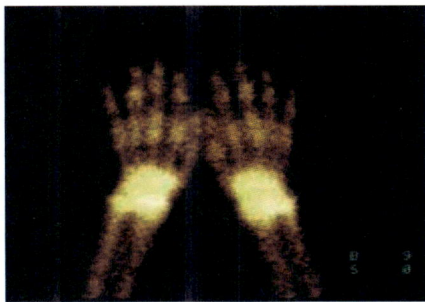

图 12-10　骨显影

诊断提供依据。

12.5.2　放射诊断和放射治疗

1. 放射诊断

放射诊断主要是指放射性核素成像，简称**核素成像**（radio-nuclied imaging，RI）。它是一种利用放射性核素示踪方法显示人体内部结构、功能的医学影像技术。

核素成像仪器有 γ 照相机、发射型**计算机断层成像**（emission computed tomography，ECT）。

（1）γ 照相机

这是一种快速显像装置，可将人体内放射性核素分布一次性成像。该设备的特点是成像速度快，并且能够提供人体组织和器官形态的静态和动态图像，有助于从形态和功能两方面进行分析。γ 照相机通常由多孔准直器、闪烁晶体、光电倍增管以及显示系统组成。使用时可将探头放置在待测部位体表一段时间，采集这段时间内从人体内部放射出的 γ 射线，即可获得其在该方向上的全部投影，如图 12-11 所示。

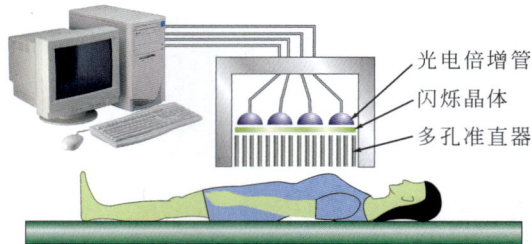

光电倍增管
闪烁晶体
多孔准直器

图 12-11　γ 照相机成像示意图

（2）**单光子发射型计算机断层成像**（positron emission computed tomography，SPECT）

它的成像原理是用探测器环绕人体旋转一周，分别将各方向放射性核素所发出的 γ 射线强度记录下来，将每一角度的直线投影数据经过计算机处理后集合成一个断层面，从而获得体内某一断层面上放射性核素分布的断层图像，如图 12-12 所示。

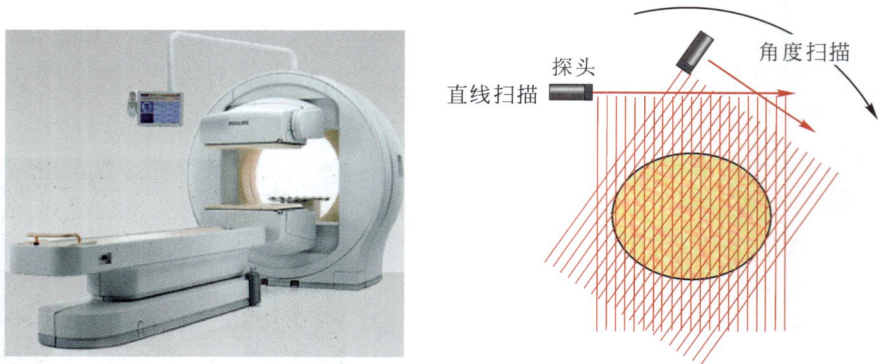

探头
直线扫描
角度扫描

图 12-12　SPECT 扫描示意图

SPECT 常用的放射性核素主要有 ^{131}I、^{201}TI 和 ^{67}Ga 等。虽然 SPECT 比 γ 照相机提高了肿瘤及脏器的功能性诊断效率，但其测量灵敏度和图像空间分辨率都较低。

（3）**正电子发射型计算机断层成像**（positron emission computed tomography，PET）

它的成像原理是将发生 β^+ 衰变的放射性核素直接注入人体，在体外探测其发射出的正电子和与体内负电子产生湮灭时所发射的光子，从而确定放射性核素在体内的位置和分布情况，并且实现断层成像。PET 的一次断层采集可以获得几个甚至几十个断层图像，因此可以高精度地显示活体内代谢和生化活动，提供功能代谢影像和各种定量生理参数，如血流量、血容量、耗氧量、糖代谢等，便于精确的定量分析，为疾病的早期诊断提供可靠信息。

如图 12-13 所示为 ^{18}F 多巴 PET 脑断层摄影图。由静脉注射放射性药物 ^{18}F 多巴，此药物会被多巴胺神经吸收。神经越多，吸收量越高。相反，帕金森氏症患者之多巴胺神经皆已退化超过 70%，因此多巴胺神经已大量减少，吸收 ^{18}F 多巴的量较少。如图 12-13 所示，多巴胺神经的退化方向为由脑后方区域向前逐渐退化。

2. 放射治疗

肿瘤放射治疗简称**放疗**，是治疗肿瘤的一种有效物理疗法。利用放射性核素或其标记的化合物发生衰变而发射的 X 射线、γ 射线和 β 射线通过机体组织，对机体组织产生破坏作用，以达到治疗肿瘤的目的。放射治疗方法分为内照射治疗和外照射治疗等。

（1）内照射治疗

利用人体某些组织或器官对某些放射性核素的选择性吸收，将该放射性核素注入人体内进行治疗的方法称为内照射。常见的是用 ^{131}I 治疗甲状腺功能亢进和部分甲状腺癌。将放射源 ^{131}I 引入体内，通过血液循环，^{131}I 会很快集中到甲状腺中。^{131}I 发射 β 射线能杀伤部分甲状腺组织，从而达到治疗的目的。

（2）外照射治疗

临床广泛使用的外照射治疗装置有 ^{60}Co 治疗机、医用电子直线加速器和 γ 刀等。外照射治疗是利用快速分裂的细胞对辐射损伤特别敏感的特点，通过辐照肿瘤生长区而达到杀灭肿瘤细胞、抑制肿瘤细胞生长的目的的治疗方法。

^{60}Co 治疗机的放射源是 ^{60}Co，它发出的 γ 射线的半衰期为 5.27a，射线的平均能量为 1.25MeV。图 12-14 所示为回转式 ^{60}Co 治疗机，由机头、机架、治疗床和控制台等组成。^{60}Co 治疗机的核心部分是机头，其内部装有钴源、准直器、移动装置和屏蔽结构。^{60}Co 发射的 γ 射线的最大能量吸收发生在皮下 4～5mm 处，皮肤剂量相对较小，对于给予同样的肿瘤剂量，引起的皮肤反应比 X 射线轻得多。临床证明，当 ^{60}Co 发射的 γ 射线穿过正常组织时，不致引起骨损伤。

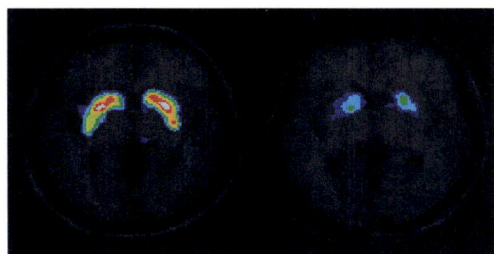

(a) 标准　　　　(b) 帕金森氏症

图 12-13　^{18}F 多巴脑断层摄影

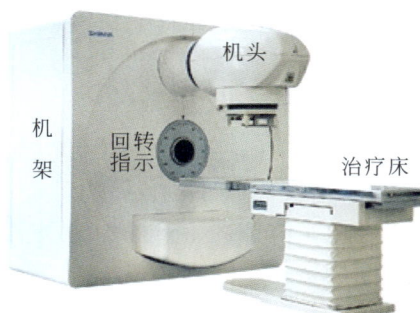

图 12-14　回转式钴-60 治疗机

医用电子直线加速器是利用电子加速器产生的高速电子（2~50MeV）轰击靶而产生的高能 X 射线（或者直接使用高能电子束）来治疗肿瘤的仪器。高能 X 射线或高能电子束具有皮肤剂量低等特点，能量为 6MeV 的 X 射线可满足 80％深部肿瘤的治疗要求，对于某些较深部位（如腹部）的肿瘤，可使用更高能量即 16~18MeV 的 X 射线。而高能电子束则更适用于治疗部位较浅的肿瘤（如乳腺癌等）。

γ 刀是根据半圆弧等中心高能聚焦技术原理，在 CT、MRI 和 DSA 等影像技术参与下

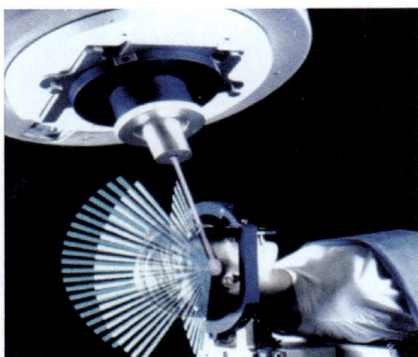

图 12-15　治疗肿瘤的 γ 刀

对病灶进行准确定位，确定靶点的三维参数，并将其转换到照射装置的坐标系统中。利用大剂量 γ 射线定向照射，通过 201 个小孔聚焦在颅内靶点上，使病灶受到不可逆性摧毁，发生放射性坏死，同时保证靶区边缘及周围正常组织所接受的放射性剂量呈锐减分布，而不产生任何不可逆性损伤。由于治疗靶区边缘形成如刀割似的损伤边界，故称为 γ 刀。γ 刀治疗系统主要由辐射装置、头盔准直器、治疗床和控制台等组成，如图 12-15 所示。γ 刀可无创伤治疗胶质瘤、脑膜瘤和听神经瘤等，是一种立体放射神经外科治疗设备。

12.6　核磁共振

12.6.1　核磁共振的基本原理

1. 拉莫尔旋进

由前所述，原子核具有自旋角动量 J 和核磁矩 μ。当其处于外磁场中，原子核受到外磁场磁力矩 M 的作用，将产生绕外磁场 B_0 方向的进动，称为**拉莫尔旋进**或**拉莫尔进动**。其情形非常类似于刚体中高速旋转的陀螺在重力场中的旋进，如图 12-16 所示。

磁矩在外磁场中的能量可由下列公式求出：

$$E = -\boldsymbol{\mu} \cdot \boldsymbol{B}_0 = -\mu B_0 \cos\theta$$

式中，θ 是核磁矩 μ 与外磁场 B_0 方向的夹角，因此 $\mu_z = -\mu\cos\theta$ 为核磁矩在 z 轴方向的分量。根据公式 $\mu_z = g\dfrac{e}{2m_{\mathrm{p}}}m_j\hbar = gm_j\mu_{\mathrm{N}}$，可得

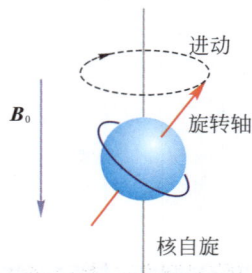

图 12-16　原子核在外磁场中的旋进

$$E = -gm_j\mu_{\mathrm{N}}B_0 \qquad (12\text{-}27)$$

式(12-27)表明，对应于自旋角动量量子数为 j 的原子核，其能级有 $2j+1$ 个值。即在没有外磁场存在时的每一个核能级，在外磁场中将会分裂成 $2j+1$ 个子能级。例如，对于自旋量子数为 $j=\dfrac{1}{2}$ 的氢核，其在外磁场中的自旋状态有两个取向，即 $m_j=\dfrac{1}{2}$ 和 $m_j=-\dfrac{1}{2}$，如图 12-17 所示。

根据量子力学的跃迁选择定则 $\Delta m_j = \pm 1$,则发生跃迁的两个能级间的能量差为

$$\Delta E = g\mu_N B_0 \qquad (12\text{-}28)$$

式(12-28)表明,外磁场中分裂的两个相邻能级差 ΔE 与朗德因子 g、核磁子 μ_N 以及外磁场 B_0 都有关。

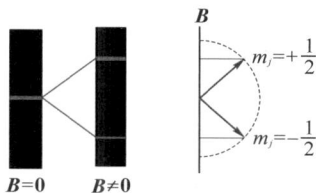

图 12-17 氢核能级在外磁场中的分裂

2. 核磁共振条件

处在外磁场中的原子核,当同时又受到频率为 ν 的**射频**(radio frequency,RF)电磁场的作用时,如果 RF 能量 $h\nu$ 等于能级差 ΔE,则

$$h\nu = \Delta E = g\mu_N B_0$$

亦即

$$\nu = \frac{g\mu_N B_0}{h} = \gamma B_0 / 2\pi \qquad (12\text{-}29)$$

由式(12-29)可得

$$\omega = 2\pi\nu = \gamma B_0 \qquad (12\text{-}30)$$

式中,ω 称为**旋进角频率**,又称拉莫尔频率。式(12-30)即为著名的**拉莫尔公式**。

对于处在热平衡状态的原子核系统,低能级上的原子核数要多于高能级上的原子核数目。因此,低能级上的原子核有可能吸收交变电磁场的能量而跃迁到高能级。当交变电磁场的频率 ν 满足拉莫尔公式(12-30)时,会显示出宏观的能量吸收现象,这就是**核磁共振**(nuclear magnetic resonance,NMR),简称**磁共振**(MR)。

式(12-30)表明,拉莫尔频率与外磁场磁感应强度的大小成正比,比例系数即为旋磁比。对于同一种原子核而言,因为旋磁比 γ 相同,所以磁场越强,原子核的旋进频率也就越高。例如,^{1}H 核在 $B_0 = 0.5\text{T}$ 和 1.0T 时,其共振频率分别为 21.29MHz 和 42.58MHz。而对于不同种类的原子核,在相同的外磁场作用下,因为旋磁比 γ 不同,所以其旋进频率也不相同。例如,在 2.0T 的外磁场中,^{1}H 核的共振频率为 85.16MHz,而 ^{31}P 核和 ^{23}Na 核的共振频率分别为 34.48MHz 和 22.52MHz。

在实验中可以采取两种方法使原子核产生共振吸收。第一种是外磁场 B_0 固定不变,而连续改变 RF 的频率(或用射频脉冲),当 ω 满足拉莫尔方程时,就发生共振吸收,这种方法称为**扫频法**。第二种是保持 RF 的频率不变,连续改变外磁场的磁感应强度 B_0,当 B_0 满足拉莫尔公式时,就发生共振吸收,这种方法称为**扫场法**。扫频法多用于获得样品的磁共振谱,而扫场法则主要用在磁共振的成像中。

3. 弛豫过程和弛豫时间

目前研究得最多的是 ^{1}H 核的核磁共振,这是因为在人体和各种有机化合物中氢核所占的比例很大,核磁共振信号强且灵敏度高。由上所述,^{1}H 核的自旋量子数为 $j = \frac{1}{2}$,自旋磁量子数为 $m_l = \pm\frac{1}{2}$,因此氢原子核在外磁场中有两种取向,代表了两种不同的能级。^{1}H 核发生核磁共振的条件是使电磁波的射频等于 ^{1}H 核的旋进频率,即符合拉莫尔公式。

在外磁场的作用下,^{1}H 核磁矩倾向于与外磁场取同向排列,所以处于低能级的核数要

比处于高能级的核数目多。但由于两个能级之间的差很小，故前者比后者只占微弱优势。^{1}H 核的核磁共振信号正是依靠这些微弱过剩的低能级核吸收射频电磁波的辐射能量跃迁到高能级而产生的。若高能级的核无法返回到低能级，那么随着跃迁的不断进行，这种微弱的优势将进一步减弱直至消失，此时处于低能级的 ^{1}H 核数目与处于高能级的 ^{1}H 核数目相等。同时，核磁共振的信号也会逐渐减弱直至最后消失，将这种现象称为饱和现象。

事实上，^{1}H 核还可以通过非辐射的方式从高能级返回到低能级，这种过程称为**弛豫过程**。因此，在正常测试情况下不会出现饱和现象。弛豫的方式有两种：①处于高能态的 ^{1}H 核将能量转移给周围的分子，即系统向环境释放能量，自身返回低能态，这个过程称为自旋-晶格弛豫，其速率用 $\frac{1}{T_1}$ 表示，T_1 称为自旋-晶格弛豫时间。自旋-晶格弛豫降低了磁性核的总体能量，又称为**纵向弛豫**。②两个处在一定距离内，旋进频率相同、旋进取向不同的核互相作用而交换能量，从而改变旋进方向的过程称为自旋-自旋弛豫，其速率用 $\frac{1}{T_2}$ 表示，T_2 称为自旋-自旋弛豫时间。自旋-自旋弛豫未降低磁性核的总体能量，又称为**横向弛豫**。

当上述过程同时进行时，系统将达到动态平衡，使得核磁共振维持下去。

12.6.2　核磁共振波谱仪

MR 信号不但包含了自旋核密度 ρ 以及弛豫时间 T_1 和 T_2 的信息，而且从谱线的宽度、形状、面积和谱线的精细结构，可以了解到原子核的性质和其所处环境的特点。正如本章开头所述，人们可以通过分析核磁共振波谱的特征，确定各种分子结构。例如，获得在人体中起重要作用的元素 ^{1}H 和 ^{13}P 的谱图，能够提供很多对于临床研究和诊断有价值的信息。

目前使用的核磁共振仪有连续波波谱（CN）和脉冲傅里叶变换波谱（PFT）两种形式。连续波核磁共振仪主要由磁铁、射频发生器、射频接收器、记录及显示系统等组成，如图 12-18 所示。

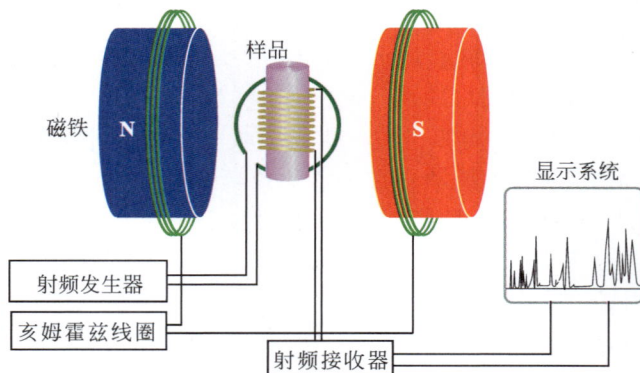

图 12-18　核磁共振仪结构示意图

（1）磁场系统：用来产生磁场，目前主要使用超导磁铁，其磁场强度通常在 1.5T 以上。由此可获得高均匀度和稳定度的主磁场 $\boldsymbol{B}_0$。磁铁上备有扫描线圈（也叫作亥姆霍兹线圈），用它来保证磁铁所产生磁场的均匀度，并能在一个较窄的范围内连续缓慢变化而进行扫描。

（2）射频发生器：辐射频率 30～1000MHz，用来产生频率和振幅稳定性高的电磁波，并尽可能降低噪声。

（3）射频接收器：用来检测和放大共振信号。当电磁场射频的频率与外磁场的磁感应强度满足样品的核跃迁条件，即 $h\nu = g\mu_N B_0$ 时，原子核将强烈吸收电磁场能量，并从低能级跃迁到高能级。置于与辐射线圈垂直位置的接收线圈将感应到核吸收或放出的电磁波信号，经过放大、检波、再放大，最后送到显示系统。

（4）显示系统：经放大后的信号可在示波器上显示出来，或由记录仪将共振信号绘制成磁共振波谱。磁共振波谱（MRS）是按样品中核发生共振吸收的位置和参与吸收的核数目，用 x、y 坐标轴显示出来的曲线图。

由核磁共振波谱发展起来的医学诊断新技术是一种快捷的、定量的观测载体的非损伤检测技术，它在对疾病的早期诊断、鉴别性诊断和病理分析等方面发挥着重要作用。

12.6.3　磁共振成像

磁共振技术被广泛用于有机化合物以及药物的成分和结构分析，它在医学领域的应用主要是**磁共振成像**（MRI）。

1. 磁共振成像的基本方法

磁共振成像的基本方法就是采用一定的技术方法将受检体共振核的密度、环境和位置等信息表达出来。一般采用在均匀的主磁场中叠加一个随空间位置坐标变化的线性梯度磁场来建立共振信号与空间位置之间的对应关系。首先将研究对象简化成若干小体积，称为**体素**，依次测量每个体素的 MR 信号，并且通过频率编码和相位编码的方式确定体素的空间位置。然后根据各体素所携带的 MR 信号及空间位置编码与像素一一对应实现图像的重建，以获得被扫描层面的磁共振图像，如图 12-19 所示。下面简单介绍其成像过程。

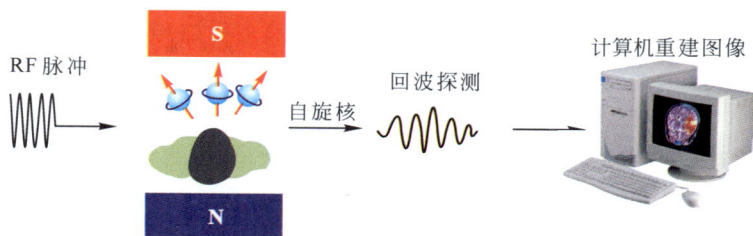

图 12-19　磁共振成像原理

（1）选片　将受检体置于三维直角坐标系中，把成像空间分割成 $n_x n_y n_z$ 个小体积元（即体素），根据 x 轴、y 轴和 z 轴三个方向的梯度磁场来实现空间编码。如图 12-20 所示，在沿 z 轴方向的均匀磁场 B_0 上叠加一个同方向的线性梯度场 G_z，使受检体的每个被扫描层面和各行（列）体素所处的磁感应强度 B_i 有所不同（层面箭头的长短不同，方向即为箭头所指方向），其所对应的共振频率 ω_i 也会不同，这样就可以用磁场的值来标记体素的空间位置。根据拉莫尔公式，如果选择第 i 层作为成像层面，那么调节 RF 脉冲频率，使得该层氢核发生核磁共振，其他层面的氢核因不满足拉莫尔公式而不发生共振。这样，通过选择相应的拉莫尔频率，可以使相应的层面氢核发生共振，这一过程称为层面的

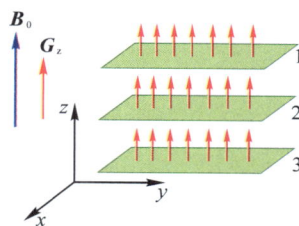

图 12-20　体素和层面的选择

选择，也叫**选片**，G_z 称为**选片梯度场**。

（2）**编码** 如图 12-21(a) 所示，沿 x 轴方向施加一梯度很小的磁场 G_x，使成像层面该方向上体素中的磁矩因磁场的差异而产生不同的旋进频率从而引起相位的差异，图中相位 ϕ_i 用钟针的位置来表示。一定时间后去掉 G_x，此时各体素的旋进频率将恢复到相同的值，但 x 轴方向上仍将保留确定的相位差异。这样就可以识别沿 x 轴方向的每一条直线各体素的 MR 信号，这一过程称为**相位编码**。再沿 y 轴方向施加一梯度较大的磁场 G_y，使成像层面沿该方向上体素中的磁矩产生不同的旋进频率，如图 12-21(b) 所示，图中频率 ω_i 用圆周的大小来表示。这样就可以识别沿 y 轴方向的每一条直线各体素的 MR 信号，这一过程称为**频率编码**。这样，在相位编码梯度场 G_x 和频率编码梯度场 G_y 共同作用下，成像层面内任意两个体素都具有不同的相位和频率，实现了各体素空间位置的编码。

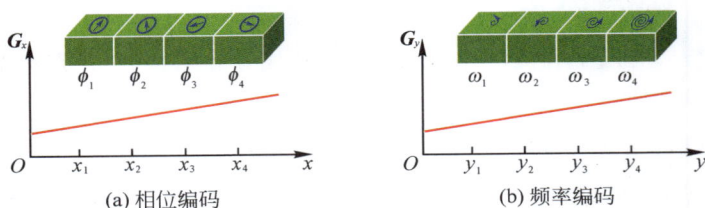

图 12-21 位置编码

（3）**图像重建** 通过选片和位置编码，系统接收线圈所探测到的感应信号是关于各体素所携带的具有相位和频率特征的 MR 复合信号。为取得层面各体素 MR 信号的大小，还需要利用信号所携带的相位编码和频率编码的特征，把各体素的信号分离出来，该过程称为**解码**。这项工作由计算机来完成，即计算机对探测到的 FID（free induction decay）信号（FID 信号是核磁共振和磁共振成像技术中的基础信号）进行**二维傅里叶变换**（2 dimension Fourier transform，2DFT）处理，得到具有相位和频率特征的 MR 信号的大小，最后根据与层面各体素编码的对应关系，将体素的信号大小与对应的像素依次显示在荧光屏上，信号的大小用灰度等级表示，信号大，像素亮度大；信号小，像素亮度小。这样就得到一幅反映层面各体素 MR 信号大小的图像，图 12-22 所示为磁共振成像过程框图。

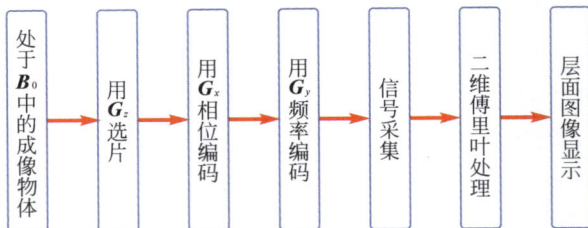

图 12-22 磁共振成像过程框图

2. 人体的磁共振成像

由于人体组织富含有水和碳氢化合物，氢原子核在磁共振中具有高灵敏度和强信号特性，因此成为核磁共振成像的首选元素。

首先，MR 信号强度与样品中氢核密度有关，人体中各种组织和脏器的含水比例不同，即含有氢核数的多少不同，MR 的信号强度就会有差异，利用这种差异作为特征量，就可以把各组织区分开来,这就是氢核密度的 MRI 图像。由于在不同的分子结构中,氢核所处的环境不同,又即使在相同的分子结构中,也可以处在不同的组织器官中,或者在同一组织器官的不同病理过程中,水质子密度及周围环境均会有所不同。表 12-3 给出了人体几种组织和脏器的含水比例。

其次,T_1 和 T_2 的值均与周围环境有关,因此它们也作为参数来描述共振信号。T_1 和 T_2 携带人体组织状况的信息,当我们获得组织或器官在某一层面上的 T_1 和 T_2 分布信息,就可以转化为所对应的灰度分布层面图像。表 12-4 和表 12-5 给出了人体几种正常组织和病变组织的 T_1 和 T_2 值。

表 12-3　几种人体组织和脏器的含水比例　　　　　　　　单位:%

组 织 名 称	含 水 比 例	组 织 名 称	含 水 比 例
脂肪	80	肾	81
肌肉	79	心	80
皮肤	69	脾	79
脑白质	72	肝	71
脑灰质	83	骨	13

表 12-4　几种正常组织在 0.5T 情况下 T_1 和 T_2 值范围　　　　　　单位:s

组 织 名 称	T_1	T_2	组 织 名 称	T_1	T_2
脂肪	0.24 ± 0.02	0.06 ± 0.01	主动脉	0.86 ± 0.51	0.09 ± 0.05
肌肉	0.40 ± 0.04	0.05 ± 0.02	骨髓	0.38 ± 0.05	0.07 ± 0.02
肝	0.38 ± 0.02	0.04 ± 0.02	胆道	0.89 ± 0.14	0.08 ± 0.02
胰	0.398 ± 0.02	0.06 ± 0.04	尿	2.20 ± 0.61	0.57 ± 0.23
肾	0.67 ± 0.06	0.08 ± 0.01			

表 12-5　几种病变组织在 0.5T 情况下 T_1 和 T_2 值范围　　　　　　单位:s

组 织 名 称	T_1	T_2	组 织 名 称	T_1	T_2
肝癌	0.57 ± 0.19	0.04 ± 0.01	前列腺癌	0.61 ± 0.60	0.14 ± 0.09
胰腺癌	0.84 ± 0.13	0.04 ± 0.01	膀胱癌	0.60 ± 0.28	0.14 ± 0.11
肾上腺癌	0.57 ± 0.16	0.11 ± 0.04	骨髓炎	0.77 ± 0.02	0.22 ± 0.04
肌肉	0.94 ± 0.46	0.02 ± 0.01			

利用氢核密度 ρ 以及弛豫时间 T_1 和 T_2 作为成像参数,不但可以给出层面组织的解剖学图像,还可以获得人体组织的病理和生理变化的功能图像。因此,通常将 ρ、T_1 和 T_2 称为磁共振成像的组织特征参数。人体不同组织之间、正常组织与该组织中的病变组织之间的氢核密度 ρ 和 T_1、T_2 这些参数的差异,是 MRI 用于临床诊断最主要的物理学依据。

磁共振成像在生理条件下,能够动态地研究生命现象而对生物系统不造成任何损伤,它可以直接给出横断面、矢状面、冠状面以及各种斜面的体层图像。它的优点是不需要注射造

核磁共振

影剂,无电离辐射,不会产生 CT 检测中出现的伪影,对机体所产生的不良影响也较小。因此,它成为极具潜力的革命性的医学诊断工具,目前该技术在临床诊断和医学研究等方面得到广泛应用。

思考题

12.1　请列举几个同位素和同量异位素的核素。

12.2　比结合能曲线表现出怎样的规律？对于核能的应用有什么意义？

12.3　实验表明,一些具有很长寿命的放射性核素如$^{40}_{19}$K(半衰期为 10^9 年)对人体的健康几乎没有危害,试说明其原因？

12.4　吸收剂量与剂量当量的量纲相同而物理意义完全不同,试描述两个物理量的区别。

12.5　简述在^{131}I 治疗甲状腺癌过程中发生了哪种核衰变？体外探测的是哪种射线？它如何起到杀伤肿瘤细胞的作用？

12.6　拉莫尔旋进类似于陀螺的旋进,试从经典理论出发,利用角动量原理说明拉莫尔旋进的频率公式。

习题

12.1　碳原子核的半径为 3×10^{-15} m,其质量为 12u。则碳原子核的平均密度是多少？这一密度是金属铜的密度的几倍？(已知铜的密度为 8900kg·m^{-3}。)

12.2　医疗中常用^{60}Co 照射肿瘤。它的半衰期为 5.27 年,那么^{60}Co 的平均寿命是多少？

12.3　用^{32}P 敷贴法治疗局限性牛皮癣。如 β$^-$ 粒子的平均能量为 0.60MeV,被照组织每克质量吸收 10^8 个 β$^-$ 粒子,则吸收剂量为多少？

12.4　$^{32}_{15}$P 的半衰期为 14.3 天,则$^{32}_{15}$P 的衰变常量是多少？；1mg 的$^{32}_{15}$P 的放射性活度是多少？它在 24 小时内放出多少个 β$^-$ 粒子？

12.5　利用^{131}I 的溶液作甲状腺扫描。在溶液出厂时只需注射 0.5ml 就够了。若^{131}I 的半衰期为 8 天,那么溶液出厂 11 天,做同样的扫描需要注射多少毫升的溶液？

12.6　考古发现了古生物遗骸,测量其^{14}C 的 β$^-$ 放射性,得到每千克遗骸样品的放射性活度为 133.3Bq,为断定该遗骸生活的年代,测量了现今仍然存活的同类生物体的^{14}C 的 β$^-$ 放射性活度,得到每千克样品为 208.3Bq。试求该古生物遗骸生活的年代距今多少年。(^{14}C 的半衰期为 5730a。)

第13章

激光和X射线及其医学应用

光子刀

光子刀不是通常的手术刀，而是一种三维适形技术。通过计算机控制 X 射线或 γ 射线，可以准确定位，自动调节射线光束，聚焦需要毁损的肿瘤部位，并根据病灶的大小、位置、深度来选择不同能量的光照射，从而使病变组织充血、水肿，直至坏死，以达到治疗效果。

体内肿瘤一般被正常组织所包绕，如果通过单一平面进行 X 射线或 γ 射线照射，在达到摧毁肿瘤细胞的致死量的同时，势必也会杀死肿瘤周围的正常组织。

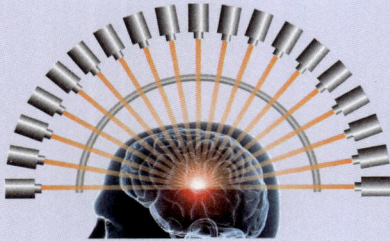

光子刀提供了一种立体的治疗方法。它可根据肿瘤的立体形状来设置多个平面对肿瘤组织进行全方位的"轰击"。一个平面的剂量虽然很小，但是多个平面剂量累积起来，很容易达到肿瘤的致死量。因而光子刀可以比较轻松的达到杀死肿瘤细胞的目的，而且对正常组织损伤微小，使对人体的危害性也降至最小。

激光是量子理论与现代技术成功结合的产物，是一种新型的光源。因其高单色性、高方向性、高相干性及高亮度等特点，被广泛用于工业、农业、军事、生物和医学等各领域。

X 射线是一种波长范围在 $0.01 \sim 10 \text{nm}$ 的电磁波，因其能量强、穿透力大，可以穿过人体肌肉组织等特点，自它被发现开始，就首先在医学领域得到了应用。今天 X 射线在生物医学中已经广泛地应用于医学成像、诊断和治疗之中。

本章主要介绍激光和 X 射线的产生原理、相关特点及其在医学中的应用。

13.1 激光

激光（laser）是英文"light amplification by stimulated emission of radiation"首字母的缩写，其意即为"受激辐射的光放大"。它的基本原理早在 1916 年就由爱因斯坦提出来了。直到 1960 年，美国梅曼制作了世界上第一台激光器——红宝石激光器，如图 13-1 所示。

激光的发射原理及产生过程的特殊性决定了激光具有普通光源所不具备的特点。

（1）激光具有良好的单色性。由于光的生物效应强烈地依赖于光的波长，激光的单色性使得它在临床选择性治疗上获得重要应用。激光已成为基础医学研究与临床诊断的重要手段。此外，激光的单色特性在光谱技术及光学测量中也有着广泛的应用。

（2）激光为我们提供了最好的相干光源。正是由于激光器的问世，才促使相干技术获得飞跃发展，全息技术才得以实现。

（3）激光发射的光束几乎是一平行的光线，发散角很小。如将其照射到月球上时，所形成的光斑直径仅 1km 左右。激光的方向性

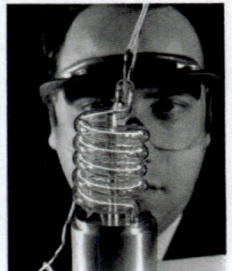

图 13-1 梅曼和红宝石激光器

好这一特性在医学上的应用主要是激光能量能在空间高度集中,从而可将激光束制成激光手术刀。聚焦后的激光光斑尺寸可达微米级以下,可用作切割细胞或分子的精细的"手术刀"。

(4)激光是目前最亮的光源。它的亮度要比普通光源高亿万倍,比太阳表面的亮度高几百亿倍,强激光甚至可产生上亿度的高温。激光的高亮度(高能量)是激光临床治疗最有效的保证。

13.1.1　激光产生的原理

1. 吸收和辐射

根据量子理论,物质内电子的运动所具有的能量表现为原子的不同能态。当能量为 $h\nu = E_2 - E_1$ 的光子入射到**工作物质**(能产生激光的介质)时,物质原子将吸收此光子从低能态 E_1 跃迁到高能态 E_2 上,这一过程称为**吸收跃迁**,如图 13-2(a)所示。

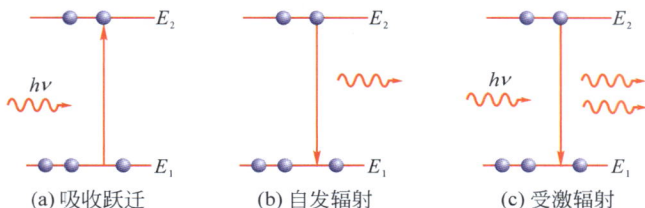

图 13-2　吸收和辐射

处于激发态的原子是不稳定的,在没有任何外界作用下,激发态原子会自发地辐射光子返回基态,这一过程称为**自发辐射**,如图 13-2(b)所示。所发射的光子频率为

$$\nu = \frac{E_2 - E_1}{h} \tag{13-1}$$

自发辐射过程是一个随机过程。各个原子的发射是自发地、独立地进行的,因而各原子发射的光子的相位、偏振状态、传播方向之间没有确定的关系。对大量原子来说,其所处的激发态也不尽相同,因而发射光子的频率也不同。所以自发发射的光是不相干的。普通光源发光就属于自发辐射。

处于激发态的原子如果受到能量为 $h\nu = E_2 - E_1$ 的外来光子的刺激,可以从高能态 E_2 跃迁到低能态 E_1 上,同时发射一个与外来光子的频率、相位、偏振态以及传播方向都相同的光子。这一过程称为**受激辐射**,如图 13-2(c)所示。激光就是来自受激辐射。

2. 粒子数反转

按照玻耳兹曼的分布规律,平衡态下处于各能级的粒子数按能级以自然对数指数规律减少。因此高能级 E_2 的粒子数 N_2 要少于低能级 E_1 的粒子数 N_1,即 $N_2 < N_1$。说明在原子中,吸收跃迁占很大的优势,其效果是入射光被减弱了。而处于高能级的粒子向低能级跃迁时,自发辐射跃迁的概率又要比受激辐射跃迁大很多。所以在正常情况下,受激辐射总是被湮没,宏观上得不到光放大的效果。

要实现光放大,必须破坏粒子数在平衡状态下的玻耳兹曼分布,即实现 $N_2 > N_1$,称为**粒子数反转**。这种分布在辐射跃迁中使受激辐射占优势,从而可以将入射光放大。

为了实现粒子数反转,要求工作物质的原子有相对稳定的能级结构,称为**亚稳态**。如

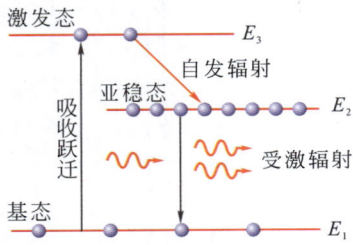
图 13-3　三能级结构

图 13-3 所示为三能级结构的示意图。能级 E_1 是稳定的基态，激发态 E_2 为亚稳态。处于亚稳态的粒子寿命要比激发态 E_3 更长，所以在能级 E_1 和能级 E_2 之间可以实现粒子数反转。

当外界给工作物质提供适当的能量（如 $h\nu = E_3 - E_1$）时，处于基态 E_1 的大量粒子很快因吸收而跃迁到较高的激发态 E_3 上。处于激发态 E_3 的粒子寿命很短，很快会自发辐射跃迁到亚稳态 E_2 上。由于亚稳态 E_2 的粒子寿命较长，在外界源源不断地激发下，最终会在基态 E_1 和亚稳态 E_2 之间实现粒子数反转，即 $N_2 > N_1$。当有能量为 $h\nu = E_2 - E_1$ 的入射光激发时，就会发生 E_2 到 E_1 的受激辐射，向外射出与入射光子特征相同的光子。

3．光学谐振腔

尽管粒子数反转可以放大入射光，但亮度还是远远不够。为了得到高亮度的激光，在工作物质的两端配置一对反射镜，称为**光学谐振腔**，目的就是让受激辐射持续下去。

如图 13-4 所示为激光器的基本构造。光学谐振腔由全反射镜和部分发射镜组成。一个入射光子激发一个光子，得到了两个特征完全相同的光子。这两个光子会再次激发两个光子，得到四个特征完全相同的光子。经两端反射镜反射后，返回工作物质，再次激发光子，于是在一个入射光子影响下，会获得大量特征完全相同的光子。这个过程就称为**光放大**。经光学谐振腔的来回反射，受激辐射的光得到足够的放大，最终形成激光。

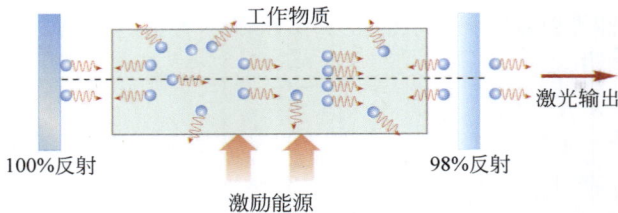
图 13-4　激光器构造

通常，受激辐射的光沿各方向的传播是随机的，但只有沿水平方向传播的光在谐振腔内可得到放大，因此出射的激光具有极好的方向性；另外，要实现光波在谐振腔内作来回反射，谐振腔的长度必须是半波长的整数倍，否则会因干涉而抵消，所以只有特定波长的光可以通过谐振腔而放大。由此可见，激光的高单色性、高方向性以及高亮度等特点，都是因为光学谐振腔的作用。

13.1.2　激光的生物效应

激光作用于生物组织后会在其内产生热、压力、光化和电磁等现象，称为**激光的生物效应**。激光对生物的效应除与其波长、强度等有关外，还与被照组织部位对激光的反射、吸收及热传导特性等因素有关。

1．热效应

采用红外波段的激光或连续波激光直接照射生物组织，生物物质将吸收光能而转化为热能,称为激光的**热效应**。实验表明,激光照射生物组织不仅与激光的强度有关,而且与照射时间有关。 如图 13-5 给出了激光照射引起组织破坏的时间和温度的关系曲线。图中表示,照射时间和受照部位温升按指数函数而变化。高温短时照射和低温长时照射都可造成生物组织的破坏。 如果照射时间短于 1s,温度即使升高到 70℃,组织依然可以耐受。 如果持续照射时间超过 10s,温度达到 58℃,组织就会被破坏。

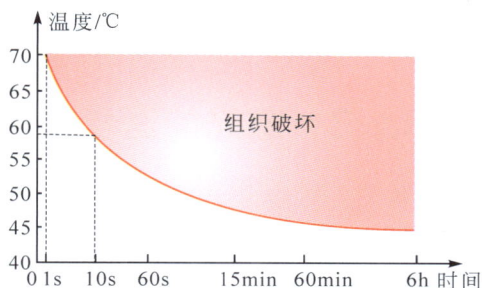

图 13-5　激光照射引起组织破坏的时间和温度的关系曲线

热效应是激光致伤的最重要因素。由于生物组织的导热性差,而激光照射时间通常较短,瞬间放热来不及扩散到受照射部位以外的区域,因此损伤区与正常组织的边缘十分清楚。临床上,激光热效应的碳化、沸腾、燃烧等"汽化"作用,常用来直接破坏肿瘤细胞等手术治疗。

2. 压力效应

激光照射生物组织可直接或间接产生对组织的压力作用,称为激光的**压力效应**。

当激光束聚集焦点上的能量密度达到 $10MW \cdot cm^{-2}$ 时,其压力约为 $40g \cdot cm^{-2}$,这将给生物组织造成相当可观的压力作用。激光聚焦点上的能量,在短时间转换成热能,同时伴随有被照组织物质的蒸发、热膨胀和相变等现象。这些物理变化又将对生物组织产生第二次压力作用,这种作用产生的冲击波在组织中以超声速运动,在组织中产生空化现象,引起组织的破坏。

研究表明,激光热效应影响范围十分有限,而由压力效应引起的组织损伤,则可波及远离被照区的部位。例如,用红宝石激光照射小鼠头部时,发现头皮有轻度损伤,颅骨和大脑硬膜基本无损伤,但大脑本身却大面积出血,甚至造成死亡。

在眼科手术中,利用激光的二次压力打孔,可降低眼压,用于治疗青光眼、白内障等;在外科手术中可用于切开或剥离组织等。

3. 化学效应

生物大分子吸收激光光子的能量会引起组织内部的一系列化学作用,称为激光的**化学效应**。激光的化学作用包括光致分解、光致氧化、光致聚集及光致敏化等类型。其中光致敏化是指生物分子所特有的由光引起的、在敏化剂的参与下发生的化学反应。常用的敏化剂有血卟啉衍生物(HPD)等。敏化剂能有效地长时间集中于体内病变组织,并在适当波长的照射下发生光致敏化反应。

给患者注射 HPD,在 48~96h 期间癌细胞周围将滞留较多的 HPD。用波长为 630nm 的激光照射病变部位,因 HPD 的作用,肿瘤细胞要比正常细胞吸收更多量的激光,因此对杀伤癌细胞具有一定的疗效。

此外,激光的化学作用还可引起红斑效应、色素沉淀、维生素 D 合成等生物效应。

4. 电磁效应

激光是电磁波,激光对生物的作用本质上就是电磁场对生物组织的作用,其中电场的作用又是主要的。由于激光的高亮度性，聚焦的激光束在焦点上的激光功率密度可达到 $10^6 \sim 10^9 \mathrm{W \cdot cm^{-2}}$，相当于 $10^6 \sim 10^9 \mathrm{V \cdot cm^{-2}}$ 的电场强度。它可在焦点部位上产生激发、振动、热和自由基等效应，从而引起组织损伤。

13.1.3 激光的医学应用

1. 医学诊断

激光在医学诊断方面有极好的应用价值。以光学分析分类，激光诊断的方法包括：激光光谱分析法（荧光光谱、莱曼光谱等）、激光干涉分析法（全息术、干涉条纹视力测定、视觉对敏感度测量等）、激光散射分析法（多普勒技术、闪烁细胞计等）、激光衍射分析法（检测红细胞变形能力等）、激光透射分析法（检查软组织等）、激光偏振法（鉴别肿瘤等）以及其他激光分析法（流式细胞计、扫描检眼镜等）。下面简单介绍利用激光的几个诊断技术。

（1）激光荧光诊断技术

激光的高亮度性使荧光作用更加明显。将具有荧光物质如血卟啉衍生物、荧光素钠盐等注入病患者体内，因它们对癌变组织有较强的亲和力，利用激光照射这些病变部位，滞留在癌变组织中的荧光物质便发出特定波长的光，从而可诊断和定位肿瘤。

（2）激光多普勒血流计

利用激光多普勒效应可制成皮肤血流计、视网膜血流计等能到达任何内脏部位的血流计。可进行非侵入性测量血液的流速。

（3）激光光纤内窥镜检查

利用激光的高方向性的特点，将激光通过光纤导入人体的各种管腔内，通过光纤内窥镜进行检查、诊断。

（4）激光流式细胞光度计

激光流式细胞光度计是将荧光色素染色的单个细胞一次通过样品细胞，在激光定点照射下，收集细胞的荧光和散射光可得到细胞的多种结构参数（如 DNA、RNA、蛋白质、细胞受体和抗原、细胞质中钙离子等的含量及信息）。该技术已用于癌症诊断、抗癌药物的动力学研究以及细胞分类计数、细胞选择等临床和基础研究。

2. 激光治疗

激光在医学治疗方面的应用已经普及到内科、外科、妇科、五官科等各科，且兼有中、西医的疗法。医学上激光治疗主要有四个方面的应用。

（1）激光手术治疗

手术用激光治疗机统称为**激光刀**。按作用机制，它可分为热光刀与冷光刀两大类。前者是利用可见与红外激光对组织的热作用和二次压力作用进行手术，其特点是激光焦点附近不同区域接触组织有不同的效果；后者是利用紫外激光的光致化学分解作用进行手术，其特点是手术切口两侧无热损伤。

激光刀具有多功能、止血效果好、感染少、可选择性破坏特定组织等优点，还可用于各种精细的显微手术。

（2）弱激光治疗

利用弱激光所特有的生物效应，在临床上可用于激光理疗、激光针灸和弱激光血管内照射疗法等。

（3）激光光动力学疗法（激光 PDT）

临床上，可采用光动力学作用治疗恶性肿瘤。其方式有体表、组织间、腔内照射及综合治疗四种。

（4）激光内窥镜治疗

通过内窥镜可对内脏器官疾病进行激光治疗。可用于手术、理疗、光动力学研究等。

随着科学技术的发展，激光在医学领域的应用具有极大的发展前景，应用范围也越来越广泛。

13.1.4　医用激光器简介

和其他新科技一样，激光诞生不久，就在临床医学诊断及治疗中得到广泛应用。激光不仅成为治疗疾病的一种先进手段，而且也发展成为一门重要的医学分支。实际上，几乎每一种激光器问世后，人们都会探索发掘其在医疗领域的有效应用。

激光器的种类很多，按工作物质分类有固体激光器、半导体激光器、气体激光器、染料激光器及准分子激光器等。这些激光器有连续输出和脉冲输出两种方式，输出的波长、能量或功率等也有所不同。表 13-1 列出了医学上常用的几种激光器。

表 13-1　医学上常用的激光器

工作物质	输出方式	波长/μm	能量或功率	主要医学应用	发散角
红宝石	脉冲	0.6943	0.05～500J	眼科、临床实验及生物效应研究	2′～1°
钕玻璃	脉冲	1.064	0.1～1000J	低能量：眼科 高能量：肿瘤治疗、生物效应研究	2′～1°
Nd:YAG	脉冲、连续	1.064	30～100W	外科手术刀、照射 倍频后的532nm激光：眼科、牙科、皮肤科、前列腺切除等	2′～30′
CO_2	连续	10.6	15～300W	皮肤科、妇产科、内科、骨科手术、肿瘤治疗、照射或烧灼	2′～18′
He-Ne	连续	0.6328	1～70mW	光针、外科、皮肤科、妇产科、照射或全息照相	20″～3′
He-Cd	连续	0.4416	9～12mW	体腔表面、肿瘤荧光诊断	2′
Ar^+	连续	0.4880 0.5145	0.5～10W	眼科、外科手术刀、光针、全息照相	2′～10′
N_2	脉冲	0.337	0.4～1mJ	五官科、皮肤科、基础研究	

13.2　X射线

1895年德国物理学家伦琴在研究阴极射线管中气体放电现象时，为了遮住高压放电时的光线（一种弧光）外泄，在玻璃管外面套上了一层黑色纸板。但在暗室中进行这项实验时，伦琴发现距离玻璃管两米远的地方，一块用铂氰化钡溶液浸洗过的纸板发出明亮的荧光。再进一步试验，用纸板、木板、衣服及厚约两厘米的书，都遮挡不住这种荧光。更令人惊奇的是，当用手去拿这块发荧光的纸板时，竟在纸板上看到了手骨的影像。如图13-6所示为伦琴夫人的手骨X光片。

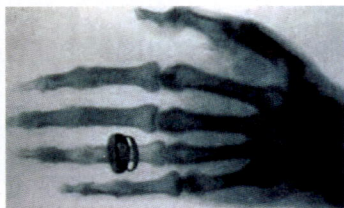

图13-6　伦琴夫人的手骨X光片

伦琴认定这是一种人眼看不见，但能穿透物体的射线。因不明它的性质，故借用了数学中代表未知数的"X"作为代号，称为"X"射线（或X光）。此名一直沿用至今，后人为纪念伦琴的这一伟大发现，又把它命名为**伦琴射线**。

伦琴的发现引起了极大的轰动，以至于在全世界范围内掀起了X射线研究热。1896年关于X射线的研究论文高达1000多篇。1901年，伦琴成为诺贝尔物理学奖第一人。

实验和研究表明，X射线是一种波长范围在0.006～2nm的电磁波。X射线具有很强的贯穿本领，它能使照相底片感光、使某些物质发出荧光，也能使某些物质的原子或分子发生电离等现象。

13.2.1　X射线的产生

产生X射线的主要器件是X射线管，如图13-7所示。管中A是由重金属（如钨、钼等）做成的阳极，K是灯丝，通电加热时可发射电子，整个管子内抽成真空。当在K与A之间加上几万伏至几百万伏的直流高压时，阴极K发射的电子被电场加速，不断撞击阳极靶。这些高速电子突然被阳极靶阻止时，就有X射线向四周辐射。

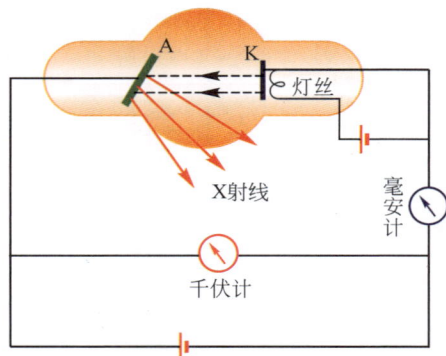

图13-7　X射线管及装置图

在X射线管的阴极K和阳极A两端所加的直流高压称为**管电压**，以kV为单位。阴极灯丝电流由低压电源单独提供。通过X射线管由阴极发射的电子所形成的电流称为**管电流**，以mA为单位。

13.2.2　X射线的强度和硬度

X射线的辐射强度 I 是单位时间内通过与X射线方向垂直的单位面积的辐射能量,为

$$I = N_1 h\nu_1 + N_2 h\nu_2 + \cdots + N_n h\nu_n = \sum_{i=1}^{n} N_i h\nu_i \tag{13-2}$$

式中,N_1、N_2、$\cdots$分别表示单位时间内通过垂直于X射线方向单位面积的X光子数,$h\nu_1$、$h\nu_2$、$\cdots$为所对应的X光子能量。式(13-2)说明,阴极K发射的电子越多,管电流越大,出射的X光子数也越多。因此,增大管电流,可增大X射线的强度;反之,可减少X射线的强度。通常在管电压保持一定的条件下,通过调节管电流来控制X射线的辐射强度,因此,在医学中用管电流的毫安数来表示X射线的强度。综上所述,X射线的强度反映了X**射线的量**。

X射线的硬度是指X射线的贯穿本领,它反映了X**射线的质**。对于一定的吸收物质,X射线被吸收越少则贯穿越多,X射线就越硬。X射线管的电压越高,电子获得的动能越大,发射光子的能量也越大,能量越大的光子越不容易被物质吸收。因此,在医学上通常用管电压来衡量X射线管发出的射线的硬度,管电压越高,说明X射线越硬。表13-2列出了医学上X射线按硬度的分类、相应管电压和最短波长及其主要用途。

表 13-2　X射线按硬度的分类表

名　　称	管电压/kV	最短波长	主要用途
极软X射线	5～20	0.25～0.062	软组织摄影,表皮治疗
软X射线	20～100	0.062～0.012	透视和摄影
硬X射线	100～250	0.012～0.005	较深组织治疗
极硬X射线	250 以上	0.005 以下	深部组织治疗

13.2.3　X射线谱

X射线管所发出的射线不是单色的,而是包括了各种不同的波长。如图13-8所示的X射线谱是从以钨作为阳极靶的X射线管获得的。下方是在照相底片上的谱线图,上方是谱线强度与波长的关系曲线。从图中可以看出X射线谱包括两部分:一是包括各种不同波长的射线,称为**连续X射线谱**;二是曲线上凸出的尖端,具有较大的强度,对应于照片上的明线谱线,称为**标识X射线谱**或**特征谱线**。

1. 连续X射线谱

阴极K发射出的电子,在管电压引起的强大电场下,高速撞上钨靶并急剧减速,使电子的动能一部分转化为辐射能向外辐射,这种辐射称为**韧致辐射**。由于各个电子打在钨靶上受阻情况不同,使韧致辐射产生的X射线的频率也各有不同,所以韧致辐射所获得的X射线谱是连续的。

分析谱线图发现,谱线强度从长波到短波,开始逐渐上升,达到最大值,然后很快下降到零。强度下降到零的波长是连续谱中的最短波长,称为**短波极限**。实验指出,管电压增大时,各波长的强度都增大,且强度最大的波长和短波极限都向短波方向移动,如图13-9所示。

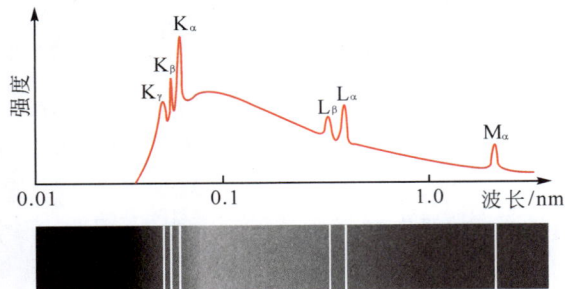

图 13-8　X 射线谱

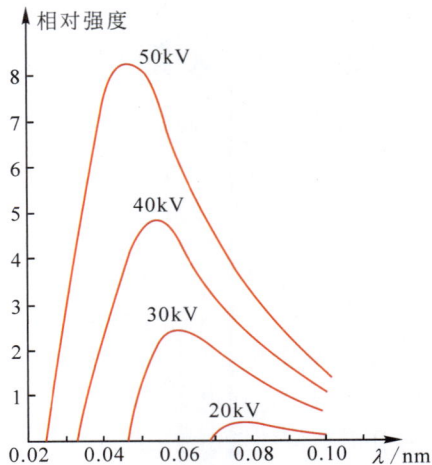

图 13-9　连续 X 射线谱

设管电压为 U，电子电荷量为 e，则电子具有的动能为

$$E_k = \frac{1}{2}mv^2 = eU \tag{13-3}$$

当这个能量全部转化为 X 射线的能量时，对应的就是 X 光子的最大能量 $h\nu_{max}$。显然，ν_{max} 与短波极限 λ_{min} 相对应，因此有

$$h\nu_{max} = \frac{hc}{\lambda_{min}} = eU \tag{13-4}$$

即

$$\lambda_{min} = \frac{hc}{eU} \tag{13-5}$$

式(13-5)表明，连续 X 射线的最短波长与管电压成反比。这个结论与图 13-9 的实验曲线完全吻合。把 h、c、e 的值代入式(13-5)，并取 kV 为电压单位，可得

$$\lambda_{min} = \frac{1.242}{U(kV)}\ nm \tag{13-6}$$

例题 13-1　设 X 射线管电压为 100kV，问电子刚碰到靶时的速度大小是多大？连续 X 射线谱的最短波长和相应的光子能量为多少？

解　根据式(13-3)，可得电子刚碰到靶时的速度大小为

$$v = \sqrt{\frac{2eU}{m}} = \sqrt{\frac{2 \times 1.6 \times 10^{-19} C \times 100kV}{9.11 \times 10^{-31} kg}}$$

$$= 1.87 \times 10^8\ m \cdot s^{-1}$$

根据式(13-6)，连续 X 射线谱的最短波长为

$$\lambda_{min} = \frac{1.242}{U(kV)} = \frac{1.242}{100}nm = 0.01242nm$$

相应的光子能量为

$$h\nu_{max} = eU = 1.6 \times 10^{-19} C \times 100kV = 10^5\ eV$$

2. 标识 X 射线谱

如前所述,钨靶 X 射线管在 50kV 以下时只有连续 X 射线谱。当增加管电压至 70kV 以上时,在光滑的连续曲线上将会出现高峰,即在连续 X 射线谱上又叠加了线状谱线,如图 13-8 所示。继续增加管电压,发现线状谱线亮度增加,但位置始终不变。大量实验表明,这些谱线的波长分布取决于阳极靶的材料,不同元素具有不同的线状 X 射线谱,因此这部分谱线称为标识 X 射线谱。

标识 X 射线谱和可见光的明线光谱类似,也是原子中的电子从能级较高的壳层跃迁到能级较低的壳层所得的结果。二者的差别是:可见光的明线光谱是外层电子受激发后跃迁的,能级间的能量差小,光子频率较低;而标识 X 射线谱则是内层电子电离后所辐射的,能级间的能量差大,光子的频率很高。

产生标识 X 射线谱的原因是:当管电压达到一定值时,获得高速运动的阴极电子将穿入阳极靶,有可能与靶原子的某一内层电子相碰,把内层电子撞出原子之外。如果撞走的是 K 层电子,则空出来的位置将会被 L、M 或更高层的电子填补,并在跃迁的过程中把多余的能量以光子的形式发射出来,这时发出的谱线就是 K 系谱线,如图 13-10 所示;如果被撞出的是 L 层电子,那么 L 层的空位可能由 M、N 或 O 层的电子来填充,这就是 L 系谱线;……。钨的标识谱线有 K 系、L 系和 M 系等。

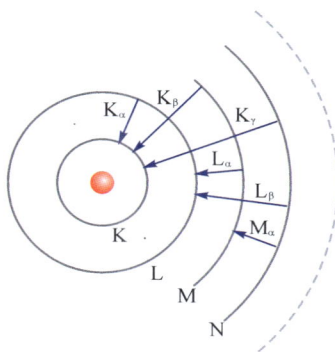

由此可见,标识 X 射线谱对认识和研究原子的壳层结构有着重要的意义,而在临床的应用方面主要是连续 X 射线。

图 13-10 标识 X 射线谱的产生

13.2.4 X 射线的吸收

X 射线虽然有很强的贯穿本领,但其大小也一定取决于吸收物质的性质。设入射前 X 射线的强度为 I_0,实验表明,通过吸收物质后的强度 I 服从指数吸收规律,即

$$I = I_0 e^{-\mu x} \tag{13-7}$$

式中,x 为吸收物质的厚度;μ 是与物质性质有关的常量,称为**线性吸收系数**。显然,线性吸收系数 μ 与物质的密度 ρ 成正比,将式(13-7)改写为

$$I = I_0 e^{-\mu x} = I_0 e^{-\frac{\mu}{\rho} x \rho} = I_0 e^{-\mu_m x_m} \tag{13-8}$$

式中,$\mu_m = \dfrac{\mu}{\rho}$ 称为**质量吸收系数**;$x_m = x\rho$ 称为**质量厚度**,表示厚度为 x 的单位面积吸收层的质量。

实验表明,物质的吸收系数除与物质性质有关外,还与 X 射线的波长有关。对于医学上常用的低能 X 射线,物质的质量吸收系数 μ_m 与物质的原子序数 Z 和 X 射线的波长 λ 有如下近似关系:

$$\mu_m = kZ^4\lambda^3 \tag{13-9}$$

式中,k 是一定波长范围内的常量。式(13-9)说明,波长越短,吸收就越少,即 X 射线的贯穿本领越大。在波长一定的情况下,吸收本领与原子序数成正比。

例题 13-2　试比较人体骨骼与肌肉对 X 射线的吸收情况。

解　人体肌肉组织的主要成分是 H 和 O，所以它的质量吸收系数与 H_2O 差不多；骨骼的主要成分是 $Ca_3(PO_4)_2$。因此骨骼与肌肉的质量吸收系数比值为

$$\frac{\mu_{骨骼}}{\mu_{肌肉}} = \frac{\mu_{Ca_3(PO_4)_2}}{\mu_{H_2O}} = \frac{20^4 \times 3 + (15^4 + 8^4 \times 4) \times 2}{1^4 \times 2 + 8^4} = 150$$

此结论说明，骨骼的吸收比肌肉组织的吸收大得多，因此用 X 射线透视和照射时可以显现骨骼的明显影像。同样，患者做胃肠透视和照射时，通过服用原子系数 Z 较高的"钡餐"，也可以显现胃肠影像。防护上使用铅制品也是基于这个原理。

13.2.5　X 射线与物质的相互作用

X 射线属于高能光子，它与物质中的粒子可以发生多种相互作用，产生散射、衍射、反射、折射和衰减等现象以及产生光电效应、电子对、热效应等。这些宏观效应的微观本质都是 X 射线与物质中的粒子发生相互作用的结果。由于各种过程发生的概率与光子的能量和物质的原子序数有关，各种能量的光子在不同的物质中，每种效应的相对重要性是不相同的。

1. 光电效应

金属在受到光线照射时可能会发生**光电效应**。其他物质在高能光子的照射下也能产生光电效应。在光子与原子之间的这种相互作用过程中，光子的全部能量交给原子中的一个电子，光子本身消失，也就是被吸收了，如图 13-11 所示。电子从光子获得能量后，克服与原子的结合能，从原子中发射出来，多余的能量成为它的动能。当然，在光子能量低于这个结合能时，光电效应是不可能发生的。光子能量等于或刚超过这个结合能时，发生光电效应的概率最大，这是一种共振现象。光子能量再增加时，这个概率又逐渐减少。按照光子的能量不同，可见光和紫

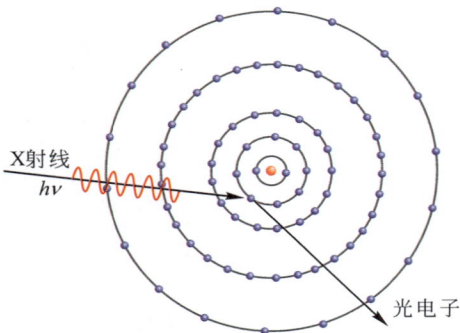

图 13-11　光电效应

外线的光电效应主要发生于价电子或外壳层电子，X 射线的光电效应主要发生在内壳层电子。对于医学上常用的低能 X 射线，在原子序数较高的物质中，光电效应占主要地位。

2. 经典散射和康普顿散射

在 X 射线与物质的相互作用过程中，可能出现两种结果：一种是光子的运动方向改变，但光子的能量没有减小，这种情况称为**经典散射**。另一种是**康普顿散射**，被散射的光子能量小于入射光子，同时还出现具有一定动能的反冲电子，如图 13-12 所示。X 光子与原子外层电子发生弹性碰撞，光子只将部分能量传递给原子外层电子，使该电子脱离核的束缚从原子中射出。被射出的反冲电子又称为**康普顿电子**，它能继续与介质发生相互作用。当然，在光子能量没有超过电子与原子的结合能时，光电效应和康普顿效应都不会发生，只能出现经典散射。在光子能量超过电子的结合能时，经典散射的概率急剧减少。发生康普顿散射的概

率大约与原子中的结合比较松散的电子数目成正比。

3. 电子对的生成

当入射光子的能量大于两个电子的静止能量时（即 $E \geqslant 2m_0c^2 = 1.02\text{MeV}$），X 光子在原子核的库仑场作用下，光子转变成一个负电子和一个正电子。这种现象称为**电子对生成**，如图 13-13 所示。正电子是一种质量与电子相同，自旋也相同的粒子，它的电量与电子也相同，但符号相反。入射 X 光子的能量一部分转变成正负电子的静止能量（1.02MeV），其余就作为它们的动能。正电子虽然在真空中是稳定的，但它在物质中却不能长期存在。正电子在与物质中的原子碰撞而逐渐失去动能后，就与一个电子结合起来转化为两个质量相同、飞行方向相反的光子，即**电子对湮没**。探测这种湮没辐射是判明正电子产生的可靠实验依据。

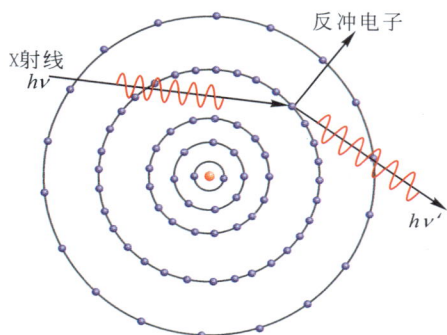

图 13-12 康普顿散射   图 13-13 电子对生成

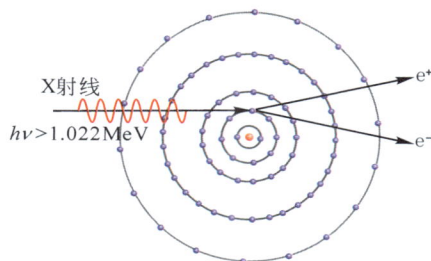

理论和实验表明，能量小于几十兆电子伏的光子在原子核电场中转变为电子对的概率大约与原子序数 Z 的平方成正比。一般诊断和治疗用的 X 射线由于能量低，生成电子对的概率很小，当管电压低于 1.02MeV 时，就完全不可能生成电子对了。

4. 次级光子和次级粒子

X 射线在通过吸收体时，原先的射线强度逐渐减弱，同时也会产生多种次级射线。次级射线中的光子有如下几种。

（1）康普顿散射和经典散射的射线；

（2）在光电效应过程中，原子内层电子出现空穴，当较外层的电子跃迁到这个空穴时发出的标识 X 射线；

（3）电子对湮没时发出的两个光子。

次级粒子包括以下几种。

（1）光电子；

（2）康普顿电子；

（3）电子对。

此外，还包括次级光子再次通过以上过程产生的新次级射线。这些能量远小于电子静止能量的低能光子与内层受束缚电子碰撞，相当于和整个原子相碰，碰撞中光子传给原子的能量很小，几乎保持自己的能量不变。

13.2.6　X射线的生物效应

1．物理效应

（1）穿透作用

X射线能穿透一般可见光所不能透过的物质。可见光因其波长较长，光子具有的能量很小，当射到物体上时，一部分被反射，大部分为物质所吸收，不能透过物体；而X射线因其波长短，能量大，辐射在物质上时，仅一部分被物质所吸收，大部分经由原子间隙而透过，表现出很强的穿透能力。X射线穿透物质的能力与X射线的能量有关，X射线的波长越短，光子的能量越大，穿透力就越强。X射线的穿透力也与物质密度有关，利用差别吸收这种性质可以把密度不同的骨骼、肌肉、脂肪等人体各组织区分开来。这正是X射线透视和摄影的物理基础。

（2）电离作用

物质受X射线照射时，可使核外电子脱离原子轨道产生电离。利用电离电荷的多少，可测定X射线的照射剂量。X射线测量仪器正是根据这个原理制成的。由于电离作用，所以气体也能够导电；某些物质可以发生化学反应；在有机体内可以诱发各种生物效应。故电离作用是X射线损伤和治疗的基础。

（3）荧光作用

当X射线照射到某些化合物如铂氰化钡、硫化锌镉、钨酸钙等时，可使这些物质发出荧光，荧光的强弱与X射线的强度成正比。在X射线诊断工作中，利用这种荧光作用可制成荧光屏、增感屏及影像增强器中的输入屏等。

（4）其他作用

热作用：物质所吸收的X射线能大部分被转变成热能，使物体温度升高。干涉、衍射、反射、折射等作用：这些作用在X射线显微镜、波长测定和物质结构分析中都得到广泛应用。

2．化学效应

（1）感光作用

同可见光一样，X射线能使胶片感光。当X射线照射到胶片上的溴化银时，能使银粒子沉淀而使胶片产生"感光作用"。胶片感光的强弱与X射线强度成正比。当X射线通过人体时，因人体各组织的密度不同，对X射线量的吸收不同，胶片上所获得的感光度不同，从而获得X射线的影像。这就是应用X射线作摄片检查的基础。

（2）着色作用

X射线长期照射某些物质如铂氰化钡、铅玻璃、水晶等，可使其结晶体脱水而改变颜色。

3．生物效应

X射线照射到生物机体时，可使生物细胞受到抑制、破坏甚至坏死，致使机体发生不同程度的生理、病理和生化等方面的改变。X射线的生物效应归根结底是由X射线的电离作用造成的。不同的生物细胞对X射线有不同的敏感度，可用于治疗人体的某些疾病，特别是肿瘤的治疗。在利用X射线的同时，人们发现了导致患者脱发、皮肤烧伤、工作人员视力障碍、白血病等射线伤害的问题，因此在应用X射线的同时，也应注意其对正常机体的伤害，注意采取防护措施。

13.2.7 X射线的医学应用

1. 透视和摄片

人体内各组织对 X 射线的吸收本领不同,因此,同一强度的 X 射线透过身体不同部位时的强度也不一样。如例题 13-2 的计算所知,骨骼吸收 X 射线要比肌肉组织多约 150 倍,所以从骨骼中透过的 X 射线强度较弱,而肌肉透过的较强。将这些强度不同的 X 射线投射到荧光屏上,就可以显示明暗不同的荧光像,称为 **X 射线透视术**。利用 X 射线透视术就可以清楚地看出骨折的情况。

肺结核病灶由于组织上的病理变化,引起各组织吸收本领的差异,因此,临床上可以通过 X 射线透视术进行诊断。另外,利用 X 射线还可以透视体内误入的异物,并断定其形状和准确定位。

如果将透过身体的 X 射线投射到照相底板上,就可以使不同部位或不同组织的 X 影像在底片上留下永久图像,以便医生进一步的诊断。这种方法称为 **X 射线照相术**。

2. 人工造影

由于人体的某些脏器与周围组织对 X 射线的吸收本领相近,X 射线透过这些部位后,差异性很小,无法达到在荧屏或摄片上辨别组织器官的目的。为了观察某些脏器的形态或病灶,临床上通常采用人工造影的方法。例如,在检查肠胃时,让受检者吞服对 X 射线吸收本领较大的硫酸钡($BaSO_4$),这样当 X 射线透过肠胃部分后,就能在荧屏或摄片上清楚地显示出该部位的轮廓或病灶,如图 13-14 所示。

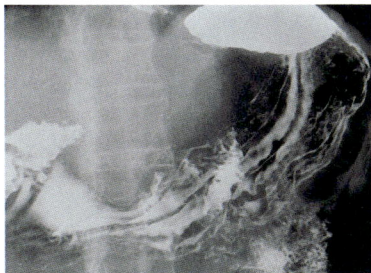

图 13-14 肠胃 X 摄片

另外还有一种空气造影法,它是将过滤的空气、氧气或二氧化碳等作为造影剂注入某些关节部位。因这类造影剂的密度低于周围组织,在 X 摄片上呈黑色,所以又称为阴性造影。

3. 软 X 线摄影

对于人体内密度较小的软组织显像,除人工造影外,还可以采用软 X 射线摄影。根据式(13-9)可知,物质吸收 X 射线的本领与波长 λ 的 3 次方成正比。因此,利用波长较短的软 X 射线对低密度的软组织进行拍摄,可以得到对比度明显的清晰 X 摄片。

临床上使用的软 X 射线波长范围在 0.06~0.09nm。专门用于软组织如乳腺摄影的 X 光机,采用的是以钼作为阳极靶的 X 射线管,发射的 X 射线波长为 0.07nm,为乳腺的良性病变和乳腺癌的早期诊断及普查提供了良好的工具。

4. 数字减影血管造影术(DSA)

数字减影血管造影(diqital substraction angiography,DSA)是通过计算机进行辅助成像的血管造影方法。它是应用计算机进行两次成像完成的。首先在注入造影剂之前,进行第一次成像,并通过计算机将图像转换成数字信号储存起来。注入造影剂后,再次成像并转换成数字信号存储起来。利用计算机将两次存储的数字信号进行相减,消除相同的信号，最终得到一个只有造影剂的血管图像。如图 13-15 所示为其原理框图。这种图像较以往所用的常规脑血管造影所显示的图像更加清晰和直观，一些精细的血管结构亦能显示出来。

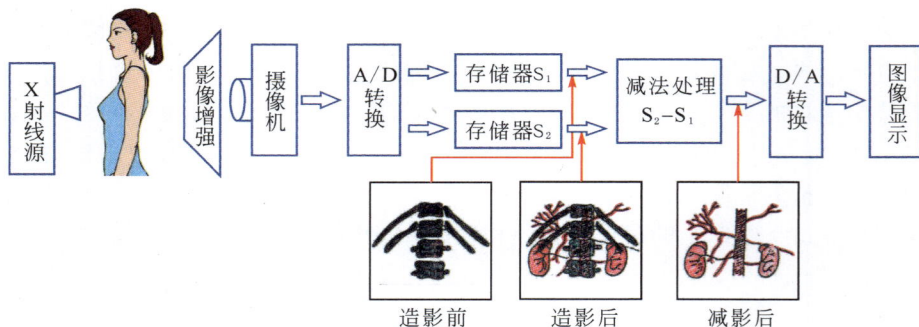

图 13-15　数字减影血管造影术的原理框图

DSA 不但能清楚地显示颈内动脉、椎基底动脉、颅内大血管及大脑半球的血管图像，还可测定动脉的血流量，所以，被广泛应用于脑血管病检查，特别对于动脉瘤、动静脉畸形等定性定位诊断，更是最佳的诊断手段。它不但能提供病变的确切部位，而且对病变的范围及严重程度亦可清楚地了解，为手术提供较可靠的客观依据。

5. X 射线断层照相术

X 射线透视或摄影得到的影像，是人体内部各脏器官的三维形象在平面上的堆积投影，这就使得对比度不高或范围不大的病变组织难以分辨。为了获得体内某一部位的清晰影像，技术上可采用 X 射线断层照相术。如图 13-16 所示，X 射线管和照相底片都沿着身体的轴线作相反方向运动，且两者速度保持为被摄断层到 X 射线管的高度和到底片的高度之比值。设 ab 为体内某一断层的组织，当 X 射线源在 S_1 处时，ab 在底片的成像为 $a'b'$。当 X 射线源以 ab 断层为轴线平移到 S_2 处时，底片中的像 $a'b'$ 始终保持固定位置。而 ab 断层之外的影像却在底片上随 X 射线源的移动而变化，如图中的 cd 断层在底片中的位置 $c'd'$ 不是固定的。因此，经过这个过程的拍摄，就会在 X 摄片上留下所拍断层的清晰影像。

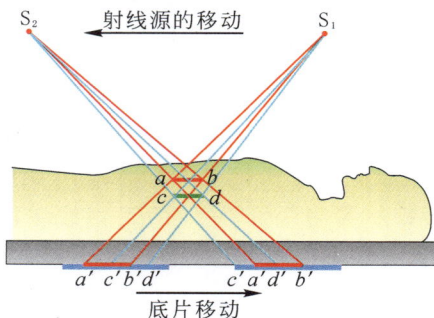

图 13-16　X 射线断层摄影原理

6. 计算机 X 射线断层扫描技术（CT）

在 X 射线断层照相术得到的断层图像中，有其他断层的模糊背景，削弱了影像的分辨能力。计算机 X 射线断层扫描技术(computer X-ray tomography technique,CT)可以完全消除这个缺陷。它的工作原理可以通过图 13-17 说明。

将人体某横断层分隔为体积相同的小单元,称为**体素**(voxel)。设体素的边长为 d,各体素的吸收系数为 $\mu_1,\mu_2,\cdots,\mu_n$。X 射线管发射一束强度为 I_0 的很窄的射线,直线穿入横断层内,如图 13-18 所示。在断层面的另一端配置同步的探测器,用以测量穿过后的 X 射线强度 I,根据吸收规律,可得

$$I_1 = I_0 e^{-\mu_1 d}$$
$$I_2 = I_1 e^{-\mu_2 d} = I_0 e^{-(\mu_1+\mu_2)d}$$
$$\vdots$$
$$I_n = I_0 e^{-(\mu_1+\mu_2+\cdots+\mu_n)d}$$

整理后,得到方程

$$\mu_1 + \mu_2 + \cdots + \mu_n = \frac{1}{d} \ln \frac{I_0}{I_n} \tag{13-10}$$

沿图 13-17 中的扫描 1 方向进行平移扫描,如果每行进 1mm 探测器记录一个数据,行程 240mm 就有 240 个方程。扫描 1 完成后,旋转 1°作第二次平移扫描,再次得到 240 个方程,如此重复,直到旋转 180°为止。完成全部扫描得到 $180 \times 240 = 43200$ 个方程数。计算机通过探测器记录的数据,求得横断面每一个体素的吸收系数。通过对这些吸收系数的分析,可以精确获得人体组织的解剖性质以及组织细胞的细微差别,并可重建图像,在显示器上显示出人体各部位的断层结构影像。

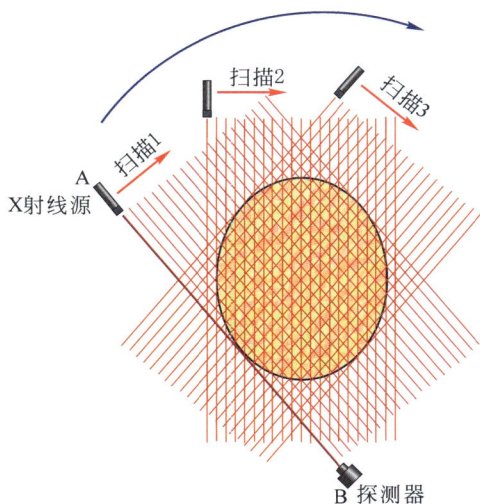

图 13-17 计算机 X 射线断层扫描技术

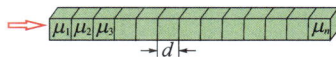

图 13-18 X 射线穿过各体素

计算机 X 射线断层扫描技术彻底解决了内部重叠显示问题,而且能将人体各种组织对 X 射线的吸收系数以相当精确的数字表示出来,因而可以对软组织中的病变进行正确诊断。目前,计算机 X 射线断层扫描技术是临床医学诊断中最有效的手段之一。

思考题

13.1 简述激光手术刀的原理。它和传统手术刀相比有何优点？

13.2 简述激光谐振腔的作用。

13.3 产生激光主要具备的条件是什么？

13.4 按量子理论，原子可以通过自发辐射和受激辐射的方式发光，这两种所产生的光的特点有什么区别？

13.5 在 X 射线管装置中，管电压和管电流分别决定了 X 射线的哪些特性？

13.6 决定 X 射线强度的因素是哪些？

习题

13.1 如图所示的是红宝石激光器的能级和跃迁图。问：激光的光吸收辐射频率是多少？发射的激光频率又是多少？

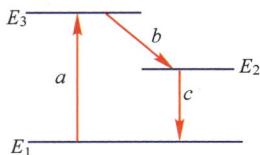

习题 13.1 图

13.2 若产生的 X 射线的最短波长为 0.01242mm，则 X 射线管管电压为多少？

13.3 在用 X 射线检查胃肠时，医生常让患者吞服钡盐。X 射线通过硫酸钡（$BaSO_4$）分子被吸收，其吸收系数是水（H_2O）分子的多少倍。

13.4 管电压为 1000kV 的 X 射线光子的最大能量是多少？其最短波长是多少？

13.5 若某 X 射线管的管电压为 200kV，则对应的极限波长是多少？

附录 A 常用物理常量

名　　称	符　号	计算用值
真空中的光速	c	$3.0 \times 10^{8} \, \mathrm{m \cdot s^{-1}}$
普朗克常量	h	$6.63 \times 10^{-34} \, \mathrm{J \cdot s}$
阿伏伽德罗常量	N_A	$6.02 \times 10^{23} \, \mathrm{mol^{-1}}$
万有引力常量	G	$6.67 \times 10^{-11} \, \mathrm{m^3 \cdot kg^{-1} \cdot s^{-2}}$
玻耳兹曼常量	k	$1.38 \times 10^{-23} \, \mathrm{J \cdot K^{-1}}$
摩尔气体常量	R	$8.31 \, \mathrm{J \cdot mol^{-1} \cdot K^{-1}}$
理想气体的摩尔体积 标准状态下：$T = 273.16 \mathrm{K}$ 　　　　　$p = 101325 \mathrm{Pa}$	V_{mol}	$22.4 \times 10^{-3} \, \mathrm{m^3 \cdot mol^{-1}}$
电子电荷	e	$1.60 \times 10^{-19} \, \mathrm{C}$
电子质量	m_{e}	$9.11 \times 10^{-31} \, \mathrm{kg}$
质子质量	m_{p}	$1.67 \times 10^{-27} \, \mathrm{kg}$
中子质量	m_{n}	$1.67 \times 10^{-27} \, \mathrm{kg}$
真空电容率	ε_0	$8.85 \times 10^{-12} \, \mathrm{F \cdot m^{-1}}$
真空磁导率	μ_0	$4\pi \times 10^{-7} \, \mathrm{H \cdot m^{-1}}$
玻尔半径	r_0	$5.29 \times 10^{-11} \, \mathrm{m}$

附录 B 习题答案

第 1 章

1.1 $v = a_0 t + \dfrac{a_0}{2\tau} t^2, x = \dfrac{a_0}{2} t^2 + \dfrac{a_0}{6\tau} t^3$ 1.2   不能, $h_{\max} = \left(\dfrac{v_0^2}{2g} - \dfrac{gL^2}{2v_0^2} \right)$

1.3 $25.6\text{m} \cdot \text{s}^{-1}$ 1.4   16

1.5   (1) 0.4s; (2) $1.33\text{m} \cdot \text{s}^{-1}$ 1.6   (1) $10\text{rad} \cdot \text{s}^{-2}$; (2) 6.0N; (3) 4.0N

1.7 $h = l + 3\mu S - \sqrt{6\mu Sl}$ 1.8 $2g/7$

1.9 $\theta = \cos^{-1}(2/3)$ 1.10 $120\text{N}, 96\text{N}, 7\text{cm}$

第 2 章

2.1 $8.5 \times 10^4 \text{Pa}$, 不会   2.2 $1.38 \times 10^4 \text{Pa}$ 2.3 $0.1\text{m}, 11.2\text{s}$ 2.4 $0.98\text{m} \cdot \text{s}^{-1}$

2.5 6.4×10^9 2.6   (1) $2.0 \times 10^{-2} \text{m} \cdot \text{s}^{-1}$; (2) 2.99Pa; (3) $3.0 \times 10^{-6} \text{W}$

2.7 0.95m 2.8 $d = d_0 \sqrt{\dfrac{v_0}{\sqrt{v_0^2 + 2gh}}}$ 2.9 10^5, 湍流

2.10   (1) $4.46 \times 10^9 \text{Pa} \cdot \text{S} \cdot \text{m}^{-3}, 2.79 \times 10^8 \text{Pa} \cdot \text{s} \cdot \text{m}^{-3}$; (2) $1.35 \times 10^{-7} \text{m}^3 \cdot \text{s}^{-1}$

2.11 0.53s

第 3 章

3.1   (1) $0.17\text{m}, -4.19 \times 10^{-3} \text{N}$; (2) $\left(\dfrac{4}{3} \right)\text{s}, -0.33\text{m} \cdot \text{s}^{-1}$

3.2 $x = 0.02 \cos \left(\dfrac{3}{2} t - \dfrac{\pi}{2} \right) \text{m}, 4.5\text{cm} \cdot \text{s}^{-2}$

3.3 $T = \dfrac{2\pi}{R} \sqrt{\dfrac{J + mR^2}{k}}$ 3.4   (1) $0.1\pi\text{s}$; (2) $x = A \cos \left(20t + \dfrac{\pi}{2} \right)$

3.5 $8\text{s}, 6\sqrt{2} \times 10^{-2} \text{m}$

3.6   (1) $x = 5\cos \left(2\pi t + \dfrac{4}{5}\pi \right) (\text{cm})$；

     (2) $\varphi_3 = \pm 2k\pi + \pi (k = 0,1,2\cdots), \varphi_3 = \pm 2k\pi (k = 0,1,2\cdots)$

3.7 $y_o = 0.01 \cos \left(4t + \pi x - \dfrac{21}{2}\pi \right) (\text{SI})$ 或 $y_o = 0.01 \cos \left(4t + \pi x - \dfrac{1}{2}\pi \right) (\text{SI})$

3.8   (1) $y_o = 0.1 \cos(4\pi t) \text{m}$; (2) 0.1m; (3) $-1.26\text{m} \cdot \text{s}^{-1}$

3.9   (1) $y = 2 \times 10^{-2} \cos \left(\dfrac{\pi}{2} t - 3\pi \right) (\text{SI})$; (2) $y = 2 \times 10^{-2} \cos \left(\pi - \dfrac{\pi x}{10} \right) (\text{SI})$

3.10 $y(x,t) = 4\cos \left(\pi t + \dfrac{\pi}{2} x - \dfrac{3}{2}\pi \right)$

3.11 (1) $y_1 = 0.1\cos 2\pi\left(t - \dfrac{x}{20}\right)$cm；(2) $y_2 = 0.1\cos\left[2\pi\left(t - \dfrac{x}{20}\right) + \pi\right]$cm

3.12 7.5×10^{-2} m · s^{-1} 3.13 1.1×10^{-11} m

3.14 (1) π；(2) 4.0×10^{-6} W · m^{-2}，1.20×10^{-5} W · m^{-2}；(3) 69dB

3.15 1.0×10^{-6} W

第 4 章

4.1 61.1×10^{-6} m^3 4.2 (1) 6.21×10^{-21} J，483m/s；(2) 300K

4.3 (1) 1.58×10^6 m · s^{-1}；(2) 1.29×10^4 eV

4.4 (1) $2/(3v_0)$；(2) $N/3$；(3) $(11v_0)/9$

4.5 3.22×10^{17} m^{-3}，7.8m，60s^{-1}

4.6 (1) 2.4×10^{16} 个；(2) 6.21×10^{-21} J；(3) 6.03×10^{-9} s^{-1}；(4) 7.4×10^{-8} m

4.7 400Pa，1.05×10^5 Pa

4.8 (1) 1.6×10^{-3} J；(2) 1.6×10^{-3} J 4.9 3.7m 4.10 $4\pi\alpha R^2$

4.11 (1) 3.96×10^{-4} N；(2) 2.43×10^{-4} kg 4.12 5.5×10^{-2} m

第 5 章

5.1 (1) 2.02×10^3 J；(2) 1.29×10^4 J 5.2 $R(T_1 + T_3 - 2\sqrt{T_1 T_3})$

5.3 (1) $1 \to 2$：$\Delta E_1 = \dfrac{5}{2}RT_1$，$W_1 = \dfrac{1}{2}RT_1$，$Q_1 = 3RT_1$；$2 \to 3$：$Q_2 = 0$，$\Delta E_2 = -\dfrac{5}{2}RT_1$，

$W_2 = -\Delta E_2 = \dfrac{5}{2}RT_1$；$3 \to 1$：$\Delta E_3 = 0$，$A_3 = -2.08RT_1$，$Q_3 = -2.08RT_1$；(2) 30.7%

5.4 (1) 225K，75K；(2) $W_{ca} = 0$，$Q_{ca} = \Delta E_{ca} = 1500$J；$W_{bc} = -400$J，$\Delta E_{bc} = -1000$J，

$Q_{bc} = -1400$J；$Q_{ab} = 500$J，$W_{ab} = 1000$J，$\Delta E_{ab} = -500$J；(3) 22.5%

5.5 1.4 5.6 1.05×10^4 J 5.7 160K

5.8 (1) 2.72×10^3 J；(2) 2.20×10^3 J

第 6 章

6.1 $Q = -2\sqrt{2}q$ 6.2 $E = \dfrac{\rho}{3\varepsilon_0}\dfrac{b^3 - a^3}{r^3}r$ 6.3 $\dfrac{-q\lambda\Delta l}{4\pi\varepsilon_0 R^2}$，指向缺口

6.4 (1) $E = 0(r < R_1)$，$E = \dfrac{\lambda_1}{2\pi\varepsilon_0 r}\hat{r}(R_1 < r < R_2)$，$E = \dfrac{\lambda_1 + \lambda_2}{2\pi\varepsilon_0 r}\hat{r}(r > R_2)$；

(2) $E = 0(r < R_1)$，$E = \dfrac{\lambda_1}{2\pi\varepsilon_0 r}\hat{r}(R_1 < r < R_2)$，$E = 0(r > R_2)$

6.5 $\bar{\rho} = \dfrac{\sum q_i}{V} = \dfrac{\varepsilon_0(E_1 - E_2)}{h}$

6.6 (1) $U = \dfrac{\lambda}{2\pi\varepsilon_0}\ln\dfrac{R_1}{R_2}(r < R_1)$，$U = \dfrac{\lambda}{2\pi\varepsilon_0}\ln\dfrac{R_2}{r}(R_1 < r < R_2)$，$U = 0(r > R_2)$；

（2）$-\dfrac{\lambda}{2\pi\varepsilon_0}\ln\dfrac{R_2}{R_1}$

6.7 $\dfrac{1}{2\varepsilon_0}\left(\dfrac{\sigma_1 R_1^2}{r}+\sigma_2 R_2\right)$ 6.8 $\dfrac{q}{4\pi\varepsilon_0 r}$ 6.9 $\dfrac{R}{r}q$

6.10 （1）$-\dfrac{\sigma_0}{2},\dfrac{\sigma_0}{2}$；（2）$-\sigma_0,0$

第 7 章

7.1 $1:11$ 7.2 $\dfrac{\mu_0 I}{4R}$，方向垂直纸面向外   7.3 $\boldsymbol{B}=u_0\sigma R\omega$

7.4 （1）$\boldsymbol{B}(x)=\dfrac{\mu_0 I a}{\pi(a^2+x^2)}\boldsymbol{i}$；（2）$x=0$

7.5 $\dfrac{\mu_0\delta}{2\pi x}\ln\dfrac{a+b}{b}$，方向垂直纸面向里

7.6 $7.02\times10^{-4}\,\text{T},\theta=\arctan\dfrac{B_C}{B_A}=63.4°$

7.7 $\boldsymbol{B}=0(r<R_1)$；$\boldsymbol{B}=\dfrac{\mu_0(r^2-R_1^2)}{2r}\boldsymbol{j}\times\boldsymbol{e}_r(R_1<r<R_2)$；$\boldsymbol{B}=\dfrac{\mu_0 I}{2\pi r}\boldsymbol{j}\times\boldsymbol{e}_r(r>R_2)$

7.8 IRB，方向垂直纸面向外

7.9 $\dfrac{\mu_0 I_1 I_2}{2\pi}\ln2$，垂直电流 I_2 向上

7.10 （1）0.283N，方向与 CD 弧线垂直，与 OD 夹角为 $45°$；

（2）$1.57\times10^{-2}\,\text{N}\cdot\text{m}$，方向将驱使线圈法线 $\boldsymbol{n}$ 转向与 $\boldsymbol{B}$ 平行

7.11 $1.12\times10^{-5}\,\text{V}$ 7.12 $0.63\text{m}\cdot\text{s}^{-1}$

第 8 章

8.1 vBl 8.2 $\varepsilon_i=-\dfrac{2\pi}{3}B_0 a^3\omega\cos\omega t$，方向为顺时针指向

8.3 $1.14\times10^{-4}\,\text{H},5.65\times10^{-4}\,\text{H}$

8.4 （1）$\dfrac{\mu_0 a}{2\pi}\ln3$；（2）$\varepsilon_i=-\dfrac{\mu_0 a I_0\omega\ln3}{2\pi}\cos\omega t$，方向为顺时针方向

8.5 （1）$\varepsilon_i=\dfrac{2\mu_0 L I_0}{\pi}\ln\dfrac{b}{a}\text{e}^{-4t}$，方向为顺时针；（2）$\dfrac{\mu_0 L}{2\pi}\ln\dfrac{b}{a}$

第 9 章

9.1 1mm 9.2 （1）0.11m；（2）7   9.3 90.6nm

9.4 $746.7\text{nm},448\text{nm}$ 9.5 3mm 9.6 51.8m 9.7 633nm

9.8 （1）$510\text{nm},4$；（2）$25.08°$ 9.9 $I_0/4$ 9.10 $1/2$

9.11 $36°56'20''$，垂直纸面   9.12 $28.8°$

第 10 章

10.1　4m　　10.2　1.58m　　10.3　0.242,14.0°　　10.4　$i \leqslant 35°$

10.5　(1) 15.7cm,17.7cm；(2) −18.0cm,2　　10.6　$2R$

10.7　10cm·s^{-1}　　10.8　凸透镜置于光源后 149cm 或 51cm

10.9　5.0cm　　10.10　凸；200　　10.11　(1) 0.67,546nm；(2) 1.43,256nm

10.12　(1) 1.74cm；(2) −11；(3) −110(或−138)

第 11 章

11.1　8280K,9993K　　11.2　131W　　11.3　2.94eV

11.4　1.99×10^{-18}J,1.99×10^{-18}W　　11.5　$1.5\lambda_C \left(\text{其中}\ \lambda_C = \dfrac{h}{m_e c}\right)$

11.6　10.2eV　　11.7　(1) 2.86eV；(2) 5,2；(3) 4,10

11.8　39.7nm　　11.9　0.1nm　　11.10　$1/2a$

第 12 章

12.1　1.76×10^{17}kg·m^{-3},1.98×10^{13}　　12.2　7.59 年　　12.3　0.96rad

12.4　5.61×10^{-7}s^{-3},2.85×10^{2}Ci,9.21×10^{17}　　12.5　1.3ml　　12.6　3691 年

第 13 章

13.1　$\dfrac{E_3 - E_1}{h}$,$\dfrac{E_2 - E_1}{h}$　　13.2　10kV　　13.3　2420

13.4　100keV,0.00124nm　　13.5　0.0062nm

参 考 文 献

[1] ［美］凯恩 J W,斯特海姆 M M.生命科学物理学［M］.王祖铨,陶如玉,等译.北京:科学出版社,1985.
[2] 毛骏健,顾牡.大学物理学［M］.北京:高等教育出版社,2013.